Stefanie Otte-Löcker | Berit Menke

Ergotherapeutisches Sozialkompetenz-Training (EST)

Bibliografische Information der Deutschen Nationalbibliothek
Die Deutsche Nationalbibliothek verzeichnet diese Publikation in der Deutschen Nationalbibliografie; detaillierte bibliografische Daten sind im Internet über http://dnb.d-nb.de abrufbar.

Besuchen Sie uns im Internet: www.schulz-kirchner.de

2., überarbeitete und erweiterte Auflage 2017
ISBN Print 978-3-8248-1204-2

Die 1. Auflage ist unter der ISBN 978-3-8248-0856-4 (Buch) und 978-3-8248-0824-3 (E-Book) erschienen.

Mollweg 2, D-65510 Idstein
Vertretungsberechtigte Geschäftsführer:
Dr. Ullrich Schulz-Kirchner, Nicole Haberkamm
Fachlektorat: Reinhild Ferber
Lektorat: Doris Zimmermann
Layout: Susanne Koch
Fotos: Helge Krückeberg
Illustrationen: Julia Cammarota
Druck und Bindung: medienHaus Plump GmbH,
Rolandsecker Weg 33, 53619 Rheinbreitbach
Printed in Germany

Stefanie Otte-Löcker | Berit Menke

Ergotherapeutisches Sozialkompetenz-Training (EST)

Schulz-Kirchner Verlag

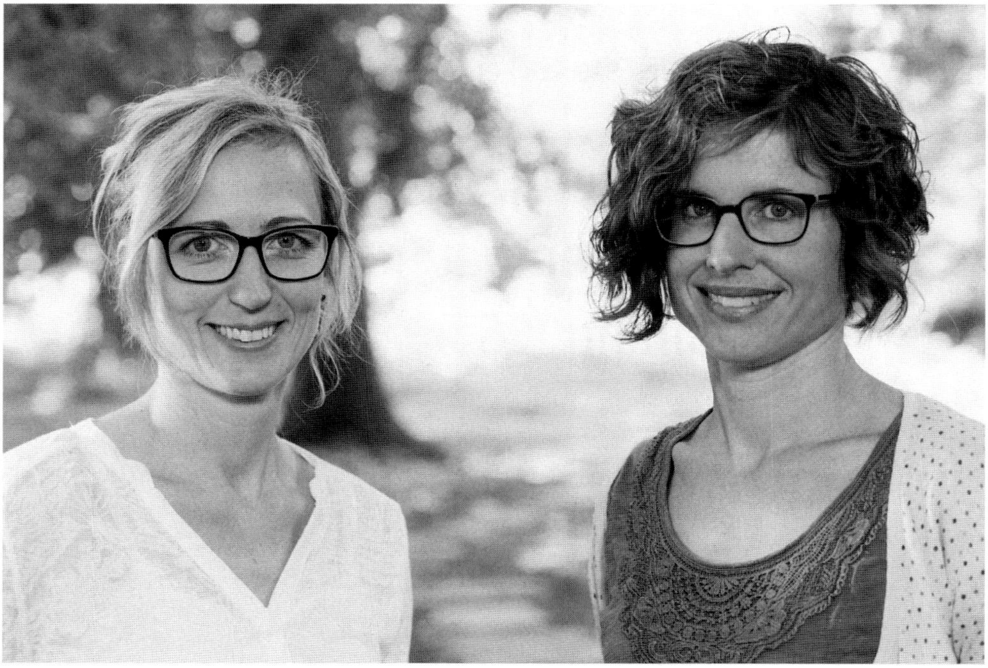

Stefanie Otte-Löcker
Ergotherapeutin seit 2004; ADHS-Trainerin
Arbeitet in eigener Praxis im Landkreis Höxter
Beratend und präventiv an verschiedenen Schulen tätig
Inhaberin des Fortbildungsinstituts SOL
Mutter von Malin (2008) und Nellia (2010)

Berit Menke
Ergotherapeutin seit 2001; Autorin des
Ergotherapeutischen Elterntrainings ETET
ADHS-Therapeutin für Kinder und Erwachsene
Autismus-spezifische Verhaltenskotherapeutin
Arbeitet in einer Praxis und Schulen in Hannover
Mutter von Lara (2005) und Jurek (2002)

Die beiden Autorinnen lernten sich in Wunstorf in der Praxis für Ergotherapie von Britta Winter kennen. Beide verband von Beginn an die Begeisterung für ergotherapeutische Gruppenangebote. Als sich sofort gut ergänzendes Therapeutenteam boten sie Gruppen nach verschiedenen evidenzbasierten Konzepten an. Die damals bestehenden Konzepte für Sozialkompetenz-Trainings befanden aber beide für nicht betätigungsorientiert und alltagsnah genug. So entstand der Wunsch nach der Konzeption eines eigenen Gruppentrainings mit einem ergotherapeutischen und gleichzeitig psychosozialen Schwerpunkt: das erste ergotherapeutische Sozialkompetenz-Training EST.

2008 trennten sich aus familiären Gründen die Wege der Autorinnen. Berit Menke arbeitet heute in einer Praxis für Ergotherapie in Hannover, Stefanie Otte-Löcker in eigener Praxis bei Höxter. Vor allem Kinder mit ADHS, ASS, Verhaltensauffälligkeiten und Wahrnehmungsstörungen gehören zu der Klientel der Autorinnen. Freundschaftlich und beruflich blieben sie sich aber weiter eng verbunden.
Die Einzeltherapie gestalten beide Autorinnen ähnlich. Zu Therapiebeginn wird mit allen Eltern und ab Vorschulalter mit allen Kindern der COPM bzw. der COPM$^{a\text{-}Kids}$ durchgeführt. Die erhobenen Problembereiche und die daraus resultierenden Ziele bilden den roten Faden ihrer ergotherapeutischen Interventionen. Die Eltern nehmen als Experten für ihr Kind aktiv am Therapieverlauf teil. So gleicht kein Therapieverlauf dem anderen. Wochenprotokolle der Eltern und therapeutische Hausaufgaben bringen den Alltag in die Therapie und die Therapie in den Alltag. Jede Familie prägt so individuell die therapeutische Planung. Für die Autorinnen macht genau das die Ergotherapie zu einem spannenden, lebendigen, bereichernden Beruf.
Die Integration in das häusliche und soziale Umfeld nutzen Berit Menke und Stefanie Otte-Löcker gerne als Möglichkeit, die Therapie direkt in den Alltag der Familien zu verlegen, oder um im Rahmen eines Schul- oder Kindergartenbesuches diese wichtigen Lebensbereiche des Kindes besser einbeziehen zu können.
Neben ihrer Praxistätigkeit arbeiten beide Autorinnen auch an Schulen. Sie bieten dort u.a. Konzentrationstrainingsgruppen und das EST als Teamtraining an.
Seit 2007 sind Berit Menke und Stefanie Otte-Löcker als freie Referentinnen unterwegs. 2016 eröffnete Stefanie Otte-Löcker ihr Fortbildungs-Institut SOL.

Inhalt

B Das EST an der Schule

C Manual

Vorlagen, die mit dem CD-Symbol gekennzeichnet sind, finden Sie auf beiliegender CD.

Zur besseren Lesbarkeit wurde jeweils die männliche Form „Therapeut“ gewählt. Selbstverständlich sind immer beide Geschlechter gemeint.

Vorwort

Das Ergotherapeutische Sozialkompetenz-Training (EST) soll drei wichtige Dinge transportieren: zum einen die Begeisterung für unseren Beruf, die Ergotherapie, zum anderen den Anspruch, auch in der Gruppentherapie dem einzelnen Kind und seiner Familie gerecht zu werden und trotz aller Struktur noch Raum zu lassen für die individuellen Bedürfnisse, Alltagserlebnisse und Umfeldbedingungen der Kinder. Und der dritte elementare Punkt ist die Ressourcenaktivierung durch Beachtung und Bestärkung auch kleinster positiver Ansätze, Fertigkeiten und Fähigkeiten als oberster therapeutischer Grundsatz.

Schon lange vor Entwicklung dieses Trainings führten wir Sozialkompetenzgruppen durch. Wir erprobten verschiedene Konzepte und bezogen sie anteilig in unsere Arbeit mit ein, aber es fehlte allen Konzepten das „Ergotherapeutische":

1. Der Schwerpunkt auf den Alltagsbetätigungen
2. Das Nutzen der Möglichkeit, die Eltern intensiv einbeziehen zu können
3. Den Kindern therapeutische Hausaufgaben geben zu können, durch die sie eine Woche lang die erlernten Strategien in ihrem normalen Alltag erproben können
4. Das Wissen über sensomotorisch-perzeptive Prozesse
5. Die Umsetzbarkeit durch eine heterogene Gruppenzusammensetzung

So begann die Entwicklung des EST – eines *ergotherapeutischen* Trainings auf Basis vieler bewährter therapeutischer Elemente sowohl aus der Ergotherapie als auch aus verhaltenstherapeutisch-orientierten und lerntheoretischen Methoden.
Ein strukturierter, ritualisierter Therapieablauf, der eine größtmögliche Transparenz für Kind und Eltern bietet, war uns schon in der Einzeltherapie wichtig. Für die Gruppentherapie ist diese Vorgehensweise „überlebenswichtig". Ein festgelegter Therapieablauf, dessen zeitlicher Umfang, Inhalt und Zielsetzung allen Beteiligten schon im Vorfeld bekannt sind, erhöht die Verbindlichkeit der Gruppenteilnahme und die Compliance der Eltern enorm. Für die Therapeuten ist ein Therapie-Manual die Grundlage für effektives Arbeiten, da die Arbeit am Kind und die Arbeit mit den Eltern genau aufeinander abgestimmt sind und die Einheiten logisch aufeinander aufbauen. Außerdem führt es zu einer erheblichen Entlastung der Therapeuten, da der Vorbereitungsaufwand deutlich verringert wird und so mehr Raum bleibt, sich mit den Teilnehmern der Gruppe zu befassen oder mit dem Kollegen abzusprechen.
Besonders schwierig schien uns, den Grundsatz der Klientenzentrierung in ein manualisiertes Gruppentraining zu übertragen: Wie können die individuellen Betätigungsprobleme und Ziele der Eltern und Kinder weiterhin maßgeblich den Therapieablauf bestimmen? Da entstand die Idee, auch das Vorbereitungsgespräch in das Manual zu integrieren und so das COPM als klassisch ergotherapeutisches Assessment als Türöffner zu den Problemen, Wünschen und Zielen der Familien zu nutzen.
Im EST wurden viele Räume dafür geschaffen, auf die individuellen Bedingungen und Ziele der Familien sowie deren aktuelle Alltagsgeschehnisse eingehen zu können. In jeder Theoriephase wird regelhaft der Bezug zu den Zielen der Kinder hergestellt, in jeder Trainingsphase werden konkrete Betätigungsprobleme der Kinder lösungsorien-

tiert bearbeitet. Das Wochenprotokoll trägt die Alltagsgeschehnisse in die Therapiesituation und hilft z. B., Rollenspiele an aktuellen Konflikten der Kinder zu orientieren.

Das EST wurde ständig erprobt und weiterentwickelt. Vor der Veröffentlichung halfen viele Eltern und Kinder durch das Ausfüllen von Fragebögen mit, das EST zu einem verständlichen, attraktiven und gut in den Alltag zu integrierenden Therapieangebot zu machen.
Zudem hatten wir das Glück, in der Praxis von Britta Winter Teil eines wunderbaren Teams zu sein, das uns in dieser Entwicklungsphase mit Rat und Tat, Liebe zum Beruf und Humor zur Seite stand. Die von Britta Winter entwickelte Therapiegestaltung nach dem Wunstorfer Konzept ist aus unserem therapeutischen Alltag nicht mehr wegzudenken. Der ritualisierte Therapieablauf, der Einsatz von Zentrierungsübungen, Wach-mach- und Ruhig-mach-Tricks zur Verbesserung der zentralnervösen Wachheit, die konsequente Einbeziehung der Eltern, das Wochenprotokoll und die Integration ins häusliche Umfeld sind nur einige der Elemente, die sich in der Praxis schon lange bewährt haben und somit auch ihren Weg ins EST gefunden haben. Wir danken besonders Britta Winter für die vielen spannenden Fortbildungen in ihrem Institut, meterweise Literatur und fachliche Unterstützung. Auch die Fotos für dieses Buch entstanden in ihrer Praxis.

Vielen Dank an dieser Stelle auch an all die Seminarteilnehmer, die schon vor Veröffentlichung des EST Interesse an unserem Training zeigten und die uns Rückmeldung über ihre Erfahrungen mit der Durchführung des EST gegeben haben! Wir konnten so ein Manual veröffentlichen, von dessen Anwendbarkeit und Effektivität wir vollkommen überzeugt sind.

Auch nach der ersten Veröffentlichung blieb das EST in Bewegung. Es kamen vermehrt Anfragen von Schulen, ob das EST nicht auch dort umsetzbar wäre. Es war gut umsetzbar! So kam es zum nächsten Projekt: EST als Teamtraining an der Schule. Die Fragestellungen lauteten: Wie erhalten wir die intensive Elternarbeit ohne regelmäßige Anwesenheit der Eltern? und: Wie können wir die Lehrer einbinden? So entstand das Workbook, zu dem wir überraschenderweise auch von Ergotherapeuten in Praxen sehr gute Rückmeldungen bekamen. Es erwies sich, dass die Eltern, unabhängig vom Setting, mit dieser Form des Elterntrainings am besten mitarbeiteten. Die Arbeit an den Schulen möchten wir beide nicht mehr missen. Die Neuauflage des EST bot die Chance, diese EST-Erweiterung dem Buch anzugliedern. Wir hoffen, dass es immer selbstverständlicher werden wird, dass Ergotherapeuten an Schulen arbeiten.

Mit Hilfe von engagierten Studentinnen haben wir begonnen, das EST in vielen kleinen Schritten zu evaluieren. Über neue Ergebnisse informieren wir auf unserer Homepage www.ergo-est.de. Dort können Interessierte auch Kontakt zu uns aufnehmen, die uns z. B. im Rahmen ihrer Abschlussarbeit bei der Evaluation unterstützen möchten.

Die Seminare der letzten Jahre zeigten uns auch, wie elementar die vorbereitende Einzeltherapie im Hinblick auf den Erfolg des EST ist. Daher haben wir uns den Theorieteil erneut „vorgeknöpft" und ihn noch einmal überarbeitet, um ihn noch gezielter auf das EST zuzuschneiden. Den Kommentar „Das ist der untheoretischste Theorieteil, den ich je gelesen habe!" haben wir als Kompliment angenommen und hoffen, sehr klar und praxisorientiert durch die Grundlagen zu führen, auf denen das EST aufgebaut ist.

Zu guter Letzt möchten wir allen danken, die uns durch ihre Hilfe und Unterstützung die Veröffentlichung dieses Buches ermöglicht haben:
Unseren „Fotomodellen" Jurek, Corazon, Jan-Lukas, Milena, Ole und Joshua sowie den Erwachsenen, die sich fotografieren ließen: Danke für den lustigen Tag und eure unerschöpfliche Ausdauer! Besonderen Dank an den Fotografen Helge Krückeberg – du hast mit viel Verständnis für unsere ergotherapeutische Arbeit wunderschöne Fotos gemacht! – und an die Grafikdesignerin Julia Cammarota für die liebevolle grafische Umsetzung der Symbole (Joker) und aller anderen Illustrationen, die den Charakter des EST so schön hervorheben. Wir danken Dieter Hackmann für den rechtlichen Beistand beim Formulieren des Vertrages und Markus Otte für das Erstellen der Homepage www.ergo-est.de.
Dank an alle, die Korrektur gelesen haben, sich sehr geduldig in unsere Materie eingearbeitet haben und immer wieder für fachlichen Austausch offen waren.
Der Schulz-Kirchner Verlag hat es uns ermöglicht, unseren Traum von der Veröffentlichung des EST wahr werden zu lassen. Hier gilt vor allem den Lektorinnen und der Mitarbeiterin in der Herstellung besonderer Dank für ihre kompetente Beratung, Unterstützung und unglaubliche Nervenstärke in der Zusammenarbeit mit zwei Perfektionistinnen, die immer wieder neue Ideen einbrachten und Bestehendes über den Haufen warfen.
Ein ganz besonderer Dank geht an unsere Partner, Eltern und Freunde, denn nur durch ihre Hilfe war die intensive Zeit der Erstellung dieses Buches möglich. Hierbei sind wir sehr stolz und froh über unsere wundervollen Kinder Jurek, Lara, Malin und Nellia, die das alles mitgemacht haben. Und wir danken uns auch gegenseitig für die wunderbare und intensive Zusammenarbeit. Von den Anfängen als Kolleginnen, über die Tätigkeit als Referentinnen bis hin zu den vielen Stunden im Rahmen dieser Veröffentlichung haben wir immer sehr konstruktiv, freundschaftlich, humorvoll und verantwortungsvoll miteinander gearbeitet und uns wunderbar ergänzt. Daraus ist eine intensive Freundschaft entstanden.

Stefanie Otte-Löcker, Berit Menke

A Theorie

1 Soziale Kompetenz

1.1 Was ist „soziale Kompetenz"?

Das Ergotherapeutische Sozialkompetenz-Training (EST) soll Kinder darin unterstützen, Handlungsmöglichkeiten zu entwickeln und anzuwenden, die als sozial kompetent bewertet werden. Um diese Zielsetzung erfolgreich umzusetzen, ist es notwendig, zu wissen, welche Faktoren dazu beitragen, dass ein Verhalten als sozial kompetent bewertet wird – vom Kind selbst und von seinem Umfeld.

Welche konkreten Verhaltensweisen das Kind anwendet, ist von seinem Entwicklungsstand abhängig und auf die jeweilige Situation abgestimmt. Es gibt eine Vielzahl von Fertigkeiten, die dem Kind zu Verfügung stehen müssen, um passend agieren zu können.

1.1.1 Kognitive, emotionale, motorische und sensorische Fertigkeiten

- Genaue Selbst- und Fremdwahrnehmung
- Annähernd altersgemäße Motorik und Kraftdosierung
- Erkennen und Ausdrücken von Gefühlen
- Verbale und nonverbale Kommunikation (Blickkontakt aufnehmen und halten, Kontakt aufnehmen, halten und beenden, zuhören und sich mitteilen können, angemessene Gestik und Mimik)
- Selbstsicheres Auftreten
- Realistische Selbsteinschätzung
- Wünsche und Bedürfnisse angemessen äußern
- Freundschaften aufbauen und pflegen
- Eigene Spielideen entwickeln
- Handlungen/Spiele anderer verstehen und sich angemessen einbringen
- Empathie
- Rollenübernahme
- Problem- und Konfliktlösungsstrategien
- Selbstregulation
- Verantwortung für sich und andere übernehmen können
- Kooperation

Viele dieser Fertigkeiten finden sich in ergotherapeutischen Zielsetzungen wieder.

Der handlungsorientierte Schwerpunkt der Ergotherapie wirkt hier günstig, denn es reicht nicht aus, zu wissen, was in einer Situation zu tun wäre – die Fertigkeiten müssen auch zur Anwendung kommen. Das Kind lernt im Spiel und im alltäglichen Umgang mit anderen adäquate Handlungsweisen, indem es verschiedene Möglichkeiten ausprobiert, daraus entstehende Konsequenzen kennenlernt und so seine soziale Kompetenz entwickelt. Persönlichkeitsvariablen beeinflussen zusätzlich, ob und wie diese Fertigkeiten eingesetzt werden können.

Günstige Persönlichkeitsvariablen

- ein *positives Selbstkonzept:* das Wissen über die eigene Person und die eigenen gesammelten Erfahrungen
- *Selbstvertrauen:* Gefühl der Sicherheit, über ein wirksames und angemessenes Verhaltensrepertoire zu verfügen
- *Selbstsicherheit:* Sicherheit bei der Handlungsausführung durch Vertrauen in die eigenen Fähigkeiten und Erfahrungen der Selbstwirksamkeit

(Jacobs, 2008).

Bewertungsfaktoren

Ob ein Verhalten, also die Anwendung der vorhandenen Fertigkeiten, als sozial kompetent bewertet wird, hängt ab

- von der *Gruppe,* in der sich das Kind befindet,
- von der *Situation* und
- vom *Entwicklungsstand* des Kindes.

Beispiel: Das Verhalten eines Kindes sollte, wenn es mit seinen Freunden ins Kino geht, anders sein als bei einem Theaterbesuch mit seinen Eltern, um in beiden Situationen gleichermaßen soziale Anerkennung zu bekommen. Ein Zweitklässler wird ausgelacht, wenn er in der Schule am Daumen nuckelt, seinem kleinen Bruder entstehen dadurch im Kindergarten keine sozialen Nachteile.

Die Bewertung des Verhaltens als kompetent oder inkompetent erfolgt einerseits durch die Gruppe und andererseits durch das Kind selbst (Elliott & Gresham, 1993). Das Kind selbst beurteilt sein Verhalten als erfolgreich, wenn ihm langfristig mehr Vorteile als Nachteile dadurch entstehen.

Für die ergotherapeutische Behandlung bedeutet das, diese Faktoren zu berücksichtigen. In der Diagnostik wird der Entwicklungsstand des Kindes erfasst, vorhandene Fertigkeiten und deren situative Anwendung werden erfragt und beobachtet. Das Kind wird in dem gestärkt, was es bereits kann und weiß. Es ist die Aufgabe der Therapeuten, dafür zu sorgen, dass dem Kind durch die Anwendung der neuen Handlungsstrategien Vorteile entstehen – sowohl in der therapeutischen Gruppe als auch im Alltag des Kindes.

1.2 Wie können Defizite entstehen?

Elliott und Gresham (1993) haben fünf Faktoren zusammengestellt, die zu einem Mangel an sozialen Fertigkeiten führen. Aus ergotherapeutischer Sicht sind diese noch um einen 6. Punkt zu ergänzen.

1. Mangelndes Wissen über angemessene soziale Verhaltensweisen
2. Mangelnde Gelegenheit, angemessene soziale Fertigkeiten zu entwickeln
3. Mangelhafte korrigierende Rückmeldung über soziale Fertigkeiten
4. Mangel an Verstärkung sozial kompetenter Verhaltensweisen
5. Interferierende Verhaltensauffälligkeiten/kinder- und jugendpsychiatrische Störungen und ergänzend
6. Wahrnehmungs- oder Koordinationsstörungen, die zu einer Häufung sozialer Misserfolgserlebnisse führen.

1.2.1 Mangelndes Wissen über angemessene soziale Verhaltensweisen

Kinder müssen sich das Wissen über angemessene soziale Verhaltensweisen in den verschiedenen Situationen erst durch Ausprobieren und Beobachten erarbeiten.

Das heißt, dass ein Wechsel in der Lebenssituation des Kindes kurzzeitig zu Verhaltensauffälligkeit des Kindes führen kann und es Unterstützung durch Menschen braucht, die sich auskennen und ihm Wissen weitergeben.

Beispiel: Bei der Einschulung muss sich das Kind wiederum neuen Verhaltensregeln anpassen: den Regeln der Lehrer und denen der Schüler. Je größer die Schnittmenge ist, desto leichter ist es für das Kind, sozial angemessenes Verhalten zu entwickeln. Schwierig kann es werden, wenn das Kind nicht in einem Kindergarten war und Regeln in einer größeren Kindergruppe völlig neu sind, oder die Mehrzahl der Mitschüler einem anderen sozialen oder kulturellen Milieu entstammt als es selbst. In diesem Fall muss es erst die in der Gruppe bestehenden Verhaltensregeln kennenlernen, die teilweise vielleicht auch im Widerspruch zu dem stehen, was es bisher erlernt hat.

Kinder bereiten sich selbst spielerisch auf neue Situationen vor, wenn sie wissen, dass sie ihnen bevorstehen, z. B. durch Schüler-Lehrer-Rollenspiele vor der Einschulung. Die Eltern können ihr Kind in solchen Phasen unterstützen, indem sie mitspielen, Bücher zu dem Thema vorlesen bzw. zu lesen geben, ein offenes Ohr für ihr Kind haben und ihm Zuversicht vermitteln, dass es die Situation meistern wird.

1.2.2 Mangelnde Gelegenheit, angemessene soziale Fertigkeiten zu entwickeln

Um angemessene soziale Fertigkeiten zu entwickeln, braucht ein Kind ein Umfeld, das es ihm ermöglicht, diese Fertigkeiten zu entfalten.

Es braucht Eltern, die ihm entwicklungsentsprechende Selbstständigkeit zutrauen, die mit ihm spielen und ihm Kontakt zu anderen Menschen ermöglichen, z. B. auf dem Spielplatz, bei Verabredungen oder im Vereinssport.

Das Kind muss aber auch selbst in Kontakt treten wollen. Zeigt es vermeidend-unsichere Reaktionsmuster und wählt es für sich selbst einen kleinen Aktionsradius, so wird sein Repertoire an sozialen Fertigkeiten und Handlungsmöglichkeiten geringer sein, da es weniger Gelegenheit hat, sie zu entwickeln.

1.2.3 Mangelhafte korrigierende Rückmeldung über soziale Fertigkeiten

Für die Entwicklung angemessener sozialer Fertigkeiten ist es notwendig, dass das Kind lernt, wie es bei einem nicht adäquaten Verhalten sein Handeln anpassen kann.

Hierbei sind positiv formulierte Regeln ebenso hilfreich wie eine korrigierende Rückmeldung, die das gewünschte Verhalten benennt. Logische Konsequenzen bei Nicht-Befolgen gemeinsamer klarer Regeln helfen dem Kind, die Wichtigkeit und den Sinn der Regeln zu verstehen und sie einzuhalten.

Je verlässlicher Verhaltensansprüche in wiederkehrenden Alltagssituationen an das Kind gestellt werden und je nachvollziehbarer deren Sinn und Notwendigkeit für es sind, desto leichter fällt es ihm, diese zu erlernen und auszuführen.

1.2.4 Mangel an Verstärkung sozial kompetenter Verhaltensweisen

Zeigt das Kind erwünschtes Verhalten, so muss es das Verhalten auch als positiv und erfolgreich erleben. Das geschieht über Anerkennung und Aufmerksamkeit von anderen Kindern, z. B. wenn das Kind mitspielen darf, weil es freundlich gefragt oder sich mit einer guten Idee eingebracht hat, und über Lob und Zuwendung von Erwachsenen, wie Eltern, Erziehern, Lehrern und anderen Bezugspersonen.

Bei Kindern, die einen sehr hohen Anteil an unerwünschtem Verhalten zeigen, fällt es Eltern oft schwer, zu loben und positive Ansätze zu sehen, da sie selbst hauptsächlich negative Rückmeldungen über ihr Kind bekommen und sie einen hohen Leidensdruck haben. Positive Rückmeldung über ihr Kind hilft den Eltern, kleine positive Ansätze anzuerkennen und ihr Kind auch wieder zu loben.

1.2.5 Interferierende Verhaltensauffälligkeiten/kinder- und jugendpsychiatrische Störungen

Viele Störungsbilder beinhalten eine Beeinträchtigung in der sozio-emotionalen Entwicklung bzw. führen zu einer solchen.

1.2.6 Wahrnehmungs- oder Koordinationsstörungen, die zu einer Häufung sozialer Misserfolgserlebnisse führen

Ausgeprägte Wahrnehmungsstörungen können die sozio-emotionale Entwicklung eines Kindes stark beeinträchtigen. Kinder, die sich sehr unkontrolliert bewegen, eine erhöhte Kraftdosierung oder taktile Defensivität aufzeigen, erfahren ständig soziale Misserfolge und haben dadurch ein erschwertes soziales Lernen.

(in Anlehnung an Beck, Cäsar & Leonhardt, 2006 und Elliott & Gresham, 1993).

2 Diagnostik durch den Kinder- und Jugendpsychiater

Für die Teilnahme eines Kindes am EST ist eine abgeschlossene ärztliche Diagnostik nicht unbedingt notwendig. In vielen Fällen ist dies jedoch empfehlenswert, um einschätzen zu können, ob eine Indikation für die Teilnahme am EST vorliegt.

In der Regel führt ein Arzt für Kinder- und Jugendpsychiatrie die Differenzialdiagnostik durch. Teilweise wird die Diagnose in Zusammenarbeit mit verschiedenen Berufsgruppen gemeinsam erstellt, meist in großen Einrichtungen wie Kinder- und Jugendpsychiatrien oder Sozialpädiatrischen Zentren (SPZ).

Sollte das Kind schon vor der Diagnostik in ergotherapeutischer Behandlung sein, was in der Praxis eher die Regel als die Ausnahme ist, so ist es sehr aufschlussreich, sich in Bezug auf die Diagnostik auszutauschen. Viele Ärzte greifen, vor allem was die Einschätzung der sensomotorisch-perzeptiven Entwicklung des Kindes angeht, gerne auf die Befunde der Ergotherapeuten zurück. Auch die Einblicke in den Alltag des Kindes, die Ergotherapeuten in der Zusammenarbeit mit der Familie und den Lehrern erhalten haben, sind ein wichtiger Bestandteil im Austausch mit dem Arzt.

Im Folgenden wird kurz der methodische Ablauf des diagnostischen Prozesses (nach Döpfner, Görtz-Dorten & Lehmkuhl, 2008) beschrieben, wie er beim Kinder- und Jugendpsychiater stattfindet. Dies soll einen kleinen Überblick über die Möglichkeiten geben und Hilfestellung sein, um sich für einen Austausch mit dem diagnostizierenden Arzt vorzubereiten und um z. B. gezielt Testergebnisse erfragen zu können, die für die weitere ergotherapeutische Behandlung durch das EST wichtig sind.

Auftraggeber für die diagnostische Untersuchung eines Kindes sind in der Regel die Eltern, die – oft angeregt durch die Lehrer, den Kinderarzt oder den Ergotherapeuten – an den Kinder- und Jugendpsychiater herantreten.

Exploration der Eltern, des Kindes und anderer Bezugspersonen

↓

Fragebögen und Testverfahren/medizinische Untersuchung

↓

Verhaltensbeobachtung

Zu Beginn steht die Exploration der Eltern und des Kindes. Aber auch die Rückmeldungen der Lehrer (z. B. über das Zeugnis) oder des Ergotherapeuten (z. B. über die Berichte) und eventuell auch anderer zum Umfeld des Kindes zählender Personen, wie z. B. Großeltern oder Horterzieher, werden ergänzend hinzugezogen.

Erfragt werden:

- psychische Kompetenzen und Auffälligkeiten des Kindes
- kognitive Fähigkeiten und Defizite des Kindes
- körperliche Funktionen des Kindes
- psychosoziale (einschließlich familiäre) Bedingungen

Tabelle 1: Mögliche Interview-Verfahren für die Zielgruppe des EST

Kind	Eltern
Kinder-DIPS (6–18 Jahre) (Unnewehr, Schneider & Margraf, 2008)	DIPS – Diagnostisches Interview zur Erfassung psychischer Störungen (Schneider & Margraf, 2008)
Interviewleitfaden nach Petermann & Petermann (2000a)	Interviewleitfaden nach Petermann & Petermann (2000b)

Es folgt die weitergehende Diagnostik

- Verhaltens- und Psychodiagnostik
- Entwicklungs-, Intelligenz-, Leistungs-, neuropsychologische Diagnostik
- Diagnostik körperlicher Funktionen
- Diagnostik psychosozialer Bedingungen

Diese Ergebnisse werden in Bezug auf Defizite, Störungen und Kompetenzen zu einer dimensionalen Beschreibung zusammengebracht. Eine multiaxiale Diagnose gemäß ICD (Internationale Klassifikation der Funktionsfähigkeit, Behinderung und Gesundheit) oder DSM (Diagnostisches und statistisches Manual psychischer Störungen) wird gestellt. Defizite in sozialen Fertigkeiten äußern sich in Verhaltensauffälligkeiten. Daher machen die Beobachtung des Verhaltens des Kindes und die Befragung der Personen, die dessen Alltag begleiten, um ihre Sicht zum Verhalten des Kindes zu erfahren, den Hauptteil des Diagnoseverfahrens aus. Oft sind es die großen Einrichtungen, die diagnostische Gruppen anbieten, um vor Ort das Verhalten beobachten zu können. Aber auch niedergelassene Kinder- und Jugendpsychiater führen immer häufiger Beobachtungen in Gruppen durch. Kinder, die Schwierigkeiten im Sozialverhalten haben, zeigen diese im Einzelkontakt mit einem Erwachsenen häufig nicht. Infolgedessen ist der Arzt ohne die Möglichkeit eines Gruppenangebots ausschließlich auf die Aussagen anderer bei seiner Diagnostik angewiesen.

Folgende diagnostische Methoden können in diesem diagnostischen Prozess eingesetzt werden (Döpfner & Petermann, 2008):

- Verhaltensbeobachtung
- psychometrische Verfahren für das Kind, Eltern und Lehrer (standardisierte Fragebögen, → Tabelle 2, S. 41)
- Interviews für Eltern und Kind (→ Tabelle 1 s. o.)
- psychologische Testverfahren
- körperliche Untersuchungen
- apparative Verfahren zur psychologischen oder medizinischen Diagnostik

Eine multimethodale Diagnostik (nach Döpfner, Görtz-Dorten & Lehmkuhl, 2008) setzt sich folglich zusammen aus:

- dem klinischen Urteil
- dem Elternurteil
- dem Selbsturteil des Kindes
- den Urteilen der Lehrer und Erzieher etc.
- der Testleistung des Kindes
- der Beobachtung

Auf Basis der gesamten über das Kind und dessen Umfeld zusammengetragenen Informationen wird ein hypothetisches Modell erstellt. Diese Bedingungsanalyse erfasst, unter welchen situativen Bedingungen das Verhalten erstmals auftrat, in welchen Situationen die Auffälligkeit weiterhin gezeigt wurde und welche intrapsychischen, psychosozialen und biologischen Faktoren zur Aufrechterhaltung des auffälligen Verhaltens beigetragen haben bzw. aktuell beitragen (vgl. Ergotherapeutische Befunderhebung/Betätigungsanalyse [S. 36ff.]).

Danach kann analysiert werden, welche Änderungsmotivation bei den Eltern und dem Kind vorliegt. Abschließend werden Ziele vereinbart und eine konkrete Therapieplanung erstellt. Die Auswirkungen der besprochenen Schritte sollten im Rahmen einer Verlaufskontrolle überprüft werden. Es können sich ergänzende diagnostische Schritte oder eine Änderung des therapeutischen Schwerpunktes ergeben.

2.1 Relevante Störungsbilder

Für das EST relevante Störungsbilder in Bezug auf die soziale Kompetenz eines Kindes lassen sich in internalisierende Störungen und externalisierende Störungen einteilen.

Internalisierende Störungsbilder (nach ICD-10 – Internationale Klassifikation der Krankheiten) sind z. B.:

1. Soziale Phobie (F40.1)
2. Emotionale Störungen des Kindesalters (F93), häufig Störung mit sozialer Ängstlichkeit im Kindesalter (F93.2)
3. Störung sozialer Funktionen (F94)
4. Asperger-Syndrom (F84.5)

Externalisierende Störungsbilder (nach ICD-10) sind z. B.:

1. Hyperkinetische Störungen (F90), häufig hyperkinetische Störung des Sozialverhaltens (F90.1)
2. Störung des Sozialverhaltens (F91), auch oppositionelles Trotzverhalten (F91.3)
3. Kombinierte Störung des Sozialverhaltens und der Emotionen (F92)

Die Ausprägung der Verhaltensauffälligkeiten von Kindern, die am EST teilnehmen, muss durch ambulante Maßnahmen im Rahmen einer ergotherapeutischen Intervention therapierbar sein. Auf keinen Fall sollte ein Kind mit einem massiven Störungsverhalten am EST teilnehmen, um mit dieser Maßnahme die Zeit bis zu einer (teil-)stationären Aufnahme in einer Kinder- und Jugendpsychiatrie zu überbrücken.

Das EST ist gut geeignet für Kinder mit relevanten Alltagsproblemen, bei denen eine deutliche Tendenz zu einem der aufgeführten Störungsbilder besteht, eine Entwicklung hin zu einer ausgeprägten Störung zu verhindern.

Dauer und Inhalt der auf das EST vorbereitenden Einzeltherapie hängen von Störungsbild und -ausprägung ab. Es soll sichergestellt werden, dass das EST zum richtigen Zeitpunkt eingesetzt wird und für Kind und Eltern keine Überforderung entsteht. Besonders Kinder mit einer internalisierenden Störung sollten von Beginn an von einem Therapeuten behandelt werden, der später auch die EST-Gruppe durchführen wird.

Auch Störungsbilder, die soziale Probleme nicht als Leitsymptom beinhalten, können für das EST relevant sein, da sich soziale Probleme häufig als Begleiterscheinung entwickeln.

Bearbeitet das EST Ziele, die sich auf die komorbide Störung des Kindes beziehen, so ist vor Beginn des Trainings abzuklären, ob die Leitsymptome der Störung dies zulassen.

Beispiel 1: Mögliche soziale Probleme bei ADHS
Sehr häufig kommen Kinder mit der Diagnose ADHS zur Ergotherapie. Neben den ADHS-typischen Leitsymptomen Unaufmerksamkeit, Hyperaktivität und Impulsivität weisen bis zu zwei Dritteln dieser Kinder komorbide Störungen auf. So tritt beispielsweise bei 50 % aller Kinder mit ADHS eine oppositionelle Störung des Sozialverhaltens, bei 30–50 % eine Störung des Sozialverhaltens auf (Döpfner, Frölich & Lehmkuhl, 2000).

Die *Unaufmerksamkeit* führt dazu, dass die Kinder oft nicht ausreichend zuhören, um zu verstehen und abzuspeichern, was ihnen gesagt wird. Infolgedessen bekommen sie zum Beispiel Absprachen unter den Kindern nicht mit. Es entstehen Missverständnisse und sie kommen nicht ins Spiel und fühlen sich ausgeschlossen. Kinder mit ADHS nehmen auch selten Blickkontakt auf, wenn sie mit anderen sprechen. Deshalb fühlen sich die anderen Kinder oft nicht angesprochen und hören ihrerseits nicht zu. Es entgeht den Kindern mit ADHS dadurch auch die Mimik und Gestik ihres Gegenübers. Sie bemerken oft erst bei energischen Signalen, wie es ihrem Gegenüber geht.

Durch die *Hyperaktivität* bewegen sich Kinder mit ADHS ständig. Sie „zappeln", und die Nebensitzer reagieren genervt, wenn wiederholt das Kind laut mit dem Stuhl kippelt, das Etui vom Tisch fällt oder das Pinselglas umkippt. Meistens haben diese Kinder auch eine sehr impulsive Art sich zu bewegen, kombiniert mit einer mangelhaften Kraftdosierung: Sie möchten mitspielen und stolpern in die mühsam aufgebaute Legowelt. Sie möchten beim Fußball den Gegner beiseite schieben und schubsen so stark, dass er hinfällt. Sie freuen sich über ein Wiedersehen mit dem Freund und umarmen ihn so heftig, dass es ihm wehtut.

Die *Impulsivität* bewirkt, dass die Kinder mit ADHS schlecht abwarten können, bis sie an der Reihe sind. Sie machen sich durch Dazwischenreden und Vordrängeln unbeliebt. Sie beobachten meist nicht, was die anderen spielen, sondern stürmen einfach in die Situation der anderen hinein. Sie sind meist sehr aufbrausend und können wegen scheinbarer Kleinigkeiten starke Wutanfälle bekommen, was andere Kinder verunsichert.

Im Grundschulalter entsteht ein großer Teil der Sozialkontakte in und über die Schule. Für Kinder mit ADHS ist die Schule aber meistens mit Frustration und Leistungsdruck verbunden. Oft haben sie dort eine besondere Einzelrolle (Klassenclown oder Buhmann), die Freundschaften zusätzlich schwierig macht.

Ein Kind mit ADHS kann nur am EST teilnehmen, wenn zu diesem Zeitpunkt die Schwierigkeiten im Sozialverhalten klar im Vordergrund stehen und die Kernsymptome im Rahmen einer Einzel- oder Gruppentherapie bereits behandelt wurden. Die Eltern müssen über das Störungsbild ADHS informiert sein und ihr Kind in den Bereichen selbstständig unterstützen können, die das EST nicht berücksichtigt (z. B. Hausaufgabensituation, Lernprobleme). Das Kind muss sich ausreichend konzentrieren können, um dem Gruppenverlauf folgen und die Inhalte aufnehmen zu können. Es muss ihm auch möglich sein, kurze Zeit stillzustehen oder zu sitzen. Steht die Überlegung im Raum, das Kind medikamentös einzustellen, so ist es notwendig, die Entscheidung der Eltern und ggf. die Reaktion des Kindes auf die Medikamente abzuwarten und erst nach der Medikamenteneinstellung mit dem EST zu beginnen.

Beispiel 2: **Mögliche soziale Probleme bei einer grobmotorischen Koordinationsstörung**
Grobmotorische Koordinationsprobleme führen dazu, dass die Kinder in vielen Bereichen Ausgrenzung erfahren. Sie müssen noch angeschubst werden, wenn die Freunde schon alleine schaukeln. Sie kommen nicht ganz nach oben auf dem Klettergerüst. Sie fallen beim Fußball über ihre eigenen Füße und schießen meterweit am Tor vorbei. Beim Sport immer als Letzter in die Mannschaft gewählt zu werden, wirkt sich nachhaltig negativ auf das Selbstwertgefühl und die Selbstsicherheit aus. Oft ziehen sich diese Kinder aus der Gruppe zurück und vermeiden es, draußen zu spielen, da sie Angst haben, dass Spiele gespielt werden könnten, die sportliches Geschick erfordern.

Beispiel 3: **Mögliche soziale Probleme bei taktiler Defensivität**
Kinder, die eine taktile Defensivität aufweisen, haben sehr häufig auch soziale Probleme. Bei vorsichtigen, unerwarteten und uneindeutigen Berührungen reagiert bei ihnen das protopathische System. Die Berührung wird mit einem Schutzreflex abgewehrt. Das kann dazu führen, dass das berührende Kind weggeschubst wird. Andere Kinder werden von ihnen oft auf Abstand gehalten, um diesen unangenehmen Berührungen zu entgehen. Ebenso vermeiden sie Situationen mit taktilen Reizen, wie Spielen im

Sandkasten, Mannschaftssport oder Basteln mit Farbe und Kleber. Gruppensituationen können für diese Kinder sehr anstrengend sein. Daher sollte ein Kind mit taktiler Defensivität vor Beginn der EST-Einheiten in der Einzeltherapie lernen, wie es durch starke Stimulierung der Propriozeption unangenehme taktile Reize reduzieren kann (Wilbarger & Wilbarger, 2007).

Gerade diese Kinder können von einem ergotherapeutischen Sozialkompetenz-Training deutlich profitieren. Durch den ganzheitlichen Ansatz in der Ergotherapie wurden auch die Schwierigkeiten dieser Kinder konzeptuell im EST berücksichtigt.

3 Das Konzept des EST

3.1 Gruppenzusammensetzung

Das Ergotherapeutische Sozialkompetenz-Training (EST) wurde für eine Gruppe von sechs Kindern im Schulalter von ca. 7 bis 12 Jahren entwickelt.

Die Kinder sollten zumindest teilweise lesen und mit Hilfe kurze Sätze schreiben können. Dies ist meistens gegen Ende der 1. Klasse gegeben. Kinder mit einem unterdurchschnittlichen IQ und/oder einer ausgeprägten Entwicklungsverzögerung kann das Training auch länger als bis zum 12. Lebensjahr ansprechen. Die Kinder sollten sich noch nicht pubertär verhalten, da sie dann die Materialien und das teilweise spielerische Vorgehen nicht mehr als dem Alter angemessen empfinden.
Angesprochen sind Kinder, die Schwierigkeiten im Sozialverhalten haben und relevante Einschränkungen bei alltäglichen Tätigkeiten zu Hause, in der Schule oder in der Freizeit zeigen, z. B.: Traut sich nicht, sich zu melden. Ist häufig in Konflikte verwickelt. Hat Ängste vor neuen Situationen.

Eine Diagnose des behandelnden Kinderarztes reicht für das EST aus, eine Differenzialdiagnostik durch einen Kinder- und Jugendpsychiater ist nicht zwingend notwendig. Das EST kann auch präventiv als Selbstzahlerkonzept angeboten werden.

Die Gruppenzusammensetzung ist heterogen. Kinder mit unterschiedlichen Auffälligkeiten und unterschiedlichen Alters arbeiten in einer Gruppe gemeinsam an ihren Zielen. Kinder mit Schwierigkeiten im Bereich der externalisierenden und internalisierenden Störungen werden im EST zusammengefasst.

Die Kinder tauschen sich gegenseitig über ihre Erfahrungen und bisherigen sozialen Strategien aus und lernen sich besser zu verstehen. Sie können Ängste abbauen und Respekt vor dem anderen aufbauen. Diese Gruppenform entspricht realen Bedingungen. In Familien, Schulen, Sportvereinen und auch in anderen sozialen Gruppen des Alltags sind immer unterschiedliche Persönlichkeiten und Menschen mit verschiedenen Möglichkeiten und Schwierigkeiten vertreten.
Die relativ weite Altersspanne bietet zudem viele Möglichkeiten des sozialen Lernens: Die Jüngeren können lernen, sich durchzusetzen, die Älteren Rücksicht zu nehmen. Die Älteren helfen den Jüngeren beim Lesen und Schreiben oder Schleifebinden und erfahren, dass auch die Jüngeren gute Ideen haben und ihrerseits wertvolle Beiträge in die Gruppe einbringen.
Hinzu kommt, dass eine heterogene Gruppenzusammensetzung für ergotherapeutische Praxen gut praktikabel ist. In den meisten Praxen wird es kaum möglich sein, eine Gruppe von sechs Kindern mit den gleichen Störungen zu bilden, die auch noch ein ähnliches Alter haben und zum selben Termin Zeit haben.

Diese Vorgehensweise bedingt eine gut überlegte Gruppenzusammensetzung sowohl in Bezug auf die Altersverteilung als auch auf die Störungsbilder der Kinder.

Außerdem richtet sich das Training an Eltern, die Unterstützung in Erziehungsfragen wünschen, da sie in Teilbereichen des Alltags mit ihrem Kind Probleme haben oder aufgrund abgegrenzter spezieller Probleme aus dem Bereich des Sozialverhaltens therapeutischer Hilfe bedürfen.

Wichtig ist, dass die Kinder wie auch ihre Betreuungspersonen motiviert sind für Veränderungen und therapeutische Interventionen. Ein Mitarbeiten der ganzen Familie innerhalb des Trainings verspricht den größten Erfolg, daher ist die Compliance der Eltern Voraussetzung.

3.2 Fallbeispiele für Indikation

Lukas, 7 Jahre
Lukas hatte schon immer wenige Freunde. Seit er in der Schule ist, hat sich dieses Problem noch verschärft. Er nimmt vermehrt Kontakt zu Lehrern und anderen Erwachsenen auf, schafft es aber nicht, sich einer Kleingruppe von Kindern anzuschließen. Bei Gruppenarbeiten versucht er die Aufgabe alleine zu lösen oder steht beobachtend am Rand. Auf dem Pausenhof spielt er meist alleine. Hin und wieder macht er sich über andere Kinder lustig, vor allem wenn sie in der Schule schlechter sind als er.

Marwin, 9 Jahre
Marwin ist ein temperamentvoller, ehrgeiziger Junge. Er hat Schwierigkeiten, Frustration auszuhalten, wirft im Unterricht sein Arbeitsblatt in die Ecke oder schubst den Tischnachbarn, wenn dieser ihn ablenkt. Beim Fußball foult er, wenn es für seine Mannschaft kritisch wird. Deshalb musste er bei Turnieren schon mehrfach vom Platz. Zu Hause hat er einen älteren Stiefbruder und 3-jährige Zwillingsbrüder. Mit dem älteren Bruder versteht er sich sehr gut, aber bei den jüngeren schlägt er immer wieder zu, wenn er sich genervt fühlt.

Sascha, 12 Jahre
Sascha ist ein Kind mit sonderpädagogischem Unterstützungsbedarf im Bereich Lernen. Er ist inklusiv beschult in der sechsten Klasse einer Gesamtschule. Er fällt dort dadurch auf, dass er sich nicht traut, auf andere zuzugehen und dass er keine Freunde hat. Gelegentlich versucht er, durch Schimpfwörter Aufmerksamkeit zu erregen und die anderen damit zu beeindrucken.
Er hatte im Alter von 7–9 Jahren mehrere Intervalle Einzel-Ergotherapie wegen Koordinationsstörungen und Schwierigkeiten in der Handlungsplanung.

Leon, 8 Jahre
Leon wurde mit der Diagnose ADHS in der Praxis vorgestellt. Er erhielt Einzeltherapie mit dem Ziel der Verbesserung der Selbststeuerung und der Aufmerksamkeit. Nach einer Pause von 6 Monaten nahm er an einem Konzentrationstraining in der Gruppe teil. Die Eltern sind mit den bisherigen Erfolgen sehr zufrieden. Allerdings hat Leon immer noch Probleme, sich in der Schule an Regeln zu halten. Deshalb hat gerade eine Klas-

senkonferenz stattgefunden und der Kinderarzt hat erneut Ergotherapie vorgeschlagen.

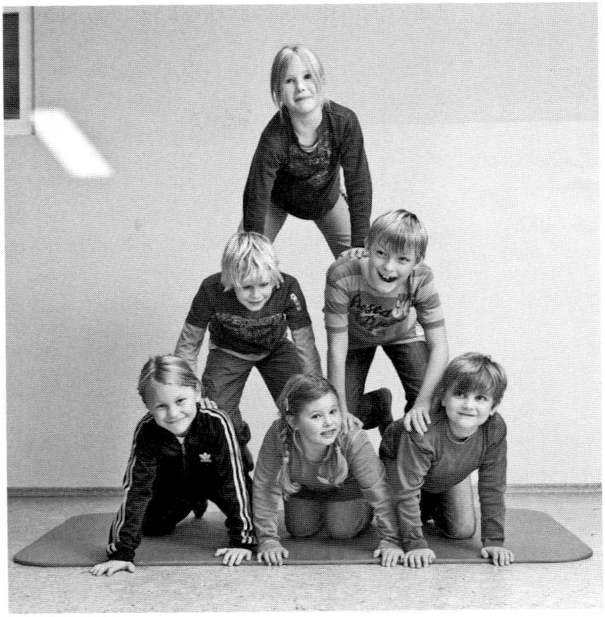

Abb. 1: Pyramide

Maria, 9 Jahre

Maria lebt, seit sie 5 Jahre alt ist, bei Pflegeeltern. Wegen ihrer Ängste und einer intensiven Verweigerungsproblematik war sie schon in stationärer Behandlung. Sie ist gerade recht stabil, geht zur Schule und hat eine enge Freundin. Die Pflegeeltern sind engagiert, zeigen sich jedoch besorgt, weil Maria vor neuen Situationen Angst hat. Z. B. verweigert sie das Mitmachen im Sportverein trotz guter körperlicher Konstitution. Wenn ihre Freundin keine Zeit hat, spielt sie viel alleine in ihrem Zimmer oder fordert die Aufmerksamkeit der Pflegeeltern. Sie hat ein geringes Selbstbewusstsein.

Philip, 10 Jahre

Bei Philip hat der Kinder- und Jugendpsychiater Asperger-Autismus diagnostiziert. In seinem Alltag fällt er dadurch auf, dass er Schwierigkeiten hat, sich in andere hineinzuversetzen. Er bekommt in unruhigen Gruppensituationen teilweise Wutanfälle. Deshalb hat er oft Probleme im Klassenverband. In der Einzeltherapie schafft er es gut, sich Themen über kognitive Strategien zu erarbeiten. Er selbst möchte in der Schule besser mit den kritischen Situationen umgehen können, weil er Sorge hat, aufgrund seiner schlechten Verhaltensnote nach der 4. Klasse nicht an seiner Wunschschule aufgenommen zu werden.

Anna, 10 Jahre

Anna war zu Beginn der Grundschulzeit aufgrund ihres ADHS oft sehr unruhig und unkonzentriert. Sie wurde vor einem Jahr medikamentös mit Methylphenidat eingestellt. Seitdem hat sie große Lernerfolge erzielt und die Situation zu Hause hat sich entspannt. Sie fällt zurzeit dadurch auf, dass sie bei Problemen oder alltäglichen Auseinandersetzungen häufig sehr aufbrausend ist und oft haut oder schubst. Die Kinder meiden sie daher zunehmend.

3.3 Kontraindikation mit Fallbeispielen

Wenn die Störung des Kindes so tiefgreifend ist, dass eine ambulante Therapie kaum möglich erscheint, ist das Gruppentraining EST kontraindiziert.
Ebenso ausschlaggebend für die Teilnahme ist die hohe Compliance der Eltern.

Auch Familien, deren persönliche Ressourcen sowie Veränderungsbereitschaft äußerst gering sind, können nicht erfolgreich am EST teilnehmen. Vor allem bei sehr problematischen Familienverhältnissen, wie z. B. Gewalt in der Familie, akute psychische Erkrankungen eines Familienmitglieds oder Drogenabusus der Eltern, stellt das EST eine Überforderung der Beteiligten dar.
Ist die Familie in einer akuten Krise (Trennung der Eltern, Tod eines Angehörigen) oder steht sie vor einer großen Veränderung (Geburt eines Geschwisterkindes, Umzug), bedeutet das auch, dass die Familie gerade keine Basis hat, um die Interventionen des EST zu Hause gut umsetzen zu können. Das Kind und die Eltern stehen vor einer großen Herausforderung, während der Alltag seine feste Struktur verloren hat. Alle befinden sich in einem Ausnahmezustand, der Ressourcen bindet. In dieser Phase müssen der Familie, wenn sie eine therapeutische Unterstützung wünscht, individuell im Rahmen einer Einzeltherapie Halt und Hilfe gegeben werden, damit sie zurück in den Alltag findet, oder die Therapie pausiert ganz. Eine Gruppentherapie mit gleichen Anforderungen für alle Teilnehmer wäre in diesen Fällen eine Überforderung und würde nur zu Misserfolgen und zusätzlichem Stress führen.

Familien mit einem hohen individuellen Beratungswunsch sind vorerst mit einer entsprechenden Therapiemaßnahme zu unterstützen.

Max, 9 Jahre
Max ist, nachdem er innerhalb der ersten beiden Schuljahre wegen oppositionellen Verhaltens und Aggressionen gegen Mitschüler von zwei Schulen verwiesen wurde, nun auf einer Schule für verhaltensauffällige Kinder. Seine Mutter ist bestürzt und sagt, dass sie eigentlich mit ihm gar nicht mehr klarkomme und ihn am liebsten ins Heim stecken wolle.
Vorschlag: Ergotherapeutische Einzeltherapie mit enger Elternberatung, Diagnostik in der Kinder- und Jugendpsychiatrie, Abklärung eines (teil-)stationären Aufenthaltes

Leonie, 7 Jahre
Leonie soll aufgrund sozialer Ängste stationär in der Kinder- und Jugendpsychiatrie aufgenommen werden. Leider beträgt die Wartezeit dort mehrere Monate.
Vorschlag: Ergotherapeutische Einzeltherapie, evtl. nach dem stationären Aufenthalt EST in der Gruppe

Lars, 5 Jahre
Lars fällt im Kindergarten auf, weil er andere Kinder schikaniert und sich wenig in die Gruppe integriert.
Vorschlag: Ergotherapeutische Einzeltherapie oder ergotherapeutische Gruppentherapie für Vorschulkinder, Diagnostik

Chantal, 8 Jahre
Seitdem Chantal in die Schule geht, fällt sie dadurch auf, dass sie sich schwer an Regeln hält, in Bezug auf Ordnungsstrukturen nicht zuverlässig ist und immer wieder lügt. Chantal und ihre Geschwister drohen zu verwahrlosen. Die Eltern kümmern sich kaum um die Kinder. Das Jugendamt betreut die Familie.
Vorschlag: Interdisziplinäre Zusammenarbeit, Elterntraining wenn möglich, ergotherapeutische Einzeltherapie als Hausbesuch in der Familie

Linus, 10 Jahre
Linus ist in der Schule sehr unkonzentriert. Obwohl er ein intelligenter Junge ist, schreibt er immer wieder schlechte Tests, was ihn sehr frustriert. Seine Lehrerin ermahnt ihn häufig, weil er im Unterricht stört, wenn seine Aufmerksamkeit nachlässt. In der Pause reagiert Linus schnell gereizt auf andere Kinder.
Vorschlag: Konzentrations- und Selbstregulationstraining, einzeln oder in der Gruppe

Larissa, 7 Jahre
Larissa ist eine gute Schülerin, sie fällt in der Klasse aber durch unangepasstes Verhalten und Distanzlosigkeit auf. Zu Hause gab es bisher kaum Probleme. Vor einigen Monaten haben sich die Eltern im Streit getrennt. Larissa wohnt bei der Mutter, wird aber viel von ihrer Oma betreut, die sie sehr verwöhnt und keine klaren Grenzen setzt. Seither haben sich die Probleme verschärft.
Vorschlag: Ergotherapeutische Einzeltherapie zur Stabilisierung unter Einbeziehung der Eltern und der Oma

3.4 Dauer und Abrechnungsmodalitäten

Wenn bei dem Kind eine Störung diagnostiziert wurde und eine ergotherapeutische Intervention notwendig ist, verordnet der Arzt zunächst eine ergotherapeutische Einzeltherapie.

Der Teilnahme am EST sollten mindestens 10 Stunden ergotherapeutische Einzeltherapie vorangegangen sein. Innerhalb der Einzeltherapie sollte eine Integration ins häusliche und soziale Umfeld erfolgen, z. B. im Rahmen eines Schulbesuches.

Die Verordnungsmodalitäten hierfür sind je nach Kassenart und Bundesland unterschiedlich. Sie sind z. B. beim DVE aktuell erfragbar. Während der Einzeltherapie wird in Absprache mit den Eltern und dem verordnenden Arzt entschieden, ob eine Indikation für eine Teilnahme am EST vorliegt.

Für das EST benötigen die Kinder im Rahmen der Ergotherapie jeweils 14 Einheiten Gruppentherapie mit der Indikation *psychisch funktionelle Behandlung*. Das Manual enthält zudem 3 Gruppeneinheiten für die Eltern:

Den Vorbereitungselternabend, in dem es um Ziele, Organisatorisches und die Anwendung des Workbooks geht, und zwei Elternabende in der 5. und der 10. Einheit, die auf die Inhalte der Kindereinheiten abgestimmt sind. Diese Gruppentermine können wie die der Kinder über die Gruppenverordnung abgerechnet werden. Insgesamt sind es dadurch 17 Einheiten psychisch-funktionelle Gruppenbehandlung. Das Training findet einmal wöchentlich zu einem festen Termin statt und dauert 90 Minuten.

Für das Vor- und Abschlussgespräch werden Einzelverordnungen benötigt, ebenso für individuell vereinbarte Einzelgespräche außerhalb des EST.

3.5 Therapeutische Qualifikation/Bedingungen

Die Therapeuten müssen mit den Grundkenntnissen verhaltenstherapeutischer Ansätze vertraut sein und sollten über Kenntnisse von kinder- und jugendpsychiatrischen Störungsbildern verfügen. Zudem sollte ihnen bekannt sein, welche Institutionen im Einzugsgebiet welche Diagnostik und Behandlungsmöglichkeiten anbieten.

Erfahrung in der Durchführung ergotherapeutischer Gruppen ist vorteilhaft, aber nicht zwingend notwendig.

Das EST wird immer von zwei Therapeuten durchgeführt.

Beide Therapeuten sollten mit dem Manual gut vertraut sein und die verschiedenen Aufgaben sollten partnerschaftlich verteilt werden. Auch beim Elternkontakt sollten sich die Therapeuten abwechseln, um gleichermaßen als Ansprechpartner zur Verfügung zu stehen.

Daher ist vor den Einheiten eine kurze gemeinsame Vorbereitung auf die jeweilige Gruppenstunde notwendig, bis die Therapeuten Routine entwickeln und ein eingespieltes Team sind.

Ein pünktlicher gemeinsamer Beginn, das Einhalten der abgesprochenen Gruppenregeln in jeder Situation und ein freundlicher, reibungsloser Umgang unter den Therapeuten sind Grundpfeiler des Trainings. Die Therapeuten sollten sich schwierigen Situationen, wie z. B. aggressiven Wutanfällen seitens der Kinder, gewachsen fühlen und sich und ihr Handeln gut unter Kontrolle haben. Gelassenheit und ein bestimmtes, selbstbewusstes Auftreten geben den Kindern Stabilität.

Es ist wichtig, dass die Therapeuten ihr eigenes Verhalten immer wieder reflektieren und sich über die stattgefundenen Stunden, die dabei vorkommenden Situationen und ihr eigenes Verhalten austauschen. In manchen Fällen kann eine Supervision notwendig werden.

Es unterstützt den Alltagsbezug des EST, wenn einer der Therapeuten vor Trainingsbeginn im Rahmen der Einzeltherapie die Integration ins soziale Umfeld in der Schule oder zu Hause durchgeführt hat. So können beispielsweise Absprachen mit dem Lehrer über Ziele und Probleme sowie Beobachtungen aus den Besuchen etc. besser in die

Inhalte des Gruppentrainings integriert werden. Dieser individuelle Alltagsbezug in den Trainingsstunden ermöglicht es den Kindern, das Gelernte leichter zu verstehen, konkrete Lösungen zu erarbeiten und diese auf tatsächliche Situationen (Schule, zu Hause etc.) besser zu übertragen.

Für einige Kinder ist es sehr hilfreich, wenn der Therapeut, der die Einzeltherapie ausgeführt hat, auch das EST durchführt. Bei manchen Störungsbildern, vor allem den internalisierenden, kann es sogar notwendig sein, dass das Kind mindestens zu einem der Therapeuten ein solides Vertrauensverhältnis aufgebaut hat.

Das EST ist speziell für Ergotherapeuten konzipiert. Es wird aber auch erfolgreich in interdisziplinären Teams angewendet, in denen Ergotherapeuten mit Psychologen, Pädagogen, Logopäden oder Erziehern die Gruppe leiten. Die unterschiedlichen Schwerpunkte der verschiedenen Disziplinen ermöglichen ein effektives Arbeiten und Supervidieren (vgl. Kapitel B: Das EST an der Schule).

Auf keinen Fall dürfen Eltern als Ersatz für einen Therapeuten eingeplant werden. Eltern sind keine Fachkräfte, sondern wünschen selbst Anleitung und Entlastung in Bezug auf ihr Kind. Gemeinsame Therapievorbereitung und fachliche Absprachen sind nicht im notwendigen Rahmen möglich. Hinzu kommt noch, dass das Kind im Rollenspiel gehemmt wäre, wenn es z. B. um familiäre Konflikte geht.

Sehr hilfreich ist es, sich über das Kind und die Inhalte der Gruppentherapie mit Kollegen auszutauschen, die ebenfalls diesen Klienten bzw. seine Familie betreuen. Der Kontakt zu Jugendämtern, Psychologen, Psychotherapeuten, Kinderärzten, Logopäden, Lehrern und Horterziehern ist wünschenswert. Hierfür muss immer eine Entbindung von der Schweigepflicht durch die Erziehungsberechtigten auf beiden Seiten vorliegen.

Der Besuch einer Weiterbildungsveranstaltung zu diesem Training wird empfohlen.
Informationen erhalten Sie unter: www.ergo-est.de

Ebenfalls empfehlenswert sind Fortbildungen zum Thema „Verhaltenstherapeutische Interventionen für Ergotherapeuten".

3.6 Gründe für den Betreuungsschlüssel

Konzipiert ist das Training für zwei Therapeuten und sechs Kinder. Ein Schlüssel von einem Therapeuten zu drei Kindern ist kosteneffizient und ermöglicht gleichzeitig ein wirkungsvolles Arbeiten mit den Kindern.

Im (teil-)stationären Bereich wird oft mit Gruppen mit einem Betreuungsschlüssel von 1 zu 2 gearbeitet. Dieses Vorgehen würde sich aber nach momentanen Abrechnungsmodalitäten für ergotherapeutische Praxen nicht rechnen.

Die Vorteile der 1:3-Betreuung sind:
- Die Betreuung der einzelnen Kinder ist intensiv.
- Ein Ergotherapeut kann das Geschehen leiten, während der andere beobachtet und dokumentiert.
- Bei Konflikten, Gefahrensituationen oder aus organisatorischen Gründen (Elternanleitung, Materialbeschaffung) ist es z. B. möglich, dass ein Therapeut mit einem Kind den Raum verlässt und die anderen Kinder dennoch beaufsichtigt bleiben.
- Es ist möglich, den Kindern, die angepasstes Sozialverhalten zeigen, unmittelbar Aufmerksamkeit und dadurch positive Zuwendung zu geben.
- Vor und nach der Einheit kann ein Austausch unter den Kollegen stattfinden. In dem Feedback kann der eine Kollege dem anderen rückmelden, ob sein Verhalten in bestimmten Situationen kongruent oder inkongruent zu den Zielen des EST war.

Nachteile, die zu große Gruppen oder nur ein Therapeut bedingen würden, sind:
- Konflikt- und Gefahrensituationen können nicht angemessen bewältigt werden.
- Kinder lernen am Negativmodell, da einzelnen Kindern, die Störverhalten zeigen, im Vergleich zu viel Aufmerksamkeit seitens des Therapeuten gewidmet wird.
- Der Lernerfolg/der therapeutische Effekt wird deutlich geringer bei zu großen Gruppen.
- Einzelinterventionen sind kaum möglich.
- Frustration des Therapeuten durch Überforderung ist wahrscheinlich.
- Die Compliance der Eltern und Kinder nimmt bei zu geringem persönlichen Kontakt ab.

3.7 Räumlichkeiten und Material

Die Therapie findet ambulant in den Räumlichkeiten der Ergotherapie-Praxis statt. Der Raum sollte groß genug sein, um einer Gruppe von sechs Kindern das Sitzen am Tisch zu ermöglichen sowie ausreichend Platz für den Hockerkreis und für Bewegungs- und Rollenspiele in der Gruppe bieten.

Am Ende jeder Einheit wird für ca. 15 Min. ein zweiter Raum benötigt, in dem die Elterninformation zu der jeweiligen Einheit der Kinder stattfindet. Sollte für diese kurzen Gespräche kein Raum mit genügend Sitzgelegenheiten für alle Eltern zur Verfügung stehen, hat die Erfahrung gezeigt, dass gerade improvisierte Situationen eine lockere Atmosphäre schaffen können. Wichtig ist eine schließbare Tür.

Besonderheit: In der 9. Einheit des EST werden unter dem Thema „Hilfe holen, anderen helfen" Brötchen gebacken. Eine Therapieküche, die gruppengeeignet ist, ist von Vorteil, aber auch hier kann improvisiert werden, indem man z. B. den Raum neben der Küche zum Herstellen des Teigs nutzt. Sollte kein Backofen vorhanden sein, müssen die Kinder Brotdosen mitbringen und die geformten Brötchen zu Hause backen.

Das Setting sollte möglichst alltagsnah gestaltet werden. Daher werden im EST Materialien und Spiele verwendet, die in den Alltag übertragbar sind, z. B. Schatzkisten

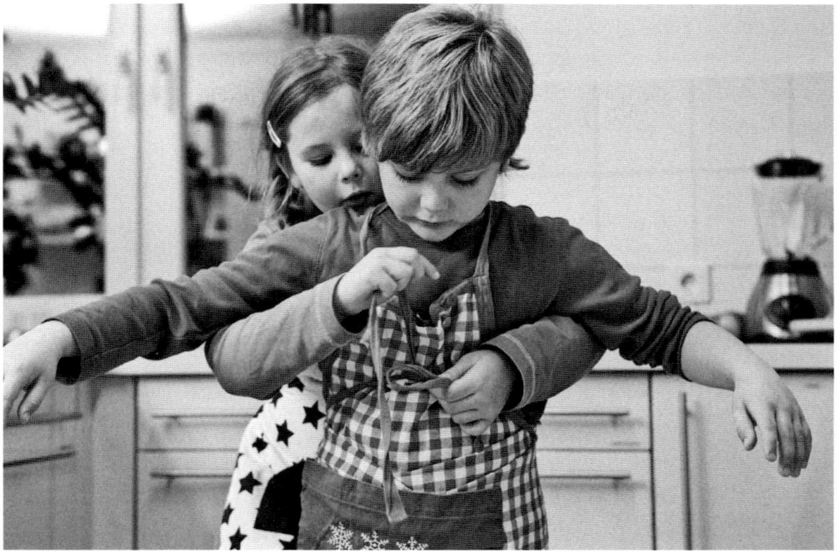

Abb. 2: Vorbereitung zum Brötchenbacken

gestalten, Brötchen backen, dynamische Entspannungsübungen, Vertrauensspiele und Interaktion im Rollenspiel.

Die im Therapieraum benötigten Materialien sind im Manual aufgeführt.

3.8 Stationäres Setting

Es besteht die Möglichkeit, das Ergotherapeutische Sozialkompetenz-Training (EST) im stationären bzw. teilstationären Bereich anzuwenden. Die Inhalte des EST müssen hierfür im Bereich der Elternarbeit und der Trainingsaufgaben an die jeweiligen Gegebenheiten der Einrichtung angepasst werden.

In Kliniken ist es oft üblich, dass andere Berufsgruppen (z. B. Ärzte oder Psychologen) für den Elternkontakt verantwortlich sind. Hier wäre es notwendig, diese Berufsgruppen in die Inhalte des Trainings mit einzubeziehen, um das Wesentliche aus dem Training in die Familien zu übertragen.

Betreuungspersonen müssen nicht in jedem Fall die Eltern sein, sondern es können auch Pflegeeltern oder bei Kindern, die im Heim leben, die Erzieher sein.
Grundbedingung für ein erfolgreiches EST-Training ist der Transfer der erzielten Fortschritte in das soziale Umfeld der Kinder. Ist dieser Transfer in den Alltag nicht möglich oder wird er gar verhindert, wirkt dies demotivierend. Es kann sogar dazu kommen, dass sich die Kernsymptomatik der sozialen Störung des Kindes verstärkt.

Eine Durchführung des EST, ohne die Betreuungspersonen einzubeziehen, ist kontraindiziert!

Eine weitere Anpassung sollte im Rahmen der EST-Hausaufgaben, Trainingsaufgaben genannt, stattfinden. Das Wochenprotokoll, in dem die Eltern (oder ggf. andere Betreuungspersonen) aufschreiben, was die Woche über passiert ist, muss im stationären Bereich ebenfalls abgewandelt werden.

Dagegen können die Inhalte der einzelnen Stunden in der Regel auch im stationären Bereich übernommen werden.

Der Zeitaufwand der einzelnen Themenblöcke kann ggf. ausgeweitet werden. Eventuell muss die Gruppe auf vier Kinder reduziert werden, da die Klientel in (teil-)stationären Settings stärker ausgeprägte Symptome aufweist als in einer ambulanten Ergotherapie.

4 Vorbereitende Einzeltherapie

Bevor ein Kind am EST teilnimmt, muss es mindestens eine Verordnung über 10 Einheiten Einzeltherapie erhalten. Sie sind notwendig für die

- ergotherapeutische Anamnese
- individuelle Zielformulierung
- Testverfahren und Screenings
- Umfeldberatung in der Schule oder zu Hause
- individuelle Elternberatung
- therapeutische Vorbereitung des Kindes auf die Gruppe.

Ohne diese Vorbereitung kann nicht sicher beurteilt werden, ob das EST die passende Therapiemethode für das Kind und seine Eltern ist.

Hat das Kind Schwierigkeiten mit der Gruppensituation, sei es aus Angst vor neuen Gruppen oder weil es ständig in Konflikte verwickelt ist, und die Therapie beginnt direkt in einer Gruppensituation, dann muss es sofort in seinem Hauptproblembereich agieren. In dieser Situation ist es schwieriger, eine gute und vertrauensvolle Beziehung zwischen Therapeuten und Kind herzustellen. Ähnliches gilt für die Eltern. In den Gruppenelterngesprächen des EST brauchen sie ein Vertrauensverhältnis zu den Therapeuten, um sich in diesem Rahmen zu äußern und offen über Probleme sprechen zu können. Nur durch eine vorangegangene Einzeltherapie kann diese Basis hergestellt werden.

Auf individuelle Probleme des Kindes oder der Eltern kann in der Gruppe nur eingeschränkt eingegangen werden. Auf die Familie abgestimmte Beratung ist aber notwendig, um sofort und effizient dort unterstützen zu können, wo die Familie ihr Hauptproblem sieht. Klientenzentrierte Beratung erhöht die Zufriedenheit der Eltern, verbessert die Compliance und schafft dadurch gute Voraussetzungen für eine erfolgreiche Teilnahme am EST.
Die Ausgangslage für die vorbereitende Einzeltherapie variiert. In vielen Fällen kristallisiert sich schon im Einzelgespräch heraus, dass das EST im Therapieverlauf indiziert sein wird. Bei anderen zeigt erst die genaue Befundung, welche Richtung der Therapieplan zuerst einschlagen wird, v. a. wenn die sozialen Schwierigkeiten im Bereich der komorbiden Störung des Kindes liegen. Führen innerhalb eines Teams nur bestimmte Therapeuten das EST durch, so kann es auch sein, dass die Befundung sowie die Einzeltherapie von anderen Kollegen des Teams durchgeführt werden. In diesem Fall ist es notwendig, die folgenden Pfeiler der ergotherapeutischen Befundung dem ganzen Team vorzustellen.

4.1 Ergotherapeutische Befunderhebung

4.1.1 Die Anamnese mit dem Canadian Occupational Performance Measure (COPM) und der Kinderversion (COPM$^{a\text{-}kids}$)

Ergotherapie soll die Alltagskompetenz des Kindes verbessern – das gelingt aber nur, wenn das Kind auch als kompetent angesehen wird. Für die ergotherapeutische Anamnese ist es daher wichtig, nicht nur die Eltern nach Problemen, Zielen und Wünschen zu befragen, sondern auch das Kind selbst.

Aus beiden Schilderungen, denen des Kindes und der Eltern, entsteht der ergotherapeutische Arbeitsauftrag. Eltern, Kind und Therapeut sollen ein Team werden, das das Wissen und die Kompetenzen aller nutzt, um die aufgestellten Ziele zu erreichen.

Das CMOP ist ein klientenzentriertes ergotherapeutisches Modell, das in den 1980er Jahren vom kanadischen Ergotherapieverband in Zusammenarbeit mit dem Gesundheitsministerium entwickelt wurde. Es ist die Basis für die klientenzentrierten Befundinstrumente COPM und COPM$^{a\text{-}kids}$. Durch diese Instrumente können die relevanten Betätigungsprobleme aus Sicht der Eltern und des Kindes herausgefunden und bewertet werden. Die Instrumente müssen im Vorfeld des EST durchgeführt werden.

Im Zentrum des Modells steht die Spiritualität (Sinnhaftigkeit) des Menschen, die jeden Menschen von Geburt an einzigartig macht. Sie wird in die Bereiche affektive, physische und kognitive Kompetenzen (Fähigkeiten) unterteilt. Die Sinnhaftigkeit gibt dem Betätigungsverhalten eine Bedeutung, was dazu führt, dass die Performance (Ausführung der Betätigung) nur gemeinsam mit dem Klienten und nie allein vom Ergotherapeuten bewertet werden kann.

Beim CMOP wird die Betätigung in drei Lebensbereiche unterteilt, die den Rahmen vorgeben, in dem Betätigung stattfindet: Produktivität, Freizeit und Selbstversorgung.

Der Klient ist der Experte für sein Leben, das auch seine Umwelt einschließt. Hier unterteilt das CMOP in physische, institutionelle, kulturelle und soziale Umwelten.

Ausgangspunkt der Therapieplanung sollte also das Expertenwissen des Klienten für sich selbst mit seinen Werten und Wünschen sein. Der Therapieverlauf sollte sich am Klienten mit seinen verschiedenen Betätigungsfeldern, seinen Kompetenzen, seinen Rollen, seiner Kultur und seiner Umwelt orientieren. Das CMOP geht davon aus, dass eine Veränderung in einem dieser Bereiche auch zu Veränderung in den anderen führt, und unterstützt somit die ganzheitliche Herangehensweise der Ergotherapie. Das gilt nicht nur für erwachsene Klienten, in diesem Fall für die Eltern der Kinder, die am EST teilnehmen, sondern auch für die Kinder selbst. Auch sie sind Experten für ihr Leben, auch wenn die Familie mit ihren Wünschen an den Ergotherapeuten die Zielerfassung mit beeinflusst. Nach dem CMOP sind die Bedürfnisse des Kindes gleichwertig mit denen der Eltern, weshalb es nicht ausreicht, nur die Eltern zu den Schwierigkeiten und Kompetenzen ihres Kindes zu befragen. Daher werden innerhalb der ergotherapeutischen Anamnese in Hinblick auf das Gruppentraining EST sowohl die Eltern als auch das Kind befragt. Ein dafür sehr gut geeignetes Instrument ist das COPM bzw. das COPM$^{a\text{-}kids}$.

Für den Erfolg der Therapie allgemein, insbesondere aber für das EST, ist diese Verfahrensweise elementar, da nur Ziele, die das Kind selbst verfolgen möchte, eine motivierte Teilnahme ermöglichen. Nur wenn sie diese eigenen Ziele vor Augen haben, sind die Kinder bereit, Einsatz zu zeigen, sich anzustrengen und Freizeit für Trainingsaufgaben zu opfern. Wird während des EST später immer wieder Bezug genommen auf die individuellen Probleme und Ziele der einzelnen Kinder, so wirkt sich dies positiv auf das Engagement und die Motivation der Kinder aus.

Die Kinder müssen sich in ihrer Kompetenz ernst genommen fühlen. Sie müssen Raum haben, von ihren aktuellen Problemen zu berichten, eigene Ideen zu entwickeln und auch auszuprobieren.

Es bedeutet aber auch, die Eltern als Experten mit hinzuzuziehen, sie aktiv am Therapieverlauf teilhaben zu lassen, auch um das Wissen des Therapeuten über das Kind und seine Familie stetig zu erweitern und einen wertschätzenden vertrauensvollen Kontakt aufzubauen.

Das COPM wird – egal ob mit Erwachsenen oder Kindern – in einem 4-Stufen-Prozess durchgeführt. Dies geschieht in Form eines halbstrukturierten Interviews. Der Klient soll sich dabei einen für ihn typischen Tagesablauf vorstellen und alle Tätigkeiten benennen, die er tun möchte, tun muss oder die von ihm erwartet werden. Aus diesen Tätigkeiten bestimmt er diejenigen, mit deren Durchführung er unzufrieden ist.

4-Stufen-Prozess des COPM

1. Betätigungsprobleme erkennen und benennen
2. Wichtigkeit der Betätigungsprobleme einstufen
3. Bewerten: Die maximal 5 wichtigsten Probleme benennen und die derzeitige Ausführung bewerten sowie die Zufriedenheit der Ausführung einstufen.
4. Aktualisierung nach einer zuvor festgelegten Zeit, z. B. nach der Einzeltherapie, im Vorbereitungsgespräch oder im Abschlussgespräch des EST: Die Performance und Zufriedenheit werden neu bewertet und gegebenenfalls auch die Wichtigkeit der Betätigungsprobleme.

Als Hilfestellung für die Kinder können beim COPM$^{a\text{-}kids}$ die Kids-Activity-Cards hinzugezogen werden (Büscher, Mester & Wilbers, 2012). Diese müssen allerdings noch um soziale Fertigkeiten ergänzt werden. Für die Erweiterung der Kids-Activity-Cards können sehr gut die Jokerkarten aus dem EST genutzt werden (Kopiervorlage und Erklärung → Einheit 12, Vorlage CD). Da die *Jokerkarten* keine eindeutige Betätigung zeigen, sondern soziale Strategien, muss im Gespräch mit dem Kind die individuelle Bedeutung herausgearbeitet werden. Wenn zum Beispiel das Kind den Joker „Ich warte, bis ich dran bin" als Problem ansieht, ist es wichtig, zu klären, ob Abwarten

immer für das Kind schwierig ist oder z. B. nur im Unterricht. Einige Joker, wie beispielsweise der Zauberstab für die Mut-mach-Tricks, sind durch das Bild alleine nicht erkennbar. In diesem Fall muss erklärt werden, wofür das Symbolbild steht.
Ist das Problem erfasst, folgt die Zielaufstellung.

Orientierung der Therapie an konkreten Verhaltenszielen
An einem Langstreckenlauf ohne festes Ziel möchte niemand teilnehmen und auch einen Marathon trauen sich nur die Wenigsten zu. Deshalb müssen die Ziele, die die Eltern mithilfe des Therapeuten für sich und ihr Kind verfolgen, messbar, überprüfbar und in absehbarer Zeit erreichbar sein.

Bei der Zielsetzung sollte deshalb darauf geachtet werden, dass das formulierte Ziel sehr greifbar ist: *„Peter soll kontaktfähiger werden"*, ist zu allgemein und nicht überprüfbar. Hier ist eine betätigungsorientierte konkrete Formulierung, möglichst mit Gütekriterium besser: *„Peter traut sich, sich einmal in der Woche mit einem Kind aus seiner Klasse zu verabreden."* Oder: *„Ich ermutige mein Kind, sich einmal in der Woche zu verabreden. Dies unterstütze ich, indem ich im Vorfeld dafür sorge, dass es aus organisatorischen Gründen klappt."*

Das Gleiche gilt für die Ziele des Kindes, wobei der Erfolg noch greifbarer sein sollte: *„Ich möchte es schaffen, mich einmal mit Tarkan zu verabreden."*

Nur so können Eltern, Kinder und auch Lehrer an einem Strang ziehen und motiviert mitarbeiten und nur so hat der Therapeut einen klaren Auftrag und weiß, was die Erwartungen an ihn sind und dass er sie im abgesprochenen Rahmen auch erfüllen kann.

Zielsetzung
Übergeordnetes Trainingsziel ist die Verbesserung der sozialen Kompetenz in sehr konkreten alltagsnahen Situationen.

Typische Probleme dieser Kinder, die die Eltern schildern, sind:
- Mein Kind ist ständig in Konflikte verwickelt – auf dem Pausenhof und im Sportverein.
- Mein Kind möchte z. B. bei Verabredungen immer bestimmen, wenn das nicht geht, wird es wütend und schlägt schnell zu. Es hat dadurch kaum Freunde.
- Mein Kind streitet sich ständig mit seinen Geschwistern – oft kommt es zu groben Prügeleien oder Spielzeug wird mutwillig zerstört.
- Mein Kind ist sehr still – es meldet sich nicht im Unterricht und steht in Gruppen schnell am Rand, ohne sich zu beteiligen.
- Mein Kind verabredet sich nur mit meiner Hilfe und auch nur bei uns.
- Obwohl es sein Kinderturnen jetzt langweilig findet, möchte es keinen anderen Sport machen, da es Angst vor neuen Gruppen hat.

Die Kinder nennen häufig folgende Probleme

- Ich habe keine Freunde.
- Ich habe in den Pausen oft Streit. Wenn ich geärgert werde, werde ich sofort wütend und tue dann den anderen schnell weh. Dann bekomme ich Ärger mit der Lehrerin.
- Mein kleiner Bruder nervt. Ich bekomme oft Ärger, weil ich ihn haue oder schubse.
- Ich habe schlechte Noten, weil ich Angst habe, mich zu melden, dabei weiß ich die Antwort. Bei Gruppenarbeiten traue ich mich auch nicht, mal was zu sagen.
- Ich brauche oft Mut, den ich aber nicht habe – z. B. wenn ich gerne mitspielen würde oder wenn ich mir alleine etwas Süßes kaufen möchte.

Auf die Ziele und die aktuelle Situation des Kindes wird immer wieder Bezug genommen, sodass eine große Nähe zum Alltag der Kinder geschaffen wird und eine hohe Motivation erhalten bleibt.

Die Ziele sollten möglichst kleinschrittig und für das Kind erreichbar sein, zum Beispiel:

- Ich bringe meinen Bruder dazu, mein Zimmer zu verlassen, ohne ihm wehzutun.
- Ich traue mich, mich mindestens einmal pro Unterrichtsstunde zu melden, vor allem in Sachkunde und Deutsch.
- Ich kaufe mir alleine am Kiosk meinen Lieblingscomic.
- Ich kann mit einem Kind streiten, ohne ihm wehzutun.
- Ich verabrede mich mit Max bei ihm zu Hause, obwohl ich Angst vor seinem Hund habe.
- Wenn ich geärgert werde, weiß ich, was ich tun kann, damit die Kinder aufhören. Ich wende die gelernten Strategien an.
- Wenn ich in der Schule oder bei einer Verabredung mit Freunden etwas (nicht) möchte, kann ich das so sagen, dass ich gehört werde.

Diese Ziele werden gemeinsam festgehalten, damit das Kind sie immer vor Augen hat und auch die Therapeuten besser darauf Bezug nehmen können. Dafür kann auch in der Einzeltherapie die Vorlage „Meine Ziele" (→ Vorlage CD, Einheit 0) aus dem EST verwendet werden.

Übergeordnete Ziele des EST sind:

- Positives Verhaltensrepertoire der Kinder verstärken und ausbauen
- Neue praktische Handlungsstrategien erproben und anwenden
- Über Lob und Zuspruch durch die Therapeuten, durch andere Kinder und Eltern mehr Sicherheit im sozialen Handeln bekommen
- Verschiedene Kommunikationsstrategien erlernen
- Eigenwahrnehmung und Selbstregulation verbessern
- Gefühle bei sich und anderen erkennen und benennen
- Grenzen setzen
- Angemessene Konfliktstrategien kennen und anwenden
- Freundschaftliche Kontakte aufnehmen und pflegen
- Selbstständigkeit verbessern
- Sich als kompetenten Helfer erleben/Aufbau von prosozialem Verhalten

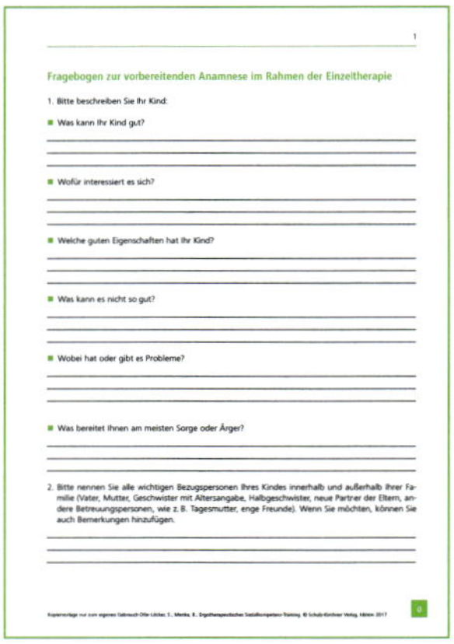
1

Fragebogen zur vorbereitenden Anamnese im Rahmen der Einzeltherapie

1. Bitte beschreiben Sie Ihr Kind:

- Was kann Ihr Kind gut?
- Wofür interessiert es sich?
- Welche guten Eigenschaften hat Ihr Kind?
- Was kann es nicht so gut?
- Wobei hat oder gibt es Probleme?
- Was bereitet Ihnen am meisten Sorge oder Ärger?

2. Bitte nennen Sie alle wichtigen Bezugspersonen Ihres Kindes innerhalb und außerhalb Ihrer Familie (Vater, Mutter, Geschwister mit Altersangabe, Halbgeschwister, neue Partner der Eltern, andere Betreuungspersonen, wie z. B. Tagesmutter, enge Freunde). Wenn Sie möchten, können Sie auch Bemerkungen hinzufügen.

0

4.1.2 Fragebögen

Ergänzend zum COPM hat sich die Anwendung eines Anamnesefragebogens als sehr hilfreich erwiesen, den die Eltern zu Hause komplettieren können. Dadurch entsteht im Erstgespräch mehr Zeit für ein freies Gespräch wie auch die Möglichkeit, den eventuell nicht anwesenden Elternteil mit einzubeziehen. Hierzu eignet sich der Fragebogen zur vorbereitenden Anamnese aus dem EST besonders gut (→ Vorlage CD, Einheit 0).

Neben einem frei entwickelten Erstgesprächsfragebogen können noch standardisierte Verfahren, z. B. aus der nebenstehenden Tabelle, gezielt hinzugezogen werden. Am Ende der Einzeltherapie erfolgt dann innerhalb des Vorbereitungsgesprächs die COPM-Kontrolle mit einer erneuten Zielerhebung für das EST. Zusätzlich werden zu Beginn des EST eigens entwickelte Fragebögen an die teilnehmenden Kinder, deren Eltern (→ Vorlage CD, Einheit 0) und Klassenlehrer (→ Vorlage CD, Einheit 1) ausgegeben. Dieses Vorgehen ermöglicht neben der Anamnese und zielgerichteten Befundung auch eine verbesserte Kommunikation mit den Lehrern und den Eltern und die Evaluierung der eigenen Arbeit. Die Ergebnisse bilden zudem die Grundlage für die Berichte an den verordnenden Arzt.

4.1.3 Umfeldberatung

Der Therapeut muss die genauen Abläufe zu Hause oder in der Schule kennen. Er führt dazu persönliche Gespräche und Telefonate mit den wichtigsten Bezugspersonen (z. B. Eltern und Klassenlehrer), beobachtet das Kind im Hauptproblembereich und bahnt dort erste Veränderungen durch gezielte Beratung an.

Um einen genauen Einblick in die aktuelle Problemsituation – also in den Alltag des Kindes – zu bekommen, ist es wichtig, sich vor Ort einen Eindruck zu verschaffen, da retrospektive Berichte durch Kind, Eltern oder Lehrer häufig wichtige Informationen nicht beinhalten. Dies muss im Rahmen der Einzeltherapie über die Beratung zur Integration in das häusliche und soziale Umfeld erfolgen.

Über das Wochenprotokoll bzw. die Elterngespräche am Ende jeder Stunde werden die Therapeuten über die aktuellen Erfolge und das erwünschte Verhalten informiert, aber auch darüber, was (weiterhin) problematisch ist.

Die Eltern werden in die Therapie aktiv einbezogen. Entscheidend ist, dass sie motiviert sind und aktiv mitarbeiten. Sie werden über die Bedingungen informiert, die dem Fehlverhalten zugrunde liegen bzw. es aufrechterhalten, und bekommen daraus folgernd genaue Verhaltensanweisungen und Förderungskonzepte an die Hand, die auf ihren Alltag abgestimmt sind. Die gewünschte Intervention wird mit den Bezugspersonen eingeübt. Dies kann in der vorbereitenden Einzeltherapie direkt zwischen Eltern und Kind geschehen und später in Form eines Rollenspieles in der Elterneinheit des EST.

4.1.4 Betätigungsanalyse in Anlehnung an das Bedingungsmodell

Die Informationen aus dem Erstgespräch bestimmen das weitere Vorgehen der Befunderhebung. Die im COPM genannten problematischen Betätigungen und die

Tabelle 2: Mögliche psychometrische Verfahren für die Zielgruppe des EST

Kind	Eltern	Lehrer
PFK (9–14 Jahre) Persönlichkeitsfragebogen für Kinder (Seitz & Rausche, 2004) **SPAIK** (8–16 Jahre) Sozialphobie- und Angstinventar für Kinder (Melfsen, Florin & Warnke, 2001) **SASC-R-D** Social Anxiety Scale Revised Fragebogen zur Erfassung sozialer Ängste (Melfsen & Florin, 1997) **Selbsteinschätzungsbogen Grundschule** (Bäumler, Hänsel & Kehl, 2015)	**CBCL/4-18** (4–18 Jahre) Elternfragebogen über das Verhalten von Kindern und Jugendlichen (Arbeitsgruppe Deutsche Child Behaviour Checklist, 1998) 1. Teil: Psychosoziale Kompetenzen 2. Teil: Verhaltensauffälligkeiten, emotionale Auffälligkeiten und somatische Beschwerden **SDQ** (3–16 Jahre) Strength and Difficulties Questionnaire (Goodman, 1999) kostenlos herunterladbar unter http://www.sdqinfo.com **DISYPS-II-FBB** (ges. Kinder- und Jugendalter) (Döpfner, Görtz-Dorten & Lehmkuhl, 2008) Diagnosebereiche: ▪ ADHS ▪ Störung des Sozialverhaltens ▪ Angst- und Zwangsstörungen ▪ Depressive Störungen ▪ Tiefgreifende Entwicklungsstörungen	**TRF** – Teacher's Report Form (6–18 Jahre) Lehrerfragebogen über das Verhalten von Kindern und Jugendlichen (Arbeitsgruppe Deutsche Child Behaviour Checklist, 1993) **LSL** (6–19 Jahre) Lehrereinschätzliste für Sozial- und Lernverhalten (Petermann & Petermann, 2006) Erfasste Skalen: 1. Sozialverhalten: ▪ Kooperation ▪ Selbstwahrnehmung ▪ Selbstkontrolle ▪ Einfühlungsvermögen und Hilfsbereitschaft ▪ angemessene Selbstbehauptung ▪ Sozialkontakt 2. Lernverhalten ▪ Anstrengungsbereitschaft und Ausdauer ▪ Konzentration ▪ Selbstständigkeit beim Lernen ▪ Sorgfalt beim Lernen **SDQ** (3–16 Jahre) Strength and Difficulties Questionnaire (Goodman, 1999) kostenlos herunterladbar unter http://www.sdqinfo.com **Einschätzungsbogen Grundschule** (Bäumler, Hänsel & Kehl, 2015)

daraus resultierenden Ziele werden in den folgenden Einheiten so aufgegriffen, dass die Bedingungen möglichst der situativen Beschreibung entsprechen. Mithilfe dieser Beobachtung und der Anamneseergebnisse wird analysiert, welche Bedingungen zu den Betätigungsproblemen führen und ihre Aufrechterhaltung begünstigen und welche Veränderung der Bedingungen dem Kind helfen könnte, sein Ziel zu erreichen. Am besten kann eine Betätigungsanalyse innerhalb des realen Settings durchgeführt werden. Daher ist es notwendig, möglichst zeitnah eine Umfeldberatung in dem Bereich durchzuführen, in dem das Kind die meisten Probleme hat.

Die Beobachtungen aus der Ergotherapie können so mit der Alltagssituation, z. B. in der Schule, abgeglichen werden. Der Austausch mit dem Lehrer kann Hypothesen stützen oder ergänzen und hilft, den weiteren Therapieverlauf den Zielen des Kindes entsprechend so zu gestalten, dass es das Gelernte gut in seine Alltagssituation integrieren kann. Standardisierte Testverfahren werden gezielt hinzugezogen, um bereits aufgestellte Hypothesen zu überprüfen. Da viele dieser Testverfahren von mehreren Berufsgruppen angewendet werden, muss hier eine Absprache mit dem verordnenden Arzt erfolgen.

Verhaltensprobleme sind immer in Bezug auf den Entwicklungsstand des Kindes zu sehen und darauf, was in einem bestimmten Alter in den verschiedenen Alltagssituationen (zu Hause, Schule, Sportverein, Freundeskreis) von den Kindern erwartet wird. Manche Probleme treten vor allem dann auf, wenn neue Anforderungen auf das Kind zukommen (Einschulung, Schulwechsel, Umzug, Geburt eines Geschwisterkindes). Die Kinder brauchen folglich Bedingungen, die ihnen eine gute Basis für neue Entwicklungsschritte bieten.

Vorausgehende Bedingungen

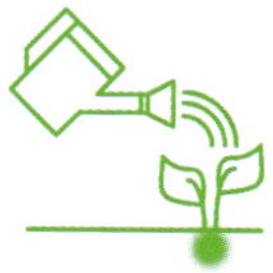

Bildlich gesehen stellt der „Erdboden" die vorausgehenden Bedingungen dar. Sie sind die Voraussetzung dafür, dass eine zufällige Situation („Samenkorn") zu einem Problem („Spross") werden kann. Dazu gehören:

- **Schwangerschafts- und Geburtsrisiken,** z. B. Alkoholkonsum während der Schwangerschaft oder eine unerwünschte Schwangerschaft.
- **Genetisch bedingte Persönlichkeitsmerkmale und Neigungen,** z. B. Schüchternheit oder Impulsivität
- **Chronische Erkrankungen oder Störungsbilder,** z. B. Asperger-Autismus, UEMF, ADHS, Adipositas, Epilepsie oder Herzerkrankungen
- **Psychosoziale Risiken,** z. B. geringes Selbstwertgefühl, mangelnde Bewältigungsfähigkeiten, Sprachstörungen
- **Erziehungsverhalten der Eltern,** z. B. ängstlich bis überbehütend, streng und leistungsorientiert, sprunghaft und inkonsequent oder vernachlässigend
- **Familiäre Situation,** z. B. Religion, kultureller Hintergrund, Erkrankungen von Familienmitgliedern, unsichere Wohnsituation oder Umzug, fehlende soziale Anbindungen
- **Schulische Situation,** z. B. ein Lehrer, der viel kritisiert und kaum lobt, Lernschwächen, schlechtes Klassenklima, Schulwechsel

Auslöser

Das „Samenkorn" ist der Auslöser dafür, dass eine Betätigung im Alltag des Kindes zum Problem wird. Der Auslöser kann eine plötzliche Veränderung sein, wie z. B. ein Umzug, den das Kind nicht möchte und der es aus seinem sicheren Rahmen reißt, die Trennung der Eltern oder der Bruch mit dem besten Freund. Aber auch Ereignisse, wie z. B. in der Schule, beim Sport oder in der Freizeit ausgelacht worden zu sein, geärgert zu werden oder als Einziger aus einer Freundesgruppe nicht eingeladen zu werden, oder bei etwas nicht mitmachen zu dürfen, können Auslöser sein. Aber auch einschneidende Erlebnisse, wie z. B. Gewalterfahrungen, alleine gelassen zu werden oder verloren zu gehen, können dazu führen.

Aufrechterhaltende Bedingungen

Die „Gießkanne" symbolisiert die aufrechterhaltenden Bedingungen. Diese Bedingungen hindern das Kind daran, sein Verhalten zu ändern und die Betätigung so durchzuführen, wie es sich das Kind und/oder die Eltern wünschen.

Die Frage, welche Vorteile das Kind durch sein bisheriges Verhalten hatte, scheint ungewöhnlich, denn das Verhalten des Kindes wird ja als Problem beschrieben. Dennoch gibt es Aspekte, die das Kind als erfolgreich erlebt und die es veranlassen, sein Verhalten weiter aufrechtzuerhalten:

- Das Verlassen oder die Vermeidung einer angstbesetzten Situation führt zu einem Anspannungsabfall und wird dadurch als erfolgreiche Strategie bewertet.
- Aggressives Verhalten sorgt dafür, dass das Kind bekommt, was es möchte, oder das ein anderer aufhört mit etwas, was das Kind nicht möchte.
- Das Kind hält sich nicht an eine Regel, die Eltern diskutieren daraufhin lange mit dem Kind und schenken ihm die volle Aufmerksamkeit.
- Wenn das Kind Angst zeigt, wird es getröstet und gestreichelt.
- Verweigert sich das Kind, erledigen andere die Aufgabe.

Auch die Misserfolge spielen eine Rolle: Erlebt das Kind immer wieder Misserfolge in sozialen Situationen, weil ihm Fertigkeiten fehlen, um diese Situationen erfolgreich zu gestalten, so wird es die Situation als bedrohlich erleben und entweder mit Rückzug und Vermeidung oder mit aggressivem oder oppositionellem Verhalten reagieren.

Dem Kind muss Raum gegeben werden für Veränderungen. Sprechen Eltern von „unserem Angsthasen" oder „dem Kracher", so sind dies Rollenzuschreibungen, die eine Änderung verhindern. Das Kind hat oft negative Gedanken wie: „Ich bin ein Loser" oder „Ich schaffe/kann das nicht", „Das wird nicht klappen".

Beispielhafte Betätigungsanalyse:

Problem: Antonia spielt in der Pause meist alleine. Sie hat in der zweiten Klasse immer noch keinen Anschluss gefunden. Sie vermeidet Bewegungsspiele und traut sich nicht, andere anzusprechen, ob sie mitspielen darf.

Ergebnisse aus dem COPM von Antonia:

Ich traue mich nicht, in der Pause Kinder anzusprechen, ob ich mitspielen darf.
Durchführung: 2
Zufriedenheit: 1
Im Sportunterricht bin ich schlecht in Ballspielen.
Durchführung: 5
Zufriedenheit: 3

Antonias Ziel:

Ich möchte in der Schulpause Merle, Sofie und Dilan fragen, ob ich mit Seilspringen darf.
Ich möchte im Sportunterricht mutiger bei Ballspielen mitmachen und besser werfen und fangen können.

Vorausgehende Bedingungen:
- Frühgeburt
- Einzelkind
- Leichte Entwicklungsverzögerung
- Schüchtern
- Häufig erkältet, spielt wenig draußen
- Geht gerne zum Ballettunterricht
- Eine enge Freundin, die nicht auf ihre Schule geht
- Überbehütende Mutter
- Leistungsorientierter Vater
- Strenger Sportlehrer mit lauter Stimme
- Großer Schulhof mit vielen Kindern

Auslösendes Ereignis:
Anfang der ersten Klasse nimmt Antonia ihren Mut zusammen und spielt mit den anderen in der Pause Fußball. Sie stolpert über den Ball und fällt hin. Zwei Kinder aus ihrer Klasse lachen sie aus und sagen: *„Du kannst ja gar nichts!"* Die anderen gucken kurz und spielen weiter. Antonia geht weg.

Aufrechterhaltende Bedingungen:
- Angst lässt nach, wenn ...
- Mutter tröstet zu Hause und sagt: *„Alles mit Bällen ist eben nicht deine Stärke. Dann machst du in der Pause was anderes."*
- Beim Sportunterricht ist Antonia angespannt und macht beim Ballspiel viele Fehler. Der Lehrer schimpft. Zwei Jungs hänseln sie in der Pause.
- In den folgenden Sportstunden hat Antonia Angst vor einer neuen Blamage.
- Der Vater sagt: *„Als ich so alt war wie du, war ich schon der Beste im Fußballverein."*

Beispielhafte Betätigungsanalyse:

Problem: Colin ist jetzt 7 Jahre alt. Er räumt sein Zimmer nicht auf. Er verweigert sich, wirft mit Gegenständen und tritt die Mutter, wenn sie versucht, ihn aus seiner Verweigerungshaltung zu holen. Auch Kleinigkeiten, wie Jacke aufhängen oder Schuhe ins Regal stellen, klappen nicht. Die Mutter ist sehr erschöpft und hat einen sehr negativen Blick auf sich selbst und ihr Kind.

Ergebnisse aus dem COPM von Colin:
Ich streite mich mit Mama ständig ums Aufräumen. Das nervt.
Durchführung: 7
Zufriedenheit: 3
Meine Mama hat nie Zeit für mich. Immer will sie nur was von mir. Ich will mal mit ihr im Garten Fußball spielen oder auf den großen Spielplatz.
Durchführung: 2
Zufriedenheit: 2

Colins Ziel:
Ich möchte, dass ich mich nicht mehr mit meiner Mama ums Aufräumen streite.
Ich möchte mit Mama mindestens ein Mal in der Woche raus zum Spielen.

Ergebnisse aus dem COPM der Mutter:
Colin bekommt Wutanfälle, wenn er aufräumen soll. Er räumt nichts auf.
Durchführung: 2
Zufriedenheit: 1

Das Ziel der Mutter:
Ich möchte, dass Colin jeden Abend vor dem Abendbrot sein Zimmer aufräumt.
Ich möchte, dass er seine Jacke an den Haken hängt und seine Schuhe ins Regal stellt, wenn er nach Hause kommt.
Ich möchte bei Aufforderungen ruhiger bleiben und ihn weniger anschreien.

Vorausgehende Bedingungen:
- Ungewollte Schwangerschaft
- Eltern sind getrennt
- Mutter arbeitet jeden Vormittag, bis die Kinder aus der Schule kommen. Sie fährt beide zu Hobbyveranstaltungen und anderen Terminen. Zu Hause hat sie kaum Ruhe. Abends ist sie erschöpft. Für ihre eigenen Hobbys fehlt die Zeit. Sie ist oft gestresst, schnell ungeduldig und genervt.
- Colin ist ein sehr willensstarkes Kind.
- Er ist jedes zweite Wochenende beim Vater und sieht dort viel fern oder wird von der Oma verwöhnt.

Auslösendes Ereignis:
Colin ist 7 Jahre alt. Die Mutter möchte mit ihm zusammen sein Zimmer aufräumen. Colin verweigert sich. Die Mutter diskutiert mit ihm. Colin wird immer wütender. Der Bruder kommt mehrfach ins Zimmer und wird wieder hinausgeschickt. Schließlich räumt die Mutter für Colin auf, denn es ist jetzt schon spät und sie wollte vor dem Abendessen fertig werden.

Aufrechterhaltende Bedingungen:
- Colin muss nicht aufräumen. Er bekommt seinen Willen.
- Er hatte seine Mutter für sich alleine.
- Sein Zimmer ist ordentlich, er hat wieder Platz zum Spielen, was er gerne mag.
- Beim nächsten Mal erwartet die Mutter, dass Colin sich wieder verweigert. Sie geht schon gestresst in die Situation. Colin wird schneller wütend, die Mutter räumt wieder für ihn auf.
- Colin soll seine Schuhe ins Regal räumen und verweigert sich. Die Mutter schreit: *„Es reicht, wenn dein Bruder alles liegen lässt und ich seine Sachen ständig suchen muss. Mach du doch einfach deine Aufgaben!"* Colin rennt in sein Zimmer, die Mutter geht hinterher und entschuldigt sich für ihren Ausbruch.

4.2 Empfohlene Inhalte für die vorbereitende Einzeltherapie

Übersicht über bisherige Inhalte:
- Anamnese
- COPM und COPM[a-kids] zur Problemerhebung
- Zielvereinbarung mit Eltern und Kind
- Ergotherapeutische Befunderhebung
- Umfeldberatung (häufig Schulbesuch)
- Betätigungsanalyse

Ein sehr wichtiger Faktor für die Teilnahme des Kindes am EST ist die Compliance der Eltern. Die Eltern erhalten viele inhaltliche Empfehlungen. Im Gegensatz zur Einzeltherapie, in der sie dabei sein können und persönlich beraten werden, schauen sie in der Gruppe nicht zu und sehen die Therapeuten nur gemeinsam mit den anderen Eltern.

In der Einzeltherapie muss erreicht werden, dass ...
- das Kind regelmäßig zur Therapie kommt
- die Eltern in der Therapie zuschauen
- das Kind und die Eltern Vertrauen zu dem Therapeuten aufbauen und gerne in die Therapie kommen
- das Kind die in der Praxis geltenden Regeln kennt und sich weitestgehend an sie hält
- in Zusammenarbeit mit den Eltern positive Erziehungs- und Förderstrategien für das Kind erarbeitet werden können und diese Einzug in den Alltag finden
- die Eltern zuverlässig das Wochenprotokoll schreiben
- die Familie die Struktur und Ritualisierung des Trainings kennt
- das Kind gemeinsam mit seinen Eltern therapeutische Hausaufgaben durchführt

Die Eltern sind in jeder Einheit mit dabei, nur dann nicht, wenn das Kind seine Problemerhebung und Zielsetzung erstellt oder erneuert, weil es sonst in seiner Meinung beeinflusst werden könnte.
Nur wenn die Eltern in den Einheiten zusehen, kann ihr Vertrauen gewonnen und eine gute Zusammenarbeit aufgebaut bzw. erhalten werden.
Nur die Einzeltherapie bietet den Eltern die Möglichkeit, die Kinder während des Trainings zu beobachten. In der Gruppe ist dies nicht möglich, da die Kinder abgelenkt und gehemmt wären, wenn die Eltern aller Kinder mit im Raum wären. In der Einzeltherapie haben die Eltern aber die Chance, direkt in die Interventionen miteinbezogen zu werden und Sequenzen während der Stunde aktiv zu übernehmen. Sie erfahren direkt, wie ihr Kind auf die therapeutischen Interventionen reagiert. Sie sehen den positiven Effekt, können diesbezüglich dem Therapeuten Rückmeldung geben oder Fragen stellen, sind somit motivierter und fühlen sich sicherer darin, die Interventionen auch zu Hause umzusetzen.
Zudem spart es Zeit, da der Therapieverlauf und die Durchführung der Trainingsaufgabe des Kindes nicht berichtet werden müssen, wenn die Eltern zuschauen. So können praktische Hilfe und sofortige Reflexion erfolgen, was wiederum die Erarbeitung förderlicher Verhaltensmuster beschleunigt und ihre Umsetzung in den Alltag deutlich

erleichtert. Die Vertrauensbasis zwischen dem Therapeuten, dem Kind und seinen Eltern wird durch diese Art der Zusammenarbeit stetig ausgebaut.

Wenn die Compliance der Eltern im EST nicht hoch ist, haben es die Therapeuten meistens vernachlässigt, die Eltern in die vorbereitende Einzeltherapie einzubeziehen.

Die Zusammenarbeit mit den Eltern ist daher eine wichtige Basis für einen langfristigen Therapieerfolg durch das EST. Nur wenn die Eltern das Kind in seinen Therapieerfolgen unterstützen, kann es die im EST erlernten Strategien auch im Alltag umsetzen. Die Eltern, deren Kinder das EST besuchen, haben häufig geringe Kapazitäten. Viele fühlen sich mehrfach belastet. Neben beruflicher Arbeit und Haushalt versuchen sie nach ihren Möglichkeiten das Beste für ihre Kinder zu geben und bekommen dann von mehreren Seiten suggeriert oder auch direkt gesagt, schlechte Eltern zu sein, da ihr Kind große Probleme bereitet.
So kommen viele Eltern erschöpft und frustriert von ständigen Misserfolgen und Überlastung zur Therapie. Daher muss das Elterntraining den Eltern einerseits direkte Erfolge für ihren Alltag bieten, sie aber möglichst nicht überfordern. Hierfür bedarf es in der oft kurzen Zeit der vorbereitenden Einzeltherapie besonderen Engagements und guter Planung von Seiten des Therapeuten.

In der Elternberatung empfiehlt es sich, immer konkrete Themen anhand von Elterntrainingsmaterialien zu bearbeiten.

Besonders geeignet für die vorbereitende Einzeltherapie sind ergotherapeutische Elterntrainings, da sie den Bereich Selbstregulation und Zentrierung mit abdecken (ETET, Menke & Winter, 2007; „Komm das schaffst du!", Winter, 2010). Eine gute Psychoedukation des Kindes und der Eltern ist für diese beiden Bereiche in Hinblick auf das EST besonders wichtig.

Zudem ist die vorbereitende Einzeltherapie der ideale Zeitpunkt, das Wochenprotokoll einzuführen. Schreiben die Eltern in der Einzeltherapie zuverlässig ihr Wochenprotokoll mit einem Blick auf die positiven Seiten ihres Kindes, so ist damit ein wichtiger Grundstein für die Teilnahme am EST gelegt.

4.2.1 Struktur und Ritualisierung in der Einzeltherapie nach dem Konzept EST

Für die Kinder ist es sehr hilfreich, wenn die Einzeltherapie bereits dem strukturellen Aufbau des EST gleicht. So finden sie sich später in der neuen Gruppensituation besser zurecht, kennen die Abläufe und Regeln bereits und haben so schneller Erfolgserlebnisse und Sicherheit.

Übertragung des Stundenaufbaus des EST auf die vorbereitende Einzeltherapie

1. Begrüßung: Das Kind steht auf dem Hocker, das Wochenprotokoll liegt vor ihm. Es folgt die Zentrierung z. B. durch den Yoga-Baum mit der Klangschale als akustischem Signal. Danach führen das Kind und der Therapeut ein Klatschritual durch und begrüßen sich.

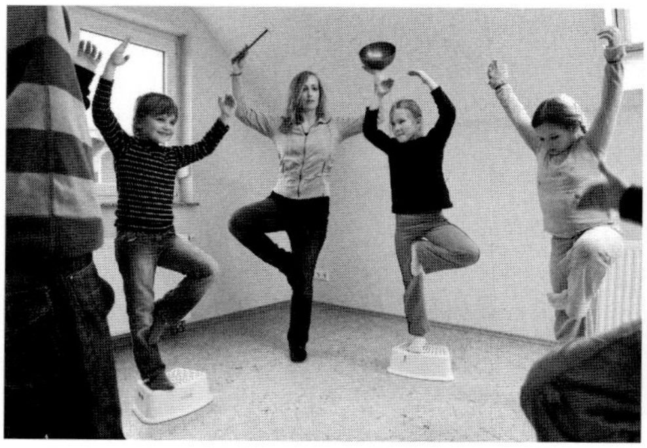

Abb. 3: Begrüßung mit Yoga-Baum

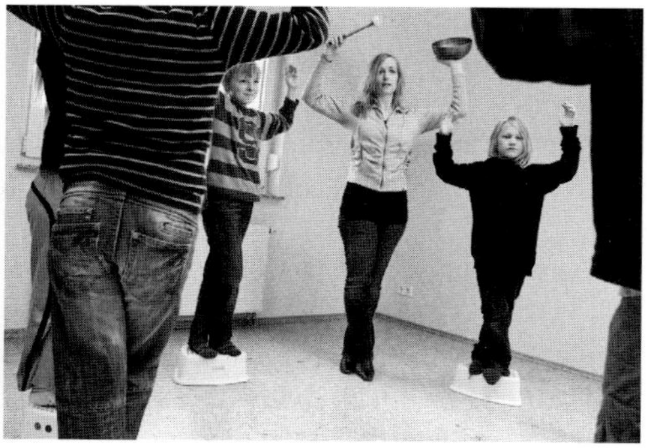

Abb. 4: Begrüßung mit Überkreuzen

2. Wochenprotokoll: Nachdem ihr Kind die erste Einheit der Therapie absolviert hat, schreiben die Eltern für jede Woche ein Protokoll. In einem DIN-A5-Heft protokollieren sie unter der Woche stichpunktartig positive und negative Ereignisse/Entwicklungen und wann ihr Kind sich wohlgefühlt hat. So lernen die Eltern ihr Kind genauer zu beobachten, wertzuschätzen und Positives bewusst zu benennen. Das Wochenprotokoll unterstützt damit eine kontinuierliche Alltagsorientierung.
Während das Kind auf dem Hocker steht, werden die Einträge aus dem Wochenprotokoll mit ihm besprochen. Das Positive der Woche wird hervorgehoben und verstärkt, auf negative Einträge wird lösungsorientiert eingegangen.
In der Einzeltherapie kann intensiv auf die individuellen Alltagsprobleme des Kindes eingegangen werden. Diese müssen sich in der Theorie- und Trainingsphase inhaltlich wiederfinden (→ Wochenprotokolle und Edelsteine vorlesen A 6.1.2)

3. Trainingsaufgabe besprechen: Für den Lernerfolg ist es wichtig, dem Kind therapeutische Hausaufgaben zu stellen, durch die es den Inhalt der Ergotherapie in seinen Alltag trägt und dort die Umsetzung erprobt.
Das Gelingen der Trainingsaufgabe wird in jeder Einheit besprochen. Damit wird sichergestellt, dass die jeweiligen Strategien und Handlungsweisen auch dem Alltag der Familie adäquat angepasst werden können.

4. Theoriephase: Gemeinsam mit dem Kind wird besprochen, was das Ziel der jeweiligen Einheit ist, und erarbeitet, wie es dieses Ziel erreichen kann.
Unterstützend können Verstärkeranreize und Punktepläne angewendet werden, die dem Kind helfen sollen, die Motivation über die gesamte Zeit der Trainingsphase zu erhalten und so sein Ziel zu erreichen.

5. Trainingsphase: Das Kind erprobt praktisch die in der Theoriephase erarbeiteten Strategien und Handlungsweisen anhand gezielt eingesetzter Materialien und Methoden. Verstärker und Punktepläne werden wie vorher mit dem Kind abgesprochen eingesetzt.

6. Neue Trainingsaufgabe vergeben und Punkte übertragen: Nach Abschluss der Trainingsphase wird mit dem Kind das Ziel abgeglichen: Hat es sein Ziel erreicht? Welche Schwierigkeiten gab es? Was möchte das Kind noch üben? Der Punkteplan oder die Regelleiste wird hierbei zu Hilfe genommen. Am Ergebnis orientiert wird die neue Trainingsaufgabe gestellt. Die Eltern werden angeleitet, wie sie ihr Kind bei der Trainingsaufgabe unterstützen können. Auch hier wird wieder der individuelle Ablauf des Alltags des Kindes berücksichtigt.

7. Verabschiedung: Das Kind stellt sich wieder auf den Hocker. Es bekommt mindestens ein konkretes Lob als Lobdusche zum Abschied. Danach verabschieden sich das Kind und der Therapeut mit ihrem Klatschritual voneinander.

8. Elterngespräch: Die Eltern sind während der Einheit anwesend. In den letzten 10 Minuten der Einheit bekommen sie Gelegenheit, in Abwesenheit des Kindes Fragen zu stellen und den Therapeuten auf Beobachtungen anzusprechen. In dieser Zeit können die Eltern an ihren eigenen Zielen arbeiten und sich dabei Rat und Unterstützung durch den Therapeuten holen. Die Eltern werden in ihren vorhandenen Kompetenzen bestärkt. Es können Elterntrainings, wie z. B. das Ergotherapeutische Elterntraining ETET, „Komm das schaffst du!", oder Anteile aus dem Wunstorfer Konzept eingesetzt werden.

4.2.2 Übersicht über empfohlene Inhalte im Rahmen der vorbereitenden Einzeltherapie

Kind	Eltern
▪ Ressourcenaktivierung ▪ Richtiges Sitzen ▪ Gut zuhören ▪ Zentrierungs- und Aufpassübungen ▪ Selbstregulationstricks ▪ Arbeit an den individuellen Zielen des Kindes ▪ Therapeutische Hausaufgaben (Trainingsaufgaben) in jeder Einheit	▪ Ressourcenaktivierung ▪ Wochenprotokoll ▪ Loben ▪ Aufmerksamkeit und wertvolle Zeit schenken ▪ Aufforderungen stellen ▪ Regeln und Konsequenzen ▪ Selbstregulation (Anwendung des Motorenvokabulars) ▪ Arbeit an den individuellen Zielen des Kindes und der Eltern ▪ Einsatz von Elterntrainings wie dem „ETET", „Triple-P", „THOP", „Komm das schaffst du" oder „Intra-Act"

Welche Inhalte genau für ein Kind und seine Eltern in der vorbereitenden Einzeltherapie empfehlenswert sind, richtet sich vor allem nach der Problemerhebung und der Zielsetzung mithilfe des COPM und COPM$^{a\text{-}Kids}$. Auch die darauf folgende Betätigungsanalyse spielt eine wichtige Rolle.

Somit kann an dieser Stelle nur darauf eingegangen werden, was häufig hilfreich ist und sich als sehr unterstützend für viele Kinder herausgestellt hat.

Ressourcenaktivierung

Wie beschrieben sind Eltern oft belastet durch ständige negative Rückmeldungen von Lehrern oder anderen Eltern über ihr Kind. In den Familien gibt es häufig eine Vielzahl negativer Etiketten *(„Lisa ist unsere Bummeltante")* und Schuldzuweisungen *(„Die Wutausbrüche hat er von dir!")*. Davon wegzukommen, bedeutet ein Umdenken in Richtung Talente, Fähigkeiten und Fertigkeiten.
Schon im Erstgespräch (Fragebogen zur vorbereitenden Anamnese → Vorlage CD, Einheit 0), wenn die Eltern ihr Kind in der Praxis anmelden, lauten daher wichtige Fragen an die Eltern:

- Was kann Ihr Kind gut?
- Was mag es gerne?
- Was mögen Sie an ihm?

Jedes Kind – auch das auffälligste – hat charmante, witzige, fantasievolle, sportliche Seiten, die es einzigartig machen. Die Eltern werden danach gefragt, welche Eigenschaften, Fertigkeiten und Interessen ihr Kind hat, die ihnen als Eltern wichtig sind und die sie als unterstützend für die Familie erleben.
Bei manchen Familien kann es notwendig sein, das Wochenprotokoll zunächst als „Sonnenseiten-Tagebuch" führen zu lassen, in dem die Eltern nur das benennen, was in der Woche gut war.
Auch im Umgang mit dem Kind geht die Problemerhebung immer mit einer Benennung der Fähigkeiten und Fertigkeiten einher. Dem Kind muss bewusst werden, dass es vieles schon sehr gut kann und dass in der Therapie an wenigen, klar umrissenen Problemen gearbeitet werden soll.

Loben

Beschreibendes Lob ist für die Kinder selbst wichtig, um genau zu verstehen, was sie gut gemacht haben, um Anerkennung für Anstrengung zu bekommen und um die Motivation zur weiteren Mitarbeit zu erhalten.
Lob erfolgt

- im Sekundenfenster, sobald das Kind das erwünschte Verhalten zeigt
- kurz und konkret
- positiv formuliert. Es benennt also, was das Kind gut gemacht hat und nicht, welche negative Verhaltensweise unterlassen wurde.

Nicht nur für den Therapeuten ist dies wichtig, auch die Eltern müssen angeleitet werden, gezielt zu loben. Lob kann aber auch zwischendurch in Form von Anlächeln oder einem „Daumen-hoch" erfolgen. So wird vermieden, dass das Loben unnatürlich wird oder die Eltern und der Therapeut zu viel auf das Kind einreden.

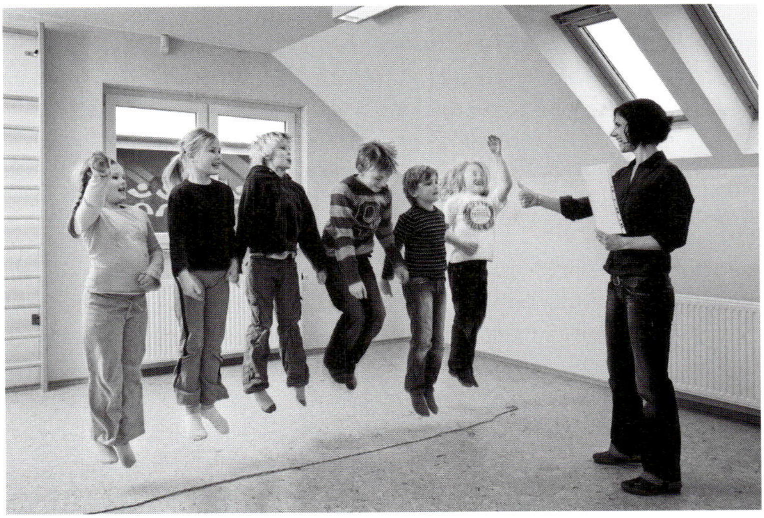

Abb. 5: Positive Verstärkung im Sekundenfenster durch „Daumen hoch!"

Die Eltern sollen nicht nur loben, sondern auch selbst Lob bekommen. Allein das pünktliche Erscheinen zu den Terminen verlangt vielen Eltern organisatorische Höchstleistungen ab, denn für die Wenigsten wird es zum Wunschzeitpunkt stattfinden.
Die Eltern müssen Anerkennung für ihre Leistung bekommen: für geschriebene Wochenprotokolle, gemachte Trainingsaufgaben, Veränderungen im familiären Alltag, für ihre Beteiligung an Elterngesprächen und auch bereits dafür, dass sie ihrem Kind die Teilnahme an der Gruppe ermöglichen. Sie schöpfen Mut und Zuversicht und sind zur weiteren Mitarbeit auch in der Gruppe bereit.
Im EST ist das Loben ritualisiert. Eine Form hiervon ist die *Lobdusche:* Zum Ende einer jeden Einheit bekommt jedes Kind ein konkretes Lob über die Stunde. Dies kann schon in der Einzeltherapie durchgeführt werden.

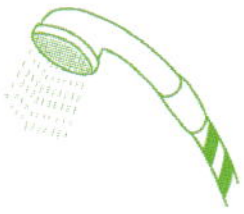

Die Eltern müssen und möchten hören, dass ihr Kind gute Seiten hat und diese auch gesehen werden. Lob und Anerkennung fallen oft wie erste Regentropfen auf eine Wüste – aber erst längerer Regen hinterlässt eine Oase.

Aufmerksamkeit und wertvolle Zeit schenken

Dem positiven, gewünschten Verhalten – und zeigt es sich auch nur ansatzweise – wird eine verstärkende Aufmerksamkeit geschenkt. Für den Alltag bedeutet Aufmerksamkeit schenken aber auch: Das Kind muss sich die Aufmerksamkeit nicht erkämpfen. Wenn es etwas erzählt, wird es angesehen und ihm wird zugehört. Es wird dem Kind Interesse entgegengebracht, wenn es von seinen Hobbys berichtet oder Fragen hat. Es wird dem Kind wertvolle Zeit geschenkt, als Spaß-und-Spiel-Zeit, in der die Freude am Zusammensein im Vordergrund steht. Andere Zielsetzungen, wie z. B. dem Kind etwas beibringen zu wollen, treten dabei in den Hintergrund. Für die positive Eltern-Kind-Beziehung ist diese Zeit ungeheuer wichtig und dennoch oft genug nicht vorhanden.

In der vorbereitenden Einzeltherapie muss diese Zeit in den Alltag der Familie integriert werden. Im Wochenprotokoll sollte diese wertvolle Zeit regelmäßig unter „Da hat sich mein Kind wohlgefühlt" aufgeführt werden (z. B. *„Wir waren zusammen im Zoo. Das hatte Max sich gewünscht und es war ein schöner Ausflug!", „Wir haben Sonntag alle lange im Bett gekuschelt"* oder *„Lena ist mit Papa Inliner gefahren. Das hat Spaß gemacht!"*).

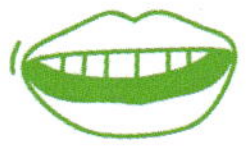

Aufforderungen stellen

Da dieses Thema nur kurz im EST angeschnitten wird (→ Einheit 4, Elterntrainingsaufgabe), ist es wichtig, schon in der Einzeltherapie vorzuarbeiten, sollte dies der Zielsetzung entsprechen. Die Eltern stellen ihrem Kind Aufforderungen in der Therapieeinheit nach den 4 Ks (Kontakt – kurz – klar – konsequent) in der Kommunikation und werden dabei vom Therapeuten angeleitet. Ob die Eltern das Prinzip sicher umsetzen, lässt sich in Situationen im Wartezimmer beobachten, wenn die Eltern möchten, dass das Kind die Zeitschrift weglegt, seine Tasche holt oder die Schuhe auszieht. Die Therapie kann schon dort beginnen. Trainingsaufgabe für die Eltern ist, in eben solchen Situationen im Alltag bewusst auf die 4 Ks zu achten. Das Kind kann dazu passend am Ziel „gut zuhören" arbeiten (s. u.). So bilden Eltern und Kind ein Trainingsteam.

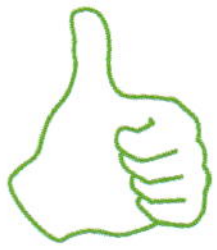

Regeln und Konsequenzen

Viele Alltagsprobleme, die Eltern mit ihren Kindern haben, entstehen durch einen Mangel an Ritualen und klaren Regeln. Da dies ein komplexer Bereich ist, kann hier nur verkürzt darauf eingegangen werden (vgl. Kapitel „Operante Konditionierung"). Bevor eine Regel geändert oder neu eingeführt wird, sollte eine Betätigungsanalyse erfolgen, um herauszufinden, weshalb das Kind sich derzeit nicht an die Regel hält bzw. warum sein Verhalten „geregelt" werden soll.

Gute Ausgangsbedingungen sind wichtig, damit die Einhaltung der Regel für das Kind leichter wird.
Regeln:
- sind positiv formuliert (ohne das Wort „nicht")
- sind konkret festgelegt (Was? Wer? Wann?)
- sind nicht diskutierbar, sondern werden nur bei ihrer Einführung erklärt

Bei Einführung der Regel kann die Einhaltung einige Zeit mit einem Punkteplan positiv verstärkt werden. Die Eltern brauchen Durchhaltevermögen, denn das Kind muss durch Erfahrung lernen, dass diese Regel bindend ist. Das erfordert von den Eltern selbst, die Regel ohne Ausnahme einzuhalten, Verstärker gezielt einzusetzen und bei Nicht-Einhaltung Konsequenzen folgen zu lassen.

Konsequenzen müssen für das Kind klar sein:
1. Erinnerung an die Regel
2. Wenn nicht ..., dann ... Erinnerung an die Konsequenz
3. Konsequenz erfolgt

So kann es entscheiden: Halte ich mich an die Regel, oder nehme ich die Konsequenz in Kauf? Viele Eltern benötigen Unterstützung beim Finden von Konsequenzen, die für das Kind passend und nachvollziehbar sind oder sie müssen den Mut finden, zu riskieren, dass ihr Kind durch die Konsequenz zunächst wütend oder traurig ist. Manche Eltern benötigen auch ihrerseits Ruhig-mach-Tricks, um gelassener mit Regelbrüchen umzugehen und überlegt zu handeln, statt impulsiv zu reagieren.
Auch bei großem Leidensdruck wird immer bei einer konkreten Situation und der dazu passenden Regel begonnen. Je enger der Rahmen gesteckt wird, desto leichter ist es für die Eltern und das Kind, die Regel umzusetzen. Ist der Einstieg erfolgreich, hat ein Umdenken bei Eltern und Kind stattgefunden. Die Eltern gehen zuversichtlich an das nächste Problemfeld und das Kind hat gelernt, dass Regeln bindend sind. Weitere Regeln werden leichter in den Alltag übertragen.
Für die Einzelstunden sollten auch Regeln aufgestellt werden. Hierfür verwenden die Therapeuten zur Visualisierung am besten die Regelkarten (→ Vorlage CD, Einheit 0).

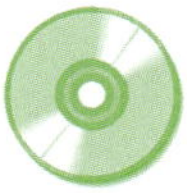

Selbstregulation

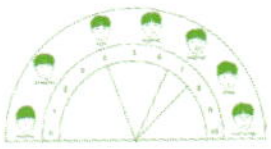

Selbstregulationstricks sind nicht nur für Kinder wichtig, die impulsiv und aufbrausend sind, sondern auch für ängstliche, gestresste Kinder. Die Eltern profitieren ihrerseits von diesem Thema, da es ihnen die Möglichkeit zur Selbstreflexion bietet (→ „Selbstregulationstraining" A 7.4).
Der Drehzahlmesser aus Einheit 6 kann schon in der Einzeltherapie hergestellt werden. Auch die Liste der „Ruhig-mach-Tricks" (→ Vorlage CD, Information 7 Kinder, Einheit 7) kann schon genutzt werden, ebenso wie die dynamischen Entspannungsübungen oder die Entspannungsbücher. Das Kind wird sich im EST über die Wiederholung in diesen Einheiten freuen und kann als „Experte" unterstützen, obwohl es sich um den Hauptproblembereich des Kindes handelt. Erzählt es begeistert von seinen Erfahrungen, erhöht dies bei den anderen Kindern aus der Gruppe die Motivation, ihrerseits die Strategien anzuwenden.

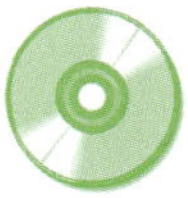

Richtig sitzen

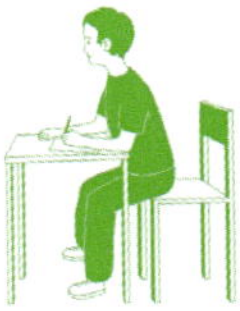

Vor allem Kinder mit Konzentrationsproblemen müssen wissen, wie sie ihre zentralnervöse Wachheit verbessern können, damit sie im EST z. B. in der Theoriephase besser zuhören. Der Tonus wird durch die Reizverarbeitung des vestibulären und propriozeptiven Systems gesteuert. Zappeln Kinder, so stimulieren sie zwar vermehrt diese Systeme, die Verarbeitung dieser Reize geschieht aber unzureichend und führt somit nicht zu einer verbesserten Aufrichtung und einem gut angepassten Tonus. Tonus und Vigilanz werden jedoch im Frontalhirn reguliert und bedingen sich gegenseitig.

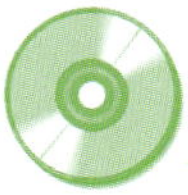

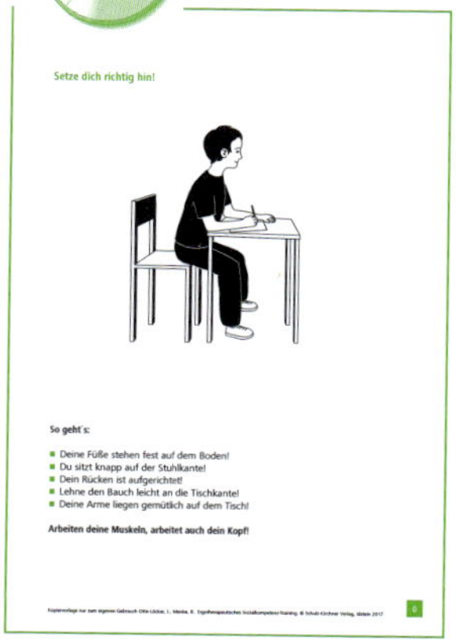

Richtig hinsetzen verbinden viele Kinder damit, auf der gesamten Stuhlfläche zu sitzen und sich mit geradem Rücken anzulehnen. Die Unterstützungsfläche ist in dieser Position aber sehr hoch. Es muss kaum muskuläre Spannung erzeugt werden, was dazu führt, dass die Vigilanz niedriger wird. Das Kind beginnt zu träumen oder unruhig auf dem Stuhl herumzurutschen. „Richtig sitzen" muss daher heißen: so wenig Unterstützungsfläche wie möglich, so viel wie nötig (→ Vorlage CD, Richtig sitzen, Einheit 0). Die Kinder sollen nicht lange statisch in dieser Position verharren, sondern wissen, dass dies die beste Art zu sitzen ist, wenn sie sich besonders konzentrieren müssen.

Wenig Unterstützungsfläche = mehr Muskelarbeit = höhere Vigilanz.

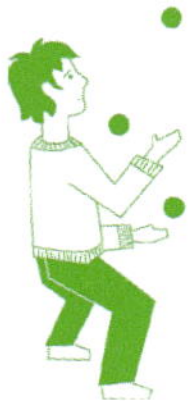

Zentrierungs- und Aufpassübungen

Noch weniger Unterstützungsfläche hat das Kind im Stehen. Steht es zudem noch erhöht – und sei es nur leicht, wie auf einem kleinen Hocker –, schaltet sich noch die Amygdala als Warnung vor Gefahr mit ein. Das heißt, allein die Klatsch-Begrüßung stehend auf dem Hocker ist schon auf mehreren Ebenen ein Aufpasstrick. Für die Kinder und die Eltern sind diese Zusammenhänge eine wichtige Erkenntnis, die sie in vielen Situationen im Alltag nutzen können. Daher sollte hier großer Wert auf eine gute Psychoedukation gelegt werden. Hilfreich sind ergotherapeutische Trainings wie das ETET oder „Komm das schaffst du" oder das „Wunstorfer Konzept".
Durch das Selbstregulationstraining lernt das Kind, wahrzunehmen, wie sein innerer Motor läuft. Wenn es nicht mehr still sitzen und sich konzentrieren kann, ist es wichtig, dass es dies benennen kann und darf und dann weiß, wie es für sich sorgen kann.

Zentrierungs- und Aufpassübungen sind hilfreiche Übungen, die wenig Zeit und Aufwand benötigen und dennoch die Vigilanz erhöhen.

Die wichtigste Regel ist, dass die Unterstützungsfläche gering ist. So wird das Kind dazu gebracht, bewusst auf seine Bewegungen zu achten. Der Bewegungsdrang des Kindes wird ernst genommen, aber im Gegensatz zum Zappeln sinnvoll genutzt. Beispiele für konkrete Übungen, wie Jonglieren, „Hüpf dich fit" oder Knieklatscher, sind unter „Tipps für eine unruhige Gruppe" zu finden.

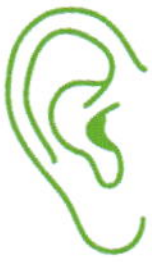

Gut zuhören

Aufmerksam zuhören zu können ist schon in der Einzeltherapie elementar. Durch die neuen Eindrücke in der Praxis ist das Kind oft schon im Erstgespräch so stark abgelenkt, dass die Regel „Gut zuhören" direkt beim ersten Kontakt thematisiert werden muss. Dafür kann gut die Anlage „Gut zuhören!" verwendet werden (→ Vorlage CD, Einheit 3). Fragt man die Kinder später im EST: *„Wie geht denn gut zuhören?"*, kommt die Antwort von vielen wie aus der Pistole geschossen.

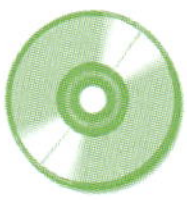

Arbeit an individuellen Zielen

Ziele, die sich nicht in den Inhalten des EST wiederfinden, sollten vor dem Gruppenstart bearbeitet werden. Dies könnte z. B. eine konfliktreiche Hausaufgabensituation betreffen, die die Familie täglich akut belastet. Im Vorbereitungsgespräch zum EST werden später alle aufgestellten Ziele neu bewertet und um spezielle Gruppenziele ergänzt.

4.2.3 Vorbereitungsgespräch mit Zielerhebung

Das Vorbereitungsgespräch ist die letzte Einheit der Einzeltherapie vor der Gruppe. Es stellt die Schnittstelle zwischen der vorbereitenden Einzeltherapie und dem EST dar. Das Gespräch findet vor Beginn des EST mit einem der Therapeuten, die das EST leiten werden, den Eltern und ihrem Kind statt. Sollte die Einzeltherapie nicht von einem der EST-Therapeuten durchgeführt worden sein, so ist das Vorgespräch besonders wichtig, um in Ruhe Kontakt zu Eltern und Kind aufnehmen zu können und erstes Vertrauen aufzubauen.

Inhalte des Vorbereitungsgesprächs

- Sehr kurze Erläuterung zum zeitlichen und inhaltlichen Ablauf des EST sowie der mitzubringenden Materialien und zur Anschaffung des Workbooks. Die Familie soll gut auf das EST vorbereitet sein. Bedenken der Eltern müssen ernst genommen und geklärt werden. Wichtig ist, dass die Familie zuversichtlich auf den Beginn des EST blickt.
- Das Kind und die Eltern bekommen die Fragebogen zum Teamtraining.
- Die Problemerhebung aus dem COPM und dem COPM$^{\text{a kids}}$ wird abgeglichen und aktualisiert.
- Ziele der Eltern für das EST werden aufgestellt.
- Ziele des Kindes für das EST werden aufgestellt.

Fragebögen im Vorfeld der Gruppe

Die Therapeuten nutzen das Vorbereitungsgespräch vor allem dazu, das Kind innerlich auf die Gruppe vorzubereiten. Sie verwenden dafür u. a. den Fragebogen „Vor dem Start: Deine Meinung!"(→ Vorlage CD, Einheit 0). Der Therapeut kann dabei das Schreiben übernehmen und stellt dem Kind vorher die Inhalte der Gruppe mithilfe der Jokerkarten vor. Dann werden gemeinsam die Fragen gelesen und erarbeitet. Während der Therapeut diesen Fragebogen gemeinsam mit dem Kind ausfüllt, bekommen auch die Eltern ihren „Fragebogen zum EST". Die Eltern benötigen für das Ausfüllen in der Regel keine Hilfe. Sie geben den Bogen anschließend direkt dem Therapeuten. So bekommt der Therapeut einen guten Überblick über die Erwartungen und den Istzustand. Mithilfe einer erneuten Durchführung der jeweiligen Fragebögen und der COPM-Befragung zum Schluss des EST kann der Erfolg der Therapie beurteilt werden.

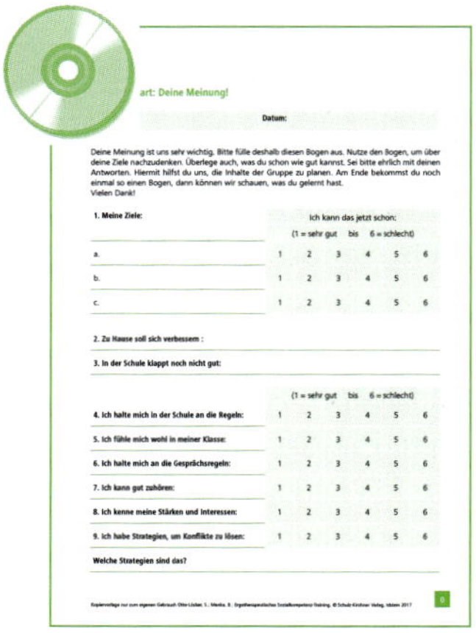
art: Deine Meinung!

Datum:

Deine Meinung ist uns sehr wichtig. Bitte fülle deshalb diesen Bogen aus. Nutze den Bogen, um über deine Ziele nachzudenken. Überlege auch, was du schon wie gut kannst. Sei bitte ehrlich mit deinen Antworten. Hiermit hilfst du uns, die Inhalte der Gruppe zu planen. Am Ende bekommst du noch einmal so einen Bogen, dann können wir schauen, was du gelernt hast.
Vielen Dank!

1. Meine Ziele:	Ich kann das jetzt schon: (1 = sehr gut bis 6 = schlecht)					
a.	1	2	3	4	5	6
b.	1	2	3	4	5	6
c.	1	2	3	4	5	6

2. Zu Hause soll sich verbessern :

3. In der Schule klappt noch nicht gut:

	(1 = sehr gut bis 6 = schlecht)					
4. Ich halte mich in der Schule an die Regeln:	1	2	3	4	5	6
5. Ich fühle mich wohl in meiner Klasse:	1	2	3	4	5	6
6. Ich halte mich an die Gesprächsregeln:	1	2	3	4	5	6
7. Ich kann gut zuhören:	1	2	3	4	5	6
8. Ich kenne meine Stärken und Interessen:	1	2	3	4	5	6
9. Ich habe Strategien, um Konflikte zu lösen:	1	2	3	4	5	6

Welche Strategien sind das?

0

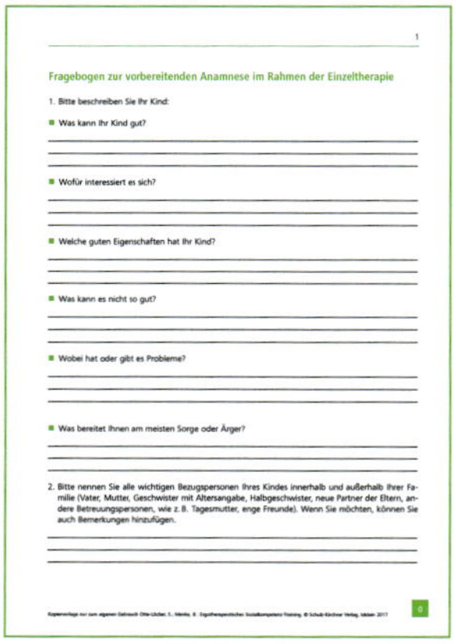
1

Fragebogen zur vorbereitenden Anamnese im Rahmen der Einzeltherapie

1. Bitte beschreiben Sie Ihr Kind:

- Was kann Ihr Kind gut?
- Wofür interessiert es sich?
- Welche guten Eigenschaften hat Ihr Kind?
- Was kann es nicht so gut?
- Wobei hat oder gibt es Probleme?
- Was bereitet Ihnen am meisten Sorge oder Ärger?

2. Bitte nennen Sie alle wichtigen Bezugspersonen Ihres Kindes innerhalb und außerhalb Ihrer Familie (Vater, Mutter, Geschwister mit Altersangabe, Halbgeschwister, neue Partner der Eltern, andere Betreuungspersonen, wie z. B. Tagesmutter, enge Freunde). Wenn Sie möchten, können Sie auch Bemerkungen hinzufügen.

0

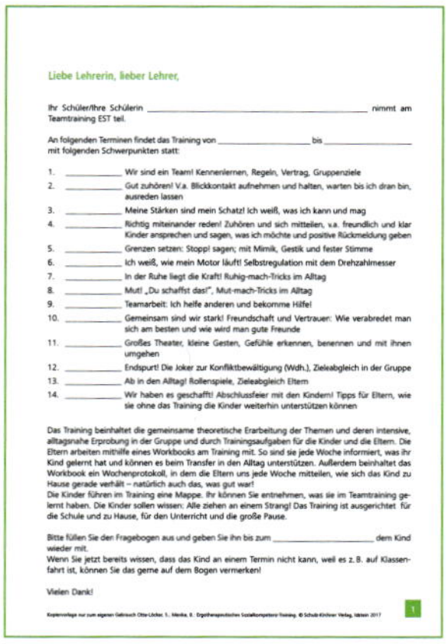
Liebe Lehrerin, lieber Lehrer,

Ihr Schüler/Ihre Schülerin ______ nimmt am Teamtraining EST teil.

An folgenden Terminen findet das Training von ______ bis ______ mit folgenden Schwerpunkten statt:

1. ______ Wir sind ein Team! Kennenlernen, Regeln, Vertrag, Gruppenziele
2. ______ Gut zuhören! V.a. Blickkontakt aufnehmen und halten, warten bis ich dran bin, ausreden lassen
3. ______ Meine Stärken sind mein Schatz! Ich weiß, was ich kann und mag
4. ______ Richtig miteinander reden! Zuhören und sich mitteilen, v.a. freundlich und klar Kinder ansprechen und sagen, was ich möchte und positive Rückmeldung geben
5. ______ Grenzen setzen: Stopp! sagen; mit Mimik, Gestik und fester Stimme
6. ______ Ich weiß, wie mein Motor läuft! Selbstregulation mit dem Drehzahlmesser
7. ______ In der Ruhe liegt die Kraft! Ruhig-mach-Tricks im Alltag
8. ______ Mut! „Du schaffst das!", Mut-mach-Tricks im Alltag
9. ______ Teamarbeit: Ich helfe anderen und bekomme Hilfe!
10. ______ Gemeinsam sind wir stark! Freundschaft und Vertrauen: Wie verabredet man sich am besten und wie wird man gute Freunde
11. ______ Großes Theater, kleine Gesten, Gefühle erkennen, benennen und mit ihnen umgehen
12. ______ Endspurt! Die Joker zur Konfliktbewältigung (Wdh.), Zieleabgleich in der Gruppe
13. ______ Ab in den Alltag! Rollenspiele, Zieleabgleich Eltern
14. ______ Wir haben es geschafft! Abschlussfeier mit den Kindern! Tipps für Eltern, wie sie ohne das Training die Kinder weiterhin unterstützen können

Das Training beinhaltet die gemeinsame theoretische Erarbeitung der Themen und deren intensive, alltagsnahe Erprobung in der Gruppe und durch Trainingsaufgaben für die Kinder und die Eltern. Die Eltern arbeiten mithilfe eines Workbooks am Training mit. So sind sie jede Woche informiert, was ihr Kind gelernt hat und können es beim Transfer in den Alltag unterstützen. Außerdem beinhaltet das Workbook ein Wochenprotokoll, in dem die Eltern uns jede Woche mitteilen, wie sich das Kind zu Hause gerade verhält – natürlich auch das, was gut war!
Die Kinder führen im Training eine Mappe. Ihr können Sie entnehmen, was sie im Teamtraining gelernt haben. Die Kinder sollen wissen: Alle ziehen an einem Strang! Das Training ist ausgerichtet für die Schule und zu Hause, für den Unterricht und die große Pause.

Bitte füllen Sie den Fragebogen aus und geben Sie ihn bis zum ______ dem Kind wieder mit.
Wenn Sie jetzt bereits wissen, dass das Kind an einem Termin nicht kann, weil es z. B. auf Klassenfahrt ist, können Sie das gerne auf dem Bogen vermerken!

Vielen Dank!

1

Übersicht über alle Fragebögen im EST

Fragebogen zur vorbereitenden Anamnese (→ Vorlage CD, Einheit 0)	wird im Erstgespräch verwendet
Fragebogen „Vor dem Start: Deine Meinung!" (→ Vorlage CD, Einheit 0)	wird im letzten Einzelkontakt vor der Gruppe/im Vorbereitungsgespräch gemeinsam mit dem Kind erarbeitet
Fragebogen „Am Ziel: Deine Meinung!" (→ Vorlage CD, Abschlussgespräch und Einheit 13)	Trainingsaufgabe Einheit 13 Kinder
Fragebogen Eltern (vorher): Teamtraining EST-1 (→ Vorlage CD, Einheit 0)	füllen Eltern im Vorbereitungsgespräch vor der Gruppe aus
Fragebogen Eltern (nachher): Teamtraining EST-2 (→ Vorlage CD, Einheit 13)	wird den Eltern in der 13. Einheit mitgegeben
Lehrerfragebogen (vorher) (→ Vorlage CD, Einheit 1)	Trainingsaufgabe Einheit 1 Kinder (abgeben und wieder mitbringen)
Lehrerfragebogen (nachher) (→ Vorlage CD, Einheit 13)	Trainingsaufgabe Einheit 13 Kinder (abgeben und wieder mitbringen)

ZIEL

Ziele des Kindes

Die Ziele werden in der Regel schon am Anfang der Einzeltherapie aufgestellt und in dem Vorbereitungsgespräch vor dem EST noch einmal aktualisiert.

Für die Problemerhebung und die daraus resultierende Zielvereinbarung empfiehlt sich ein Abgleich mit der Problemerhebung aus dem COPM$^{a\text{-}kids}$ aus dem Erstgespräch mithilfe der darauf basierenden Aktivitätenkarten (Kids Activity Cards) und vor allem der Jokerkarten aus dem EST.

Entscheidend ist hierbei das ressourcenorientierte Vorgehen. Beim Verwenden der Aktivitätenkarten hat sich z. B. bewährt, die Kinder die Karten sortieren zu lassen. Sie können Stapel bilden mit: *„Was kann ich gut?", „Was ist nicht wichtig für mich?"* und *„Was möchte ich noch üben?"* In der Regel wird ein hoher Stapel mit den Ressourcen des Kindes entstehen und die Karten mit Aktivitäten übrig bleiben, die das Kind noch üben möchte.

Dazu kommen Ziele, die das Sozialverhalten betreffen. Hierzu eignen sich als Visualisierung die Jokerkarten aus dem EST. Es sollte z. B. nach Freundschaften, Mut, Ängsten, Konflikten usw. gefragt werden.

Im Anschluss an die Problemerhebung formuliert das Kind gemeinsam mit dem Therapeuten seine daraus resultierenden Ziele für die Gruppe und hält sie auf dem Arbeitsblatt „Meine Ziele" (→ Vorlage CD, Einheit 0) fest.
In dieser Sequenz der Therapie ist das Kind mit dem Therapeuten alleine im Raum, die Eltern warten in Rufbereitschaft im Wartezimmer und können in der Zeit z. B. ihren Fragebogen ausfüllen. Hemmende Prozesse können so unterbunden werden und das Kind gerät in keinen Loyalitätskonflikt mit den Eltern, wenn es bei der Zielformulierung soziale Probleme in der Familie anspricht.

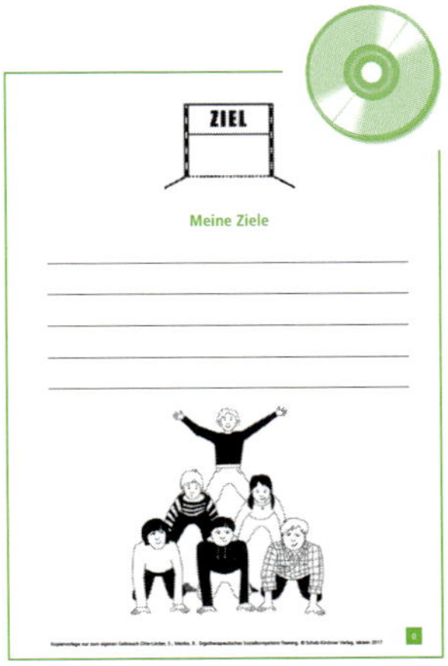

Ziele der Eltern
Die Problemanalyse und die gemeinsame Zielsetzung finden auch im Vorbereitungsgespräch ohne Beteiligung des Kindes statt. Dies ermöglicht den Eltern, ein offenes Gespräch über problematisches Verhalten ihres Kindes zu führen. Allerdings wird die Zielsetzung in der Regel schon im Vorfeld und nicht erst in der letzten Stunde vor dem Training durchgeführt.

Wenn sich die Problemstellung bzw. die Zielsetzung aufgrund einer sehr kurzen vorbereitenden Einzeltherapie von Anfang an auf die Gruppe bezieht, muss im Vorbereitungsgespräch zur Gruppentherapie meist keine neue Erhebung mit den Eltern stattfinden. Die Eltern füllen dann nur den Fragebogen Teamtraining EST-1 (→ Vorlage CD, Einheit 0) aus, um den Ist-Zustand aufzuzeigen.

Dagegen sollte eine erneute Erhebung erfolgen, wenn sich die Problemstellung für die Gruppentherapie von den Zielen der Einzeltherapie unterscheidet, diese mehr als zehn Therapiestunden zurückliegt oder eine Therapiepause vor Beginn der Gruppe bestand.

Auch ein Therapeutenwechsel bedingt durch den EST-Start ist ein Grund, um die Ergebnisse des COPM und die daraus resultierenden Ziele noch einmal zu besprechen. Die Eltern schildern aus ihrer Sicht, was in der Einzeltherapie bisher hilfreich war und weitergeführt wird und welche Wünsche sie speziell an die Gruppentherapie haben.

Zweifel der Eltern, ob das EST für sie machbar ist, sollten unbedingt ernst genommen und geklärt werden, um eine Gruppenteilnahme möglichst ohne Versagensängste und Leistungsdruckgefühl zu ermöglichen.

Korrelation der Probleme bzw. Ziele der Eltern und Kinder
Am Ende des Vorbereitungsgespräches gleichen die Eltern und das Kind gemeinsam ihre Ziele für das EST ab.

Dies ist ein Moment innerhalb der Therapie, der genutzt werden kann, um die Familie zu stärken, denn meistens entsprechen sich die Ziele zu einem großen Teil.

In der therapeutischen Situation werden die Ergebnisse vorgestellt. Dann kann der Therapeut ermutigend darauf eingehen, indem er die Schnittmenge der Ziele hervorhebt: *„Ihr habt ja sehr ähnliche Wünsche und Ziele! Das ist toll, wie gut ihr euch in der Familie kennt! Du hast dich so gut eingeschätzt, Lina! Ist das nicht toll, Frau Müller?! Da können wir ja die Ziele super zusammen anpacken!"*

Es kann aber auch sein, dass die Ziele der Eltern und des Kindes nicht übereinstimmen. In diesen Fällen erfolgt die Orientierung in erster Linie an den Zielen des Kindes. Diese Vorgehensweise muss den Eltern verdeutlicht werden. Sie müssen verstehen, dass die Ziele des Kindes Vorrang haben. In der Regel ist es jedoch möglich, divergierende Ziele zusammenzuführen.

Durch die Auswertung der Fragebögen ist es für die Therapeuten möglich, ihre eigene Arbeit zu evaluieren.
Ebenfalls ermöglichen konkrete alltagsnahe individuelle Ziele der Familie, die mit der Ausprägung und Zufriedenheit bewertet wurden (vgl. Kapitel Ziele/COPM), eine auf das Individuum zugeschnittene manualisierte Therapie. Erfolge werden durch den Zieleabgleich im Abschlussgespräch messbar und transparent.

5 Die Elternabende im EST

5.1 Vorbereitungselternabend (→ Vorlage CD, Einheit 0: Leitfaden)

Der Vorbereitungselternabend ist die erste Stunde im Rahmen des Gruppentrainings (Einheit 0) und wird dementsprechend über das Gruppenrezept abgerechnet. Noch vor dem Start der Gruppe mit den Kindern kommen alle Eltern das erste Mal zusammen.

Inhalt:
- Bekanntmachen der Eltern untereinander
- Rahmenbedingungen, Therapievertrag und rechtliche Vereinbarungen
- Workbook
- Ausblick auf nächste Einheiten
- Ziele der Eltern

Elterntraining ist immer auch anstrengend – und darauf müssen die Eltern vorbereitet sein, damit sie nicht während der Gruppentherapie entmutigt abspringen.
Um dem Kind zu Hause bessere soziale Lernbedingungen zu schaffen, müssen die Eltern familiäre Strukturen und Kommunikationsformen umstellen – nicht nur im Umgang mit dem Kind, sondern auch mit den anderen Familienmitgliedern. Dies gemeinsam anzugehen, ist ein großes Vorhaben und ein Vertrauensvorschuss für die Therapeuten durch die Eltern.

Auf dem Elternabend werden daher der zeitliche Umfang des Trainings und die Aufgaben der Eltern genau dargelegt. Von Beginn an sollte eine Atmosphäre geschaffen werden, die Ziele gemeinsam anzupacken und dafür zu arbeiten: Kind, Therapeuten und Eltern bilden ein Team, in dem jeder gleichwertig und gleichermaßen wichtig ist.

Nur wenn die Eltern klare Ziele, den gut strukturierten Trainingsablauf und dessen Ende vor Augen haben, bleiben sie dabei.

5.1.1 Workbook

Voraussetzung für die Teilnahme am Gruppentraining EST ist, dass die Eltern bereit sind, in einem eigenen Workbook zum Teamtraining EST an den Inhalten der Kinder mitzuarbeiten.
Auf dem Vorbereitungselternabend erhalten die Eltern das Workbook bzw. bringen es mit. Auf der Vorderseite tragen sie dann deutlich den Namen der Familie ein.
Anschließend führen die Therapeuten die thematischen Inhalte ein und erklären den Eltern den Umgang mit dem Workbook. Dies ist sehr wichtig, um die Compliance der Eltern in Bezug auf die Verwendung des Workbooks und die Arbeit damit zu erreichen.

Workbook für Eltern zum Teamtraining EST
ISBN 978-3-8248-1159-5
Schulz-Kirchner Verlag, Idstein, 2016

Sie erklären die Struktur des Gruppentrainings, die Inhalte der Stunden und die geforderten Anteile der Eltern durch das Schreiben des Wochenprotokolls, des Edelsteins und des Briefkastens (→ Vorlage CD, Einheit 0: Leitfaden Vorbereitungselternabend). Gemeinsam wird die Arbeit im Workbook begonnen, indem die Seite 2 „Das Wichtigste in Kürze" um die individuellen Daten und Uhrzeiten ergänzt wird.

5.1.2 Therapievertrag und rechtliche Vereinbarungen

Der Therapievertrag sollte die Formalitäten enthalten, die die Teilnahme an der Gruppe betreffen. Die Eltern verpflichten sich darin, das Training von Anfang bis Ende durchzuführen und es nicht ohne die Zustimmung der Therapeuten und des verordnenden Arztes abzubrechen.

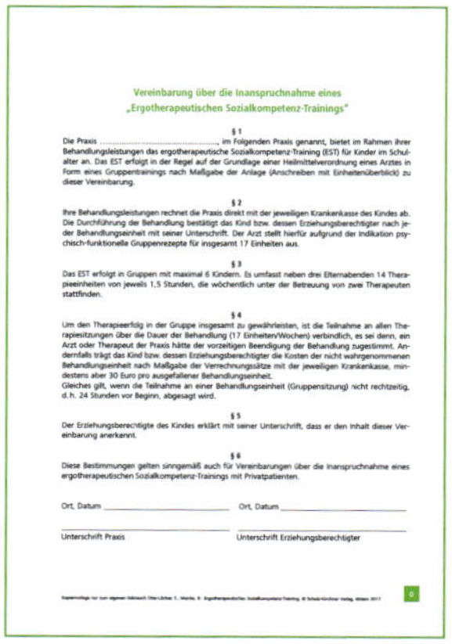

Vereinbarung über die Inanspruchnahme eines „Ergotherapeutischen Sozialkompetenz-Trainings"

§ 1

Die Praxis ...., im Folgenden Praxis genannt, bietet im Rahmen ihrer Behandlungsleistungen das ergotherapeutische Sozialkompetenz-Training (EST) für Kinder im Schulalter an. Das EST erfolgt in der Regel auf der Grundlage einer Heilmittelverordnung eines Arztes in Form eines Gruppentrainings nach Maßgabe der Anlage (Anschreiben mit Einheitenüberblick) zu dieser Vereinbarung.

§ 2

Ihre Behandlungsleistungen rechnet die Praxis direkt mit der jeweiligen Krankenkasse des Kindes ab. Die Durchführung der Behandlung bestätigt das Kind bzw. dessen Erziehungsberechtigter nach jeder Behandlungseinheit mit seiner Unterschrift. Der Arzt stellt hierfür aufgrund der Indikation psychisch-funktionelle Gruppenrezepte für insgesamt 17 Einheiten aus.

§ 3

Das EST erfolgt in Gruppen mit maximal 6 Kindern. Es umfasst neben drei Elternabenden 14 Therapieeinheiten von jeweils 1,5 Stunden, die wöchentlich unter der Betreuung von zwei Therapeuten stattfinden.

§ 4

Um den Therapieerfolg in der Gruppe insgesamt zu gewährleisten, ist die Teilnahme an allen Therapiesitzungen über die Dauer der Behandlung (17 Einheiten/Wochen) verbindlich, es sei denn, ein Arzt oder Therapeut der Praxis hätte der vorzeitigen Beendigung der Behandlung zugestimmt. Andernfalls trägt das Kind bzw. dessen Erziehungsberechtigter die Kosten der nicht wahrgenommenen Behandlungseinheit nach Maßgabe der Verrechnungssätze mit der jeweiligen Krankenkasse, mindestens aber 30 Euro pro ausgefallener Behandlungseinheit.
Gleiches gilt, wenn die Teilnahme an einer Behandlungseinheit (Gruppensitzung) nicht rechtzeitig, d.h. 24 Stunden vor Beginn, abgesagt wird.

§ 5

Der Erziehungsberechtigte des Kindes erklärt mit seiner Unterschrift, dass er den Inhalt dieser Vereinbarung anerkennt.

§ 6

Diese Bestimmungen gelten sinngemäß auch für Vereinbarungen über die Inanspruchnahme eines ergotherapeutischen Sozialkompetenz-Trainings mit Privatpatienten.

Ort, Datum ____________ Ort, Datum ____________

____________ ____________
Unterschrift Praxis Unterschrift Erziehungsberechtigter

0

Der Vertrag ist entscheidend für den Erfolg eines Sozialkompetenz-Trainings, da die Erfahrung gezeigt hat, dass mit einem Vertrag die Teilnahme deutlich zuverlässiger wird und dadurch das Erreichen der Gruppenziele für alle Teilnehmer gewährleistet werden kann.
Die Eltern unterschreiben am Elternabend die Vereinbarung über die Inanspruchnahme eines EST und die Schweigepflichtentbindung sowie die Einverständniserklärungen (vgl. Leitfaden Vorbereitungselternabend und Materialien im Manual, → Vorlage CD, Einheit 0).

Das entsprechende Schriftstück sollte von dem Praxisinhaber evtl. mit juristischer Unterstützung angefertigt werden. Als Hilfe kann der bereits juristisch überprüfte Beispielvertrag verwendet werden.

Zum Abschluss des Elternabends stellen die Eltern ihre Ziele für das Training auf und schreiben diese in ihr Workbook.

5.2 Zweiter Elternabend in der 5. Woche des Gruppentrainings

Der Elternabend in der 5. Woche des Trainings beinhaltet das Klären von organisatorischen Fragen und das Anbahnen eines konstruktiven Austauschs unter den Eltern. Er beginnt praktisch mit einer Selbsterfahrung: Die Eltern stellen sich wie ihre Kinder im EST auf einen Hocker und machen den Yoga-Baum als Zentrierungsübung.
Überleitend erklären die Therapeuten die Ritualisierung des Trainings und gehen alle bisher ausgefüllten Materialien im Workbook (1.–5. Stunde) mit den Eltern durch, um die Inhalte gemeinsam zu vertiefen und den Eltern Raum zu geben, sich gegenseitig von ihren Erfahrungen zu berichten.
Zwei neue Themen werden eingeführt und somit ein Ausblick auf die nächsten Stunden gegeben (6.–8. Einheit Selbstregulation).
Der Elternabend endet auch wieder mit einer Selbsterfahrung der Eltern: Sie bekommen je eine Entspannungsgeschichte aus den beiden zur Wahl stehenden Büchern vorgelesen, von denen sie eines für ihr Kind anschaffen sollen (vgl. Leitfaden 5. Einheit Eltern).

5.3 Dritter Elternabend in der 10. Woche des Gruppentrainings

Dieser Elternabend bietet neben den bisherigen Themen, die vertieft werden, und den organisatorischen Belangen die Möglichkeit, zwei neue Themenfelder zu erarbeiten und praktisch zu erproben. Hierbei führen die Therapeuten ein Konfliktgespräch im Rollenspiel vor und die Eltern erproben dies im Anschluss in Teamarbeit. Des Weiteren wird das Thema „Familie als Team" und „Familienplan" gemeinsam erarbeitet (vgl. Leitfaden 10. Einheit Eltern).

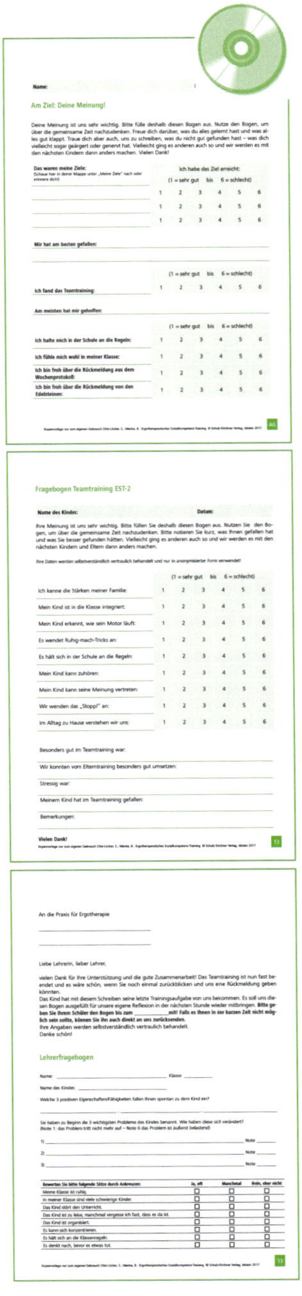

5.4 Die Abschlusssitzung

- Vorbereitung des Therapeuten auf die Sitzung
- Das Gespräch
- Zieleabgleich
- Abschied und Rückfallprophylaxe

Wird das Training in der Schule durchgeführt, muss das Abschlussgespräch nach der Gruppe im Rahmen der Einzeltherapie durch einen Abschlusselternabend ersetzt werden (→ Das EST an der Schule, Abschlusselternabend, B 3.4).

Nach der letzten Gruppenstunde des EST in der Praxis findet ein Abschlussgespräch mit den Eltern und dem Kind statt. Es wird als Einzelgespräch geführt und auch als Einzelstunde abgerechnet. Es empfiehlt sich, das Vorgehen vorab mit dem verordnenden Arzt abzustimmen, damit gewährleistet ist, dass für diese Sitzung eine entsprechende Verordnung ausgestellt wird.

5.4.1 Vorbereitung des Therapeuten auf die Sitzung

Einer der Therapeuten, die die Gruppe geleitet haben, führt das Abschlussgespräch.

Mithilfe der Stundendokumentation reflektiert er im Vorfeld des Gespräches den Verlauf des Trainings für das Kind. Hierbei ist es wichtig, auf Veränderungen zu achten, wie z. B. auf Anfangsschwierigkeiten, die sich gebessert haben usw. Er notiert Beobachtungen, die er im Verlauf des EST gemacht hat und bisher evtl. nicht hinreichend mit den Eltern besprechen konnte. Wenn im Gruppenverlauf Berichte an den Arzt geschrieben wurden, kann der Therapeut sie zu Hilfe nehmen. Auch Videomaterial kann dazu genutzt werden, um den Eltern relevante Sequenzen zu zeigen.

5.4.2 Das Abschlussgespräch

Der Inhalt des Abschlussgesprächs wird der Familie und der aktuellen Situation individuell angepasst. Es ist wichtig, einen kurzen Überblick über die Gesprächsinhalte zu geben.

Für die meisten Familien ist es sinnvoll, das Abschlussgespräch zumindest teilweise ohne das Kind zu führen. Es erlaubt den Eltern sich offener zu äußern.
Es ist aber auch wichtig, die Kinder nach ihren Zielen zu fragen und einen Vorher-Nachher-Abgleich durchzuführen, in diesem Falle ohne die Anwesenheit der Eltern.

Im Elterngespräch wird den Eltern auch Zeit und Raum gegeben, um Fragen zu stellen und Sorgen zu äußern. Oftmals wollen sie von dem Therapeuten nach der intensiven Gruppenzeit, während der in der Regel kein Einzelkontakt stattfindet, einen Überblick über den Therapieverlauf und die Fortschritte des Kindes bekommen. Mithilfe der Aufzeichnung reflektiert der Therapeut die stattgefundenen Einheiten. Hierbei hebt er Positives hervor. Ebenfalls achtet er darauf, dass die Eltern gestärkt aus dem Gespräch herausgehen und sich die Erfolge des Trainings stabilisieren können.

5.4.3 Zieleabgleich

Um sich mit den Erfolgen besser identifizieren zu können, werden innerhalb des Abschlussgespräches die Ziele abgeglichen. Dies erfolgt durch eine erneute Abfrage der Performanz und der Zufriedenheit mit dem COPM bzw. COPM$^{a\text{-}kids}$. Die erreichten Ziele werden verdeutlicht und Eltern und Kind können anhand der Vergleichswerte sehen, was sich verändert hat.

Je nach Familienkonstellationen findet der Zieleabgleich mit Eltern und Kind gemeinsam oder einzeln nacheinander statt. Findet die Reflexion unter Ausschluss entweder der Eltern oder des Kindes statt, ist es wichtig, im Anschluss die Ergebnisse dem jeweils anderen vorzustellen. Zudem wird mit dem Kind der Fragebogen „Am Ziel: Deine Meinung!“ (→ Vorlage CD, Einheit Abschlussgespräch) ausgefüllt. Der Therapeut geht auf alle positiven Veränderungen ein und unterstützt damit den Verarbeitungsprozess.

5.4.4 Abschied und Rückfallprophylaxe

Je nach Indikation werden eine Therapiepause, eine weiterführende Einzel- oder Gruppentherapie oder eine Beendigung der Ergotherapie vereinbart.

In der Regel benötigt die Familie nach dieser intensiven Therapiezeit eine Pause, um die Inhalte in Ruhe verarbeiten zu können. Für die Kinder bedeutet es einen Termin in der Woche weniger. Im Abschlussgespräch kann mit den Eltern besprochen werden, wie dieser Zeitgewinn für die Fortführung der Therapieziele sinnvoll genutzt werden kann. Eltern können ihre Kinder beispielsweise dabei unterstützen, sich zu verabreden oder sich ein Hobby wie z. B. Vereinssport zu suchen. Manchen Familien tut es auch gut, diese „wertvolle gemeinsame Zeit“ miteinander zu verbringen, also zusammen zu spielen und Spaß zu haben.

Es macht auch Sinn, die Eltern danach zu fragen, welche Inhalte des EST sie weiterhin nutzen möchten. Oft werden hier die Edelsteine und die Entspannungsgeschichten genannt, aber auch der Familienrat oder individuelle Strategien, die sich im Rahmen der Gruppenelterngespräche entwickelt haben, werden aufgeführt. Auf den Workbookseiten 52 und 53 sind Rückmeldungen anderer Eltern als Anregungen für dieses Gespräch zusammengestellt. Die Eltern werden in ihren Absichten bestärkt und bekommen, wenn sie es wünschen, Unterstützung in der Planung.
Beim Abschied bedankt sich der Therapeut für die Offenheit und das Vertrauen, das ihm entgegengebracht wurde, und fasst die wichtigsten positiven Punkte zu einem kurzen Resümee zusammen.

6 Durchführung des Gruppentrainings EST

6.1 Struktur des Gruppentrainings EST

- Aufbau der Stunden
- Regeln und Punktevergabe im EST
- Vorgehensweise und Grundsätze im EST
- Verhaltenstherapeutisch orientierte Maßnahmen im EST

Der Aufbau der Stunde ist in jeder Einheit des EST gleich. Die Kinder bekommen so eine feste Struktur, die durch Rituale gegliedert und durch die vorbereitende Einzeltherapie den Kindern in großen Teilen bekannt ist. Im Folgenden werden die einzelnen Phasen des Stundenaufbaus ausführlich beschrieben und häufig auftretende Fragen geklärt.

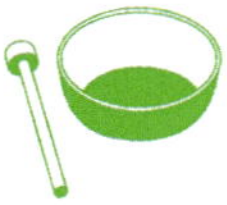

Begrüßung

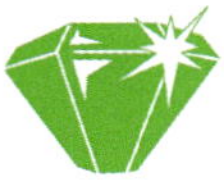

Wochenprotokolle und Edelsteine vorlesen

Trainingsaufgabe besprechen

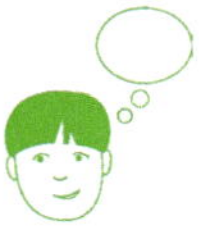

Theoriephase

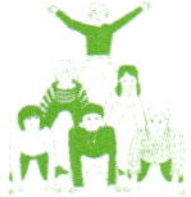

Trainingsphase

Neue Trainingsaufgaben vergeben und Punkte übertragen

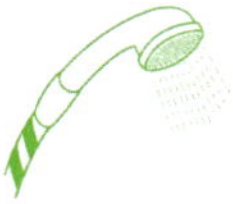

Verabschiedung (mit Lobdusche)

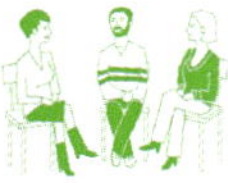

Elterngespräch (mit Übersicht über die Elternaufgaben)

Differenzierte Beschreibungen der einzelnen Therapiestunden sind im Manual abgedruckt und dort mit Anleitungen versehen.

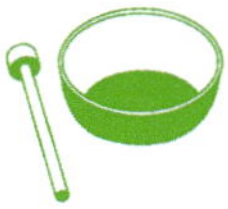

6.1.1 Begrüßung

Im Wartezimmer:

Beide Therapeuten holen die Kinder aus dem Wartezimmer ab. Dort begrüßen sie alle Teilnehmer, die Eltern und Geschwister freundlich mit Handschlag und sprechen sie persönlich mit Namen an:

„Guten Tag Frau Meier. Guten Tag Leon, schön, dass du da bist. Hallo Luisa, hast du heute deinen Bruder mitgebracht? Guten Tag Chantal. Hallo Frau Müller ..."

Dies ist wichtig, um allen ein Ankommen in der Praxis zu ermöglichen und um ihnen die Wertschätzung der Therapeuten zu verdeutlichen. Bereits zu diesem Zeitpunkt, noch vor Beginn der eigentlichen Einheit, sind die Therapeuten das Lernmodell für die Kinder und ihre Eltern.

Die Kinder denken daran, ihre Taschen mit den Mappen, Workbooks und Schatzkisten mit in den Therapieraum zu nehmen.

Im Therapieraum:

Im Therapieraum stellen die Kinder Hocker in einem Kreis auf. Die Einheit beginnt mit einer Zentrierungsübung und einem Klatschritual zur Begrüßung. Die Kinder stehen dabei auf ihren Hockern, die Therapeuten reihen sich ohne Hocker in den Kreis ein. So wird die Körpergröße zwischen Kindern und Erwachsenen angeglichen. Die Kinder können leichter Blickkontakt aufnehmen und die Therapeuten sprechen weniger von oben herab.

Das Stehen auf den Hockern führt zu einer erhöhten zentralnervösen Wachheit. Außerdem hat so jedes Kind seinen festen Platz. Dies gibt den ängstlichen Kindern Sicherheit und sorgt dafür, dass motorisch unruhige Kinder agieren und an der Aufgabe teilnehmen können, ohne aus dem Rahmen zu fallen. Die Wochenprotokolle und die Schatzkisten mit den Edelsteinen legen die Kinder vor ihren Hocker.

Als Zentrierungsübung dient der Yoga-Baum – oder für Kinder mit Gleichgewicht-schwierigkeiten die Variante mit gekreuzten Beinen anstelle des Einbeinstandes. Dabei stehen alle still und heben die Arme. Ein Therapeut gibt ein akustisches Signal, z. B. mit der Klangschale. In dem Zeitraum, in dem der Klang zu hören ist, verharren alle in der Ausgangsposition.

Danach legen die Kinder ihre Hände an die Handflächen ihres linken und rechten Nachbarn, sodass ein geschlossener Kreis entsteht. Dann klatschen alle gleichzeitig im Rhythmus abwechselnd seitlich in die Hände der beiden Nachbarn und in die eigenen Hände. Hierbei werden nacheinander alle Teilnehmer mit Namen begrüßt:

„Gu-ten-Tag-An-ja, Gu-ten-Tag-Le-on, Gu-ten-Tag ..."

Auf diese Weise nehmen sich die Teilnehmer der Gruppe gegenseitig aufmerksam wahr und prägen sich die Namen besser ein.

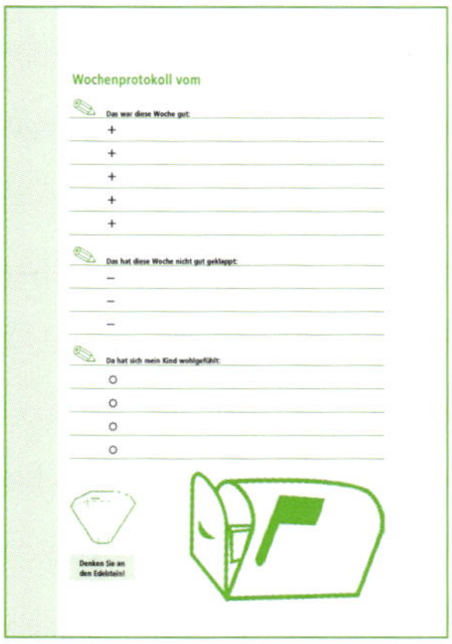

6.1.2 Wochenprotokolle und Edelsteine vorlesen

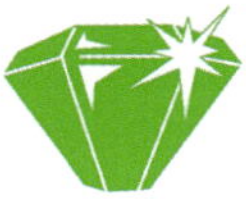

Anschließend werden das *Wochenprotokoll* und die *Edelsteine* im Kreis vorgelesen.
Nachdem alle Kinder ihre Materialien in den Händen halten, liest einer der Therapeuten vor. Der andere Therapeut dokumentiert das Gesagte auf den dafür vorgesehenen Bögen für die einzelnen Teilnehmer. Das parallele Dokumentieren ist phasenweise sehr wichtig, da es in Gruppensituationen sonst zum Verlust wertvoller Informationen kommen kann. Im Vergleich zur Einzeltherapie ist es um ein Vielfaches schwieriger, sich die Inhalte von allen 6 Teilnehmern zu merken.

Wochenprotokoll
In den Wochenprotokollen des Workbooks schreiben die Eltern wöchentlich auf, wie die Woche war. Das Wochenprotokoll ist im Workbook abgedruckt. In der Einzeltherapie wird das Wochenprotokoll in einem DIN-A5-Heft wöchentlich von den Eltern geschrieben.
Dadurch ist es möglich, die Inhalte aus dem Alltag des Kindes in die Therapie zu integrieren. Die Funktion des Protokolls wird den Eltern im Erstgespräch und ggf. noch einmal im Vorgespräch der Gruppe erklärt.

Beispiel: *„Wir sind die Therapeuten für den Alltag! Hier in der Ergotherapie geht es darum, dass sich die Probleme aus Ihrem Alltag mit Ihrem Kind verringern. Indem Sie das Wochenprotokoll schreiben, bringen Sie uns Ihren Alltag hier in die Therapie. Denn wir sind ja nicht dabei, wenn Leon aufsteht, zur Schule geht, Hausaufgaben macht und sich verabredet oder Sie Konflikte miteinander haben. Indem Sie es aufschreiben, können wir darauf eingehen und nur so können wir gemeinsam an den Zielen Ihrer Familie arbeiten.*
Das ist in der Gruppe fast noch wichtiger als in der Einzeltherapie, denn hier sehen wir Sie nur zu Beginn im Wartezimmer und kurz am Ende im Gruppenelterngespräch. Aus diesem Grund haben Sie in der Regel kaum eine Möglichkeit, uns wichtige Details zu erzählen. Wenn Sie das Gefühl haben, dass der Rahmen des Wochenprotokolls nicht ausreicht, vereinbaren Sie bitte mit uns ein Einzelgespräch. In der Gruppe gehen wir auch auf die Inhalte des Wochenprotokolls ein, indem wir z. B. Situationen im Rollenspiel nachspielen und gemeinsam Lösungen erarbeiten. Haben Sie dazu noch Fragen?"

Wochenprotokoll vom

Das war diese Woche gut:

+ Leon ist pünktlich aufgestanden und wir konnten fast immer schön zusammen frühstücken.
+ Am Mittwoch hat sich Leon mit Pascal verabredet.
+ Am Wochenende waren wir zusammen schwimmen, das war schön!
+ Leon hat in Mathe eine Drei geschrieben.
+ Die Hausaufgaben haben am Dienstag und Mittwoch gut geklappt, obwohl Leon Deutsch und Mathe aufhatte.

Das hat diese Woche nicht gut geklappt:

– Am Montag und Donnerstag haben die Hausaufgaben zu lange gedauert (2 h), weil Leon sehr unkonzentriert war, deshalb haben wir uns einmal sehr gestritten.

– Freitag hat die Lehrerin angerufen, weil Leon in der Pause ein anderes Kind gehauen hat. Nun wird eine Klassenkonferenz stattfinden, weil das schon mehrfach vorgekommen ist. Wir sind darüber sehr sauer und auch traurig.

Da hat sich mein Kind wohlgefühlt:

☼ Beim Schwimmen mit der ganzen Familie

☼ Beim Spielen mit seinem Freund

☼ Beim Kuscheln abends im Bett

☼

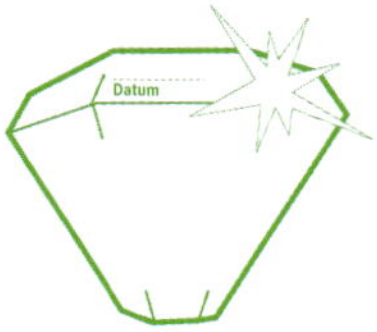

Denken Sie an den Edelstein!

Ein Therapeut liest der Reihe nach von allen Kindern die Wochenprotokolle vor. Hierzu stellt er sich entweder schräg seitlich hinter das entsprechende Kind, sodass er Blickkontakt zu dem Kind und den anderen Gruppenmitgliedern aufnehmen kann, oder er sammelt die mitgebrachten Protokolle der Kinder ein und liest sie von dem Platz, den der Gruppenleiter seit der Begrüßung innehat, vor.

Ziel ist es, dass sich die Kinder gegenseitig zuhören, sich kennenlernen und somit die anderen Teilnehmer und deren Alltag wertschätzen. Dies kann nur erreicht werden, wenn sie aufmerksam sind und die Stimmung in der Gruppe entsprechend positiv ist. Aus diesem Grund sollte das Wochenprotokoll zügig vorgelesen werden. Zwei Minuten pro Kind sollten nicht überschritten werden. Wenn einzelne Kinder Nachfragen oder Tipps für ein beschriebenes Problem haben und sich melden, darf das Kind, dessen Protokoll vorgelesen wurde, die Kinder aufrufen. So wird die Aufmerksamkeit der Kinder gehalten. Je unkonzentrierter eine Gruppe ist, desto knapper sollte die Besprechung der Protokolle ausfallen. Nicht Vorgelesenes wird ebenfalls in der Dokumentation vermerkt.

Das Wochenprotokoll gibt so den Therapeuten, auch ohne dass die Eltern dabei sind, einen Einblick in den Alltag und die aktuelle Situation des Kindes.

Es ist wichtig, beim Wochenprotokoll die positiven Aspekte hervorzuheben. Daher wird von jedem Kind mindestens ein positiver Eintrag vorgelesen: Was war diese Woche gut? Was hat gut geklappt? Wo hat sich das Kind wohlgefühlt? Die Therapeuten sollten ihre Aufmerksamkeit dem widmen, was gut gelungen ist, das Kind loben und es anspornen, so weiter zu machen.

Negative Aspekte werden lösungsorientiert benannt und – wenn nötig – auch näher besprochen, wenn sie zu dem bisher Gelernten oder zum aktuellen Thema passen. Andere negative Vorkommnisse der Woche liest sich einer der Therapeuten still durch und macht sich eventuell Notizen.

Die Kinder bekommen einen Punkt, wenn sie ihr Workbook mit dem ausgefüllten Wochenprotokoll mitgebracht haben. Dies unterstreicht für die Eltern die Verbindlichkeit zur aktiven Mitarbeit. Es verdeutlicht ihnen, dass ihrem Kind Nachteile entstehen, wenn sie es nicht wie vereinbart unterstützen. Für die Kinder bedeutet es, Eigenverantwortung zu zeigen: Sie sollen selbst an das Einpacken des Workbooks denken und können dabei nachsehen oder erfragen, ob die Eltern daran gedacht haben, es auszufüllen.

Im Vergleich zur Einzeltherapie besteht der Unterschied im Umgang mit den Inhalten darin, dass in der Gruppensituation vor allem auf Inhalte eingegangen wird, die das Gruppengeschehen betreffen.

Beispiele

Positiv: „Hier steht: Lars hat seinem Bruder beim Jackeanziehen geholfen, als wir es eilig hatten. – Toll Lars! Das ist sehr nett von dir – und gut mitgedacht! Das passt ja zu unserem heutigen Thema „Hilfe holen, anderen helfen". Schön, dass du das schon so gut kannst!"

Negativ: „Im Wochenprotokoll steht (nachdem 2 gute Punkte vorgelesen wurden): *Leon hat in der Pause im Streit einen Mitschüler ins Gebüsch geschubst. – Kannst du kurz erzählen, was da los war, Leon? Aha, so war das, und du warst deshalb richtig sauer! Wir wollen ja heute noch mal die „Ruhig-mach-Tricks" trainieren. Wir merken uns deinen Streit und überlegen später, was hätte besser laufen können, sodass du keinen Ärger bekommst."*

Edelstein

Die „Edelsteine" werden von den Eltern geschrieben und enthalten ein konkretes Lob mit Situationskennzeichen.

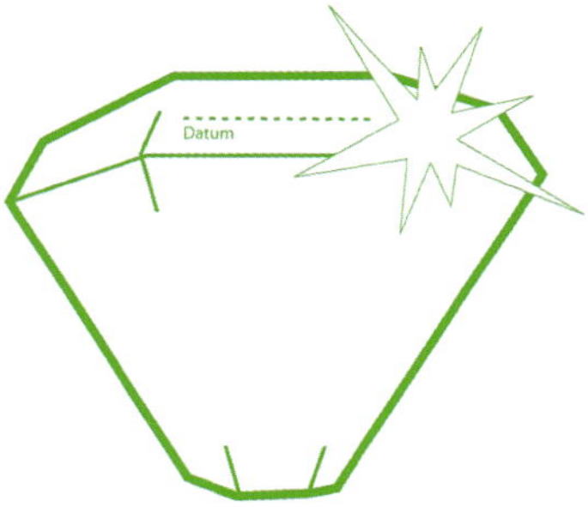

Die Eltern schreiben ihrem Kind jede Woche einen „Edelstein" für seine Schatzkiste. Die Vorlage dafür befindet sich im Anhang des Workbooks.

Auf dem Stein soll konkret eine Situation/Sache aufgeführt werden, die sehr schön war oder die gut geklappt hat. Der Edelstein kann auch etwas beinhalten, was im Wochenprotokoll unter „positiv" steht.

Beispiel: *„Leon, du hast deinem Bruder geholfen die Schuhe anzuziehen, als wir es Montag eilig hatten. Das war sehr lieb von dir! Vielen Dank!"*

Die Edelsteine verbleiben bis zur 4. Einheit im Workbook und werden dann von den Eltern ausgeschnitten und in den von den Kindern gestalteten Schatzkisten gesammelt. So entsteht im Laufe des Trainings eine persönliche Sammlung der Kinder davon, was sie gut können. Sie sammeln ihre Ressourcen symbolisch als ihren Schatz.

Im Anschluss an das Wochenprotokoll liest der Therapeut von jedem Kind den „Edelstein" vor. Indem er in jeder Stunde das Lob der Eltern vorliest, verstärkt er es positiv.

Für den geschriebenen Edelstein der Eltern bekommen die Kinder keinen Punkt auf ihrem Punkteplan. Wenn die Eltern vergessen haben, den Edelstein zu schreiben, ist das für die Kinder immer besonders negativ und traurig.

Häufig gestellte Fragen zum Wochenprotokoll und den Edelsteinen

?

Frage: Was ist, wenn Eltern nicht zuverlässig im Schreiben des Wochenprotokolls und des Edelsteins sind?
Antwort: Dies bedarf unbedingt zeitnaher Klärung! Am Ende der Stunde sollte der Therapeut die Eltern ansprechen und nach dem Grund fragen. Manchmal haben die Eltern die Vorgehensweise nicht verstanden, dann kann das Problem durch weitere Erklärungen behoben werden.
Ein anderer Grund ist manchmal die Unzuverlässigkeit der Eltern. In diesem Fall ist es wichtig, in Abwesenheit des Kindes auf die Verbindlichkeit der Gruppenregeln und auf die Vorbildfunktion zu verweisen. Manchmal kann es auch sinnvoll sein, den Gruppendruck zu nutzen und die Eltern innerhalb des Gruppengesprächs wie folgt anzusprechen: *„Frau Meier, Sie haben im Workbook kein Wochenprotokoll geschrieben, bitte denken Sie ab der nächsten Woche wieder unbedingt daran! Das ist wirklich wichtig!"*
Den Eltern sollte klargemacht werden, dass die Protokolle und Edelsteine vor der gesamten Gruppe vorgelesen werden und sie ihr Kind ausgrenzen, wenn sie beides nicht schreiben und ihr Kind deshalb keine Punkte bekommen konnte (→ auch Übersicht über die „Trainingsaufgaben und Punkte").

Häufigster Grund dafür, dass das Wochenprotokoll unzuverlässig geführt oder nur Negatives geschrieben wird, ist allerdings, dass es in der Einzeltherapie nicht ausreichend eingeführt und nicht intensiv genug genutzt wurde.

?

Frage: Was ist, wenn das Wochenprotokoll (fast) nur negativ geschrieben ist?
Antwort: Vor der Gruppe sollte niemals nur Negatives vorgelesen werden. Hier könnte der Therapeut wie folgt darauf eingehen: *„Leon, ich sehe, dass deine Eltern fast nur Sachen geschrieben haben, die gar nicht so schön waren. Sag mal, hattet ihr eine blöde Woche? ... Ich werde nachher noch einmal mit deiner Mama sprechen und ihr sagen, dass sie ganz vergessen hat, die guten Sachen aufzuschreiben."*
In diesem Fall wird das Protokoll nicht vor der Gruppe vorgelesen, trotzdem erhält das Kind seinen Punkt.
Auch hier sollte sehr zeitnah ein Elterngespräch stattfinden. Die Struktur (Das war gut. Das war nicht gut. Da hat sich mein Kind wohlgefühlt.) sollte den Eltern noch einmal erklärt werden, um Missverständnisse auszuräumen. Es ist sehr wichtig, den Eltern verständlich zu machen, dass der Schwerpunkt immer auf den positiven Aktionen liegen muss, da das Kind nur so lernen kann.
Der Therapeut sollte auf den vorgegebenen Strukturen bestehen. Wenn z. B. ein Elternteil der Meinung ist, es gäbe nichts Positives zu berichten, sollte er argumentieren, dass auch kleine Aktionen – z. B. dass das neunjährige Mädchen seine Schuhe an der Wohnungstür ausgezogen hat – etwas Positives aus dem Alltag sind, das ins Wochenprotokoll geschrieben werden kann, wenn den Eltern sonst nichts einfällt.
Bei Familien, die sehr problemfokussiert sind und keine Ressourcen des Kindes nennen können, wäre es besser, zunächst den Schwerpunkt auf die Einzeltherapie zu legen, bevor der Übergang in das Gruppentraining erfolgt.

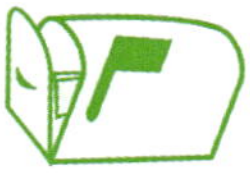

Briefkasten

Der Briefkasten dient den Eltern und Therapeuten zusätzlich als Möglichkeit sich auszutauschen. Die Inhalte werden nicht laut vor der Gruppe vorgelesen.

Beispiele, wie die Therapeuten den Briefkasten nutzen können:

In der 2. Stunde schreiben die Trainer in die Briefkästen: *„Achtung, nächstes Mal bitte alte Kleidung anziehen, wir malen mit Acrylfarbe.", „Nächste Woche ist der Elternabend.", „Denken Sie an das neue Rezept!"* oder *„Bitte ans Geschenk denken!"*

Beispiele, wie die Eltern den Briefkasten nutzen können:

„Nächste Woche können wir nicht kommen, Einladung zum Geburtstag", „Das Rezept ist im Umschlag in der Tasche" oder sie notieren sich Stichpunkte in den Briefkasten, die im Elterngespräch in den letzten 15 Minuten angeregt wurden.

6.1.3 Trainingsaufgabe besprechen

Die Kinder erhalten jede Stunde praktisch umsetzbare Hausaufgaben, die im EST Trainingsaufgaben genannt werden. Die Bezeichnung verhindert eine negative Assoziation mit dem Wort Schulhausaufgaben und schafft einen sportlichen Kontext.

> Schon in der Einzeltherapie vor dem EST müssen Therapiehausaufgaben regelhaft gegeben werden, um die Familie auf diese Vorgehensweise im EST vorzubereiten und individuell auf deren Probleme und Ziele eingehen zu können.

„Therapeutische Hausaufgaben sind prinzipiell bei allen Verhaltens- und Entwicklungsstörungen sinnvoll" (Bellingrath & Brack, 2008). Im Gruppentraining EST bekommen alle Kinder die gleichen Hausaufgaben. Die Eltern bearbeiten parallel zu den Themen der Kinder passende Aufgabenstellungen bzw. Informationen. Dies bewirkt eine verbesserte Integration der Lerninhalte aus der Gruppe und einen schnelleren Transfer in den Alltag der Familien.

Ausstehende Hausaufgaben aus einer dem EST direkt vorangegangenen Einzeltherapie sollten nicht weiter durchgeführt werden, da dies eine Überforderung darstellen würde. Aus diesem Grund ist es wichtig, entsprechende Inhalte – wie z. B. Fit-mach-Übungen – vor bzw. während der Schulhausaufgaben und Verstärkerpläne – z. B. für angepasstes Verhalten im Unterricht – im Rahmen der Einzeltherapie zu installieren. Erst wenn diese Inhalte wirklich gefestigt sind, keiner therapeutischen Anleitung und Lernkontrolle mehr bedürfen und in den Alltag des Kindes integriert sind, sollte der Übergang in das Gruppentraining EST erfolgen.

Der Inhalt der Trainingsaufgaben im EST ist vielfältig und gut in den Alltag der Kinder integrierbar.

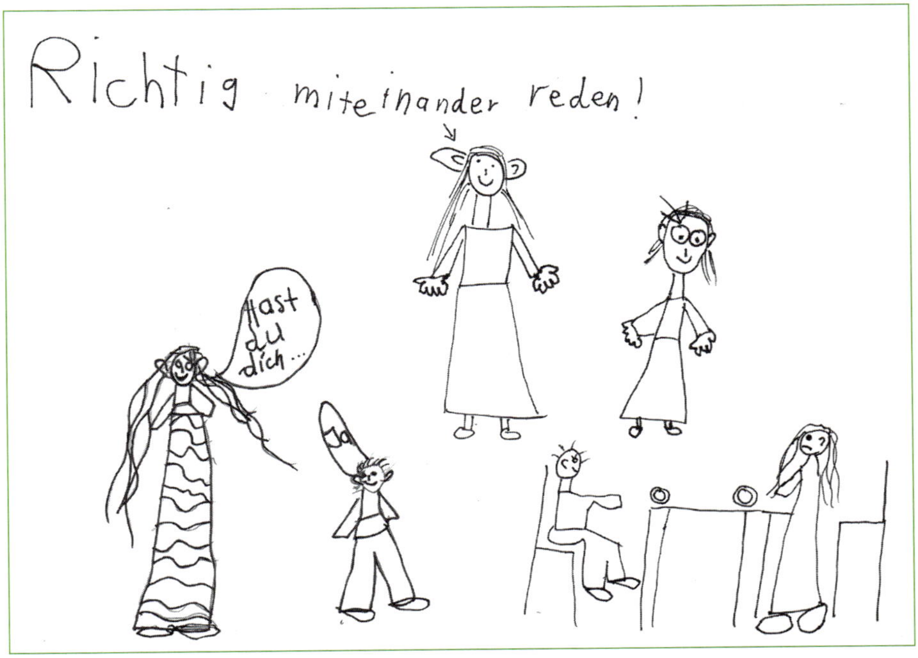

Abb. 6: Bild von Kira, 8 Jahre: Richtig miteinander reden

Zum Teil gestalten die Kinder Materialien, die sie in der Stunde erhalten haben, oder üben das Gelernte mit praktischen Aufgaben ein. Eine weitere Form der Trainingsaufgaben besteht im kognitiven Erarbeiten und schriftlichen Festhalten der Stundeninhalte.

Einigen Kindern wird das Bearbeiten einzelner Themenschwerpunkte der Gruppentrainingsaufgaben leichtfallen und somit einen geringen Fortschritt in Bezug auf das Thema darstellen. So kann zum Beispiel ein Kind schon sicher alleine einkaufen gehen, während andere dabei noch große Schwierigkeiten haben.

Dieser Effekt ist aber in Bezug auf die Ressourcenorientierung und das Erkennen persönlicher Stärken sinnvoll. Dies ist umso wichtiger, da die Kinder im EST die meiste Zeit in ihrem Schwächebereich arbeiten. Daher sind die Inhalte für sie oft eine große Herausforderung und sehr anstrengend.
Stellt der Schwerpunkt einer einzelnen Einheit – wie z. B. die Einheit „Hilfe holen, anderen helfen" – keine Schwierigkeit für das Kind dar, so kann es die anderen Kinder unterstützen, kann Tipps geben und gewinnt so an Selbstvertrauen. Das wirkt sich wieder positiv auf Einheiten aus, die an das Kind größere Anforderungen stellen.

Indem die Trainingsaufgaben besprochen werden, wird der Inhalt der letzten Einheit wiederholt und gefestigt.

Als Hilfe können hier zusätzlich zu den Trainingsaufgaben Materialien aus der vorherigen Einheit hinzugezogen werden, z. B. ein erstelltes Plakat oder die passende Jokerkarte. Die Therapeuten achten darauf, dass der geplante Zeitrahmen eingehalten wird (→ jeweiligen Leitfaden der einzelnen Einheiten im Manual).

Die Besprechung der Trainingsaufgaben erfolgt in der Regel am Tisch. Die Kinder werden aufgefordert, ihre Materialien mitzunehmen und die Hocker an ihren Platz zu stellen. Am Tisch achten die Therapeuten auf eine angepasste Sitzhaltung. Kleineren Kindern kann ein Hocker oder ein Tripptrappstuhl als Unterstützungsfläche für die Füße angeboten werden. Die Kinder packen ihre Mappen aus und schlagen die aktuelle Trainingsaufgabe auf.

Bei der Besprechung der Trainingsaufgaben achten die Therapeuten auf die Wortmeldungen der Kinder. Es sollte sich möglichst jedes Kind äußern. Zurückhaltende Kinder werden ermutigt, etwas zu sagen, impulsive Kinder aufgefordert, zuzuhören und abzuwarten, bis sie dran sind. Wenn nötig, erinnern die Therapeuten an die Gesprächsregeln und intervenieren mit dem Zeigen der Regelkarten (→ „Vertrag" A 6. 2.2).

Bei jüngeren Kindern oder Kindern, die Probleme mit dem Schreiben, z. B. aufgrund einer Teilleistungsstörung, haben, werden die Eltern ermutigt, ihr Kind zu unterstützen, indem sie für das Kind das Gesagte zu Hause möglichst leserlich aufschreiben. Beim Vortragen kann einer der Therapeuten oder ein anderes Kind beim Vorlesen helfen.

Die Kinder bekommen für erledigte Trainingsaufgaben Punkte.

Häufig gestellte Fragen zu einzelnen Trainingsaufgaben

Frage: Dürfen Trainingsaufgaben nachgeholt werden? Gibt es dann auch noch später die Punkte dafür?

Antwort: Ja, Trainingsaufgaben dürfen nachgeholt werden. Bei einzelnen Aufgaben ist es auch sinnvoll, dies von den Teilnehmern zu verlangen, z. B. wenn die Fragestellung zu der Indikation des Kindes passt: Ein Kind traut sich nicht, sich zu verabreden und hat so die Trainingsaufgabe in Einheit 10: „Verabrede dich mit einem Kind aus deiner Klasse" nicht erfüllen können.

Sobald es dem Kind zu einem späteren Zeitpunkt gelingt, sich zu verabreden, bekommt es nachträglich die Punkte dafür. Hiermit wird erreicht, dass das Kind für seine Leistung honoriert wird. Denn Ziel des EST ist nicht vorrangig die Selbstorganisation, sondern die Integration gerade der für das Kind schwierigen Stundeninhalte in den Alltag.

Frage: Muss sich das Kind unbedingt in der Klasse verabreden?

Antwort: Ja. Die Verabredung sollte innerhalb der Klasse stattfinden, da sie das soziale Umfeld des Kindes darstellt, in dem es sich den Großteil des Tages aufhält. Oftmals möchten sich ängstliche Kinder z. B. mit dem Nachbarskind verabreden, mit dem sie schon von klein auf gespielt haben. Hierbei wäre aber der Lerneffekt nicht vorhanden.

Frage: Dürfen Eltern ihren Kindern bei den Trainingsaufgaben helfen?

Antwort: Ja, sehr gerne! Die Eltern dürfen (vor allem auf Nachfrage des Kindes) dem Kind helfen. Sie können Materialien bereitstellen (z. B. beim Familienhaus) oder das Kind beim Lesen oder Schreiben unterstützen. Wichtig ist aber, dass die Kinder sich die Inhalte erarbeiten und verstehen. Die Eltern müssen also darauf hingewiesen werden, nicht vorschnell Hilfestellung zu geben oder die Aufgabe für das Kind zu machen.

Frage: Was ist, wenn sich ein Kind weigert, die Trainingsaufgaben zu machen?
Antwort: Die Fertigstellung der Trainingsaufgaben liegt in der Verantwortung des Kindes. Die Eltern dürfen den Kindern aber dabei helfen (s. o.). Auf keinen Fall sollen die Trainingsaufgaben des EST Streit in der Familie auslösen. Daher wäre bei Verweigerung eine gute Reaktion der Eltern, dem Kind die Verantwortung zu überlassen und es aufzufordern, den Therapeuten in der Therapiestunde zu erklären, dass es die Trainingsaufgabe nicht machen wollte, und es auch zu begründen.

Frage: Was ist, wenn das Kind schon ein Ruheschild oder einen Drehzahlmesser hat (vgl. Einheit 7)?
Antwort: Super! Dann wird das Kind für seine individuellen Möglichkeiten und sein Wissen um das Thema gelobt. Es soll dann sein Schild oder ein Foto davon bzw. den Drehzahlmesser mit zur Stunde bringen, in der die Trainingsaufgabe besprochen wird, und bekommt dafür auch den Punkt wie die anderen Kinder.

Frage: Was passiert, wenn die Kinder nicht einkaufen wollen, den Einkauf vergessen oder der Einkauf nicht stattfindet, weil die Eltern sich sorgen, das Kind könnte es nicht schaffen, und von daher die Zutaten fehlen?
Antwort: Die Trainingsaufgabe aus der Einheit 8 ist, dass das Kind selbstständig einkaufen soll, ohne Hilfe der Eltern. Möglich wäre, dass die Eltern das Kind zum Supermarkt begleiten und dann vor der Tür warten, bis das Kind mit dem Einkauf fertig ist. Die Eltern dürfen diesen Einkauf nicht selbst übernehmen bzw. in ihren Wocheneinkauf integrieren, weil das Kind sonst kein Erfolgserlebnis haben wird. Dies muss den Eltern vorher sehr deutlich im Elterngespräch mitgeteilt werden. Für Notfälle liegen in der Praxis alle benötigten Zutaten für das Backen bereit. Dies wird zwar den Eltern, aber nicht den Kindern, mitgeteilt.
Wenn nun ein Kind seine Zutat nicht dabei hat, wird nachgefragt, woran es gelegen hat. Oft ist die Antwort, dass sie es vergessen haben. In diesem Fall würde der Therapeut z. B. so reagieren: *„Oh nein, was machen wir denn jetzt? Du hattest doch die Aufgabe, ‚Mut-machen' zu üben und alleine einkaufen zu gehen! Jeder von euch sollte eine Zutat besorgen, damit wir heute alle miteinander backen können! Jeder hat sich dabei auf den anderen verlassen, denn wir brauchen alle Zutaten! Hat jemand von euch eine Idee, wie wir das Problem nun lösen können?"*
Nach einiger Zeit kann der Therapeut dann vorschlagen, dass das Kind im Lager/Küchenschrank o. Ä. nachschaut, ob zufällig die entsprechende Zutat noch vorhanden ist und somit das Problem gelöst werden kann.
Wenn es ein Kind aus Angst nicht geschafft hat einzukaufen, muss die Intervention anders ausfallen. In diesem Fall würde der Therapeut an das Ziel und den Inhalt der letzten Einheit anknüpfen und fragen, ob das Kind an seinen Zauberstein und Zauberspruch gedacht hat, und ebenfalls die anderen Kinder fragen, ob sie Tipps geben können. Danach würde der Therapeut das Kind auffordern, in der Praxis einen fremden Kollegen zu fragen, ob er weiß, ob die entsprechende Zutat in der Praxis noch vorhanden und wo sie zu finden sei. Für dieses „sich trauen" wird das Kind gelobt. Evtl. wird im Anschluss oder in einem gesonderten Einzelgespräch mit den Eltern das Thema aufgegriffen und es werden Tipps für die Umsetzung gegeben. Beide – das ängstliche Kind und das Kind, das die Zutat vergessen oder bewusst nicht gekauft

hat – müssen die Trainingsaufgabe auf jeden Fall nachholen und in einer der nächsten Stunden die Zutat mitbringen, damit der Vorrat der Praxis wieder aufgefüllt werden kann.

Trainingsaufgaben und Punkte

Einheit	Jokerkarten	Trainingsaufgabe Kinder (TA)	Punktvergabe am Anfang der nächsten Stunde
1. Einheit	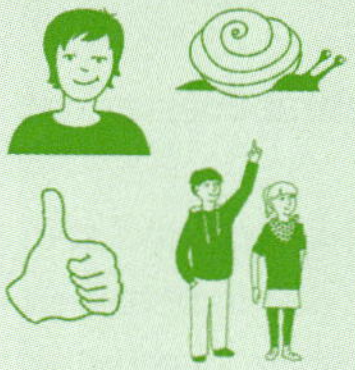	1. Familienhaus erstellen 2. Lehrerfragebogen abgeben und Rückmeldung wieder mitbringen	Jeweils 1 Punkt
2. Einheit	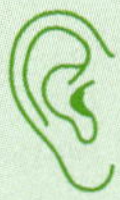	Wer kann am längsten Blickkontakt halten, ohne wegzugucken oder zu lachen? 1. Mit einem Erwachsenen 2. Mit einem anderen Kind	Jeweils 1 Punkt
3. Einheit	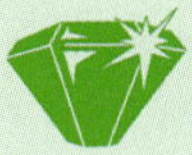	1. Das kann ich gut! 2. Das mag ich an mir!	Jeweils 1 Punkt
4. Einheit	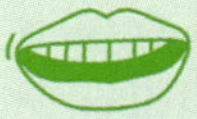	1. Regel-Bild malen und Bild Eltern erklären 2. Bild (Vorlage) Eltern beschreiben	Jeweils 1 Punkt
5. Einheit		1. Sage „Stopp!" 2. Höre auf das „Stopp!" der anderen! Inkl. Dokumentieren	Jeweils 1 Punkt
6. Einheit	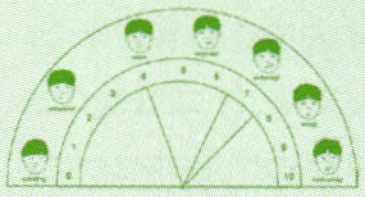	1. Detektiv: Drehzahlen im Alltag 2. Drehzahlmesser erstellen	Jeweils 1 Punkt
7. Einheit	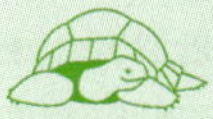	1. „Bitte-nicht-stören-Schild" herstellen und ausprobieren 2. Einen „Ruhig-mach-Trick" ausprobieren 3. „Ruhig-mach-Tricks" Eltern zeigen	1.) und 2.) jeweils 1 Punkt
8. Einheit	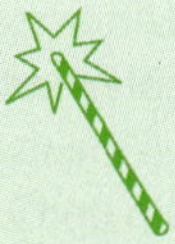	1. Alleine einkaufen 2. Überlege dir, wobei du Mut brauchst!	Jeweils 1 Punkt
9. Einheit	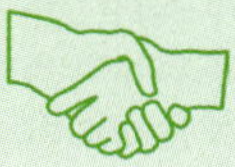	1. Abendbrot machen 2. Hole dir Hilfe bei einem dir unbekannteren Erwachsenen	Jeweils 1 Punkt

Einheit	Jokerkarten	Trainingsaufgabe Kinder (TA)	Punktvergabe am Anfang der nächsten Stunde
10. Einheit	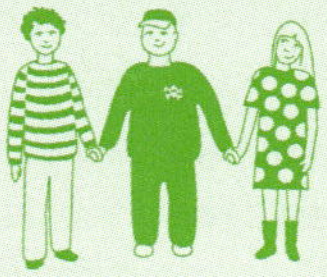	1. Einem Kind etwas Nettes sagen 2. Mit einem Kind aus der Klasse verabreden	Jeweils 1 Punkt
11. Einheit	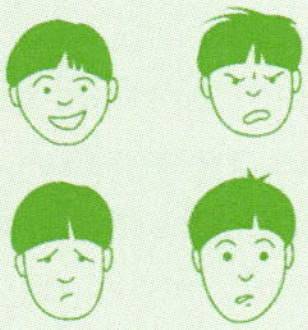	1. Gefühlsdetektiv 2. Motor & Gefühle	Jeweils 1 Punkt
12. Einheit	alle Joker	1. Jokerkarten ausschneiden 2. Setze das Gelernte ein	Jeweils 1 Punkt
13. Einheit	alle Joker	1. Deine Meinung! 2. Lehrerfragebogen und Antwort wieder mitbringen	Jeweils 1 Punkt

6.1.4 Theoriephase

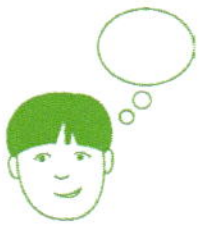

Im Anschluss an die Besprechung der Trainingsaufgaben und die Wiederholung der Stundeninhalte der letzten Woche wird zum neuen Thema dieser Einheit übergeleitet. Das kognitive Erarbeiten erfolgt auf unterschiedliche Art und Weise (→ einzelne Einheiten im Manual).

Wenn ein Brainstorming zum Thema stattfindet, geschieht dies in der Regel am Tisch. Der Therapeut notiert die genannten Inhalte parallel auf Blankokärtchen, die dann auf Plakatkarton geklebt werden. Es ist auch möglich, die Kinder die Inhalte aufschreiben zu lassen, allerdings muss dabei bedacht werden, dass dies oft viel Zeit

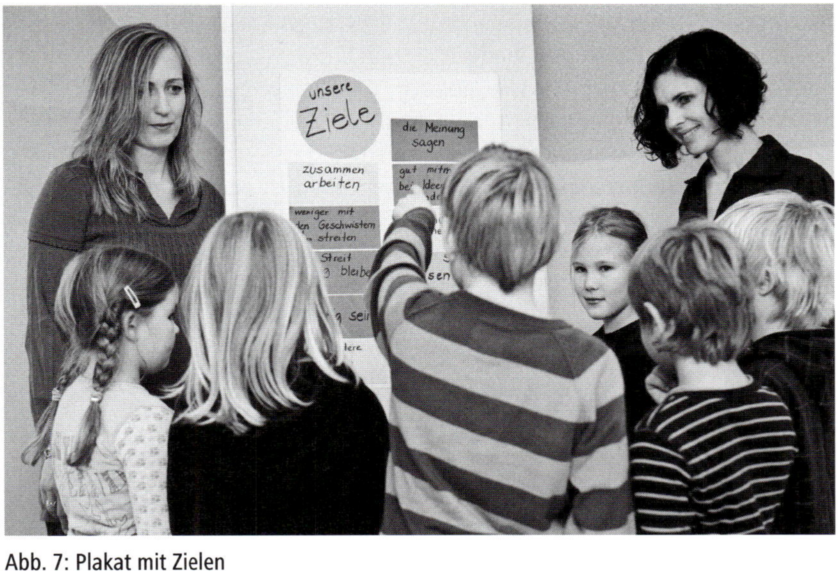

Abb. 7: Plakat mit Zielen

in Anspruch nimmt und die Schrift der Kinder für die anderen meist nicht so gut lesbar ist wie die der Erwachsenen. Daher ist im Training geplant, dass die Therapeuten die Verschriftlichung übernehmen und die Kinder z. B. beim Aufkleben helfen.

Wie auch beim Vorlesen der Wochenprotokolle ist es wichtig, den geplanten Zeitrahmen von 5–10 Minuten (→ jeweiligen Leitfaden der einzelnen Einheiten im Manual) einzuhalten, um die Kinder in ihrer Aufmerksamkeitsleistung nicht zu überfordern.

Durch die Individualität der Teilnehmer und die heterogene Gruppenstruktur entsteht in den einzelnen Gruppen eine unterschiedliche Gruppendynamik. Bei manchen Gruppen gestaltet sich das kognitive Erarbeiten sehr produktiv. Bei anderen Gruppen können diese Phasen auch sehr zäh sein. Falls Schwierigkeiten in der gemeinsamen kognitiven Erarbeitung bestehen, ist es besser, nicht länger auf den Theorieteil einzugehen, sondern mit der praktischen Durchführung fortzufahren, da sich durch das Ausprobieren die Inhalte besser einprägen.

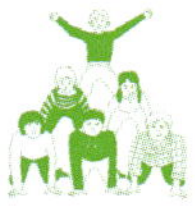

6.1.5 Trainingsphase

Die Trainingsphase ist immer einem aktuellen Stundenthema gewidmet und bildet den Kern der Stundeninhalte. Als Medien werden dynamische Spiele, Rollenspiele und praktische ergotherapeutische Aufgaben eingesetzt.

Es ist wichtig, dass sich die Gruppenleiter auf die Inhalte gut vorbereiten. Die Aufgabenstellungen sollten möglichst frei vorgetragen und nicht abgelesen werden. Die benötigten Materialien sollten sich (soweit nicht anders geplant) im Raum befinden. Nur wenn sich der Therapeut sicher ist, in dem was er tut, ist es möglich, den Schwerpunkt auf das soziale Handeln und die Interaktion sowie das Erreichen der Ziele der einzelnen Teilnehmer zu lenken.

Es erfordert oft hohes therapeutisches Geschick, die Gruppe effektiv zu leiten und dennoch natürliches kindliches Agieren zu ermöglichen. Die Dynamik in Sozialkompetenzgruppen ist häufig sehr wechselhaft und unvorhersehbar. Wichtig ist es, sich an therapeutische Grundsätze wie „positives Verhalten verstärken" und „als Vorbild freundlich und bestimmt agieren" zu halten. Es sollte intensiv auf die Gruppenregeln „freundlich sein", „gut mitmachen", „warten, bis ich dran bin" und „vorsichtig bewegen" geachtet werden. Muss eine Regel zusätzlich oder besonders beachtet werden (häufig „vorsichtig bewegen"), müssen die Kinder vor Beginn des Spieles darauf hingewiesen werden.

6.1.6 Neue Trainingsaufgaben vergeben und Punkte übertragen

Die Vergabe der Trainingsaufgaben findet zum Ende der Gruppenstunde statt. Die Kinder nehmen nach der Trainingsphase ihre Materialien und setzen sich auf ihren Platz am Tisch. Hier werden die Arbeitsblätter, auf denen die Trainingsaufgaben erklärt sind, verteilt und der Inhalt kurz erläutert.

Meist sind die Kinder zu diesem Zeitpunkt schon erschöpft oder besonders aufgedreht und haben dadurch Schwierigkeiten, sich zu konzentrieren und gut zuzuhören. Daher ist es wichtig, das Vorgehen gut zu strukturieren.

Beispiel aus Einheit 2: *„Hier habt ihr eure Trainingsaufgaben. Lest sie euch zu Hause gut durch oder bittet eure Eltern darum, sie euch vorzulesen. Es ist ein Spiel, bei dem ihr trainieren könnt, euch anzugucken – denn das ist das Schwierigste beim Zuhören. Wie es geht, steht hier genau. Wir wünschen euch viel Spaß dabei."*

Das Beispiel zeigt, dass die Therapeuten nicht zu intensiv auf die Inhalte eingehen sollten, sondern nur den Bezug zu dem Stundenthema herstellen.
Es ist darauf zu achten, dass jedes Kind die Trainingsaufgaben in seiner Mappe abheftet.

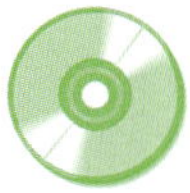

Das Erledigen der Aufgaben wird durch positive Wertschätzung bei der Besprechung in der folgenden Einheit und durch das Erhalten der Punkte verstärkt (→ Tabelle „Trainingsaufgaben und Punkte").

Punkte übertragen
Direkt nach dem Verteilen der Trainingsaufgaben werden die Punkte vom Plan des Therapeuten auf den Punkteplan des einzelnen Kindes übertragen (→ Vorlagen CD, Einheit 0 und 1). Die Mappen liegen bereits aufgeschlagen auf dem Tisch und die Kinder blättern bis zu ihrem Punkteplan.

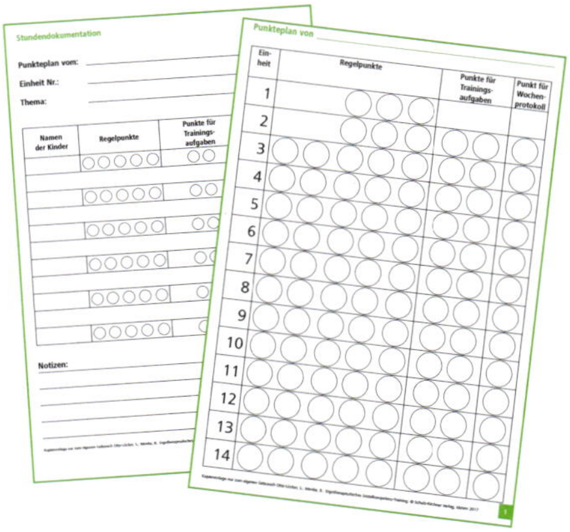

Die Kinder können folgende Punkte erhalten:

- 5 Regelpunkte
- 2 Trainingsaufgabenpunkte
- 1 Wochenprotokollpunkt

Die Kinder erhalten ihre Punkte als Stempel auf ihren Punkteplan. Dies verstärkt der Therapeut positiv, indem er die Erfolge lobt oder das entsprechende Kind anspornt, es nächstes Mal weiter zu versuchen: *„Na, am Schluss konntest du nicht mehr – aber dein Anfang war Spitze: Da hast du alle Punkte! Weiter so!"*
Wichtig ist dabei, sowohl authentisch als auch motivierend zu sein. Die Zeitvorgabe von 5–7 Minuten (→ Leitfäden) sollte eingehalten werden.

6.1.7 Verabschiedung mit Lobdusche

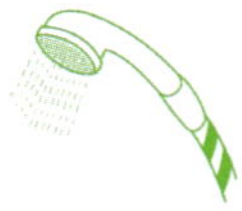

Nachdem die Kinder ihre Mappen in die Taschen gepackt haben, bilden sie, wie zu Beginn der Stunde, einen Hockerkreis und stellen sich darauf. Die Tasche liegt vor ihren Hockern.

Lobdusche
Nun erfolgt eine sehr wichtige ressourcenorientierte Intervention im Training: die Lobdusche.

Die Lobdusche ist das Pendant der Edelsteine, die die Eltern den Kindern schreiben. Der Unterschied besteht darin, dass jetzt die Therapeuten jedem Kind ein konkretes positives Lob mündlich aussprechen.

Dieses Lob sollte mit einem Gütekriterium aus dem Inhalt der Stunde versehen werden und möglichst genau sein. Beim Formulieren ist es wichtig, das Kind mit Namen anzusprechen und mit ihm Blickkontakt zu halten.

Beispiele: *„Leon, ich finde, du hast heute sehr gut zugehört! Als wir vorhin das Spiel erklärt haben, hast du so gut zugehört, dass du es danach Kai erklären konntest. Das war spitze!"*
„Lisa, du hast dich heute viel getraut und ganz toll mitgemacht. Ich finde, du warst ein super Baustellenchef, hast laut und deutlich geredet und die anderen haben auf dich gehört!"
„Marvin, mir ist aufgefallen, dass du dich heute sehr gut an die Regeln gehalten hast! Du hast besonders bei der Punkteverteilung wirklich gut abgewartet, bis du an der Reihe warst. Weiter so!"

Durch diese konkrete positive Zuwendung wird erreicht, dass die Kinder gestärkt aus der Therapie herausgehen und ein positives Gefühl aus der Stunde zurückbleibt.

Dies ist vor allem in den Stunden extrem wichtig, die anstrengend für die Kinder und Therapeuten waren, in denen Konflikte aufgetreten sind oder in denen die Kinder viele Regelpunkte verloren haben. Daher darf dieses Ritual nie fehlen!

Als Therapeut muss man hierbei spontan sein und aus den eigenen Beobachtungen schöpfen. Eine inhaltliche Absprache mit dem Kollegen über die Lobdusche ist im Vorfeld meist nicht möglich. Wichtig ist, dass jedem Kind eine Lobdusche gegeben wird!

Als Leitsatz sollte man sich merken:

Je schwieriger es für den Therapeuten ist, einem Kind eine Lobdusche zu geben, desto nötiger ist sie für dieses Kind in der heutigen Stunde!

Verabschiedung
Nach der Lobdusche wird wieder im Kreis geklatscht, indem alle die Hände aneinanderlegen und wie bei der Begrüßung abwechselnd im Takt in die Hand der Nachbarn und in die eigene klatschen und sagen: *„Auf-Wie-der-sehen-Le-on, Auf-Wie-der-sehen-Chan-tal, Auf-Wie-der-sehen-Ke-vin usw."*

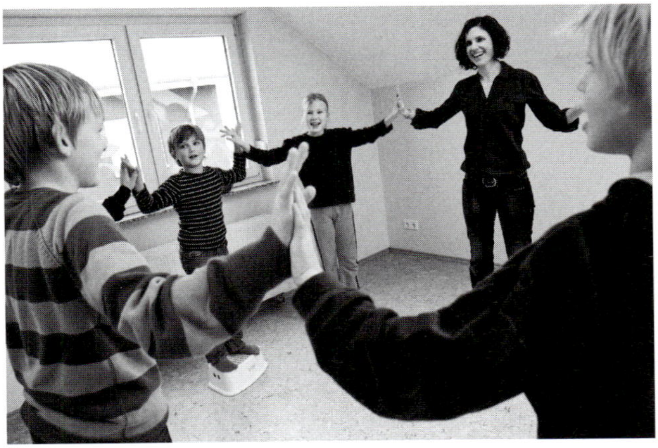

Abb. 8: Verabschiedung: Klatschen

6.1.8 Elterngespräch

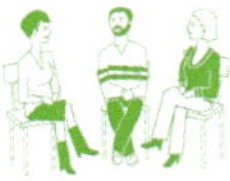

Eine Viertelstunde vor Ende der Therapieeinheit, meist nach der Trainingsphase, verabschiedet sich ein Therapeut von den Kindern mit Handschlag und bittet die Eltern zum Elterngespräch in einen Extraraum. Das Gespräch wird immer am Ende jeder Einheit von einem der Therapeuten durchgeführt.

Hierbei geht es darum, der Elterngruppe eine kurze Rückmeldung über die Stunde zu geben sowie Aktuelles und Organisatorisches zu klären. Im Workbook sind die Informationen, was in der Stunde mit welchen Zielen gemacht wurde, enthalten, ebenso wie die Trainingsaufgabe der Eltern und teilweise besondere Informationen zum Thema. So kann der Fokus mehr auf der Rückmeldung über die Gruppe liegen. Zudem können durch das Workbook der zweite Elternteil oder auch betreuende Großeltern mit eingebunden werden. Der Therapeut sollte immer ein eigenes Workbook dabei haben und die passenden Seiten der Einheit beim Erklären hochhalten, um den Eltern einen visuellen Überblick zu geben.
Die Rückmeldung über die Kinder muss ressourcenorientiert sein und es sollte vor allem das besprochen werden, was gut gelungen ist und auf welche Weise die Kinder eventuelle Probleme oder Schwierigkeiten gelöst haben.

Die schriftlichen Trainingsaufgaben der Eltern werden von dem Therapeuten nicht kontrolliert. Vielmehr geht es darum, die Eigenverantwortung der Eltern zu stärken und ihnen zu zeigen, wie sie im Rahmen des Trainings die Möglichkeit haben, an konkreten Themen passend zu denen ihrer Kinder zu arbeiten. In den Elterngesprächen und auch bei den Elternabenden wird deutlich, auf welche Weise die Eltern die Trainingsaufgaben für sich und ihr Kind nutzen und welche Schwerpunkte sie dabei setzen.
Wenn einige Eltern die Trainingsaufgabe nicht regelmäßig erledigen, ist es möglich, die Gruppendynamik zu nutzen. Eine mögliche Intervention der Therapeuten wäre z. B., die Eltern, die die Aufgabe gemacht haben, aufzufordern, genauer von ihren Erfahrungen zu berichten. Neben der positiven Verstärkung für diese Eltern bewirkt das Vorgehen in der Regel, dass andere Eltern dadurch zur aktiven Mitarbeit motiviert werden.

Übersicht über die Elternaufgaben

Einheit	Jokerkarte/ Symbol	Wochen-protokoll	Edel-stein	Entspannungs-geschichte
0				
1	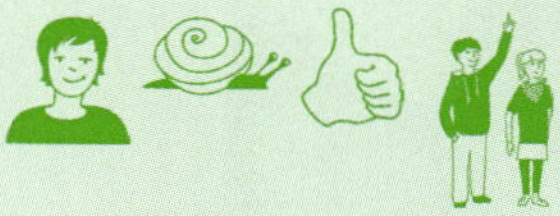	✔	✔	
2	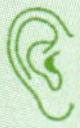	✔	✔	
3	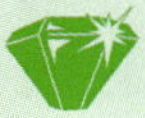	✔	✔	
4	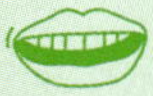	✔	✔	
5		✔	✔	
6	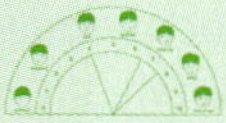	✔	✔	
7	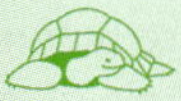	✔	✔	✔
8	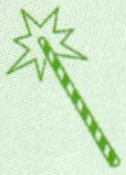	✔	✔	✔
9	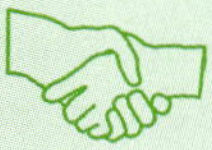	✔	✔	✔
10	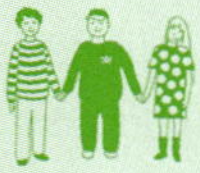	✔	✔	✔
11	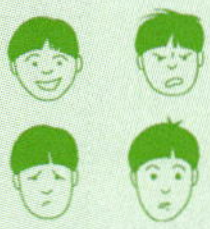	✔	✔	✔
12	Alle Joker	✔	✔	✔
13	Alle Joker	✔	✔	✔
14	Alle Joker			

	Trainingsaufgabe Eltern (TA)
	▪ Ziele aufschreiben
	▪ Das Familienhaus: Materialhilfe ▪ Loben
	▪ Erwünschtes Verhalten verstärken ▪ Du bist mir wichtig! Interesse zeigen
	▪ „Meine Familie ... gemeinsam sind wir stark!" ausfüllen
	▪ Sich mitteilen und verstanden werden ▪ Regel-Bild erklären lassen ▪ Bild nach Beschreibung der Kinder malen ▪ Regeln im Alltag anwenden (4 Ks)
	▪ Grenzen setzen, Stopp! sagen ▪ Stopp-Zeichen üben ▪ Entspannungsbücher kaufen
	▪ Motorenvokabular im Alltag anwenden ▪ Kind beim Ausfüllen des Detektivbogens unterstützen
	▪ In der Ruhe liegt die Kraft ▪ „Ruhig-mach-Tricks" mit Kind anschauen und für sich eigene auswählen ▪ „Ruhig-mach-Tricks" im Alltag
	▪ Mut „Du schaffst das!" ▪ „Mut-mach-Tricks" ▪ Wie werden wir Anspannung los? ▪ Dem Kind Mut machen, alleine einzukaufen
	▪ Hilfe holen, anderen helfen ▪ Feste Aufgabe geben/Plan
	▪ Unterstützen beim Verabreden ▪ Anwendung des Konfliktgesprächs ▪ Familienrat einführen ▪ Plan
	▪ Anwendung des Konfliktgesprächs und des Familienrats ▪ Plan ▪ Weiterarbeiten an den bisherigen Inhalten ▪ Rückblick ▪ Persönliche Schwerpunkte setzen
	▪ Anwendung des Konfliktgesprächs und des Familienrats ▪ Plan ▪ Weiterarbeiten an den bisherigen Inhalten ▪ Endspurt: Joker im Alltag anwenden
	▪ Anwendung des Konfliktgesprächs und des Familienrats ▪ Ziele neu bewerten ▪ Fragebogen ausfüllen
	▪ Weiterhin nutzen, was während des EST bereichert hat

6.2 Regeln und Punktevergabe im EST

6.2.1 Punktesystem

Im EST wird als ein Teil der verhaltenstherapeutischen Interventionen ein Response-Cost-Token-System (R-C-T-System) verwendet. Dieses Verfahren fördert die Selbstbeobachtungs- und Selbststeuerungsfähigkeiten des Kindes (Jacobs & Petermann, 2013) und eignet sich dementsprechend besonders bei Kindern mit geringer Selbstwahrnehmung, impulsivem oder oppositionellem Verhalten. Den introvertierten und ängstlichen Kindern gibt die Verwendung eines R-C-T-Systems dadurch Sicherheit, dass klare Regeln und Konsequenzen für das Verhalten in der Gruppe festgelegt sind. Die Verwendung des R-C-T-Systems soll auch die Motivation steigern und dazu beitragen, dass die Kinder sich an die besprochenen Regeln halten, ihr Verhalten positiv regulieren und die Bereitschaft für die Erledigung der Trainingsaufgaben erhöhen.

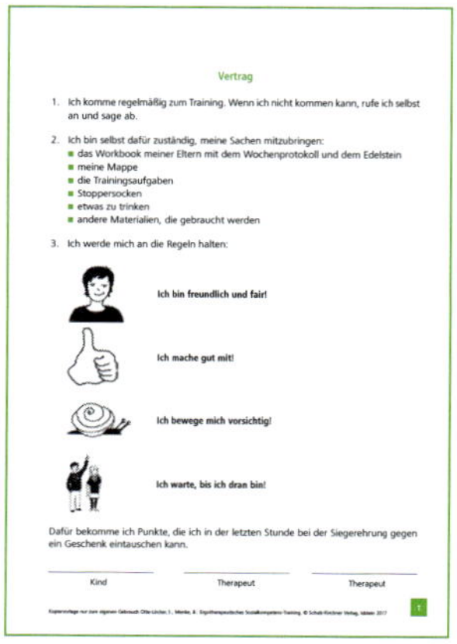

Vertrag

1. Ich komme regelmäßig zum Training. Wenn ich nicht kommen kann, rufe ich selbst an und sage ab.
2. Ich bin selbst dafür zuständig, meine Sachen mitzubringen:
   - das Workbook meiner Eltern mit dem Wochenprotokoll und dem Edelstein
   - meine Mappe
   - die Trainingsaufgaben
   - Stoppersocken
   - etwas zu trinken
   - andere Materialien, die gebraucht werden
3. Ich werde mich an die Regeln halten:

Ich bin freundlich und fair!

Ich mache gut mit!

Ich bewege mich vorsichtig!

Ich warte, bis ich dran bin!

Dafür bekomme ich Punkte, die ich in der letzten Stunde bei der Siegerehrung gegen ein Geschenk eintauschen kann.

Kind   Therapeut   Therapeut

1

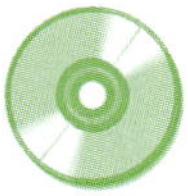

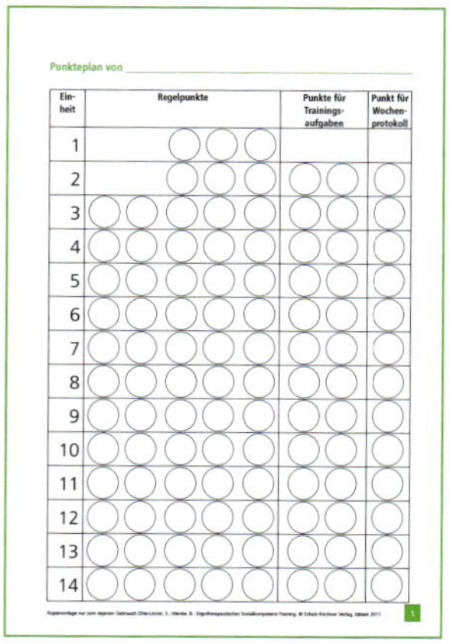

Punkteplan von ____________

Einheit	Regelpunkte	Punkte für Trainingsaufgaben	Punkt für Wochenprotokoll
1			
2			
3			
4			
5			
6			
7			
8			
9			
10			
11			
12			
13			
14			

1

6.2.2 Vertrag

Zu Beginn des Trainings in der ersten Einheit werden mit den Kindern die Regeln für das Training vereinbart. Sie werden in einem Vertrag festgehalten (→ Vorlage CD, Einheit 1). Die Kinder müssen genau darüber informiert sein, welches Verhalten das Kontingent reduziert und welches erwünscht ist und ihnen Token (Punkte) sichert. Folgende Regeln stehen im Vertrag und werden durch Regelkarten unterstützend im Therapieverlauf visualisiert:

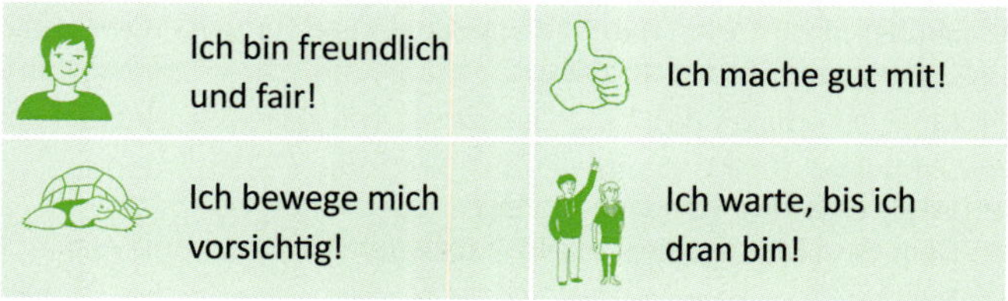

Diesem Vorgehen in der Gruppe stimmen die Kinder zu, indem sie den Gruppenvertrag unterschreiben. Beide Therapeuten unterschreiben ebenfalls. Die Verträge können am Ende der Stunde kopiert werden, sodass die Therapeuten ein Exemplar in der Gruppenmappe abheften können. Das Original verbleibt auf jeden Fall in der Mappe des Kindes.

6.2.3 Regelpunkte

In jeder Einheit bekommen die Kinder ein Kontingent von fünf Regelpunkten, außer in Einheit 1 und 2, da können sie nur drei Punkte bekommen. In den beiden ersten Stunden müssen die Regeln zunächst besprochen bzw. wiederholt werden, bevor ihre Einhaltung von den Kindern erwartet werden kann. Die Punkte können durch sozial angepasstes Verhalten gesichert werden. Ein Punkt wird immer pro Zeiteinheit von ca. 15 Minuten gegeben.

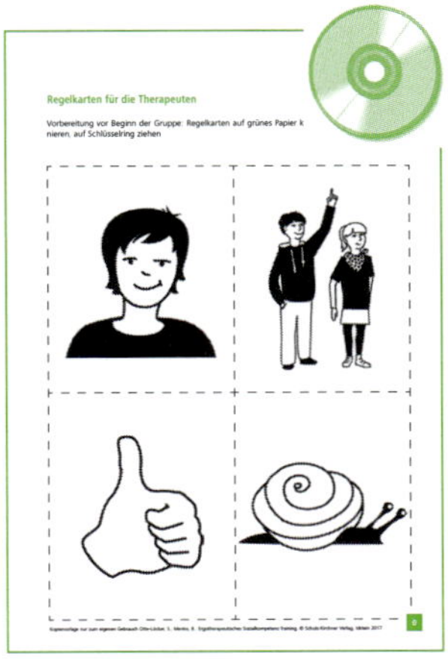

Die Therapeuten verwenden Regelkarten mit den entsprechenden Symbolen (→ Vorlage CD, Einheit 0). Bei einem Regelverstoß wird die entsprechende Karte gezeigt, ohne dass der Regelverstoß verbalisiert wird. Hierdurch wird erreicht, dass das negative Verhalten nicht durch Aufmerksamkeit verstärkt wird. Wenn das Kind beim Erkennen der Regelkarten noch Unterstützung braucht oder das erwünschte Verhalten unklar sein könnte, hilft es, es zu benennen. Ist z. B. ein Kind gerade albern und stört andere, zeigt der Therapeut die Regelkarte „Ich mache gut mit" und sagt dazu: *„Mach gut mit Peter, sei leise und hör zu! Du schaffst das!"*, Peter ist dann einmal verwarnt.

Nach der zweiten Verwarnung (egal durch welche Regelkarte) verliert das Kind den Punkt für diese Zeiteinheit. Dies wird kenntlich gemacht, indem der Punkt auf der Stundendokumentation mit einem X durchgestrichen wird.

Punkte, die z. B. zu Beginn der Stunde durch das Wochenprotokoll erworben wurden, können nicht nachträglich bei wiederholten Regelverstößen gestrichen werden.

Das R-C-T-System ermöglicht es, auf unerwünschtes Verhalten einzugehen. Das erwünschte Verhalten muss anderweitig gefördert werden. Hat ein Kind einen Punkt z. B. zu Beginn der 15-Minuten-Spanne verloren und strengt sich daraufhin sehr an, sein Verhalten zu verbessern, sollte dies unbedingt positiv hervorgehoben werden, indem das Kind mit dem erwünschten Verhalten Aufmerksamkeit bekommt – den verlorenen Punkt kann das Kind aber nicht wiedergewinnen.

Die Vergabe der Punkte sollte sich dem Geschehen in der Gruppe anpassen. Daher ist es nicht sinnvoll, ein akustisches Signal wie einen Wecker zum Messen der 15 Minuten zu verwenden.
Wenn sich die Kinder gerade in Interaktion, z. B. im Rollenspiel, befinden oder ein offener Konflikt ausgetragen wird, ist es besser, die Punktevergabe daran anzuschließen. Ebenfalls kann der Therapeut das Gruppengeschehen lenken, indem er z. B. schon nach einem Zeitintervall von 13 Minuten die Punkte vergibt. Dies kann sinnvoll sein, wenn der Therapeut merkt, dass z. B. die Konzentration nachlässt und dadurch Regelverstöße drohen. Das Behalten der Punkte erhöht in diesem Fall die Vigilanz und Motivation der Kinder.

Dennoch ist es wichtig, dass der Erhalt und Verlust der Punkte gerecht und einschätzbar für die Kinder ist. Der Umgang damit muss eindeutig und verbindlich sein, um Erfolg durch den Punkteeinsatz zu erzielen. Dies wird z. B. wie folgt laut verbalisiert: *„Super! Ihr habt schon wieder den nächsten Punkt! Macht weiter so gut mit!"*

6.2.4 Punktedokumentation während der Stunde

Die Punkte vermerkt sich der Therapeut während der Stunde auf der dafür vorgesehenen Stundendokumentation (→ Vorlage CD, Einheit 0), indem er sie z. B. ausmalt. Verlorene Punkte werden durchgestrichen. Es hat sich bewährt, wenn es der Ablauf ermöglicht, Verwarnungen ebenfalls zu kennzeichnen, um auszuschließen, dass ein

Kind erst von dem einen und dann nochmals von dem anderen Therapeuten verwarnt wird, ohne einen Punkt zu verlieren.

Hinter dem Namen ist Platz für die fünf Regelpunkte, dann für die beiden Trainingsaufgabenpunkte und für den Wochenprotokollpunkt.

6.2.5 Punkteplan der Kinder

Die Kinder können in jeder Einheit 5 Regelpunkte, einen Wochenprotokollpunkt und zwei Punkte für erledigte Trainingsaufgaben bekommen. Ausnahme bilden die erste und die zweite Einheit, in der anfangs die Regeln noch besprochen bzw. wiederholt werden müssen. Außerdem können die Kinder in der ersten Einheit noch keine Trainingsaufgabenpunkte bekommen.
Am Ende der Einheit werden die Punkte, die sich der Therapeut auf seinem Punkteplan notiert hat, mit einem Stempel auf den Punkteplan jedes Kindes übertragen. Wichtig ist es, die Kinder dabei nochmals für ihre Punkte zu loben und die Kinder, die wenig Punkte bekommen, zu ermutigen.

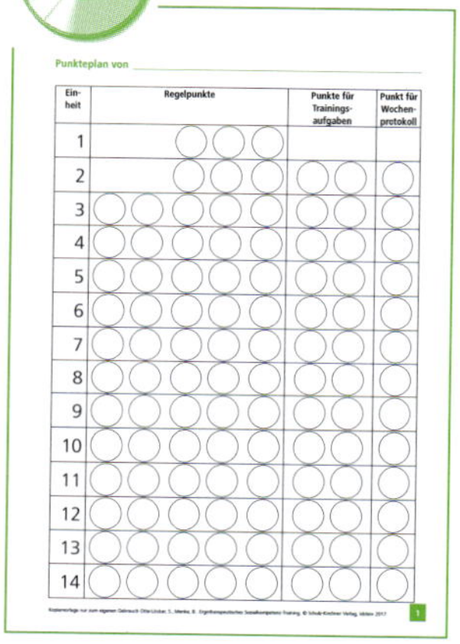
Punkteplan von

Einheit	Regelpunkte	Punkte für Trainingsaufgaben	Punkt für Wochenprotokoll
1			
2			
3			
4			
5			
6			
7			
8			
9			
10			
11			
12			
13			
14			

Der Punkteplan der Kinder (→ Vorlage CD, Einheit 1) verbleibt bis zur 13. Stunde in der Mappe der Kinder. Dann werden die Pläne eingesammelt, um die Punkteanzahl auszuzählen. Die Kinder bekommen ihren Plan danach nicht wieder, da sie die Punkte gegen das Geschenk der Abschlussstunde eintauschen. Die Punkte aus der 14. Stunde werden zur Summe der 13 vorangegangenen Stunden addiert.

6.2.6 Eintauschen der Punkte

Die Punkte können die Kinder in der Abschlussstunde (14. Einheit) gegen ein Geschenk eintauschen.
Das Kind mit den meisten Punkten darf sich als Erstes ein Geschenk aussuchen, dann das nächste Kind usw. Auch das Kind mit der niedrigsten Punktzahl sollte noch zwischen ca. drei Geschenken wählen können.

Die Eltern bringen zu Beginn des Trainings für die Abschlussfeier jeweils ein Geschenk mit, das sichtbar – z. B. in Klarsichtfolie – verpackt sein sollte. Um auch die Auswahlmöglichkeit für das letzte Kind zu gewährleisten, müssen einmalig zwei bis drei Geschenke von den Therapeuten besorgt werden.

Die Eltern werden informiert, dass ihr Kind nicht sehen soll, welches Geschenk sie mitbringen, weil es sein kann, dass nicht ihr Kind das besorgte Geschenk bekommt oder es sogar übrig bleibt und in die Geschenkesammlung der Therapeuten eingehen könnte.

6.2.7 Jokerkarten

Jede Einheit steht unter einem thematischen Schwerpunkt. Zur besseren Visualisierung sowie zur Wiedererkennung und somit zur guten Integration der Inhalte werden diese Schwerpunkte durch Jokerkarten symbolisiert. Die entsprechenden Symbole finden sich auf den Trainingsaufgabenblättern der Kinder und der Eltern wieder.

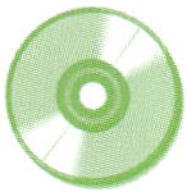

In der 12. Einheit „Strategien zur Konfliktbewältigung" werden die Inhalte der bisherigen Stunden zusammengetragen. Hierzu werden Situationen herausgegriffen und anhand der Jokerkarten (→ Vorlage CD, Einheit 12) werden die bisher erlernten Strategien besprochen und im Rollenspiel erprobt. In Einheit 12 bekommt jedes Kind einen Satz Jokerkarten. Der Therapeut betont, dass sie der Schatz der Kinder sind – alles, was sie bisher gelernt haben. Sie können deshalb in der Schatzkiste aufbewahrt werden. Im Endspurt des Trainings geht es darum, zu üben, wer welche Strategie wann einsetzen möchte.

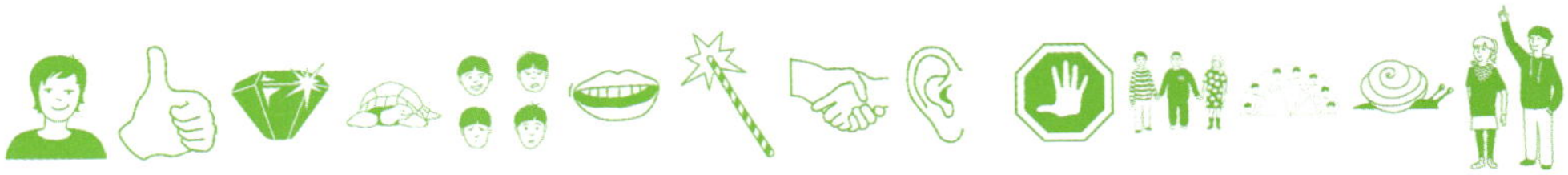

6.2.8 Jokerkarten als Regelkarten

Des Weiteren finden einige Jokerkartensymbole Verwendung als Regelkarten. In der 1. Einheit werden den Kindern folgende Gruppenregeln erklärt und durch Jokerkarten visualisiert:

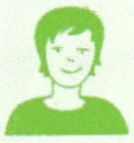	Ich bin freundlich und fair!	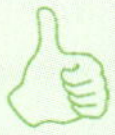	Ich mache gut mit!
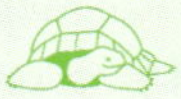	Ich bewege mich vorsichtig!	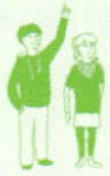	Ich warte, bis ich dran bin!

Zusätzlich wenden die Therapeuten die Jokerkarte der entsprechenden Stunde an.

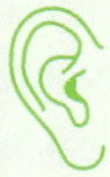

Beispiel Einheit 2 „Gut zuhören":
„Heute geht es um das Thema gut zuhören!" Der Therapeut hält dabei die Jokerkarte Ohr hoch und erklärt die Inhalte. Im Verlauf der Stunde setzt er bewusst diese Karte ein, um an das Stundenziel „gut zuhören" zu erinnern. *„Denkt daran, hört gut zu, wie ihr es eben gelernt habt."*

Bei groben Regelverstößen kann die Jokerkarte aus der Stunde auch als Regelkarte verwendet werden. Dies kann bei der 2. Verwarnung zum Punktverlust führen. Wenn beispielsweise ein Kind in der Einheit zwei beim Schwerpunkt „Gut zuhören" beim Spiel „Familienhaus vorstellen" unaufmerksam und laut ist, wird es mit der Ohrkarte verwarnt: *„Leon, hör gut zu!"* Bei der 2. Verwarnung verliert Leon den Regelpunkt für dieses Zeitintervall.

6.3 Vorgehensweisen und Grundsätze im EST

- Der positive Blick auf das eigene Kind
- Erarbeitung förderlicher Verhaltensmuster
- Stärkung der Erziehungskompetenz
- Probleme thematisieren
- Mögliche Schwierigkeiten in der Zusammenarbeit mit den Eltern

6.3.1 Der positive Blick auf das eigene Kind

Infolge der häufigen Kritik, die sie über ihr Kind hören, und der eigenen Konflikte mit ihm zu Hause haben viele Eltern ein sehr negatives Bild von ihrem Kind. Von Lehrern, Sporttrainern, Klassenkameraden oder den Eltern selbst werden häufig diese Bilder in Form von Rollenzuschreibungen benannt: der Störer, der Klassenclown, die Heulsuse, der Angsthase. Defizite werden oft pauschalisiert und als feste Eigenschaft des Kindes formuliert: *„Der macht nie den Mund auf!" „Die steht andauernd nur am Rand!" „Der muss immer gleich zuschlagen!" „Dauernd muss er stören!"* Diese Aussagen geben den Eltern das Gefühl, ihr Kind sei ein hoffnungsloser Fall. Manchmal entwickelt sich daraus Wut gegenüber dem Kind, das das Verhalten nicht ändert, und gegenüber sich selbst, als Eltern versagt zu haben. Die Eltern warten regelrecht darauf, dass das unerwünschte Verhalten wieder auftritt (schließlich sagen alle, dass es immer/dauernd/ständig passiert), und reagieren gereizt, wenn sie in ihrer Befürchtung bestätigt werden. Das Kind nimmt das Rollenmuster an, da es keine reale Möglichkeit hat, es zu verändern – es tut das, was alle von ihm erwarten: Es stört, es bummelt, es schlägt zu.

Schon im Erstgespräch und Vorbereitungsgespräch zum EST sollten deshalb nicht nur die Probleme des Kindes thematisiert werden, sondern auch dessen Stärken und guten Eigenschaften.

Während des Trainings müssen die Eltern den Glauben an ihr Kind wiederfinden. Sie müssen wissen, was ihr Kind kann und gerne mag, und ein Ziel vor Augen haben, das sie mit ihm gemeinsam erreichen wollen.

In jeder Rückmeldung für die Eltern in den einzelnen Einheiten sollte es um die erreichten Fortschritte und Erfolge der Kinder gehen. Selbst nach sehr unruhigen, anstrengenden Stunden ist das positive Feedback an die Eltern so unerlässlich wie die Lobdusche für die Kinder.

Der Therapeut bildet mit seinem beharrlichen Loben das wertschätzende Modell, das immer Zutrauen in die Fähigkeiten der Kinder hat.

Die Eltern werden während des Trainings angeleitet, regelmäßig zu loben und ihrem Kind konkrete positive Rückmeldung über erwünschtes Verhalten zu geben.

6.3.2 Erarbeitung förderlicher Verhaltensmuster

Häufig fördern Eltern das unerwünschte Verhalten ihres Kindes, ohne es zu wollen.

Beispiel 1: Die Kinder sollen sich im Wartezimmer die Schuhe und Jacken ausziehen und die Stoppersocken anziehen. Einige Kinder tun dies selbstständig. Ihre Eltern lesen oder unterhalten sich. Zwei Kinder gehen in Jacke und Schuhen spielen. Eine Mutter beachtet das nicht, sondern telefoniert. Die andere redet vom Stuhl aus auf ihr Kind ein, es solle sich endlich ausziehen und nicht schon wieder rumtrödeln. Als die Therapeuten kommen, um alle abzuholen, springen beide Mütter auf, helfen ihren Kindern beim Umziehen und drücken ihnen die Ergotherapietasche in die Hand.

Beispiel 2: Alle Kinder sollen sich die Schuhe anziehen. Tom albert herum, schubst die anderen Kinder und haut schließlich einem Kind seinen Schuh auf den Kopf. Dem Vater ist das sehr unangenehm. Er zieht Tom von den Kindern weg und schimpft: *„Alle ziehen sich an – nur du wieder nicht! Typisch!"* Er setzt Tom auf die Bank und zieht ihm die Schuhe an.

Beispiel 3: Merle möchte nicht mit in die Gruppe. Sie weint etwas und versteckt sich hinter ihrer Mutter. Als die Therapeuten kommen und Merle begrüßen wollen, spricht ihre Mutter für sie: *„Merle hat Angst vor neuen Kindern, wissen Sie? Vielleicht ist es besser, ich komme erst einmal mit, oder Merle?"* Sie streicht ihr über den Kopf.

> Im Training werden die Eltern angeleitet, nicht das unerwünschte Verhalten zu verstärken, sondern das erwünschte Verhalten zu benennen und zu fördern. Regeln und Konsequenzen sind ebenso ein Thema wie Loben, Anerkennung für richtige Ansätze zeigen und Aufmerksamkeit bei erwünschtem Verhalten schenken.

Zu Beispiel 1: Die Kinder, die sich direkt umziehen, werden von ihren Eltern dafür gelobt und angelächelt. Ein Kind hört das, erinnert sich an seine Aufgabe und zieht sich daraufhin auch um. Ein anderes beginnt in Jacke und Schuhen zu spielen. Die Mutter geht hin, hockt sich neben ihr Kind und sagt freundlich und bestimmt: *„Lea, schnell Schuhe und Jacke aus! Guck: Peter macht das auch gerade!"* Lea steht auf und geht zu Peter an die Garderobe. Beide Kinder bekommen dafür ein ermutigendes „Daumen-hoch".

Zu Beispiel 2: Der Vater weiß, dass Tom im engen Wartezimmer schnell aufdreht. Er spricht vor der Ergotherapie mit Tom ab, dass er dessen Schuhe mit in den Flur nimmt und Tom sich dort in Ruhe seine Schuhe anziehen kann. Als das auf Anhieb klappt, lobt ihn der Vater dafür. Nach ein paar Wochen möchte Tom seine Schuhe wie alle anderen im Wartezimmer anziehen. Der Vater ermutigt ihn in seinem Vorhaben und stellt ihm die Schuhe direkt an die Tür. Tom schafft es und der Vater lobt ihn sehr für seine Ruhe und Konzentration.

Zu Beispiel 3: Als Merle nicht mit in die Gruppe möchte, legt die Mutter ihr ermutigend die Hand auf die Schulter. Sie begrüßt beide Therapeuten mit Handschlag. Dann hockt sie sich zu Merle und sagt: *„Gib mir jetzt mal einen dicken Kuss, mein starkes Mädchen, und dann schnappst du dir die Hand von Frau Meier. Guck mal, die hält sie dir schon hin."* Die Mutter gibt Merle einen Kuss, zwinkert ihr ermutigend zu und schiebt sie freundlich in Richtung des Therapeuten. *„Tschüss, bis nachher! Viel Spaß, meine Große!"* Merle geht schniefend mit den Therapeuten und den anderen Kindern mit. *„Pia, greif mal hinter dich und gib Merle bitte ein Taschentuch. Danke, Pia, nett von dir! Dann schnaub noch mal, so laut du kannst – aber bitte nicht so, dass unsere Ohren abfliegen – und dann legen wir los."* Merle lächelt etwas und schnaubt laut.

Die Eltern werden ebenfalls angeleitet, ihre Funktion als Lernmodell ihres Kindes zu reflektieren und positives Vorbild zu werden. Viele Tricks und Strategien, die die Kinder erproben, sollen die Eltern ebenfalls für sich ausprobieren (→ Manual, Trainingsaufgabe 7: Eltern). Auf den beiden Elternabenden wird dies besonders vertieft.

6.3.3 Stärkung der Erziehungskompetenz

Die größte Motivation für Eltern, Strategien auszuprobieren und umzusetzen, sind die Erfolgsrückmeldungen anderer Eltern. Während der Elterneinheiten muss es immer einen Zeitraum geben, in dem die Eltern schildern können, wie die einzelnen EST-Inhalte bisher umgesetzt wurden. So können sich die Eltern untereinander Tipps für auftretende Schwierigkeiten geben oder sich Mut zusprechen, etwas auszuprobieren.

> Wenn Eltern in der Gruppe Problemsituationen mit ihren Kindern schildern und wie sie damit umgehen, so ist dies ein großer Vertrauensbeweis, verbunden mit dem Wunsch nach Entlastung und Hilfe.

Beispiel: Mutter: *„Max hat Montag schon wieder seinen Bruder gehauen! Da ist mir der Kragen geplatzt und wir sind an dem Tag nicht in den Dinopark gefahren. Seinen Nintendo DS habe ich erst einmal weggeschlossen. Max hat dann einen riesigen Wutanfall bekommen und hat die Holzlok seines Bruders aus dem Fenster geworfen. Da habe ich ihm auch noch Fernsehverbot erteilt. Abends hatten die beiden sich schon wieder in den Haaren."*

> Dass ihre angewandte Strategie keinen Erfolg hatte, wissen die Eltern. Nun gilt es gemeinsam eine bessere Lösung zu finden, anstatt direkte Kritik zu üben und schnell mit Ratschlägen zur Hand zu sein.

Therapeut: *„Das ist verständlich, dass Sie genervt sind. Es steht auch wirklich oft im Wochenprotokoll, dass Max seinen Bruder gehauen hat. Wie ist das denn bei den anderen Kindern mit Geschwistern?"*

Die Eltern sind froh, dass einer den ersten Schritt gewagt hat, über den Streit mit seinem Kind offen zu reden, und erzählen selbst von den eigenen Erfahrungen. Der Therapeut geht verstärkend auf förderliche Strategien ein, erweitert gute Ansätze und moderiert das Gespräch hin zu einem zufriedenstellenden Abschluss. Aus einem solchen Austausch den Übergang zu dem geplanten Schwerpunkt der Einheit zu schaffen, ist kein Problem – meist geschieht er von selbst innerhalb der Diskussion.

6.3.4 Probleme thematisieren

Namentliche Kritik an einem oder mehreren Kindern ohne positiven Verlauf darf nicht innerhalb eines offenen Gruppenelterngespräches geäußert werden. Gibt es gravierende Probleme oder gab es Auseinandersetzungen, die die Eltern der betreffenden Kinder wissen müssen, sollte das zunächst nur diesen Eltern mitgeteilt werden, gegebenenfalls mit dem Angebot eines gesonderten Gesprächstermins. Die Eltern haben das Recht, immer zuerst und innerhalb eines geschützten Rahmens von den Schwierigkeiten ihres Kindes zu erfahren, um dann gemeinsam zu entscheiden, wie innerhalb der (Eltern-)Gruppe damit weiter verfahren wird.

> Problemgespräche sollten immer konstruktiv sein. Für die Eltern muss deutlich sein, dass ihr Kind liebenswert ist. Auf dieser Basis wird gemeinsam überlegt, wie die Bedingungen gestaltet werden können, damit die Teilnahme an der Gruppe für das Kind erfolgreich ist.

Wenn Eltern von großer Frustration zu Hause berichten, von Rückschlägen oder dauernden Stresssituationen, sollte ihnen ein Einzelgespräch angeboten werden, um ihnen individuelle Unterstützung zukommen zu lassen. Dieses ist auch als Krisenintervention sinnvoll, wenn einem Kind eine belastende Situation bevorsteht, die zu Beginn des Trainings nicht vorhersehbar war.

> Sowohl für Eltern als auch für die Therapeuten kann die Information zum Konfliktgespräch (→ Manual, Einheit 10: Eltern) als Leitfaden für ein wertschätzendes, lösungsorientiertes Gespräch dienen.

6.3.5 Mögliche Schwierigkeiten in der Zusammenarbeit mit den Eltern

- Mangelnde Zuverlässigkeit und fehlende Verbindlichkeit
- Sorgen im Vorfeld der Gruppe
- Getrennte Eltern mit konfliktreicher Beziehung oder schwierigen Kommunikationsstrukturen
- Gruppenkonstellation unter den Eltern
- Unvorhersehbare Veränderungen

Mangelnde Zuverlässigkeit und fehlende Verbindlichkeit

> Mangelnde Zuverlässigkeit und fehlende Verbindlichkeit sind die häufigsten Probleme in der Zusammenarbeit mit den Eltern. Daher ist es unumgänglich, einen Therapievertrag mit den Eltern abzuschließen, der einen festen organisatorischen Rahmen schafft.

Vergessen Eltern wiederholt das Wochenprotokoll oder den Edelstein zu schreiben, so muss zeitnah abgeklärt werden, was der Grund dafür ist. Manche Eltern benötigen Strukturhilfe in Form von festen EST-Zeiten in ihrem Tagesablauf, wie z. B. den Edelstein immer am Abend vor dem Tag zu schreiben, an dem das EST stattfindet, um ihn beim Ins-Bett-Bringen gemeinsam mit dem Kind in die Schatzkiste zu legen, und das Wochenprotokoll direkt danach in das Workbook zu schreiben.

Den Eltern ist zu verdeutlichen, dass ihr Kind es ohne ihre Unterstützung schwer haben wird, Erfolge zu erzielen. Von ihrem Kind wird erwartet, dass es die Trainingsaufgaben zuverlässig erledigt, dabei sollen die Eltern dem Kind helfen und positives Vorbild sein. Beispiele, wie das Wochenprotokoll in der Therapie eingesetzt wird, können den Nutzen für das Kind veranschaulichen.

Es gibt immer wieder Eltern, die trotz Unterstützung und Erklärung dennoch unzuverlässig sind. In einem solchen Fall ist es zu überlegen, die Eltern vor den anderen Eltern darauf anzusprechen.

Beispiel: *„Die Wochenprotokolle waren sehr hilfreich für diese Einheit. Bei vielen ging es um das Zuhören: Bei zwei Kindern stand, dass sie Aufforderungen nur nach mehrmaligem Ansprechen nachgehen, bei drei anderen Kindern stand, dass sie die anderen nicht ausreden oder zu Ende telefonieren lassen. Alle Protokolle waren sehr genau geschrieben, sodass wir sehr gut die Situationen durchspielen konnten, passend zu unserem Thema ‚Gut zuhören!' Schade, dass Leonie kein Wochenprotokoll dabei hatte. Bitte denken Sie unbedingt nächste Woche daran, Frau Müller!"*

Sorgen im Vorfeld der Gruppe

„Meine Kleine zwischen den Rabauken!", äußern Eltern introvertierter, ängstlicher Kinder häufig. *„Da guckt er sich noch den Quatsch von anderen ab!"*, sind eher die Bedenken der Eltern von expansiven Kindern.

Das sind Sorgen der Eltern, die aus den vielen Misserfolgserlebnissen mit ihren Kindern in anderen Gruppen entstanden sind. Gemeinsam mit den Eltern sollte die Gruppenkonstellation durchgesprochen werden.

Wichtig ist, dass den Eltern klar wird, dass ihre Kinder nicht auf problematischere Kinder stoßen werden als die, mit denen sie in der Klasse oder auf dem Pausenhof konfrontiert werden. Gemeinsam kann erarbeitet werden, welche Situationen im Alltag ihres Kindes besonders problematisch sind. Dort muss es diese Situationen ohne Anleitung oder Unterstützung aushalten. Dagegen bietet die Gruppe die Chance, in einem festen Rahmen unter enger Anleitung sich Handlungsstrategien zu erarbeiten und voneinander zu lernen. Auch die therapeutischen Methoden können an dieser Stelle den Eltern vorgestellt werden, damit sie sich besser vorstellen können, wie das Lernen am Negativmodell verhindert wird.

Getrennte Eltern mit konfliktreicher Beziehung oder schwierigen Kommunikationsstrukturen

Es sollte immer der Elternteil die Therapie begleiten, der hauptsächlich für den Alltag des Kindes zuständig ist. Haben beide Eltern das Sorgerecht, so müssen beide in die Teilnahme an der Therapie einwilligen. Auch wenn die Eltern eine schwierige Beziehung zueinander haben, sollte versucht werden, sie gemeinsam zum Vorgespräch einzuladen. Reden sie nicht miteinander oder kommt es bei Gesprächen um die Erziehung des gemeinsamen Kindes schnell zu Vorwürfen, so ist es besser, wenn beide Partner ein eigenes Workbook führen. Der nicht anwesende Elternteil kann Fragen über einen Gesprächstermin direkt mit den zuständigen Therapeuten klären.

Für das Kind ist es eine gute Wiederholung, dem anderen Elternteil noch einmal die eigene Mappe zu zeigen und zu erzählen, was in der Therapie besprochen und trainiert wurde. Sollten beide Eltern am Gruppenelternabend teilnehmen wollen, so ist dies sehr begrüßenswert. Es hat sich aber bewährt, vorher zu verdeutlichen, dass dann beide Elternteile als Team für ihr Kind an diesem Elternabend teilnehmen und sie ihm zuliebe offene Beziehungskonflikte zurückstellen müssen.

Gruppenkonstellation unter den Eltern

Wie auch bei der Kindergruppe gilt es, die impulsiven Eltern zu stoppen, wenn es nötig ist, und die stillen, zurückhaltenden Eltern wahrzunehmen und zur offenen Teilnahme an Gruppengesprächen zu ermutigen. In manchen Phasen kann sich der Therapeut zurücknehmen und die Eltern tauschen sich untereinander aus, in anderen Phasen muss er eine sehr direktive Redeleitung übernehmen.

> Respekt vor den Leistungen der Eltern, Transparenz in der Vorgehensweise der Therapeuten, Freundlichkeit und eine Prise Humor helfen auch in schwierigen Phasen, die gute Zusammenarbeit aufrechtzuerhalten.

Unvorhersehbare Veränderungen

Es kann vorkommen, dass während des Gruppentrainings Änderungen in der Familie auftreten, die die Teilnahme an der Gruppe schwierig oder unmöglich machen.

Beispiel: Die Mutter ist alleinerziehend und sucht schon seit 2 Jahren Arbeit. Nun hat sie endlich eine Stelle bekommen, aber mit Arbeitszeiten, die ihre Teilnahme an der Gruppe nicht mehr möglich machen.
Beispiel: Der Opa ist gestürzt und für Wochen im Krankenhaus, die Familie muss sich zusätzlich um die pflegebedürftige Oma kümmern.

Die Eltern könnten, wenn das Training schon weit fortgeschritten ist, von der Gruppe unterstützt werden, z. B. könnten Eltern, die den gleichen Weg haben, das Kind mitnehmen. Auch andere Möglichkeiten sollten abgeklärt werden. Gibt es aber keine Lösung, so muss die Teilnahme des Kindes an der Gruppentherapie in Absprache mit dem verordnenden Arzt beendet werden. Es kann evtl. zu einem anderen Zeitpunkt die Teilnahme wiederholen.

Keine Gründe, um das Training abzubrechen, wären Aussagen von Eltern wie: *„Ich schaffe das nicht, mir ist es doch zu anstrengend."* Oder: *„Mein Kind hat schon seit 2 Wochen keine Probleme mehr. Ich finde, die Therapie ist nicht mehr nötig!"* Die Eltern wurden vor Trainingsbeginn und bevor sie den Vertrag unterschrieben haben ausführlich über die Teilnahmebedingungen an dem Training aufgeklärt und haben sie durch ihre Vertragsunterschrift anerkannt. Es kann ein Einzelgespräch vereinbart werden, um Unzufriedenheit zu vermeiden.

6.4 Verhaltenstherapeutisch orientierte Maßnahmen im EST

Das EST beinhaltet neben klassisch ergotherapeutischen Inhalten auch viele Strategien, die sich an verhaltenstherapeutischen Maßnahmen orientieren. Diese Strategien sollen hier kurz beschrieben werden.

- Operante Konditionierung
- Lernen am Modell
- Prompting
- Selbstinstruktion
- Lernen und Motivation
- Positive Verstärkung
- Rollenspiel

Da die Therapeuten während der Therapie das Hauptlernmodell darstellen, müssen sie in ihren Interventionen sicher sein und gut zusammenarbeiten. Falls die beschriebenen Strategien noch nicht angewendet wurden oder gar unbekannt sind, sollten die Therapeuten vorab eine entsprechende Fortbildung besuchen.

6.4.1 Operante Konditionierung

Ausgangspunkt der operanten Konditionierung ist, dass die einem Verhalten nachfolgenden Konsequenzen verhaltenssteuernd wirken. Konsequenzen, die das Kind zur Wiederholung oder Intensivierung des gezeigten Verhaltens anregen, werden als Verstärker bezeichnet. Konsequenzen, die die Häufigkeit oder Intensität verringern, werden direkte oder indirekte Bestrafung genannt. Ziel ist es, das erwünschte Verhalten durch gezieltes Verstärken aufzubauen und unerwünschte Verhaltensweisen abzubauen.

Führt zu Verhaltensabbau	Führt zu Verhaltensaufbau
▪ Bestrafung	▪ Negative Verstärkung
▪ Löschung	▪ Positive Verstärkung

Beispiel:

Bestrafung Typ 1: Eine unangenehme Konsequenz kommt hinzu

Robin tritt vor Wut gegen einen Papierkorb. Ein Kind, das Robin sehr mag, schreit ihn an: *„Ey, was soll das denn? Das bringt dir doch nur noch mehr Ärger!"*

Bestrafung Typ 2/Löschung: Eine angenehme Konsequenz bleibt aus

Robin tritt gegen den Papierkorb. Er kann nicht an dem folgenden Spiel teilnehmen, weil er den Müll einsammeln muss.
Beide Bestrafungen führen zu einer **Verringerung des Verhaltens,** Wut am Papierkorb auszulassen.

Negative Verstärkung: Eine unangenehme Konsequenz bleibt aus
Lena soll einkaufen gehen. Sie hat Angst und traut sich nicht alleine. Die Mutter tröstet sie und besorgt das Mehl für sie. Die Angst fällt weg.
Verstärkt: Vermeidung von angstauslösenden Situationen.

Positive Verstärkung: Eine angenehme Konsequenz folgt
Lena traut sich, alleine Mehl einkaufen zugehen. Lena hat das Mehl in ihrer Einkaufstasche. Die Mutter lobt Lena. In der EST-Stunde bringt sie das Mehl mit, erzählt vom Einkaufen und ihrem Mut-mach-Trick und erhält Anerkennung von den Kindern und den Therapeuten. Mit dem Mehl wird gebacken.
Verstärkt: Sich Mut machen und alleine einkaufen.

6.4.2 Lernen am Modell

Lernen am Modell (nach Bandura, 1994) ist Teil der operanten Konditionierung. Durch das Lernen am Modell ist der Mensch in der Lage, sich auch komplexe soziale Handlungen anzueignen. Dieses Modell kann entweder eine konkrete Person sein, wie z. B. Eltern, Lehrer, Freunde, oder auch die Handlungsweise einer Buch- oder Filmfigur.

Es kann hierbei zu drei verschiedenen Lerneffekten kommen:

1. Der modellierende Effekt
Eine neue Verhaltensweise wird in einer bestimmten Situation erlernt. Es besteht die Möglichkeit, sie in einer adäquaten Situation abzurufen.

Beispiel: Ein Therapeut macht das Stopp-Zeichen vor und erklärt dessen Einsatz. Ein Kind setzt im Rollenspiel das Stopp-Zeichen ein, hat damit Erfolg und wird in Ruhe gelassen. Die anderen Kinder beobachten dies und können es, z. B. in einer Situation auf dem Schulhof, später ebenfalls erfolgreich einsetzen.

2. Der enthemmende/hemmende Effekt
Bereits bekanntes Verhalten wird beobachtet. Ist die Verhaltensweise des Modells (eines anderen Kindes) aus Sicht des beobachtenden Kindes erfolgreich, so sinkt die Hemmschwelle, selbiges Verhalten in einer ähnlichen Situation anzuwenden. Führt das Verhalten beim Modell nicht zum Erfolg, so wird hier die Schwelle steigen, dieses Verhalten zu zeigen, besonders dann, wenn das Modell dafür bestraft wird.

Beispiel enthemmender Effekt bei erwünschtem Verhalten: Ein schüchternes Kind traut sich beim Baustellenspiel laut zu sprechen. Es stottert ein bisschen vor Aufregung. Hinterher bekommt es von den Kindern und Therapeuten positives Feedback für seinen Mut und dafür, dass man es gut gehört hat. Danach ist ein anderes stilles Kind an der Reihe und spricht – ermutigt durch den Erfolg seines Vorgängers – ebenfalls lauter als sonst.

Beispiel hemmender Effekt bei unerwünschtem Verhalten: Ein Kind redet laut dazwischen. Es wird durch die Regelkarte „Ich warte, bis ich dran bin!" verwarnt und ein anderes Kind, das sich still meldet, wird drangenommen. Das Kind redet wieder

dazwischen, verliert seinen Punkt und bekommt wieder keine Redezeit. Die anderen Kinder lernen ebenfalls: Wenn ich dazwischenrede, werde ich nicht gehört, sondern bestraft – und melden sich leise.
Natürlich kann dieses Lernen auch die Hemmschwelle für unerwünschtes Verhalten senken oder die für erwünschtes Verhalten erhöhen. Aufgabe der Therapeuten ist es daher, dafür zu sorgen, dass unerwünschte Strategien nicht zum Erfolg führen bzw. erwünschte nicht zum Misserfolg.

3. Der auslösende Effekt
Bei der beobachtenden Person wird ein bereits vorhandenes Verhalten ausgelöst.

Positivbeispiel: Ein Kind trödelt in den Therapieraum und sieht, wie sich zwei andere Kinder ihre Hocker und der Therapeut die Klangschale holen. Es nimmt sich ebenfalls einen Hocker, und als es sieht, dass die anderen noch ein Wochenprotokollheft vor ihren Hocker legen, holt es auch das Heft.

Negativbeispiel: Ein Kind geht langsam und ruhig Richtung Therapieraum und wird durch den rennenden, lärmenden Rest der Gruppe im Flur überholt. Es beginnt ebenfalls zu schreien und rennt mit.

Das Beobachten eines Modells kann also dazu führen, dass neue Verhaltensweisen erlernt werden, dass die Hemmschwelle für bereits vorhandene Verhaltensweisen steigt oder sinkt und es kann dazu führen, dass bestehendes Verhalten ausgelöst wird. Soll die Aufmerksamkeit auf ein bestimmtes Verhalten des Modells gelenkt werden, dann muss dieses besonders hervorgehoben werden (Bsp.: Stopp-Zeichen vormachen). Das beobachtete Verhalten muss nicht ausprobiert werden, um abgespeichert zu werden, und die Änderungen des Verhaltens, die durch das Beobachten entstehen, müssen nicht sofort zur Ausführung gelangen, sondern können auf unbestimmte Zeit kognitiv gespeichert werden. Das gespeicherte Verhalten wird nur in einer Situation angewendet werden, die dem Beobachter adäquat erscheint. So kommt es zum Beispiel nicht nur auf eine bestimmte Situation an, sondern auch auf deren Rahmenbedingungen (z. B. ob das Kind sich sicher genug fühlt) und darauf, was das Kind in dieser Situation erwartet. Auch hier findet das Lernen am besten statt, wenn die Kinder dafür gelobt werden und wenn sie einen Nutzen für sich in dem Verhalten des Modells sehen.

Beispiel: Ein Kind wird geärgert und setzt das Stopp-Zeichen ein in der Erwartung, dies energisch und überzeugend tun zu können (Wirksamkeitserwartung), um daraufhin in Ruhe gelassen zu werden und ein Lob von dem Therapeuten zu bekommen (Ergebniserwartung).

Daraus folgt, dass es im EST Aufgabe der Therapeuten ist, ihre Rolle als Modell reflektiert und intensiv zu nutzen, um sowohl die Wirksamkeitserwartung der Kinder als auch die Ergebniserwartung zu erhöhen.

Werden die im EST gemeinsam besprochenen Regeln von den Therapeuten nicht konsequent verfolgt bzw. schenken sie dem Fehlverhalten der Kinder mehr Aufmerksamkeit als den positiven Strategien, so werden sich die negativen Strategien verstärken. Im schlimmsten Fall sind nicht mehr die Therapeuten das positive Lernmodell, sondern die Kinder orientieren sich am Negativmodell, z. B. an dem Kind, das mit seinem permanent störenden Verhalten so viel Macht über die Gruppe hat, dass es ständig im Fokus der Aufmerksamkeit aller steht. Das negative Verhalten erscheint in einer solchen Situation den Kindern erfolgreicher als das angepasste. Die Kinder werden auffälliger, als sie es zu Beginn der Gruppentherapie waren.

6.4.3 Prompting

Das Prompting ist ebenfalls eine operante Methode, die im EST häufig eingesetzt wird. Es beinhaltet verbale oder verhaltensmäßige Hilfestellung des Therapeuten als „prompte Reaktion", die den Lernenden zum gewünschten Verhalten hin lenken soll. Es hat eine den Lernprozess unterstützende Funktion und wird häufig in Kombination mit dem Lernen am Modell eingesetzt.

Besonders unterstützende Fragen, wie: *„Welche Jokerkarte könnt ihr in dieser Situation einsetzen?"*, oder *„Was hättest du anders machen können?"*, oder *„Was könnte in diesem Fall Ihrem Kind eine Hilfe sein?"*, helfen Kindern und Eltern, sich selbst lösungsorientierte Gedanken zu machen und eigenständig Handlungsstrategien zu entwickeln.

In der Ergotherapie findet man diese Art, unterstützende Fragen zu stellen, beispielsweise im CO-OP-Ansatz (Polatajko & Mandich, 2008), der hier bislang schwerpunktmäßig bei Kindern mit entwicklungsbezogenen Koordinationsstörungen (UEMPF) angewendet wird.

Prompting beinhaltet aber auch das Vormachen des gewünschten Verhaltens: an Regeln erinnern, Rückmeldungen geben, Bekräftigungen aussprechen. Es findet sich in jeder Einheit des EST wieder.

6.4.4 Selbstinstruktion

Die Selbstinstruktion ist ein typisch verhaltenstherapeutisches Mittel, aber gleichzeitig auch eine in der Ergotherapie sehr häufig eingesetzte Methode, die z. B. bei Handlungsstrategietrainings oder Konzentrations- und Aufmerksamkeitstrainings eingesetzt wird.

Der Therapeut demonstriert die Handlung und verbalisiert begleitend die einzelnen Schritte, indem er laut mitdenkt.

Dabei benennt er Schwierigkeiten, die er erkennt, und überlegt laut verschiedene Lösungswege und deren Nutzen und kontrolliert hinterher die Richtigkeit der Lösung, für die er sich entschieden hat. Das Kind entwickelt daraufhin mit Unterstützung des Therapeuten seine eigene Handlungsweise wiederum durch handlungsbegleitendes lautes Denken und reflektiert deren Ergebnis.

Das hauptsächliche Ziel der Selbstinstruktion ist die Verbesserung der Selbstregulation und Impulskontrolle und der reflexiven Problemlösungsstrategien der Kinder, um letztlich die Handlungsplanung und Verhaltenssteuerung zu verbessern.

Ein Beispiel aus dem EST für eine gelungene Form der Selbstinstruktion ist die Pippi Langstrumpf Geschichte, in der Pippi sich selbst befiehlt, was sie tun soll und sich dabei mit lauter Stimme Mut macht und danach erklärt, warum sie das macht und wobei ihr das hilft.

6.4.5 Lernen und Motivation

An dieser Stelle soll ein kleiner Exkurs zur Gehirnforschung nach Spitzer (2007) eingeschoben werden. Dahinter liegt die Absicht, dem Leser zu verdeutlichen, weshalb der positiven Verstärkung und der Ressourcenorientierung im EST so viel Raum gegeben wird.

Hintergrund

Die Kinder, die am EST teilnehmen, haben einen großen Leidensdruck durch ihre sozialen Misserfolge. Ihr Selbstvertrauen ist sehr gering. Sie merken, dass ihre bisherigen sozialen Verhaltensmuster nicht erfolgreich sind, haben aber aus unterschiedlichen Gründen nicht die Möglichkeit, sie angemessen zu modifizieren.

Im EST arbeiten sie folglich fast jede Einheit in ihrem Schwächebereich. Während in der Einzeltherapie sehr gut individuell auf die Stärken des Kindes eingegangen werden kann, ist dies in der Gruppe nur in begrenztem Rahmen möglich.

Gute Lernvoraussetzungen haben die Kinder aber nur, wenn sie auch motiviert an dem Training teilnehmen und Freude daran haben.

Deshalb müssen ihnen im Training von Beginn an ihre Stärken verdeutlicht werden, auf kleinste positive Ansätze muss sofort – im Sekundenfenster – mit Lob reagiert werden. Die Voraussetzungen sind so zu gestalten, dass die Kinder schon in der ersten Einheit kleine Erfolge erleben können.

Durch Motivation lernen

Neurophysiologisch ist es so, dass das Gehirn permanent damit beschäftigt ist, vorauszuahnen, zu antizipieren. Es ist ein „Sinnstifter", das auf Basis des bisher Gelernten vorausdenkt und kombiniert.

Die bisherigen sozialen Lernerfahrungen der Kinder sind:

- *„Wenn ich versuche, andere Kinder kennenzulernen, werde ich ausgeschlossen."*
- *„Wenn ich laut bin und jemanden ärgere, bekomme ich mehr Aufmerksamkeit als die anderen Kinder."*
- *„Wenn ich das mache, was von mir verlangt wird, sieht das sowieso keiner, denn ich bin ja immer der Böse."*
- *„Wenn ich still bin, werde ich übersehen und muss nichts sagen. Wenn ich etwas sage, lachen die Kinder oft über mich."*

Passiert jedoch etwas, was sich positiv von dem abhebt, was das Gehirn in einer bestimmten Situation aufgrund der bisherigen Erfahrungen vorausberechnet, findet Lernen statt.

Das Dopaminsystem ist wesentlich für die Bewertung von Reizen zuständig. Es verleiht Dingen und Ereignissen einen Sinn. Bedeutsam ist, was neu ist, was gut ist und was besser ist, als erwartet. Dieses System motiviert unsere Handlungen und bestimmt, was wir lernen. Auch ein netter Blick, ein „Daumen-hoch", ein Schulterklopfen oder ein freundliches Wort führen zu seiner Aktivierung.

Gelernt wird also nicht alles, was auf uns einstürmt, sondern vor allem das, was überraschend positive Konsequenzen hat.

Ängste und Lernen

Lernen unter Angst oder Leistungsdruck ist kaum möglich. Selbst wenn sich das Verhalten unter diesen Bedingungen kurzfristig bessert, z. B. aus Angst vor Strafe, wird das Erlernte nicht als positive Strategie gespeichert und weiter vernetzt. Es ist in anderen Situationen nicht abrufbar, weil es mit negativen Emotionen gekoppelt in einer bestimmten Situation erzwungen wurde. Zudem ist die Gehirnregion, in der angstvolle Erfahrungen abgespeichert werden (Amygdala), eine andere als die, in der Lerninhalte abgespeichert werden, die in Kombination mit positiven (Hippocampus und Parahippocampus) oder neutralen Gefühlen (frontaler Kortex) verarbeitet werden.

Feste Regeln und Konsequenzen sind wichtig, nicht nur um den expansiven Kindern Grenzen zu geben, sondern auch um den stillen, schüchternen Kindern einen sicheren Rahmen zu bieten. Keinesfalls dürfen sie Angst vor den impulsiven Kindern der Gruppe bekommen. Sie müssen sich voll auf die leitenden Therapeuten und ihr schnelles, sicheres Intervenieren verlassen können. Auch die Kinder, die aus Angst vor emotionaler Verletzung Stärke vorspielen, können besser an ihren Schwächen arbeiten, wenn klar ist, dass in der Gruppe z. B. die Regel gilt, dass man sich nicht über andere lustig macht oder über andere lästert.

Lernen im Team

Besonders gefördert werden muss daher das prosoziale Verhalten. Die Gruppe muss sich als „Team" fühlen und nicht als durch Eltern und Therapeuten herbeigeführte Zwangsgemeinschaft.

Schon zu Beginn des EST wird dieses Teamgefühl durch die Beispiele aus dem Sport, das Sammeln gemeinsamer Ziele und durch die Symbolik des „gemeinsam etwas anpacken" gestärkt (→ Manual „Gordischer Knoten", Einheit 1). Im weiteren Verlauf sind es oft schon Kleinigkeiten, die ein Zugehörigkeitsgefühl der Kinder zur Gruppe unterstützen.

Beispiel: Ein Kind kommt zu spät: *„Jan scheint heute später zu kommen. Wer stellt ihm einen Hocker hin, dass er gleich mitmachen kann, wenn er kommt? So viele melden sich! Ihr seid ja eine hilfsbereite Gruppe, klasse!"*

Menschliches Lernen vollzieht sich immer in Gemeinschaft und in gemeinschaftlichen Aktivitäten. Gemeinschaftliches Handeln ist der bedeutsamste „Verstärker". Wertschätzung, die die Kinder sich untereinander geben, ist meist wertvoller und wirksamer als Erklärungen und Lob von Erwachsenen. Das Gefühl der Zugehörigkeit zu einer Gruppe fehlt vielen EST-Kindern.

Einen Platz im Team zu haben, ist eine wichtige neue Erfahrung für die Kinder.

Beispiele für direkte therapeutische Interventionen im EST

Dem erwünschten Verhalten sofort Aufmerksamkeit widmen

Dies ist in Routinesituationen und vor allem in schwierigen Situationen im Training sehr wichtig.

Beispiel: Die Kinder waren im Wartezimmer sehr laut und kommen nun sehr aufgedreht in den Therapieraum. Einige toben umher, einer wirft sich gegen die gestapelten Kissen an der Wand und zwei Kinder nehmen sich einen Hocker, wie es erwartet wird.
Therapeutische Intervention: Das positive Verhalten wird verstärkt, das negative, soweit tragbar, ignoriert. Der Therapeut sagt laut: *„Super, Kai und Leon nehmen sich schon den Hocker! Das ist ja spitze! Wer ist der Nächste?"*
Folge: Sehr wahrscheinlich werden die anderen nun aufmerksamer und nehmen sich ebenfalls ihren Hocker. Die Situation bleibt positiv für alle und die Stunde kann ohne Misserfolge für die Kinder, z. B. durch Meckern des Therapeuten oder durch Punktverlust, beginnen.

6.4.6 Positive Verstärkung

Erfolge werden verstärkt

Die Kinder werden für erbrachte Leistungen gelobt. Der Fokus liegt nicht auf dem bisher Nicht-Erreichten, auch wenn das Erreichen altersgemäß wäre.

Beispiel: Luca hat Regulationsschwierigkeiten und dadurch Probleme, sich zu konzentrieren und die Aufmerksamkeitsspanne über einen längeren Zeitraum aufrechtzuerhalten. Er macht nun in der Gruppe ca. 35 Minuten gut mit. Dann wird er zappelig, wird ermahnt und verliert 2 x einen Regelpunkt.
Therapeutische Intervention: Der Therapeut bittet Luca, dass er sich kurz aus dem Geschehen zurückzieht, indem er auf die andere Seite des Raumes geht und dort einen „Ruhig-mach-Trick" anwendet. Wenn er wieder besser aufpassen kann, soll er sich wieder in die Gruppe einreihen. Luca kennt Jonglieren aus der Einzeltherapie, er nimmt sich 2 Säckchen und führt seine Zentrierungsübung durch. Als er wieder zu den anderen kommt, lobt der Therapeut: *„Schön, dass du wieder dabei bist, Luca. Wieder fit? Super! Dann auf zum Endspurt der Stunde!"* Bei der Verabschiedung bekommt er wie alle anderen die Lobdusche. Der Therapeut sagt: *„Luca, ich finde, du hattest heute einen super Einstieg in die Stunde. Der Abschluss ist dir auch gut*

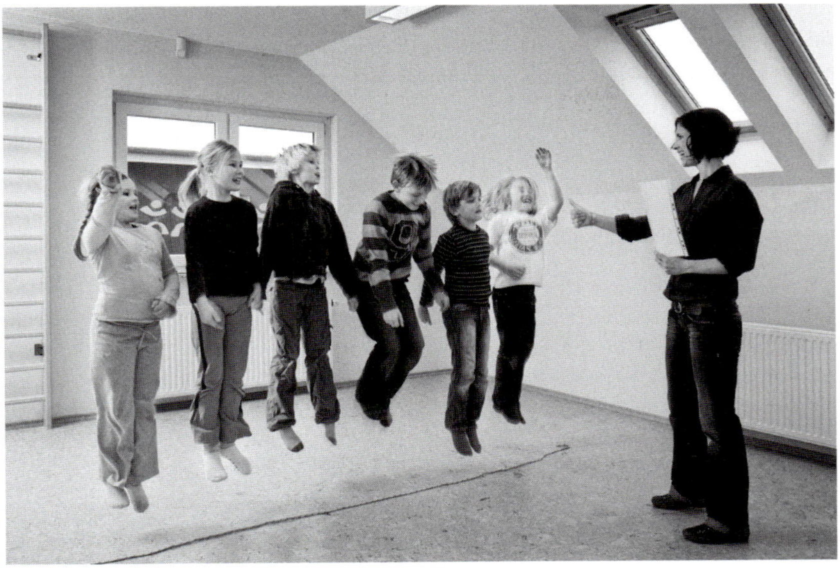

Abb. 9: Positive Verstärkung im Sekundenfenster durch „Daumen hoch"

gelungen. Ich finde es klasse, dass du selbst das Jonglieren ausgewählt hast und dich danach wieder so gut konzentrieren konntest. Wenn ihr merkt, dass ihr nicht mehr aufpassen könnt, könnt ihr das gerne so wie Luca machen! Ihr sagt Bescheid und macht kurz euren Lieblingstrick. Toll Luca!"
Folge: Luca geht gestärkt aus der Stunde heraus. Er hat die Lernerfahrung gemacht, dass er sein Verhalten regulieren kann und dafür Lob bekommt. Er wird dies in Erinnerung behalten und wahrscheinlich in Zukunft immer besser seine Ruhig-mach-Strategien selbstständig anwenden.

Lob im Sekundenfenster

Das erwünschte Verhalten wird direkt wertgeschätzt.

Beispiel: Karin bringt einem anderen Kind einen Stuhl mit.
Therapeutische Intervention: *„Danke Karin, nett von dir, dass du hilfst!"* oder der Therapeut zeigt durch nonverbale Kommunikation das Lob, indem er Karin z. B. anlächelt.
Folge: Es lohnt sich für das Kind, das erwünschte Sozialverhalten zu zeigen, daher wird es diese Strategie als wirkungsvoll abspeichern.

Das Positive als Schwerpunkt

Positive Interventionen sind Sanktionen auf negatives Verhalten vorzuziehen.

Beispiel: Die Stunde war für die Kinder und die Therapeuten sehr anstrengend. Viele Kinder haben ihre Regelpunkte verloren. Letzte Woche fand keine Therapie statt, da ein Feiertag war, und bei einem Kind gab es zu Hause großen Stress, woraufhin es schon im Wartezimmer verkündete, heute die Gruppe massiv stören zu wollen. Außerdem regnete es seit 3 Tagen und die Kinder waren sehr aufgedreht und unausgeglichen.

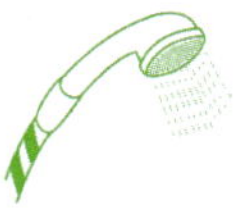

Therapeutische Intervention: Die Therapeuten haben das Programm angepasst, indem sie Bewegungsübungen aus dem Bereich Fit-mach-Sport (→ Hilfen für Gruppen mit motorisch sehr unruhigen Kindern) integrieren. Am Ende stehen die Kinder auf ihren Hockern und die Therapeuten geben trotz unerfreulicher Situationen jedem Kind eine intensive Lobdusche für Situationen, in denen positives Verhalten gezeigt wurde.

Beispiel: *„Felix, du konntest dich nach dem Streit mit Philip sehr gut beruhigen und hast sogar den Mut gehabt, dich zu entschuldigen! Das war sehr gut!" „Philip, du konntest, obwohl du wütend warst, Felix zuhören und die Entschuldigung annehmen. Klasse!" „Ein Lob an die Gruppe: Nach dem Sport habt ihr es geschafft, auf euren Hockern zu bleiben. Wir haben gemerkt, dass ihr euch immer wieder angestrengt habt, gut mitzumachen und ihr habt beim Fit-mach-Sport immer wieder Teamgeist gezeigt."*

Folge: Die Kinder verlassen die Stunde mit einem positiven Feedback. Sie lernen die unangenehmen Erfahrungen anzunehmen und dennoch mit einem guten Gefühl (es trotzdem geschafft zu haben) die Situation zu verlassen.

6.4.7 Rollenspiel

Rollenspiele gehören zur spielerischen Entwicklung des Kindes. Es beginnt schon früh mit Geben-Nehmen/Bitte-Danke-Spielen. Je mehr Erfahrungen das Kind im Alltag macht und je größer seine Fähigkeit sich mitzuteilen wird, desto komplexer werden die Rollenspiele. Beliebt ist das Spielen mit dem Einkaufsladen, Puppen oder (Tier-) Figuren und dem Arztkoffer.

Durch die Nachahmung verschiedener Rollen im Spiel mit anderen, mit sich selbst oder z. B. mit Puppen werden die Fähigkeiten zur Rollenübernahme (gedankliches Hineinversetzen in eine Rolle) und zur Rolleneinnahme (praktisches Erproben sozialer Rollen) ausgebildet.

> Das Kind lernt durch die Rolleneinnahme, sich in andere hineinzuversetzen und Empathie zu entwickeln.

Es beleuchtet entstehende Konflikte zwischen den Rollen spielerisch von beiden Seiten, nimmt vielleicht im Spiel mit sich oder mit Puppen sogar beide Rollen gleichzeitig ein und lernt so, mit Frustration umzugehen und zufriedenstellende Lösungswege zu finden.

Das therapeutische Rollenspiel greift darauf zurück und bietet Kindern in einem geschützten Rahmen die Möglichkeit, reale Situationen nachzuspielen/zu verarbeiten und neue Verhaltensweisen zu erproben.

Vorbereitung des Rollenspieles

- In der Gruppe muss eine angenehme Atmosphäre sein. Bei Bedarf kann eine dynamische Entspannung oder Zentrierung im Vorfeld durchgeführt werden. Dies empfiehlt sich auch bei Kindern mit sehr hohem Erregungsniveau und Neigung zu aggressivem Verhalten, damit sie sich im Folgenden besser regulieren können.

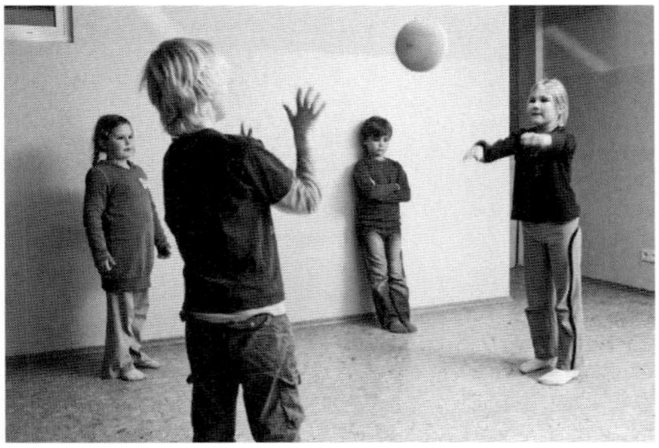

Abb. 10: Rollenspiel „Problem"

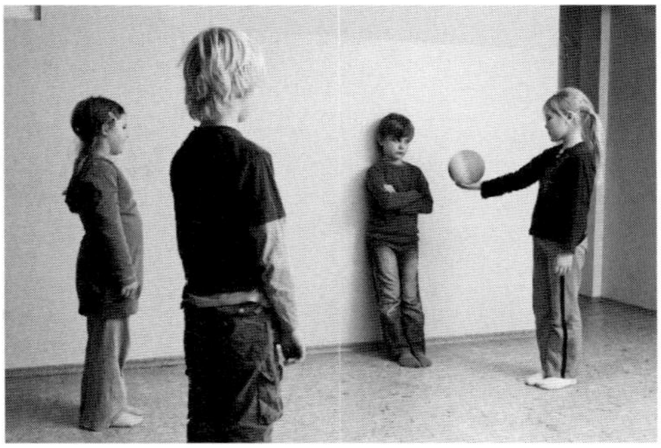

Abb. 11: Rollenspiel „Lösung"

- Transparenz: Es wird kurz erklärt, welchen Vorteil das einzuübende Verhalten den Kindern bringt und was das Ziel der Übung ist.
- Der Ablauf des Rollenspieles wird beschrieben und max. drei Dinge werden genannt, die beachtet werden müssen.
- Vor Durchführung und Reflexion werden die dabei zu beachtenden Dinge jeweils wiederholt (z. B. das Reflexionsschema „Gut war ...", „Ich gebe dir den Tipp ...").
- Für die Rollenspiele werden entweder allgemeine oder von den Kindern ausgewählte Situationen genommen – nie wird ein Kind gezwungen, eine persönliche Situation zu spielen!
- Rollenverteilung: Bringt ein Kind eine persönliche Situation als Rollenspiel ein, so sollte es, wenn es möchte, die anderen Rollen selbst verteilen. Ansonsten können die Therapeuten die Verteilung übernehmen oder Gruppen einteilen, um ihnen die Verteilung der Rollen zu überlassen. Grundsätzlich sollte immer die Möglichkeit bestehen, einen Rollenwechsel durchzuführen, um sich in die andere Sicht der Situation hineinzuversetzen.
- Planung des Szenenablaufes („Kulisse", Materialien, welche Verhaltensweisen, welche Strategien). Beispiel: Ein Kind stört ein anderes im Unterricht. Kulisse: zwei Stühle, ein Tisch, Stuhl für die Lehrerin oder Tafel. Materialien: evtl. Stifte und Papier für die „Schüler". Verhaltensweise: Kind 1 kippelt und spricht das andere Kind immer wieder an und pikst es in die Seite. Mögliche Strategien: Ignorieren, Abstand nehmen, Stopp-Zeichen oder den Lehrer um Hilfe bitten. Die spielenden Kinder entscheiden sich vorher für eine Möglichkeit.

Durchführung des Rollenspieles

- Mindestens ein Therapeut steht in direkter Nähe der Spieler, um die Möglichkeit zu haben, sie zu unterstützen, aber auch um schnell eingreifen zu können. Besonders impulsive Kinder mit einer mangelhaften Kraftdosierung müssen im Rollenspiel häufig gebremst und daran erinnert werden, vorsichtig zu sein. Die Kinder, die nicht spielen, sitzen an einem vorher abgesprochenen Platz. Sie haben die Aufgabe, in erster Linie zu beobachten, was die spielenden Kinder gut machen.
- Loben, Verstärken: Es wird immer geklatscht, denn allein der Mut zu spielen ist einen Applaus wert! Daher ist es sehr wichtig, während des Rollenspieles schon dafür zu sorgen, dass die Situation gelingt und nicht etwas passiert, das Applaus

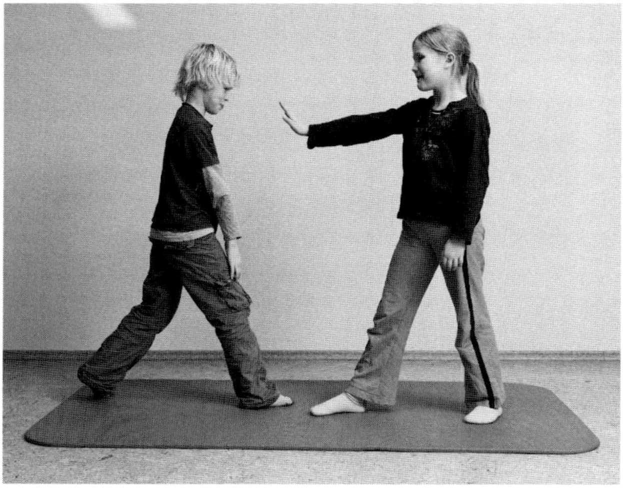

Abb. 12: Rollenspiel: „Stopp-Zeichen"

unmöglich machen würde (z. B. nach dem Spiel weint ein Kind, da es zu stark geschubst wurde).

- Zuerst lobt ein Therapeut eine Sache: *„Klasse, wie du Till in die Augen geschaut hast! Sehr mutig und stark! Er hat dir gleich zugehört!"*
- Dann sollen die Kinder mindestens eine Sache nennen, die gut war: *„Du warst ein toller Schauspieler!"*, ist genauso gut wie: *„Wow! Du hast richtig laut Stopp gesagt!"* oder *„Tolle Idee, ihn einfach mitspielen zu lassen!"*
- Zum Schluss gibt der zweite Therapeut auch noch ein positives Feedback.
- Verbesserungsvorschläge: Wenn die Kinder möchten, dürfen sie einen Tipp geben. *„Habt ihr noch irgendwelche Tipps für Katrin, was sie noch besser machen könnte?" „Ich gebe dir den Tipp: Rede etwas lauter, damit ich dich besser verstehe!"* Die Redewendung *„Ich gebe dir einen Tipp …"* oder auch *„Ich wünsche mir von dir, dass …"* vermeidet negative Kritik und unterstützt positive Formulierungen. Die Kinder sollen lernen, Kritik oder Verbesserungsvorschläge so zu äußern, dass der andere sie annehmen kann, ohne verletzt zu werden.
- Sollten die Kinder Formulierungen mit „nicht" machen, können sie gefragt werden: *„Was soll er denn deiner Meinung nach anders machen: Nicht leise heißt … ‚Rede bitte etwas lauter!' Prima! Das ist dein Wunsch, so sagst du es ganz genau!"*
- Umsetzung der Tipps: Die Kinder können noch einmal spielen und versuchen die Tipps umzusetzen. Möchte man die Wiederholung des Rollenspieles auflockern, so kann man ein „Filmset" inszenieren: *„Wir haben jetzt tolle Tipps von der Regie erhalten. Jetzt spielt ihr noch einmal! Seid ihr fertig, Schauspieler? Okay – Klappe die zweite: Go!"* (Armbewegung wie eine Filmklappe).
- Die Rollenspiele werden gefilmt. Spätestens in der Abschlusseinheit wird den Kindern ein Zusammenschnitt der erfolgreichen Rollenspielsequenzen gezeigt. Die gefilmten Rollenspiele können auch sehr gut als Anschauungsmaterial für Elterngespräche genutzt werden.

7 Typische ergotherapeutische Inhalte

- Alltagsorientierung
- Materialien
- Handlungsorientierung
- Selbstregulationstraining

Im EST werden klassische ergotherapeutische Inhalte, die schon lange in Therapien Verwendung finden, mit bewährten verhaltenstherapeutischen Methoden kombiniert. Oft passen die bestehenden herkömmlichen Trainings nicht zu den Gegebenheiten und Möglichkeiten in der Praxis, sind sie doch häufig für stationäre Settings und homogene Gruppen konzipiert. Die Schwerpunkte psychosozialer Trainings haben wenig Berührungspunkte mit ergotherapeutischen Inhalten.

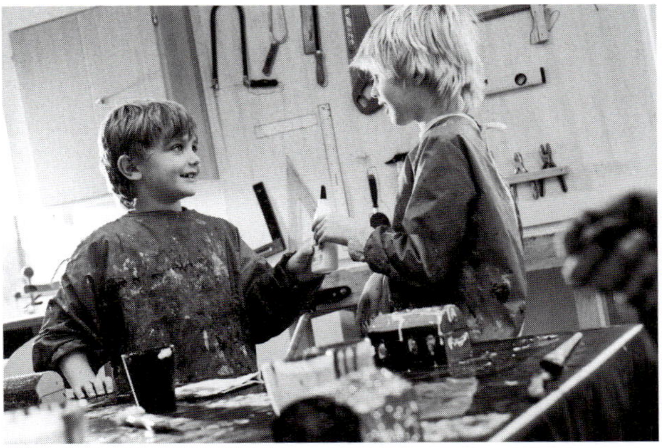

Abb. 13: Ich weiß, was ich kann und mag

Das Training profitiert zudem von der Erfahrung der Ergotherapeuten in Bezug auf die Bewertung der motorischen und sensorischen Fähigkeiten der Kinder.

Der Wechsel der Positionen, die Unterstützung förderlicher Positionen und die häufigen Bewegungsanteile insgesamt führen dazu, dass der Tonus der Kinder nicht abfällt und die zentralnervöse Wachheit der Kinder verbessert wird. Auch die Anwendung von Selbstregulationstricks und Zentrierungsübungen basiert auf ergotherapeutischem Wissen über Bewegungskoordination und deren Wirkung auf das Gehirn.

7.1 Alltagsorientierung

Ein großer Vorteil besteht darin, dass die Kinder innerhalb ihres normalen Alltags zwischen Schule, Hausaufgaben, Spielen oder Sport mit ihren Eltern zur Ergotherapie kommen, denn die erlernten Inhalte können so von Eltern und Kind gemeinsam direkt in den Tagesablauf eingebunden und erprobt werden. Das macht sich das EST zunutze.

Das Wochenprotokoll informiert die Therapeuten über das aktuelle Geschehen im Alltag des Kindes, dieses kann so – z. B. bei den Rollenspielen – direkt in die Therapie eingebunden werden. Die Anwendung der Inhalte des EST bekommt dadurch gleich einen praktischen Bezug zu dem Leben der Kinder.

Im EST werden die Kinder angeregt, von sich zu erzählen und sich mit anderen Kindern auszutauschen (z. B.: Was magst du an dir? Was kannst du gut? Wobei braucht ihr Mut? Was bedeutet es, Freunde zu sein?).

Darüber wird die Brücke zur Praxis gespannt, indem besprochen wird, was die jeweilige Übung mit dem Alltag der Kinder zu tun hat und welche Vorteile sie den Kindern bietet.

Beispiel Stopp-Einheit (→ Manual, Einheit 5)
„Wir spielen jetzt „Stopp-Tanz", um das Stopp-Zeichen zu trainieren. Ihr habt ja schon erzählt, dass ihr das Stopp meistens in der großen Pause braucht, wenn euch Kinder ärgern oder nerven, damit sie merken, dass sie aufhören sollen. Wir machen deshalb bei dem Spiel Musik an, denn auf dem Schulhof ist es auch laut und ihr müsst trotzdem gehört werden. Und wir sagen euch auch noch, wie ihr euch bewegen sollt, damit ihr euch nicht auf das Stopp vorbereiten könnt. Das Stopp müsst ihr auch im größten Durcheinander beachten!"

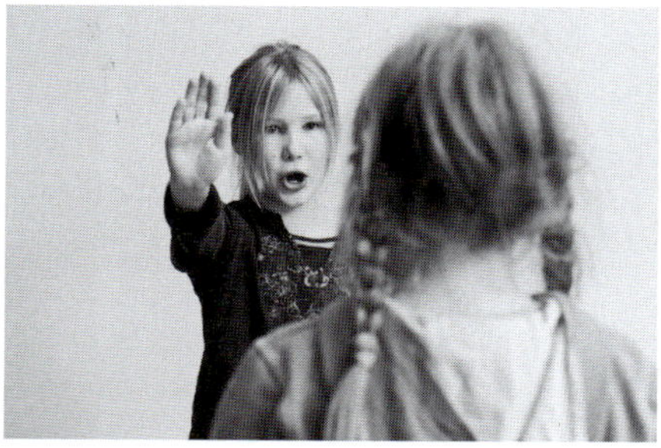
Abb. 14: Grenzen setzen: Stopp! sagen

Viele Spiele und Strategien sind den Kindern aus der Schule oder ihrer Freizeit schon bekannt, wie z. B. das Stopp-Zeichen, das in vielen Gewaltpräventions- oder Selbstbehauptungskursen eingesetzt wird und in vielen Kindergärten und Schulen gängige Regel ist.

In der sich jeder Einheit anschließenden 15-minütigen Elternzeit können die Eltern direkt über die jeweiligen Inhalte der Therapieeinheit informiert werden und darüber, wie die Inhalte die Woche über erprobt werden sollen.

Die Trainingsaufgaben für Eltern und Kinder führen dazu, die erlernten Strategien und Verhaltensweisen direkt im Alltag der Kinder anzuwenden.
Besonders deutlich wird dies bei der Übung „Brötchen-Backen": Die Kinder gehen alleine einkaufen. Kinder und Eltern wenden dabei die besprochenen und erprobten Strategien an, um sich bzw. ihren Kindern Mut zu machen.

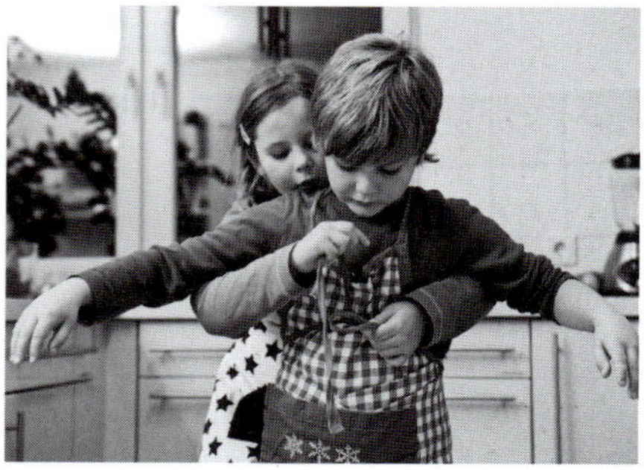
Abb. 15: Hilfe holen, anderen helfen

In der folgenden Einheit wird unter dem Thema „Hilfe holen, anderen helfen" gemeinsam gebacken. Durch das Einkaufen einer Zutat haben sie sowohl das „Mutmachen" erprobt als auch der Gruppe geholfen, alle Zutaten für das Rezept zu besorgen. Vielleicht haben sie sich sogar schon Hilfe geholt, weil sie eine Verkäuferin fragen mussten, in welchem Regal sie ihre Zutat finden. Die Überleitung ist den Kindern folglich klar. Mit den gebackenen Brötchen wiederum machen sie zu Hause für ihre Familie Abendbrot und helfen damit ihren Eltern.

7.2 Materialien

Die Materialien im EST sind so gestaltet, dass sowohl Kinder als auch Eltern sie zu Hause weiter anwenden können – auch nach Beendigung des Trainings:

- Die Jokerkarten zur Visualisierung der erlernten Strategien
- Das Gesprächsregel-Bild der Kinder, das am Küchentisch eine Erinnerungshilfe für alle sein kann
- Die Schatzkisten mit dem Zauberspruch im Deckel, den Edelsteinen und dem Zauberstein für Situationen, in denen sie Mut und Selbstvertrauen brauchen
- Das „Bitte-nicht-stören-Schild" für Ruhephasen im Alltag
- Die Entspannungsgeschichten
- Die Familienpläne
- Die Elterninformationen
- Die Urkunden, die das Gelernte noch einmal zusammenfassen

Im Training werden typische Materialien aus der ergotherapeutischen Praxis verwendet, die einen hohen Aufforderungscharacter haben.

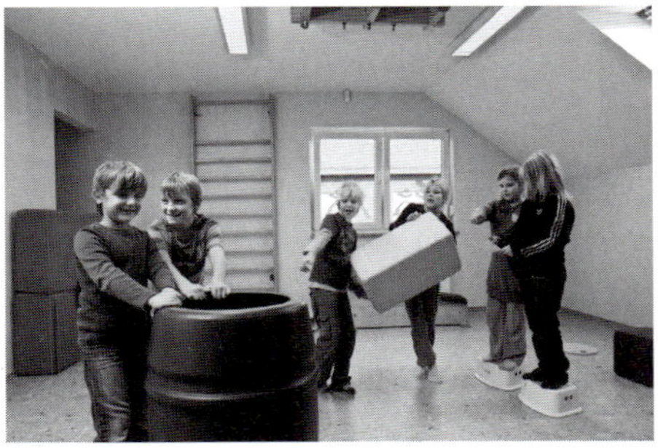

Abb. 16: Trainingsphase – Baustelle: soziale Interaktion in der Gruppe

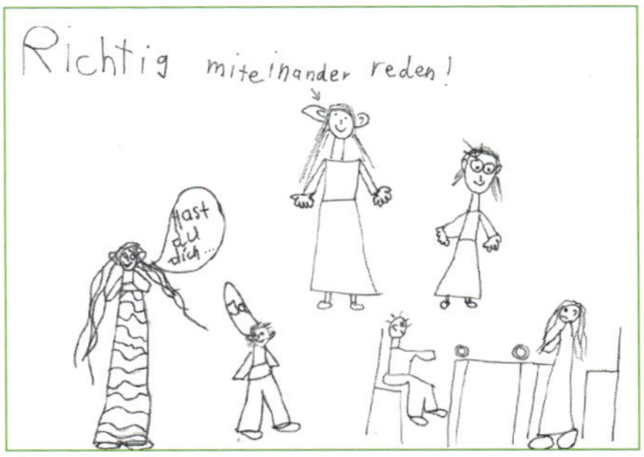

Abb. 17: Bild von Kira, 8 Jahre: Richtig miteinander reden

7.3 Handlungsorientierung

Die praktische Trainingsphase bildet den Schwerpunkt jeder Einheit. Hier sollte niemals gekürzt werden, da die Anwendung der kognitiv erarbeiteten Strategien notwendig ist, um die erfolgreiche Umsetzung erlernen zu können, um sie besser abzuspeichern und in der passenden Situation abrufen zu können.

Viele Aufgaben sind Ergotherapeuten bekannt, denn es wurde auf Spiele und Übungen zurückgegriffen, die in ähnlicher Form schon lange erfolgreich in der Ergotherapie angewendet werden:

- Gestalterisch-kreative Aufgaben: Schatzkisten, Familienhäuser, Bitte-nicht-stören-Schilder
- Bewegungsaufgaben: Parcoursbau als Baustelle, Bewegungsgeschichte, Stopp! sagen, Gordischer Knoten, Pyramidenbau
- Wahrnehmungsspiele: Blinde führen, Spiegelbild, Lügendetektor
- Alltagsaufgaben: Brötchen backen
- Rollenspiele und Pantomime
- Entspannungs- und Zentrierungsübungen: Yoga-Baum, Fliegen, Luftballon, Sterne pflücken
- Selbstregulationstraining: Motorenvokabular und Drehzahlmesser

Auch die Trainingsaufgaben sind so gestellt, dass die Kinder praktisch erproben, was in der Therapie neu eingeführt wurde. So lernen sie z. B. spielerisch, wie sie Blickkontakt halten können (Einheit 2), oder sie lernen sich selbstständig mit Mitschülern zu verabreden und einem Kind etwas Nettes zu sagen (Einheit 10).

Die durch das EST verbesserte soziale Interaktion und Integration führen zu mehr Handlungskompetenz im Alltag.

Das Kind schafft es z. B., mit seinem Bruder gemeinsam im Bad Zähne zu putzen, statt sich zu streiten. Es kann in der Schule besser aufpassen, weil es in der Pause weniger in Konflikte verwickelt ist. Oder es erweitert seinen Handlungsraum, weil es mutiger geworden ist und sich mehr Selbstständigkeit zutraut.

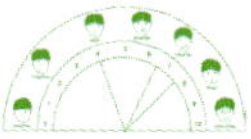

7.4 Selbstregulationstraining

- Das Alert-Training
- Komorbide Störungen – Bedeutung des Selbstregulationstrainings am Beispiel verschiedener Störungsbilder
- Ziel des EST in Bezug auf Selbstregulation
- Anwendung im EST
- Hilfen zur Selbstregulation: Rituale und Zentrierung
- Soziale Dynamik in der Gruppe nutzen

7.4.1 Das Alert-Training

In Anlehnung an das Alert-Training von Williams und Shellenberger (2009) werden im EST ein Drehzahlmesser und das entsprechende Vokabular zur Unterstützung der Eigenwahrnehmung und Selbstregulation verwendet.

Nach Williams & Shellenberger ist Selbstregulation „die Fähigkeit, einen für eine bestimmte Aufgabe oder Situation geeigneten Erregungszustand zu erreichen, aufrechtzuerhalten oder zu verändern" (2009, S. 20). Für jede soziale Interaktion ist diese Form der Selbstregulation notwendig. Ansonsten wäre es nicht möglich, sich selbst und andere in der Interaktion wahrzunehmen und entsprechend zu reagieren.

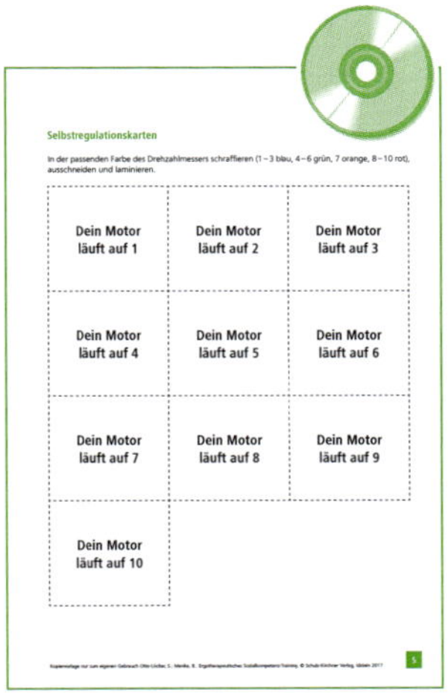

Therapeut: *„Es gibt Fahrzeuge, die laufen mit unterschiedlichen Drehzahlen."* Ein Trecker, Auto und Rennwagen werden gezeigt. *„Manche laufen mit eher niedriger, manche mit mittlerer und andere mit hoher Drehzahl. Bei uns Menschen ist es genauso. Es gibt Situationen, da laufen wir eher mit niedriger, mittlerer oder hoher Drehzahl. Wir haben euch hier einen Drehzahlmesser mitgebracht, auf dem das aufgeschrieben steht."*
Der Therapeut zeigt den Drehzahlmesser (→ Vorlage CD, Einheit 5 oder 6) und erklärt ihn. Hierbei bewegt er den Zeiger jeweils mit.

*„Wenn unser Motor noch im **blauen** Bereich läuft, sind wir ganz müde, entspannt und eher langsam. So wie z. B. morgens beim Aufwachen, beim Kuscheln oder abends beim Einschlafen.*
*Wenn der Motor dann im **grünen** Bereich läuft, also zwischen 4–6, dann können wir richtig gut aufpassen, gut zuhören, uns gut absprechen und – z. B. in der Schule – still sitzen.*
*Im **orangefarbenen** Bereich geht es uns noch gut, aber wir sind schon etwas aufgeregt und können – z. B. vor einer großen Pause in der Schule – nicht mehr still sitzen und rutschen auf dem Stuhl hin und her. In diesem Bereich können wir aber gut Fußball oder Basketball spielen, denn wir können uns richtig schnell bewegen und fix reagieren, ohne lange nachzudenken. Oder wir freuen uns ganz doll, weil wir Geburtstag haben und Geschenke bekommen, und sind schon ganz kribbelig vor Aufregung.*
*Im **roten** Bereich geht es uns gar nicht mehr gut. Da sind wir richtig wütend oder starr vor Angst oder wir sind unheimlich traurig. Unsere Gefühle sind im roten Bereich ganz stark und wir möchten, dass sie etwas schwächer werden, damit es uns wieder besser geht."*

Wenn es der Situation entspricht, verdeutlicht der Therapeut den momentanen Drehzahlmesser der Kinder, indem er auf sie eingeht: *„Ihr hört gerade so gut zu und sitzt ganz still, ich glaube, ihr dreht gerade im grünen Bereich!"*
„Na, du gähnst ja schon – kommst du langsam in den blauen Bereich?"
„Vorhin, als ihr euch um den Hocker gestritten habt, ich glaube, da wart ihr mindestens bei 8, kann das sein?"

Anders als bei Williams & Shellenberger werden innerhalb von nur einer Einheit die Terminologie und durch die Trainingsaufgabe die Selbsteinschätzung in vorgegebenen Alltagssituationen geübt.

Viele Kinder hatten wegen Komorbidität vor der Teilnahme am EST länger Einzel-Ergotherapie. Da der „Drehzahlmesser" ein mittlerweile sehr etabliertes Instrument in der Ergotherapie ist, wird er oft in der Einzeltherapie verwendet. Von daher wird davon ausgegangen, dass es sich um ein bereits bekanntes Element handelt und die zuvor erklärte kurze Einführung ausreicht.

Der Mechanismus in Bezug auf Selbstregulation und Sozialverhalten wird in der sensorischen Integrationstherapie ebenfalls aufgegriffen. Jean Ayres stellt in „Bausteine der kindlichen Entwicklung" (Ayres, 2016) den Zusammenhang zwischen den unterschiedlichen Sinnessystemen (auditives, vestibuläres, propriozeptives, taktiles und visuelles System) und der Integration der Reizeinwirkung her. Hieraus entstehen laut Ayres als Endprodukt u.a. Konzentrationsfähigkeit, Organisationsfähigkeit, Selbsteinschätzung, Selbstkontrolle und Selbstvertrauen.

Diese Fähigkeiten entsprechen denen, die angepasstes Sozialverhalten bedingen und dadurch erst eine Integration in eine soziale Gruppe ermöglichen. Die „Ruhig-mach-Tricks" im EST – z. B. tiefes Durchatmen, Massage, das Hören von Entspannungsgeschichten oder Musik, gezielte Bewegungsübungen und Reize im Mundbereich – verändern das Erregungsniveau. Dies wirkt sich dann positiv auf das mögliche Verhalten in einer Gruppe aus. Im Motorenvokabular gesprochen: Nur wenn der Motor in dem erforderlichen Bereich läuft, ist es möglich, adäquates Sozialverhalten zu zeigen.

7.4.2 Komorbide Störungen – Bedeutung des Selbstregulationstrainings am Beispiel verschiedener Störungsbilder

1. Taktile Defensivität

Eine Ursache für unangepasstes Sozialverhalten kann auch eine taktile Defensivität sein. Starke Reize können bei einem Kind mit sensorischer Abwehr unterschiedliche Stress- und Angstzustände auslösen, die das Erregungsniveau stark erhöhen (Wilbarger & Wilbarger, 2007). Hier hat es sich bewährt, das Kind zuerst im Rahmen einer Einzeltherapie gut auf die Hemmung des protopathischen Systems vorzubereiten. Danach erfolgt der Übergang in die Gruppentherapie.

Die taktil überempfindlichen Kinder lernen durch Beobachten ihres Erregungsniveaus in sozialen Situationen ihre kritischen Drehzahlphasen zu erkennen. Im Rahmen des Gruppentrainings können sie kognitive Strategien entwickeln und später mit den Eltern besprechen, um ihren „Motor" zu regulieren. Als Maßnahmen eignen sich „Ruhig-mach-Tricks" ebenso wie das Stopp-Zeichen oder das Einfordern der Rücksichtnahme der anderen Teilnehmer. Zusätzlich können propriozeptive Reize, wie z. B. Abklopfen/Abreiben etc., direkt vor einer Interaktion bzw. Reizsetzung (wie z. B. beim Backen) hilfreich sein, um den grünen Drehzahlbereich zu halten.

2. ADHS

Als komorbide Störung zu ADHS tritt bei 50 % der Kinder eine oppositionelle Störung des Sozialverhaltens auf und eine Störung des Sozialverhaltens bei 30–50 % der Kinder (Winter & Arasin, 2007). Dies impliziert, dass die Teilnehmer unserer Gruppe mit einer hohen Wahrscheinlichkeit neben den Problemen im Sozialverhalten auch

Probleme in der Selbststeuerung wie der Aufmerksamkeit, der Impulskontrolle oder der Hyperaktivität aufweisen.

Im Training zeigt es sich darin, dass diese Kinder motorisch unruhig sind, schlecht stillsitzen können, sich propriozeptive Reize durch Zappeln, Schubsen oder Drängeln verschaffen. Sie verfügen oft über einen geringen Haltungstonus, was dazu führt, dass sie nicht stillstehen können, sich viel Unterstützungsfläche suchen, indem sie sich fallen lassen oder sich beim Sitzen am Tisch mit dem ganzen Oberkörper abstützen bzw. ablegen. Wichtig im EST ist es, dieses Verhalten durch geeignete Medien und Positionswechsel möglichst gar nicht erst entstehen zu lassen. Im Motorenvokabular gesprochen: Den Kindern soll es möglichst leicht gemacht werden, den „Motor" im grünen Bereich zu halten. Anders als z. B. in manchen Gruppenkonzentrationstrainings dürfen die Kinder sich auch individuelle Bewegungspausen nehmen, wenn sie merken, dass sich ihr Erregungsniveau stark erhöht. Sie sollen ihre Bedürfnisse wahrnehmen und formulieren können. Es ist positiv zu werten, wenn ein Kind selbstständig einen „Ruhig-mach-Trick" anwendet, wenn es merkt, dass sein Erregungsniveau in Richtung Orange/Rot umschlägt.

3. Ängste

Die Veränderung des Erregungsniveaus bei Kindern mit sozialen Ängsten erfolgt häufig in Spannungsspitzen, indem der Motor von angepasst, also grün, in den roten Bereich schnellt. Dieser Vorgang gestaltet sich nicht linear, sondern vielmehr explosionsartig. Bei einem Kind, das sich vor bestimmten sozialen Situationen ängstigt, wird sich das Erregungsniveau in dem Moment, wo der Trigger, also der Auslöser für die Angst, auftritt, von „angepasst, konzentriert und ruhig" in einem Bruchteil von Sekunden zu „starr vor Angst" verändern. Im Motorenvokabular gesprochen schnellt der Motor von Grün auf Rot. Dies äußert sich in körperlichen Symptomen, wie einer erhöhten Muskelspannung, beschleunigter Atmung und beschleunigtem Herzschlag, sowie in psychischen Symptomen, wie einer erhöhten innerlichen Anspannung – „starr vor Angst".

Ebenfalls kann sich der Effekt umkehren: Wird z. B. der Angst auslösende Faktor entzogen, fährt der Motor meist recht schnell wieder in den grünen Bereich zurück. Anhand des Motorenvokabulars kann das Kind seine Angstreaktionen wertneutral schildern und sich überlegen, welche der Ruhig-mach- und Mut-mach-Tricks ihm in der Angst auslösenden Situation helfen könnten.

7.4.3 Ziel des EST in Bezug auf Selbstregulation

Durch die Einführung in das Thema Selbstregulation und die Bearbeitung der Ruhe- und Mut-mach-Strategien wird im EST die Selbstwahrnehmung so geschult, dass eine angepasste Selbstregulation erreicht werden kann. Dazu erhalten die Kinder praktische Ideen wie die Ruhig-mach-Tricks oder die Mut-mach-Strategien an die Hand und wenden diese gemeinsam an.

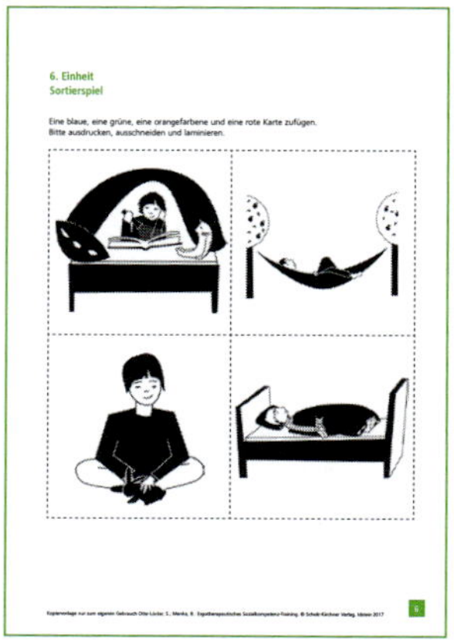

Aus diesem Grund wird im Training das Thema Selbstregulation in drei von 14 Einheiten, nämlich in den Einheiten 6, 7 und 8, als Schwerpunktthema aufgegriffen.
Die „Ruhig-mach-Tricks" kombinieren sensomotorische Verfahren (Bewegung und Mund) von Williams & Shellenberger (2009) mit Entspannungs- und Stilleübungen.
Auch die Trainingsaufgaben für die Eltern greifen das Thema Entspannung auf. Sie werden u. a. aufgefordert, ihrem Kind ab sofort mindestens einmal wöchentlich eine Entspannungsgeschichte vorzulesen („Die Kapitän Nemo-Geschichten" von Petermann oder „Geschichten von der Fly" von Krowatschek & Theiling).

In der ausführlichen Information 7b im Workbook „Cool bleiben" erhalten die Eltern detaillierte Auskunft darüber, was für das Entspannen wichtig ist und welche positiven Effekte sie hat („Tipps und Tricks für die Eltern-Kind-Entspannung", Workbook, S. 30).
Die Erweiterung besteht darin, dass die „Notfallhelfer" in die Liste der „Ruhig-mach-Tricks" integriert wurden. Sie bilden eine Übertragung auf soziale Situationen. Zu Hause erproben Eltern und Kind gemeinsam, welche Tricks ihnen in alltäglichen Situationen zu mehr Gelassenheit verhelfen.

In der Einheit 8 folgen die „Mut-mach-Tricks". Sie bilden das Pendant zu den „Wach-mach-Tricks" aus dem Alert-Training von Williams & Shellenberger (2009).
Nach dem üblichen Stundenbeginn wird die Trainingsaufgabe der letzten Stunde nochmals besonders intensiv besprochen. Damit wird erreicht, dass das bisher Gelernte gefestigt wird. Dabei achten die Therapeuten darauf, dass sich jedes Kind äußert und von den ausprobierten „Ruhig-mach-Tricks" erzählt und sein „Bitte-nicht-stören-Schild" zeigt. Ebenfalls wird gefragt, wem welche Geschichte vorgelesen wurde und wie die Kinder sie einschätzen.

Im Anschluss erfolgt eine Mut-mach-Geschichte von Pippi Langstrumpf (Lindgren, 1949). Sie bildet die Überleitung zum Thema „Wozu braucht man Mut?"

Dann bekommen die Kinder einen Mut-mach-Zauberstein und einen persönlichen Mut-mach-Zauberspruch. Es folgt noch eine praktische Mut-Übung, in der die Kinder ihren Zauberstein aufladen. Zum Schluss erhalten sie ihre Trainingsaufgabe, die darin besteht, selbstständig einzukaufen, um Mut aufzubauen. Außerdem werden sie zu einer theoretischen Reflexion aufgefordert. Die Eltern bekommen ausführliche Informationen zum gleichen Thema (Workbook, S. 32–34).

7.4.4 Hilfen zur Selbstregulation: Rituale und Zentrierung

Der Stundenverlauf im Training richtet sich nach den Bedürfnissen der Kinder in Bezug auf ihr Erregungsniveau und somit ihrer Selbstregulation. Ein ritualisierter Stundenaufbau erreicht eine erhöhte Vigilanz.

Positionswechsel zwischen Stehen, Sitzen und aktiver zielgerichteter Bewegung bewirken eine verbesserte zentralnervöse Wachheit der Teilnehmer. Das Besprechen der Trainingsaufgaben erfolgt meistens in angepasster Sitzhaltung am Tisch.
Dieser Wechsel der Positionen kann bei unruhigen Gruppen (z. B. wenn mehrere Teilnehmer ADHS haben) mit Bewegungsübungen aus dem Bereich der „Ruhig-mach-Übungen" oder des „Fit-mach-Sports" ergänzt werden.

Zentrierungsübungen

Im Gegensatz zu den dynamischen Entspannungsübungen haben Zentrierungsübungen einen hohen Koordinations- und Konzentrationsanspruch und eine kleine, klar begrenzte Basis.

Beispiel 1: Statische Zentrierung

- **Yoga-Baum**

Um die Übung langsam aufzubauen, stehen jüngere Kinder oder Kinder mit Gleichgewichtsproblemen vorerst mit geschlossenen Füßen auf einem Hocker und bilden mit den Armen eine Baumkrone. Dabei wird eine Klangschale angeschlagen. Solange der Ton erklingt, soll die Position gehalten werden.
Als nächste Stufe werden im Stehen die Beine gekreuzt und die Füße direkt nebeneinander gestellt. Schafft das Kind diese Übung, ohne vom Hocker zu fallen, kann es in der nächsten Therapieeinheit bei der Baumübung auf einem Bein stehen.

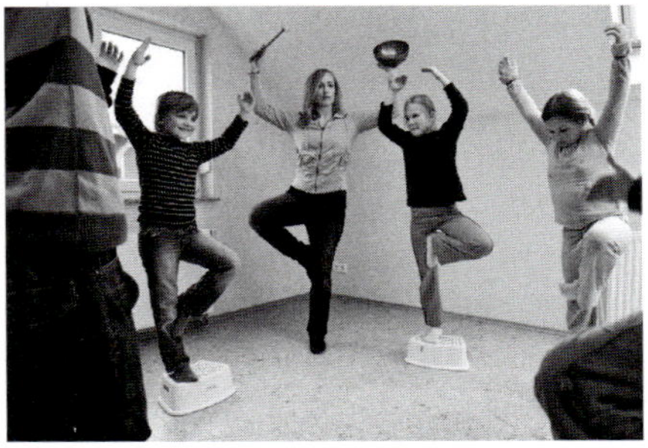

Abb. 18: Begrüßung mit Yoga-Baum

Gelingt auch das, ohne umzufallen oder den Fuß allzu oft abzustellen, kann der eigentliche Yoga-Baum eingeübt werden: Das Bein wird angewinkelt mit dem Fuß am Oberschenkel abgestützt, die Arme formen die Baumkrone über dem Kopf und die Klangschale wird angeschlagen.

Beispiel 2: Zentrierung durch Bewegung

- **Jonglieren**

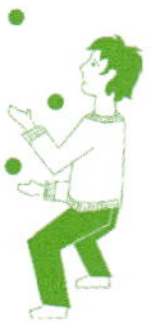

Die Insel kann ein Hocker sein (für die Fortgeschrittenen) oder ein engerer Kreis, gekennzeichnet mit einem Springseil oder mit Kreide gemalt.
Zuerst wird das Jonglieren mit Tüchern geübt. Kann ein Kind sehr gut mit den Tüchern jonglieren – es muss sich also kaum noch darauf konzentrieren –, kann es auch mit Säckchen oder Jonglierbällen arbeiten. Wichtig ist, dass das Kind durch das wesentlich schnellere Fallen der Gegenstände nicht hektisch wird, sondern sich weiterhin ruhig, rhythmisch und fließend bewegt.
Ziel ist immer, sich auf seinen eigenen Körper zu konzentrieren und ihn bewusst wahrzunehmen.

Beim Yoga-Baum bekommt das Kind klare Rückmeldung darüber, wann es sich ablenken lässt: Sobald der Blick wandert, fällt es um oder muss den Fuß abstellen. Sobald es seine Mitte verlässt, gerät es ins Wanken.

Genauso ist es beim Jonglieren: Bewegt es sich ungleichmäßig und hektisch oder lässt es sich ablenken, fallen die Gegenstände auf den Boden.

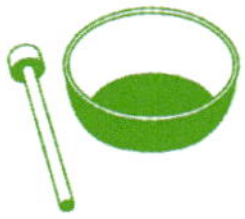

Beispiel: Zentrierung (Begrüßung)
„Jetzt müssen wir alle erst einmal ankommen. Ihr musstet euch vielleicht beeilen, habt gerade noch schnell eure Hausaufgaben fertig gemacht oder habt euch geärgert, dass ihr los musstet, weil ihr gerade schön gespielt habt. Wir haben noch schnell etwas für euch vorbereitet und uns abgesprochen. Jetzt kommen wir alle zur Ruhe, sammeln unsere Konzentration und starten dann gemeinsam, damit es eine schöne Stunde wird.
Wichtig ist, dass ihr leise seid – ganz leise, nicht mal flüstern. Ihr sollt euch voll auf euch und den Ton der Klangschale konzentrieren. Wenn ihr anfangt zu schwanken, setzt leise den Fuß ab, sucht euch mit den Augen wieder einen festen Punkt und hebt den Fuß wieder. Habt ihr einen wackeligen Tag – den hat jeder mal, auch wir Therapeuten –, dann lasst ihr den Fuß unten und stellt ihn einfach eng neben den anderen, wie ihr es am Anfang gemacht habt."

7.4.5 Soziale Dynamik in der Gruppe nutzen

Die Erarbeitung der Ruhig- und Mut-mach-Strategien innerhalb der Gruppe hat sich bewährt, da ein Erfahrungsaustausch unter den Teilnehmern stattfindet. Ebenfalls gelingt es Kindern, die eher ruhig sind, zu erkennen, dass ihre persönliche Stärke in diesem Bereich liegt. Diese Kinder, die oft eher zurückhaltend und schüchtern sind, können den anderen Kindern, die expansives Verhalten aufweisen, zeigen, wie eine Ruhe-Kultur funktioniert und ihnen Tipps für deren Selbstregulation geben.

Im Bereich der Mut-mach-Übungen ist es ähnlich. Hier können Kinder, die in diesem Bereich keine Schwierigkeit für sich sehen, den anderen oftmals wertvolle Tipps geben.

Durch diese Gruppendynamik werden übergeordnete Ziele wie „sich austauschen", „dem anderen zuhören", „die Selbst- und Fremdwahrnehmung verbessern" oder „das Erregungsniveau benennen und verändern" erreicht.

8 Entspannung

- Voraussetzungen für Entspannung
- Vergleich „Kapitän Nemo" und „Die Fly"
- Körperhaltung
- Durchführung der Entspannung
- Kontraindikation für Entspannungsübungen
- Dynamische Übungen
- Die Wirkung: So erkläre ich es dem Kind

Auf die Frage, wie der Tagesablauf ihrer Familie aussieht, antworten viele Eltern: *„Ich leite eine Art kompliziertes Taxiunternehmen – ständig fahre ich die Kinder zu Freunden oder zum Sport, hole sie wieder ab, fahre mit dem Nächsten los. Hausaufgaben müssen gemacht werden und jedes Kind muss für eine andere Arbeit lernen und ein anderes Instrument üben … Meine Arbeit und der Haushalt sind auch noch da. Abends bin ich völlig k.o. und die Kinder drehen noch mal richtig auf und streiten sich. Der Mittlere kann nicht einschlafen und ich möchte nur noch auf's Sofa!"*

Das ist nicht nur für die Eltern anstrengend, auch für die Kinder. Diese sagen aber selten: *„Ich bin erschöpft"* oder: *„Ich fühle mich gestresst."*

Stress durch fehlende Ruhephasen äußert sich in Unkonzentriertheit, Reizbarkeit und Wutanfällen, Ängsten, mangelnder Aufnahmefähigkeit und Ausdauer, Antriebslosigkeit oder Überdrehtheit und Einschlafproblemen.

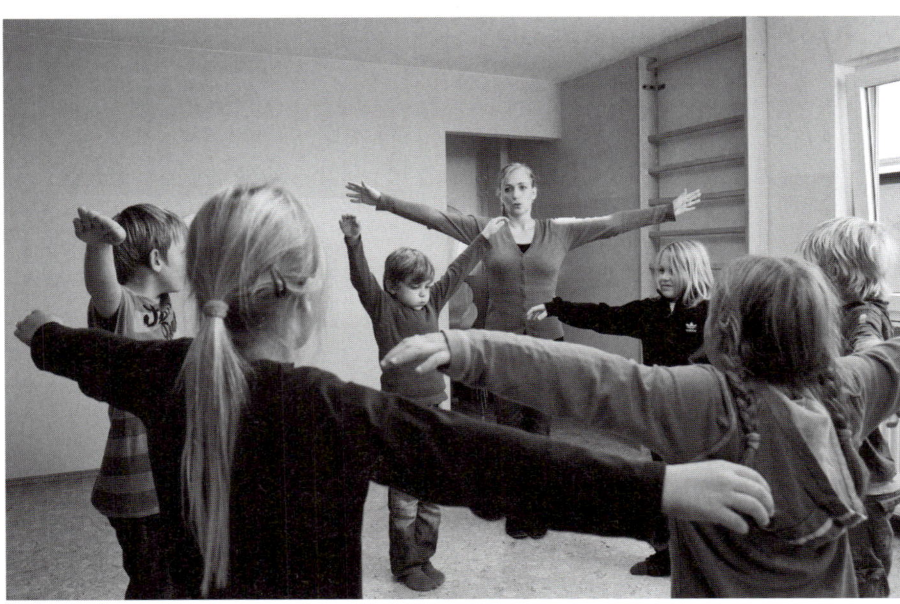

Abb. 19: Vogelflug

Ruheinseln in der Familie sind eine wichtige Ressource – eine Bedingung, um sich geborgen und zufrieden zu fühlen, zu genießen, Reize zu sortieren und abzuschalten.

Entspannungsverfahren sind sogenannte symptomunspezifische Methoden, d.h., sie sind kein Wundermittel gegen Schulstress, Schlaf- oder Angststörungen oder Wutanfälle. Dennoch sind psychophysiologische Wirkungen nachweisbar. Diese können als Alltagshilfe genutzt werden, um den „Motor" richtig einzustellen, z.B. vor dem Einschlafen, vor Klassenarbeiten, vor den Hausaufgaben oder dem klärenden Gespräch mit dem besten Freund.

Entspannungsgeschichten lassen sich gut in den familiären Alltag einbauen – sei es zwischen Mittagessen und Hausaufgaben, nachmittags auf dem Sofa oder als Einschlafritual. Die Geschichten sprechen die Fantasie der Kinder an, versetzen sie in eine andere Welt und vertiefen mit der Imaginationstechnik des autogenen Trainings die Entspannung.

Bilder von Ruhe, Wärme und Schwere fördern die Muskelentspannung, die Hautdurchblutung und die Verdauung und verlangsamen die Atemfrequenz nachweislich. Während im Alltag hauptsächlich visuelle und auditive Reize in großer Dichte auf das Kind einströmen, wirken die Geschichten filternd und bereichernd zugleich. Alle Sinne werden angesprochen. Die Kinder werden eingeladen zu verweilen und in ihrer Fantasie die Reize in Ruhe aufzunehmen: zu riechen, zu schmecken, Wärme zu spüren, leise Geräusche zu hören, kleine Berührungen wahrzunehmen.

Regelmäßige Ruhephasen im Alltag der Kinder führen zu einer Verbesserung der Konzentration und Reduktion der motorischen Unruhe. Die Kinder lernen, Augenblicke bewusster zu erleben, Reize herauszufiltern und gewollt ein- und auszublenden. Entspannung fördert die Eigenwahrnehmung und schafft ein besseres Bewusstsein zum eigenen Körper. Sie unterstützt die Kinder bei der Bewältigung der täglichen Leistungsanforderungen und fördert die emotionale Ausgeglichenheit. Stressbeschwerden wie psychosomatische Kopf- oder Bauchschmerzen werden weniger (Krowatschek & Theiling, 2015). Emotionale Reaktionen wie Angst oder Wut können nach gelungener Entspannung nicht mehr ohne Weiteres ausgelöst werden (Petermann, 2016).

Auf den Drehzahlmesser übertragen bedeutet es, zu lernen, bewusst in den blauen Bereich zu kommen und diesen genießen zu können. Dies ist besonders wichtig für Kinder, deren Motor sehr häufig im orangefarbenen oder gar roten Bereich dreht.

8.1 Voraussetzungen für Entspannung

Die wichtigste Voraussetzung zur Entspannung ist, dass das Kind es auch will. Entspannung kann nicht erzwungen werden und darf nie als Disziplinierungsmaßnahme eingesetzt werden. Entspannung sollte etwas sein, was die Kinder als angenehm empfinden, etwas worauf sie sich freuen als schöne gemeinsame Zeit. Entspannen kann man sich nur, wenn die Situation geschützt ist und man der Person, die die Entspannung anleitet, vertraut und alle Beteiligten sich darauf einlassen möchten.

In der Gruppentherapiesituation ist es oft sehr schwierig, diesen geborgenen Raum ohne Zeitdruck zu schaffen. Die Rahmenbedingungen für eine gelungene Entspannung sind sehr wichtig. Misserfolge, z. B. durch massiv störende Kinder in der Gruppe, sollten vermieden werden. Daher sieht das EST keine Entspannungsgeschichte vor, sondern Stille- und Zentrierungsübungen wie den „Yoga-Baum", „Fliegen", „Sterne pflücken" oder die Luftballonübung (→ Vorlage CD, Einheit 7). Die intensiveren Entspannungsübungen werden über die Elterntrainingsaufgaben in den vertrauten häuslichen Bereich verlegt, wo sie auch nach Beendigung des Trainings weitergeführt werden können.

Damit die Eltern sich besser mit den Geschichten identifizieren können, werden zwei Bücher zur Auswahl gestellt.

- Die Kapitän Nemo-Geschichten: Geschichten gegen Angst und Stress von Ulrike Petermann (2016)
- Die Geschichten von der Fly: Entspannung für unruhige, unauffällige, übermütige und ängstliche Kinder von Dieter Krowatschek und Ute Theiling (2015).

Die **Kapitän Nemo-Geschichten** bestehen aus 14 U-Boot-Ausflügen mit der „Nautilus" und Kapitän Nemo. Die Geschichten beinhalten je ein kleines Unterwassererlebnis: Begegnungen mit Tieren wie Delfinen, Walen, Seepferdchen oder Riesenschildkröten oder Besuche an Orten, wie die warme Unterwasserfontäne, die Stadt Atlantis oder das versunkene Piratenschiff. Es gibt immer zwei Abschlüsse: einen zum Einschlafen und einen zum Wachwerden, sodass die Geschichten sowohl tagsüber als auch als Einschlafritual genutzt werden können.

Die **Geschichten von der Fly** beinhalten dynamische Übungen – ähnlich denen, die im EST durchgeführt werden – und nachfolgend drei Blöcke von Geschichten, in denen stets die Fly – eine Border Collie-Hündin – die Hauptrolle spielt.

1. Fantastische und beinahe wahre Geschichten (z. B. Die Fly jagt das Dünengespenst)
2. Geschichten aus dem Alltag (z. B. Die Fly und ihr Freund Max) und
3. Geschichten, die Mut machen (z. B. Die Fly geht verloren).

Die Kapitän Nemo-Geschichten wirken entspannender als die teils lebhaften Geschichten von der Fly. Diese wiederum werden von den Eltern gewählt, die Entspannungsgeschichten skeptisch gegenüberstehen, eben weil deren Handlungsebene oft sehr lebhaft ist.

Beide Bücher bieten eine theoretische Einführung zum Thema Entspannung, die von einigen Eltern gerne gelesen wird. Für alle Eltern gibt das EST eine Information zum Thema Entspannung, in der die wichtigsten Punkte übersichtlich zusammengefasst wurden (→ Workbook, S. 30). Alle Punkte dieser Information sollten mit den Eltern in Ruhe durchgesprochen werden. Gibt es sehr skeptische Eltern, ist es am überzeugendsten, einfach abzuwarten, bis die ersten Eltern und Kinder, die die Entspannung durchgeführt haben, von ihren Erfolgen erzählen. Durch die intensive Elternarbeit und Gespräche unter den Eltern entwickelt sich meist eine Gruppendynamik, die dazu führt, dass alle Teilnehmer des Trainings die Übung zu Hause ausprobieren.

8.2 Vergleich „Kapitän Nemo" und „Die Fly"

Titel	Die Kapitän Nemo-Geschichten	Geschichten von der Fly
	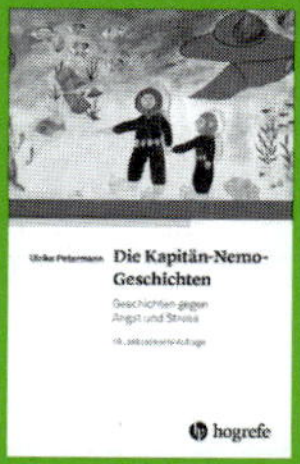	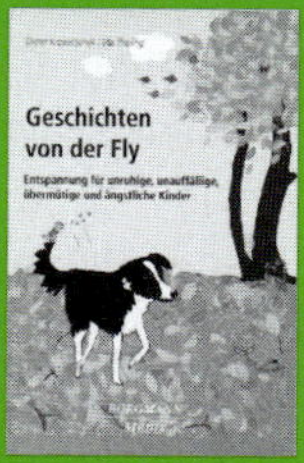
Qualität	Taschenbuch, wenige Illustrationen in Schwarz-weiß (günstiger)	gebunden, farbige Illustrationen, Musik-CD inkl. (teurer)
Altersgruppe	5–12 Jahre	5–12 Jahre
Theorieteil	**Für Eltern und Kinder** ▪ Viel Fließtext, Fachbegriffe sind häufig, werden aber stets erläutert ▪ Guter Kinderteil mit schönen Erklärungen	**Für Eltern und Kinder** ▪ Sehr übersichtlich und gut verständlich, leicht zu lesen ▪ Für die Kinder keine Informationen zur Entspannung, sondern Vorstellung der Hündin Fly, der Autoren und der Zeichnerin
Die Geschichten	**14 Fortsetzungsgeschichten** ▪ Unterwasserausflüge mit Kapitän Nemo und seinem Unterwasserboot Nautilus ▪ Ritualisierter Einstieg (Anziehen des Taucheranzugs) ▪ Sehr ruhig, keine Anteile mit Lärm oder Gefahr ▪ Fantasievolle Unterwasserorte und schöne Tierbegegnungen ▪ Arme und Beine bekommen die Anleitung schwer und warm zu werden ▪ Kapitän Nemo-Spruch: „Nur ruhig Blut, dann geht alles gut!" (kann auch durch Zauberspruch des Kindes ersetzt werden) ▪ Ritualisiertes Zurückholen in zwei Varianten: mit oder ohne Einschlafen	**3 verschiedene Schwerpunkte** 1. Fantastische und beinahe wahre Geschichten, z. B. Die Fly jagt das Dünengespenst, oder Die Fly träumt 2. Geschichten aus dem Alltag, z. B. Die Fly geht zur Schule oder Die Fly und ihr Freund Max 3. Geschichten, die Mut machen, z. B. Die Fly bekommt eine Spritze oder Die Fly geht verloren ▪ Hauptperson ist die Hündin Fly ▪ Ritualisierter Einstieg und Ausstieg (zum Wachbleiben) ▪ Teils recht spannende, lebhafte Geschichten mit Problemlösungsansätzen ▪ Eher wenig gezielte Entspannungsanleitungen, mehr eingearbeitete Wärme-, Schwere- und Ruhebilder

8.3 Körperhaltung

Entspannungsverfahren führen zu neuromuskulären Veränderungen. Die Spannung der Skelettmuskulatur wird reduziert oder verschwindet sogar ganz. Dadurch erschlafft die Arm-, Bein- und Rumpfmuskulatur. Der Effekt kann durch die richtige Körperhaltung unterstützt werden. Diese sollte daher vom Therapeuten in der vorbereitenden Einzeltherapie ebenso eingehalten werden, wie von den Eltern zu Hause.

Die Kinder liegen am besten auf dem Rücken, die Arme neben ihrem Körper, die Beine nebeneinander flach auf dem Boden. Möchten die Kinder nicht liegen oder ist es durch die gegebenen Räumlichkeiten nicht möglich, sollten im Sitzen die Füße bequem auf dem Boden stehen, Arme und Hände auf den Oberschenkeln liegen und eine möglichst gepolsterte Rückenlehne die Rumpfmuskulatur entlasten. Um auch den Kopf abstützen zu können, kann man z. B. den Stuhl direkt an die Wand schieben und dort den Kopf anlehnen.
Viele Kinder finden es gemütlich, den Kopf auf die auf der Tischplatte verschränkten Arme zu legen. Dann sind jedoch viele Muskelgruppen angespannt und die tiefe Bauchatmung ist kaum möglich. Bei einer gelungenen Entspannung nimmt die Bauchatmung zu. Das kann sie aber nur, wenn der Bauchraum nicht eingeengt ist. Daher empfiehlt sich diese Haltung nicht.

Es ist sehr wichtig, die Augen zu schließen, denn nur so kann die Konzentration auf die entspannenden Bilder ohne Ablenkung erfolgen.

Die Kinder sollten aber nicht dazu gezwungen werden, da Zwang eine Entspannung unmöglich macht. Meist brauchen die Kinder Zeit, um sich auf das Neue einzustellen – wenn sie sich in der Entspannung wohlfühlen und sie wie empfohlen ritualisiert durchgeführt wird, trauen sich die Kinder bald von selbst, die Augen zu schließen.

Genauso ist es mit der Körperhaltung. Manche Kinder müssen sich sicher fühlen und wissen, was sie erwartet, um sich hinlegen zu können. Gerade bei motorisch sehr unruhigen Kindern ist Liegen oft mit negativen Gefühlen gekoppelt (z. B. einschlafen sollen, aber nicht können) und sie möchten anfangs lieber sitzen. Wenn sie merken, dass ihnen das ruhige Sitzen gelingt, werden sie auch das Liegen ausprobieren. Ein Vorteil des Sitzens ist die Nähe zu Stresssituationen im Schulalltag. Vor der Klassenarbeit kann das Kind die Augen schließen und an eine schöne Situation aus der Entspannungsphase denken, um seinen Motor etwas herunter zu regulieren und gleichzeitig die Körperhaltung einzunehmen, die es aus der Entspannung selbst kennt.

8.4 Durchführung der Entspannung

Wichtig ist es, möglichst viele Komponenten der Entspannung zu ritualisieren, damit das Kind sich mit allen Sinnen gut und sicher darauf einstellen kann.

So hat jede Entspannungsgeschichte eine Einstiegsphase. Bei Kapitän Nemo besteht sie immer darin, dass der Kapitän das Kind in sein Unterwasserboot Nautilus einlädt. Dazu wird ein spezieller Taucheranzug angezogen. Der Anzug wirkt beruhigend, ist bequem und man fühlt sich rundum eingehüllt und geschützt.

Bei den Geschichten von der Fly wird die Einstiegsphase „Ruhetönung" genannt. Der Anfang ist immer gleich. Die Ruhetönung besteht darin, dass es sich das Kind gemütlich macht, ruhig ein- und ausatmet und alles um sich herum vergisst. Dann kommt die Fly zu dem Kind. Sie setzt sich neben es, legt die Pfote auf den Arm und den Kopf auf das Knie. Das Kind wird ganz ruhig und gemeinsam gehen sie auf eine Fantasiereise.

Manche Kinder finden das „uncool" oder „echt voll langweilig". Wenn man sie dann fragt: *„Was guckt ihr denn am liebsten im Fernsehen?"*, sind alle etwas überrascht. *„Und wie fangen eure Sendungen an?"* Die ersten Kinder beginnen meist gleich, die Titelmelodie zu singen oder die ersten Sequenzen des Films zu beschreiben. *„Klasse, wie gut ihr das wisst! Das ist der Einstieg eurer Sendung – und der ist auch immer gleich, damit ihr euch gut auf den nachfolgenden Film einstellen könnt. Ihr erinnert euch derweil vielleicht an die Folge vom letzten Mal, ihr freut euch, seid gespannt, was wohl diesmal passieren wird und taucht langsam ab in die Geschichte. Genauso ist das auch bei euren Entspannungsgeschichten!"*

Bei beiden Büchern wird das Ruhe-Empfinden durch gezielte Entspannungsinstruktionen unterstützt, z. B.: *„Zuerst steigst du mit einem Bein in deinen Taucheranzug. Du merkst und sagst zu dir: Mein Bein ist ganz ruhig"*, oder *„Sie legt dir die Pfote auf den Arm und deine Arme werden ganz ruhig."*

Dann folgt die Geschichte. Die Kapitän Nemo-Geschichten sind sehr ruhig, mit einer kurzen, klar umrissenen Handlung ohne Schnelligkeit oder Spannung. Bedrohliche Bilder werden vermieden durch schöne, übersichtliche Orte und dadurch, dass Kapitän Nemo mit seiner Erfahrung und Kenntnis dem Kind schützend zur Seite steht.

Festes Element sind die Schwere- und Wärmeinstruktionen für Arme und Beine, die immer gleich lauten:

- Du sagst zu dir: Mein einer Arm/mein eines Bein ist auf besondere Art im Wasser schwer! Mein einer Arm/mein eines Bein ist auf besondere Art schwer.
- Du sagst zu dir: Meine beiden Arme sind ganz warm! Meine beiden Arme sind ganz warm! Auch meine beiden Beine sind ganz warm! Meine beiden Beine sind ganz warm!

Zudem bringt Kapitän Nemo den Kindern bei, mit dem Spruch „Nur ruhig Blut, dann geht alles gut!" ihr Verhalten zu steuern. Der Spruch wird in den unterschiedlichsten Situationen eingesetzt: Wenn das Kind Mut, Geduld oder Vorsicht braucht oder wenn es erst einmal überlegen sollte, bevor es etwas tut. Der Spruch kann auch durch den Zauberspruch des Kindes ersetzt werden, den es sich im EST ausgesucht hat (→ Manual, Einheit 8). Dadurch wird diese Form der positiven Selbstinstruktion intensiviert.

Die Geschichten von der Fly sind lebhafter. Oft sind es sogar kleine Abenteuer. Die Fly rennt fröhlich einem Fußball hinterher oder sie jagt ein Gespenst oder einen Taschendieb. Sie macht sich auch mal Sorgen oder reagiert ängstlich, aber stets helfen ihr die Kinder, die sie begleiten, oder Erwachsene aus der Geschichte – und oft hilft die Fly auch anderen mit ihrer vorsichtigen, überlegten und empfindsamen Art oder auch mit ihren mutigen, beherzten Einsätzen. Die Spannungsmomente sind sehr kurz und werden so aufgelöst, dass das Kind Strategien an die Hand bekommt, um ähnliche Situationen im Alltag besser zu meistern.

Schwere- und Wärmeinstruktionen sind nicht in allen Geschichten enthalten und oft in der Geschichte versteckt.

Beispiel: *„Mehrere Leute mussten ihn (den Heißluftballon) mit Seilen am Boden halten, damit er nicht einfach in die Höhe stieg. Das sah sehr anstrengend aus und die Fly bekam schon vom Hinschauen ganz schwere Beine.*
Sie (die Fly) atmet ganz tief ein und aus und spürt, wie die Sonnenstrahlen ihr Fell erwärmen. Und wenn du dir jetzt vorstellst, wie die Fly gemütlich in einer Sandkuhle liegt, merkst du bei dir, dass du auch ganz tief einatmest, ruhig wirst, dich ganz sicher fühlst und spürst, wie schön warm die Sonne auf deine Arme und Beine scheint."

Bei den Geschichten beider Bücher – die der Fly und die von Kapitän Nemo – lässt das Kind die geschilderten Bilder nicht passiv auf sich wirken, sondern sie regen seine Fantasie in ruhiger, entspannender Weise an. Durch diese sogenannten Reaktionsproportionen gestalten die Kinder die Geschichte durch ihre eigene Vorstellungskraft mit, was die Wirksamkeit des Verfahrens gegenüber passiven Stimuluspropositionen erhöht.

8.5 Kontraindikation für Entspannungsübungen

Die häufigste körperliche Erkrankung bei Kindern, bei der Entspannungstechniken nur nach Rücksprache mit dem Kinderarzt durchgeführt werden sollten, ist Asthma bronchiale. Auch bei Herz-Kreislauferkrankungen, wie z.B. einem angeborenen Herzfehler, sollte wegen der durch die Entspannung auftretenden kardiovaskulären Veränderungen (Erweiterung der Blutgefäße, Abnahme der Herzrate und des arteriellen Blutdruckes) vorher der behandelnde Arzt kontaktiert werden. Das gilt ebenso bei Anfallsleiden wie Epilepsie oder bei akuten Magen-Darm-Erkrankungen.

Bei den psychischen Störungen ist vor allem eine akute depressive Phase ein Ausschlusskriterium.

Bei hyperkinetischen Störungen, deren Ursache in der Unterstimulation des Frontalhirnbereiches liegt, könnte das Kind paradox, d. h. mit erhöhter motorischer Unruhe, reagieren. Sollte das bei 2–3 Testversuchen der Fall sein, so darf auf keinen Fall ein weiterer Versuch erfolgen. Dynamische Übungen könnten besseren Erfolg haben, sollten aber ebenfalls vorsichtig ausprobiert werden.

8.6 Dynamische Übungen

Dynamische Übungen sind sehr gut in den Alltag der Kinder integrierbar. Sie dauern nicht lange und sollten ohne Hilfsmittel umsetzbar sein.

Im EST sind drei verschiedene Übungen enthalten. Alle werden erprobt und die passende Anleitung dem Kind in seiner Mappe mitgegeben, sodass es sie zu Hause ebenfalls anwenden kann.
Die Kinder können sie, sobald sie sich damit sicher fühlen, gut alleine durchführen, wann und wo sie wollen – im Zweifelsfall heimlich auf der Schultoilette vor der Klassenarbeit. Sie sind aber auch gut in der Therapie oder von Lehrern im Unterricht einsetzbar. Die Hemmschwelle ist für die Kinder nicht sehr hoch. Für Bewegungsübungen sind sie schneller zu gewinnen als für das Hinlegen und Augenschließen bei Entspannungsgeschichten. Das Vertrauen in die Gruppe und die Therapeuten muss nicht so groß sein, um sich darauf einzulassen. Die Übungen sind kurz (3–10 Min.) und benötigen keinerlei Vorbereitung (außer vielleicht das Öffnen eines Fensters für frische Luft). Sie sind auch eine ideale Vorbereitung für die Entspannungsgeschichten, um den Motor langsam in Richtung des blauen Bereiches zu bringen – wenn man bedenkt, dass viele Kinder in der Gruppe sich hauptsächlich im orangefarbenen Bereich aufhalten. Auch vor Beginn der Hausaufgaben können diese Übungen hilfreich sein. Wenn es zwischen Kind und Mutter viel Streit während der Hausaufgabensituation gibt, können sie gemeinsam durchgeführt werden, um von Beginn an einen ruhigeren, angenehmeren Einstieg zu bekommen und nicht schon in Vorahnung des kommenden Konfliktes bei Orange/Rot zu starten.

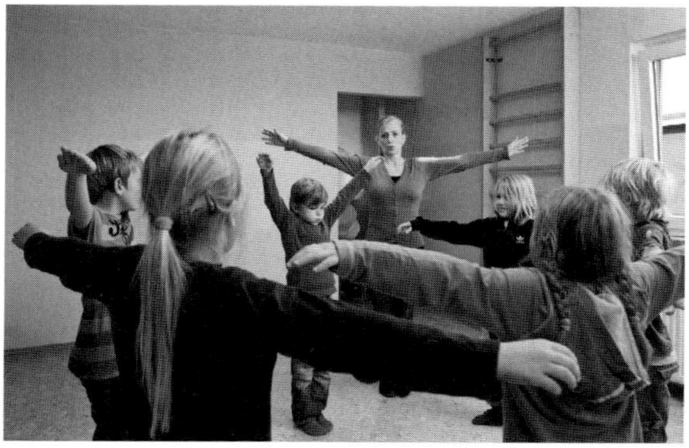

Abb. 20: Dynamische Entspannung: Fliegen

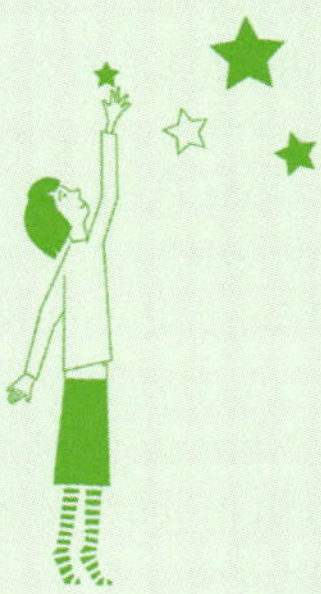

Kennzeichen einer dynamischen Entspannungsübung sind:

- Die Sauerstoffzufuhr wird durch bewusstes tiefes Ein- und Ausatmen erhöht.
- Die Bewegung ist rhythmisch grobmotorisch.
- Über passende Bilder wird die Fantasie der Kinder angeregt und die volle Konzentration auf die Übung spielerisch erreicht.
- Es sind keine Materialien erforderlich.
- Die Kinder haben Spaß und bauen durch die Bewegung Spannung ab.

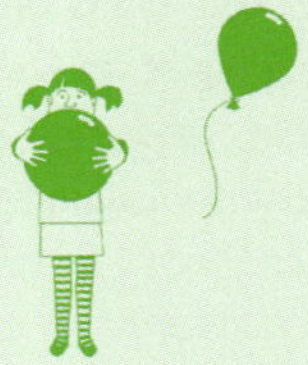

Beispiel: Fliegen (→ Vorlage CD, Einheit 7)

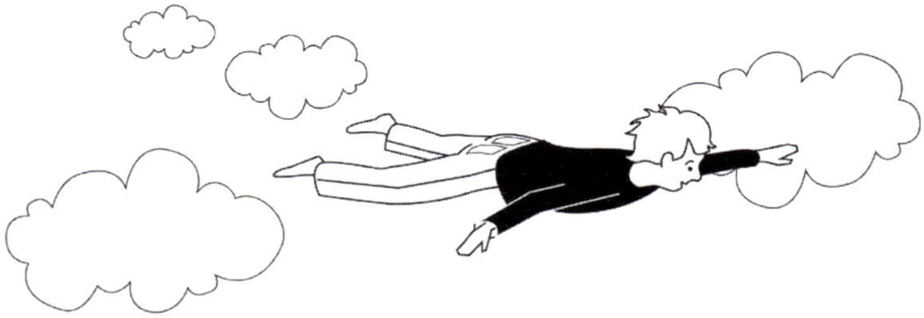

Stelle dir vor, du bist ein Vogel. Du kannst fliegen und schwebst durch die Luft.

Deine Arme spannst du weit auf, sie tragen dich und sind deine Flügel. Die Sonne wärmt dich, und du fühlst dich wohl. Du atmest tief ein.

Beim Ausatmen führst du deine Arme vor deinem Körper zusammen, machst dich ein bisschen rund und lässt den Kopf locker sinken. Du lässt den ganzen Atem aus deinem Körper und fühlst dich ganz leicht.

Du atmest wieder ein, hebst den Kopf und spannst deine Flügel auf.

Du atmest wieder tief aus und machst dich locker und rund. Du genießt die Wärme. Unter dir siehst du Wiesen und Wälder, vielleicht guckt sogar ein Reh zu dir herauf, oder du siehst das Haus, in dem du wohnst.

Atme ein.

Und aus.

Fliege ruhig durch den Himmel und lande nach zwei oder drei weiteren Flügelschlägen. Du setzt dich auf einen Ast, der dich federnd auffängt, und ruhst dich noch einen Moment aus. Die Sonne wärmt dein Gefieder, die Blätter des Baumes rauschen leise und dir geht es gut.

8.7 Die Wirkung: So erkläre ich es dem Kind

Es ist wichtig, den Kindern altersgerecht zu erklären, wie die Techniken funktionieren. Wenn versucht wird, den Kindern eine Entspannungsgeschichte als gewöhnliche Gutenachtgeschichte unterzujubeln, werden sie beispielsweise auf die Schwere- und Wärmeinstruktionen schnell genervt reagieren. Sie wissen nicht, was das plötzlich soll und äußern das auch so. Daher muss den Kindern erläutert werden, wie es funktioniert.

Beispiel: Entspannungsgeschichte

„Ihr kennt das bestimmt, dass ihr euch irgendwann sehr, sehr gut gefühlt habt – vielleicht im Urlaub am Meer oder bei euren Großeltern. Wenn ihr nur daran denkt, bekommt ihr gleich ein kleines, wohliges Gefühl. Ein kurzer Gedanke an die Sanddüne und das Meeresrauschen oder an den Geruch von Opas Werkstatt oder Omas Pfannkuchen reicht. So funktionieren auch die Geschichten: Sie geben euch zwar keine echten Orte, zu denen ihr mit dem Auto fahren könnt, aber Orte in eurer Fantasie. Davon habt ihr ja alle ganz viel: Ihr könnt euch super die tollsten Sachen vorstellen! Ein Riesenvorteil von Fantasieorten ist: Man hat sie immer dabei und es kommen nur die mit rein, die man auch dort haben möchte. Die Geschichten sind zum Wohlfühlen und Entspannen – zum Schulstressvergessen und Abschalten. Das ist super, um sich nach der Schule erst einmal richtig auszuruhen oder abends besser einschlafen zu können. Nach solchen Geschichten flippt man auch nicht mehr so leicht aus – gut für euch, z. B. vor schwierigen Hausaufgaben. In den Geschichten kommen manchmal komische Sätze vor, dass eure Arme und Beine ganz schwer werden oder ganz warm. Die sind für eure Arme und Beine gedacht. Eure Ohren leiten sie an euer Gehirn weiter und das sendet die Nachricht über die Nervenbahnen direkt an eure Arme und Beine, die dann sagen: Okay! Schwer und warm! Ihr könnt das dann richtig fühlen, wie es klappt, und es fühlt sich ganz gemütlich an! Alles am Körper wird ganz ruhig und relaxt und ihr könnt der schönen Geschichte zuhören und euch vorstellen, wie es dort aussieht, wie das Meer oder die Wiese riecht, wie es sich dort anhört und was da passiert: Sie wird zu eurem Ort."

Beispiel: Dynamische Übung

„Wir machen jetzt das Fenster weit auf und lassen frische Luft herein. Frische Luft ist ganz wichtig, um sich gut konzentrieren zu können und wach zu bleiben. Bei schlechter Luft fängt man irgendwann an zu gähnen und das Gehirn bekommt nicht mehr genug Sauerstoff, um zu arbeiten und schaltet auf Sparbetrieb. Wir machen jetzt einen kurzen Sportteil, der alle, die gerade im blauen Bereich drehen, weil sie müde und k.o. sind, wieder fit macht, und allen, die aufgedreht sind und nicht mehr sitzen können, Bewegung gibt und sie wieder Richtung Grün bringt. Ihr nutzt wieder eure Fantasie und macht einfach mit, was wir vormachen. Atmet auch ruhig so mit, wie es euch angenehm ist – aber möglichst tief (hier können schon die Bilder aus der Übung angesprochen werden). *Euer Atem hat Einfluss auf euren ganzen Körper: Wenn ihr beim Rennen falsch atmet, könnt ihr schnell nicht mehr und bekommt vielleicht Seitenstechen. Die Kampfsportler atmen schnell aus, wenn sie ihren Muskeln mehr Kraft geben wollen. Umgekehrt kennt ihr es auch, wenn ihr vor Aufregung bei einem spannenden Film die Luft anhaltet und dann „Puh – gut gegangen" entspannt wieder ausatmet. Nutzt jetzt also euren Atem, um richtig fit und relaxt zu werden."*

9 Hilfen für Gruppen mit motorisch sehr unruhigen Kindern: Fit-mach-Sport

- Wettkampf – ja oder nein?
- Beispiele für „Fit-mach-Sport"

Kann sich ein Großteil der Gruppe nur schlecht konzentrieren oder zeigt eine große Unruhe, dass die Kinder nicht mehr oder noch nicht aufnahmefähig sind, dann sollte immer zuerst „Fit-mach-Sport" gemacht werden, bevor im vorgegebenen Plan weitergemacht wird. Dies gilt natürlich auch für eine sehr verträumte, untererregte Gruppe – man findet sie allerdings wesentlich seltener im Praxisalltag.

„Fit-mach-Sport" kann jede Bewegungsaufgabe sein, die klare Gütekriterien und einen anspruchsvollen Schwierigkeitsgrad hat und somit Konzentration auf die motorischen Abläufe erfordert. Die Kinder können sich so zentrieren und regulieren. Die Alertness (Aufmerksamkeit) wird angepasster.

Versucht man bei einer unkonzentrierten Gruppe den EST-Zeitplan ohne Sportpause durchzuziehen, so werden die Kinder wesentlich weniger mitarbeiten, häufiger stören, viele Punkte verlieren und die Motivation wird sinken. Die Kinder sollen aber lernen: *„Wenn ich mich nicht mehr konzentrieren kann, mache ich Bewegungspausen, anstatt zu stören und andere zu ärgern."*

Im Folgenden werden Beispiele für „Fit-mach-Sport" gegeben, die sich ohne viel Aufwand in den normalen Ablauf integrieren lassen. Um den Zeitplan dennoch einhalten zu können, muss immer der Theorieteil gestrafft werden (z. B. Plakatherstellung weglassen). Die praktische Durchführung sollte nicht gekürzt werden, da dieser Teil den größten Lerneffekt bei den Kindern hat!
Der Sport darf keinen Sanktionscharakter haben, aber auch nicht belohnend für Fehlverhalten wirken. Eine Einleitung könnte sein: *„Ihr könnt gerade gar nicht mehr zuhören – wir machen jetzt zackig „Fit-mach-Sport", damit ihr euch wieder alle konzentrieren könnt! Alle schieben ihren Hocker ein Stück nach hinten – hüpf dich fit! Los geht`s! ... Super! Jetzt setzt euch hin, ich bin schon gespannt auf eure Trainingsaufgaben!"*

9.1 Wettkampf – ja oder nein?

Die meisten der Spiele eignen sich als Wettkampfspiele. Grundsätzlich führt jedes Gegeneinander zu mehr Konkurrenz und Leistungsdruck und birgt dadurch viele potenzielle Konfliktsituationen. Bei der Zielsetzung ist deshalb gut abzuwägen, ob ein Wettkampf eingesetzt wird oder andere Schwerpunkte und Gütekriterien gesetzt werden.

Wettkampfsituationen bringen immer mehr Unruhe und Unfälle mit sich als Aufgabenstellungen, die Vorsicht im Umgang miteinander als Schwerpunkt haben. Wettkämpfe erhöhen das Erregungsniveau der Gruppe, das heißt, sie können zum Wachmachen genutzt werden, führen aber auch dazu, dass eine unruhige Gruppe noch aufgedrehter wird!

Die Gruppe kann auch in Mannschaften eingeteilt werden und Punkte sammeln (z. B. bei „Quiz extrem" oder „Herr Lehmann"), was die Motivation sich zu konzentrieren erhöht, aber auch Konkurrenz und stärkeren Leistungsdruck schafft. Es können auch Gruppenpunkte gesammelt werden – die Gruppe soll sich vorher einschätzen, wie viele Punkte sie gemeinsam schaffen kann, und versuchen, das Ziel zu erreichen. Die erreichten Punkte können aufgeschrieben werden, um die nächste Woche eine Steigerung zu versuchen.

9.2 Beispiele für „Fit-mach-Sport"

Hampelmann

Die ganze Gruppe inklusive der Therapeuten macht 20 Hampelmannsprünge, und alle setzen sich dann zügig wieder hin und machen weiter.

Knieklatscher

20–30 Knieklatscher werden über Kreuz (linke Hand oder linker Ellenbogen klatscht auf das rechte Knie usw.) im gleichen Rhythmus mit lautem Mitzählen durchgeführt. Das Tempo und der Rhythmus können je nach Bedarf der Gruppe variiert werden: langsamer, schneller, 2 x rechts, 1 x links etc.

Seilspringen

2 Kinder oder die Therapeuten halten das lange Springseil und 1–4 andere Kinder springen im Rhythmus darüber und alle zählen laut mit und feuern an.
Die Kinder können zu Hause oder in der Schulpause neben dieser Art des gemeinschaftlichen Seilspringens auch alleine am kurzen Seil springen.

Liegestütz im Sitz

Alle setzen sich aufrecht in den Stuhlkantensitz, fassen mit den Händen rechts und links an die Sitzfläche ihres Stuhles und drücken sich dann ca. 20 Sekunden mit den Armen hoch, sodass der Po und die Füße leicht abheben. Dieser Trick eignet sich auch sehr gut für den Unterricht, da man sich vom Lehrer unbemerkt fit machen kann, anstatt zu kippeln anfängt.

„Die 6 FangFragen-Bälle",
R.A. Gardner & M. Vogt,
Manfred Vogt Spieleverlag,
www.mvsv.de

FangFragen-Ball

Alle stehen im Kreis und werfen sich einen FangFragen-Ball zu. Auf diesem stehen Fragen/Aussagen, die laut vorgelesen und schnell beantwortet werden sollen. Dies fördert neben der zentralnervösen Wachheit auch das Kennenlernen in der Gruppe.

Jonglieren einzeln

Die Kinder jonglieren mit 1–3 Säckchen oder Tüchern.

Jonglieren mit Partner

2 Kinder werfen sich gleichzeitig 2 Säckchen zu, zählen laut mit und versuchen möglichst viele Würfe zu schaffen, ohne dass eins herunter fällt.

Jonglieren in der Gruppe

Alle stehen im Kreis, der Trainer hat 5–8 handtellergroße Säckchen. Er wirft eins zu einem Kind und sagt dabei den Namen des Kindes, dann hebt er die Hand und zeigt dadurch, dass er schon an der Reihe war. So kommt jeder nur 1 x in der ersten Runde dran. Ab der 2. Runde wirft wieder jeder nur zu der Person von vorher, aber der Therapeut gibt ca. alle 2–3 Sekunden ein Säcken dazu. Je nach Gruppe können gleichzeitig 5–8 Säckchen durch den Raum fliegen.

Abklopfen des Körpers

Alle klopfen sich selbst ab, von den Füßen, Beinen, Po, Arme herauf und wieder herunter.

Herr Lehmann sagt …

Ein Therapeut gibt Bewegungsbefehle, aber nur die Bewegungen, die er mit *„Herr Lehmann sagt …“* einleitet, dürfen ausgeführt werden.

Beispiel: *„Hüpft alle auf einem Bein!“* – keiner darf reagieren.

„Herr Lehmann sagt: Hüpft alle auf einem Bein!“ – alle müssen auf einem Bein hüpfen.

Der fliegende Sessel

Je drei etwa gleich große Kinder bilden eine Mannschaft. Die Kinder müssen sich einigen, wer zuerst in den Sessel darf und wer Träger ist. Die beiden Träger stehen sich gegenüber und fassen sich über Kreuz an den Händen. Das dritte Kind setzt sich nun vorsichtig in diesen „Sessel“ und legt seine Arme um oder auf die Schultern der Träger, sodass das Gewicht gut verteilt ist. Nun wird das Kind eine bestimmte Strecke getragen, dies kann auch im Wettlauf mit der anderen Gruppe geschehen. Es wird so oft gewechselt, bis jedes Kind einmal im Sessel war. Auch die Therapeuten können sich tragen lassen – sehr geeignet, um Teamgeist zu erzeugen!

Hüpf dich fit!

Alle (auch die Therapeuten!) hüpfen die ganze Zeit auf der Stelle. Wenn der Therapeut einmal klatscht, machen alle einen Strecksprung, bei zweimal Klatschen einen Hocksprung. Wenn alle das Spiel gut verstanden haben, darf jedes Kind zwei Mal ein beliebiges Zeichen klatschen. Sehr gut einzusetzen für kurzes Auspowern zwischendurch.

Quiz extrem

Mit der ganzen Gruppe wird ein einfacher Rhythmus im Stehen eingeübt (z. B.: 2 x klatschen, dann den rechten und linken Fuß nacheinander aufstampfen). Wenn der Rhythmus automatisch ohne Mitsprechen abläuft, werden den Kindern einfache Fragen gestellt, die sie beantworten sollen, während sie den Rhythmus halten. Man kann die ganze Gruppe fragen oder einzelne Kinder direkt ansprechen.

10 Hilfen bei Störverhalten eines Kindes oder der Gruppe

- Stören im Hockerkreis
- Andauerndes Stören eines Kindes
- Unkooperatives und aggressives Verhalten
- Tipps für eine unruhige Gruppe

Egal, welches Problem auftritt, man sollte sich immer die Frage stellen: *Welche Bedingungen forcieren das unerwünschte Verhalten und welche könnten es verringern?* Je nach Gruppe und Kind können die Antworten unterschiedlich ausfallen.

Die folgenden Hilfen sind als Anregungen zu verstehen, um den individuell besten Weg zu finden. Dabei ist es besonders wichtig, im Vorfeld die heterogene Gruppenzusammenstellung zu beachten! So können die meisten Störungen vermieden werden.

10.1 Stören im Hockerkreis

Zuerst gilt wie immer: Sofort loben, sobald etwas ansatzweise gut läuft. Lob motiviert zum Weiterführen des erwünschten Verhaltens. Lob für die angepassten Kinder fordert indirekt die störenden Kinder auf, sich ebenfalls angepasst zu verhalten.

Außerdem sollten die Bedingungen für das häufig störende Kind so gestaltet werden, dass es möglichst wenig Raum zum Stören hat: Ein Therapeut sitzt/steht immer direkt neben ihm, der andere ihm gegenüber. Bei Kindern, die schnell auf das Verhalten des stets störenden Kindes reagieren, ist darauf zu achten, dass sie möglichst weit weg von ihm stehen, aber nicht ihm gegenüber.

Ein motorisch sehr unruhiges Kind sollte ausreichend Platz haben. Wenn es im Kreis stört, kann der Kreis erweitert werden, sodass es die anderen Kinder vom Hocker aus nicht mehr berühren kann: *„Ich glaube Jan braucht etwas mehr Platz, rutscht mal alle ein bisschen auseinander."*

Dem negativen Verhalten sollte möglichst wenig Aufmerksamkeit geschenkt werden. Das heißt, man zeigt die Regelkarte und benennt das erwünschte Verhalten. Manchmal hilft es auch schon, dem Kind die Hand fest auf die Schulter zu legen, wenn es unruhig wird. Die Kinder werden ebenfalls angeleitet, wenig auf das negative Verhalten einzugehen: *„Jan schubst mich immer vom Hocker!" – „Rutsch einfach ein Stückchen weg".*

Wichtig ist vor allem, dass die Kinder auf ihren Hockern bleiben. Wenn sie sich darauf bewegen, um ihren Tonus aufrechtzuerhalten, ohne die anderen zu stören, so ist dies kein problematisches Verhalten.

Zappeln viele Kinder in der Gruppe herum und sind sehr unkonzentriert, dann sollte eine Sportpause gemacht werden, um den Tonus zu regulieren und die Alertness zu verbessern.

Stört ein Kind während der Zentrierung (Klangschale und Baum), so muss sie von der ganzen Gruppe wiederholt werden: *„Philipp, Lena, Kai und Tarek sind bis zum Schluss stehen geblieben! Klasse ihr vier! Wir machen es jetzt noch mal, dann bleiben alle stehen!"*

10.2 Andauerndes Stören eines Kindes

Das Kind kann aufgefordert werden, seinen „Ruhig-mach-Trick" aus der Einzeltherapie anzuwenden: *„Kai, hier hast du 2 Bälle – gehe dort an die Seite und jongliere eine Runde. Wenn du denkst, du kannst wieder mitmachen, dann kommst du wieder dazu."* Auch unter den Fit-mach-Sport-Übungen sind einige Übungen dabei, wie z. B. Hampelmann oder Knieklatscher, die ein Kind alleine durchführen kann.

Das Kind kann eine Auszeit bekommen. Aber es kann nicht alleine aus dem Raum geschickt werden, da eine Aufsichtspflicht besteht und das Kind z. B. wütend aus der Praxis rennen könnte. Es darf aber auch nicht das Gefühl gewinnen, mit Einzelaufmerksamkeit belohnt zu werden. Entweder wird z. B. ein „Ruhig-mach-Trick" durchgeführt: *„Atme mal tief durch, wie beim Luftballonaufblasen. Noch mal! Geht's wieder? Okay, dann Neustart!"* oder es wird bei sehr unkooperativem Verhalten ignoriert: *„Ich setze mich hier hin und schreibe schon mal in die Mappe, was wir heute gemacht haben. Wenn du wieder mitmachen möchtest oder etwas für einen „Ruhig-mach-Trick" brauchst, sagst du Bescheid."*

Es kann auch ein Gesprächstermin mit den Eltern und dem Kind vereinbart werden. Zuerst sollte mit dem Kind alleine gesprochen werden und dann gemeinsam mit den Eltern. Ziel des Gespräches ist es, das Kind dazu zu bringen, sich zu überlegen, was ihm helfen könnte, wieder gut mitzumachen (→ Manual, 10. Einheit Eltern: „Das Konfliktgespräch"). *„Ich mag dich sehr gerne und freue mich immer, wenn du kommst. Ich finde es ärgerlich, wenn wir uns streiten und die anderen Kinder irgendwann auch sauer sind. Schön, dass wir uns jetzt zusammensetzen und überlegen, wie es besser klappen kann! Du hast immer so gute Ideen in der Einzeltherapie gehabt, da fällt uns gemeinsam bestimmt eine Lösung ein!"* Eine Lösung kann z. B. sein, ein Geheimzeichen zu vereinbaren, wenn das Kind eine Auszeit haben möchte, und festzuhalten, was es in einem solchen Fall tut. *„Wenn du die Hand hebst, darfst du 10 x jonglieren."* Der Anlass des Gespräches wird mit den Eltern besprochen und die vereinbarte Lösung vorgestellt.

10.3 Unkooperatives und aggressives Verhalten

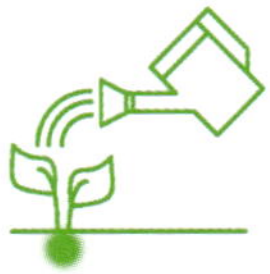

Die Vorgehensweise ähnelt der bei störendem Verhalten. Wichtig ist, sehr nah an dem Kind zu sein, um die anderen Kinder schützen zu können, und sich wieder genau zu überlegen: *In welchen Situationen tritt das Verhalten vor allem auf? Was könnten die Gründe dafür sein? Wie könnte man dem Verhalten vorbeugen, damit es nicht – oder nicht in so heftigen Ausmaßen – auftritt?* Ein enger Austausch mit den Eltern und Lehrern ist dafür notwendig.

Eindeutiges, bestimmtes Verhalten ist wichtig, um das Erregungsniveau des Kindes nicht noch mehr zu steigern: Ein energisches Stopp! und sicheres Eingreifen sind notwendig. Diskutieren, ermahnen oder moralische Appelle verstärken das Verhalten und sind meist das, was das Kind erwartet.

Gefährdet ein Kind die anderen durch häufige, schwer vorhersehbare Wutausbrüche und helfen die oben beschriebenen Maßnahmen nicht weiter, ist in Absprache mit dem verordnenden Arzt ein Abbruch des Trainings zu überlegen.

Oft liegt der Hauptgrund dafür, dass ein Kind nicht ausreichend kooperiert, in den unzureichend aufgestellten oder zu allgemein formulierten Zielen im Rahmen der Einzelstunden.

10.4 Tipps für eine unruhige Gruppe

- Einen großen, für alle lesbaren *Plan mit Eckzeiten* erstellen: Was wird gemacht, wo wird es gemacht und was wird benötigt. Den Kindern muss klar sein, was wann kommt und was sie verpassen können, wenn der Zeitrahmen nicht eingehalten wird.
- Die Therapeuten sollten untereinander genau aufteilen, wer für was zuständig ist. Dabei ist es wichtig, äußerst strukturiert zu sein und sehr gut abgesprochen zu haben, wer für was und wen verantwortlich ist.
- *Umgang mit den Punkten anpassen:* Den Therapeuten-Punkteplan auf DIN A3 – evtl. größer – kopieren/ausdrucken und gut sichtbar aushängen. Wenn in einer Gruppe das Punkteverlieren wenig Anreiz für erwünschtes Verhalten bietet, sollten für die Hauptprobleme *feste Konsequenzen* besprochen werden. Es können auch neue Anreize gesetzt werden: *„Wenn ihr eine bestimmte Anzahl von Punkten gemeinsam erreicht habt, dann darf sich die Gruppe am Ende ein Spiel wünschen"* (= „Teamzeit" für gutes Teamverhalten), oder die *Dauer des Sammelns wird stark verkürzt* und es erfolgt eine Belohnung (z. B. je 15 Punkte dürfen gegen eine Kleinigkeit aus der Geschenkeschatzkiste eingetauscht werden, oder es gibt zunächst alle 5 Minuten Punkte, wenn das gut läuft, alle 10, und erst wenn die Kinder das schaffen, wird der 15-Minuten-Rhythmus eingeführt).

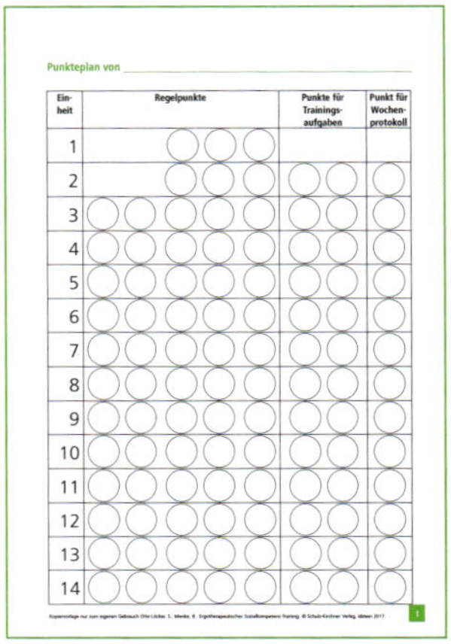
Punkteplan von

Einheit	Regelpunkte	Punkte für Trainingsaufgaben	Punkt für Wochenprotokoll
1			
2			
3			
4			
5			
6			
7			
8			
9			
10			
11			
12			
13			
14			

- *„Ämter" verteilen,* um die Eigenverantwortung und Mitarbeit zu verbessern:
  Das *Hockeramt* achtet darauf, dass die Hocker richtig stehen und unterstützt die Gruppe, schnell einen ordentlichen Kreis zu machen.

  Das *Zeitamt* achtet auf einen zügigen, plannahen Ablauf und sagt an, was als Nächstes drankommt und was dafür benötigt wird.
  Das *Ordnungsamt:* Je ein „Ordnungskind" sitzt neben einem Hocker- oder Zeitkind und unterstützt darin, dass alle schnell ihre Materialien holen oder wegräumen.
- Zur verbesserten Strukturierung können *Klebepunkte* aus Malerkrepp auf den Boden geklebt werden, um anzuzeigen, *wo die Hocker hinkommen sollen.* Nicht vergessen: Lücken für die Erwachsenen lassen.
- Als Konzentrationshilfen können *orale Belohnungen,* wie z. B. Fruchtgummi, Kaugummi oder das Lutschen von Eiswürfeln, eingeführt werden.

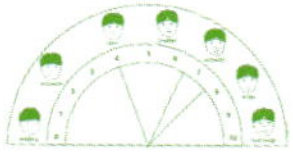

- Wenn die Stunden nicht gut ablaufen, können die Kinder gefragt werden, *was sie sich wünschen,* damit die Stunden besser werden und es mehr Spaß macht. Hier kann auch das *Motorenvokabular* zu Hilfe genommen werden, wenn die Kinder es schon kennen. *„Wie können wir es erreichen, dass wir schneller mit den Wochenprotokollen fertig werden? Wir haben uns überlegt, pro Kind nur jeweils eine wichtige Sache vorzulesen und weniger zu reden. Was habt ihr für eine Idee, dass euer Motor im grünen Bereich ist und es reibungsloser klappt?"*
- Die Zeitplanung sollte manchmal angepasst werden. Hier kann es nötig sein, zu überziehen und/oder die Redezeit stark zu kürzen. Dafür sollte dann *mehr Sport* (gleich nach der Begrüßung, vor den Wochenprotokollen 5 Min., später kürzere Zentrierungssportpausen von je 2–3 Min.) betrieben werden.
- Es ist möglich, *die Gruppe zu teilen,* z. B. bei der Zaubersteinvergabe: Ein Therapeut geht mit einem Teil der Gruppe in einen ruhigen Raum und verteilt die Zaubersteine und Zaubersprüche, der andere Therapeut macht mit den wartenden Kindern Sport.

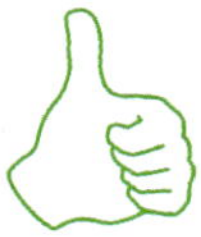

- *LOBEN, LOBEN, LOBEN!!! Niemals die Kinder aus dem Blick verlieren, die sich Mühe geben und sich richtig verhalten!*

Literatur

Achenbach, T.M., Arbeitsgruppe Deutsche Child Behaviour Checklist (1991a): Elternfragebogen über das Verhalten von Kindern und Jugendlichen – CBCL 4-18. Köln. Arbeitsgruppe Deutsche Child Behaviour Checklist

Achenbach, T.M., Arbeitsgruppe Deutsche Child Behaviour Checklist (1991c): Lehrerfragebogen über das Verhalten von Kindern und Jugendlichen – TRF. Göttingen. Testzentrale Hogrefe

Ahrens-Eipper, S., Nelius, K. (2009): Mutig werden mit Till Tiger – Ein Ratgeber für Eltern, Erzieher und Lehrer von schüchternen Kindern. Göttingen. Hogrefe

Ahrens-Eipper, S., Leplow, B., Nelius, K. (2010): Mutig werden mit Till Tiger – Ein Trainingsprogramm für sozial unsichere Kinder. 2., erweiterte Auflage. Göttingen. Hogrefe

Arbeitsgruppe Deutsche Child Behaviour Checklist (1998): Elternfragebogen für das Verhalten von Kindern und Jugendlichen, deutsche Ausarbeitung der CBCL 4-18. Einführung und Anleitung zur Handauswertung. 2. Auflage mit deutschen Normen, bearbeitet von M. Döpfner, J. Plück, S. Bölte, K. Lenz, P. Melchers, K. Heim. Köln. Arbeitsgruppe Kinder- Jugend- und Familiendiagnostik (KJFD)

Arbeitsgruppe Deutsche Child Behaviour Checklist (1993): Lehrerfragebogen über das Verhalten von Kindern und Jugendlichen, deutsche Bearbeitung der Teacher's Report Form der Child-Behavior Checklist (TRF). Einführung und Anleitung zur Handauswertung, bearbeitet von M. Döpfner, P. Melchers. Köln. Arbeitsgruppe Kinder-, Jugend- und Familiendiagnostik (KJFD)

Ayres, A.J. (2016): Bausteine der kindlichen Entwicklung. 6. Auflage. Berlin, Heidelberg. Springer

Bandura, A. (1994): Lernen am Modell, Ansätze zu einer sozial-kognitiven Lerntheorie. Stuttgart. Klett-Cotta

Beck, N., Cäsar, S., Leonhardt, B. (2006): Training sozialer Fertigkeiten mit Kindern im Alter von 8-12 Jahren. TSF (8-12). Tübingen. dgvt-Verlag

Bellingrath, J., Brack, U.B. (2008): Therapeutische Hausaufgaben und Verhaltensverträge. In: Lauth, W., Linderkamp, F., Schneider, S., Brack, U.B.: Verhaltenstherapie mit Kindern und Jugendlichen. 2., vollständig überarbeitete Auflage. Weinheim. Beltz PVU

Berg, I.K., Steiner, T. (2009): Handbuch lösungsorientiertes Arbeiten mit Kindern. Heidelberg. Carl-Auer-Systeme Verlag

Büscher, S., Mester D., Wilbers, S. (2012): Kids Activity Cards. Idstein. Schulz-Kirchner

Comer, R.J. (2001): Klinische Psychologie. 2. Auflage. Heidelberg. Spektrum Akademischer Verlag

Döpfner, M., Frölich, J., Lehmkuhl G. (2000): Hyperkinetische Störungen. Leitfaden Kinder- und Jugendpsychotherapie. Göttingen. Hogrefe

Döpfner, M., Görtz-Dorten, A., Lehmkuhl, G. (2008): DISYPS-II: Diagnostik-System für psychische Störungen im Kindes- und Jugendalter nach ICD-10 und DSM-IV. Bern. Huber

Döpfner, M., Petermann, F. (2008): Diagnostik psychischer Störungen im Kindes- und Jugendalter. 2., überarbeitete Auflage. Göttingen. Hogrefe

Döpfner, M., Schürmann, S., Frölich, J. (2013): Therapieprogramm für Kinder mit hyperkinetischem und oppositionellem Problemverhalten (THOP). Weinheim. PVU

Elliott, S.N., Gresham, F.M. (1993): Social skills interventions for children. Behavior Modification. 17 (3), 287-313

Furman, B. (2005): Ich schaff's! Spielerisch und praktisch Lösungen mit Kindern finden – Das 15-Schritte-Programm für Eltern, Erzieher und Therapeuten. Heidelberg. Carl-Auer-Systeme Verlag

George, S. (2002): Praxishandbuch COPM. Idstein. Schulz-Kirchner

Gede, H., van Kampen, S., Strebel, S., Sulzmann-Dauer, I. (2014): Kinder zu Wort kommen lassen – Die adaptierte Version des Canadian Occupational Performance Measure für Grundschulkinder (COPMa-kids). Handbuch und Materialien zur praktischen Anwendung. 3. Auflage. Idstein. Schulz-Kirchner Verlag

Hagedorn, R. (2000): Ergotherapie – Theorien und Modelle, Die Praxis begründen. Deutsche Übersetzung von B. und J. Dehnhardt. Stuttgart. Thieme

Hampel, P., Petermann, F. (2003): Anti-Stress-Training für Kinder (AST). 2. Auflage. Weinheim. Beltz

Helmers, F. (1999): Kinder brauchen Freunde. Was können Eltern tun? Berlin. Urania-Ravensburger

Herrmann, K., Hachmann-Thießen, D., Winter, B. (2005): Ergotherapeutischer Elternfragebogen, Unveröffentlichtes Material. Hamburg. Wunstorf

Hess, P. (2003): Klangschalen für Gesundheit und innere Harmonie. München. Südwest

Hinsch, R., Pfingsten, U. (2007): Das Gruppentraining sozialer Kompetenzen (GSK). Grundlagen, Durchführung, Materialien. 5. Auflage. Weinheim. PVU

Jacobs, C. (2008): Training sozialer Kompetenzen, unveröffentlichte Seminarunterlagen

Jacobs, C., Petermann, F. (2013): Training für Kinder mit Aufmerksamkeitsstörungen. Das neuropsychologische Gruppenprogramm Attentioner. 3., aktualisierte Auflage. Göttingen. Hogrefe

Jerosch-Herold, C., Marotzki, U., Stubner, B.M., Weber, P. (2009): Konzeptionelle Modelle für die ergotherapeutische Praxis. 3. Auflage. Heidelberg. Springer Medizin Verlag

Karven, U. (2004): Sina und die Yogakatze. 3. Auflage. Reinbek. Wunderlich

Koglin, U., Petermann, F. (2013): Verhaltenstraining im Kindergarten. Ein Programm zur Förderung sozial-emotionaler Kompetenz. 2. überarbeitete Auflage. Göttingen. Hogrefe

Krowatschek, D., Theiling, U. (2015): Geschichten von der Fly – Entspannung für unruhige, unauffällige, übermütige und ängstliche Kinder. Dortmund. Borgmann Media

Lauth, G.W., Linderkamp, F., Schneider S., Brack, U. (Hrsg.) (2008): Verhaltenstherapie mit Kindern und Jugendlichen. 2., vollständig überarbeitete Auflage. Weinheim. Beltz PVU

Law, M., Baptiste, S., Carswell, A., McColl, M.A., Polatajko, H., Pollock, N. (2015): COPM – Canadian Occupational Performance Measure. 3., überarbeitete Auflage. Idstein. Schulz-Kirchner Verlag

Lindgren, A. (1949): Pippi Langstrumpf. Hamburg. Oetinger Verlag

Manly, T., Robertson, I.H., Anderson, V., Nimmer-Smith, I. (2007): Test of Everyday Attention for Children (TEA-Ch). Deutsche Bearbeitung von Horn, R., Jäger, R.S. Pearson

Margraf, J. (Hrsg.) (2000): Lehrbuch der Verhaltenstherapie, Band 1, Grundlagen, Diagnostik, Verfahren. 2. Auflage. Berlin. Springer

Melfsen, S., Florin, I. (1997): SASC-R-D: Die Social Anxiety Scale Revised (Deutsche Fassung). Göttingen. Hogrefe

Melfsen, S., Florin, I., Warnke, A. (2001): SPAIK-Sozialphobie- und Angstinventar für Kinder. Göttingen. Hogrefe

Menke, B., Winter, B. (2007): Ergotherapeutisches Elterntraining (ETET), In: Winter, B., Arasin, B. (Hrsg.) (2007): Ergotherapie bei Kindern mit ADHS. Stuttgart. Thieme Verlag

Neuhaus, C., Schmid, C. (2001): Nur eine Phase? Verhaltensauffälligkeiten bei Kindern. München. dtv

Otte-Löcker, S., Menke, B. (2016): Workbook für Eltern zum Teamtraining EST. Idstein. Schulz-Kirchner

Penthin, R. (2001): Warum ist mein Kind so aggressiv? Ursachen erkennen – sicher reagieren, verständnisvoll handeln. Berlin. Urania-Ravensburger

Petermann, F. (Hrsg.) (2008b): Movement Assessment Battery for Children II (M-ABC II). Frankfurt/M. Hartcourt Test Services

Petermann, U. (2016): Die Kapitän-Nemo-Geschichten – Geschichten gegen Angst und Stress. 19. Auflage. Göttingen. Hogrefe Verlag

Petermann, U. (2001): Entspannungstechniken für Kinder und Jugendliche. Freiburg i. B. Herder

Petermann, U., Petermann, F. (2000a): Training mit aggressiven Kindern. 9., überarbeitete Auflage. Weinheim. Beltz PVU

Petermann, U., Petermann, F. (2000b): Training mit sozial unsicheren Kindern. 7. Auflage. Weinheim. PVU

Petermann, U., Petermann, F. (2006): Lehrereinschätzliste für Sozial- und Lernverhalten (LSL). Göttingen. Hogrefe

Petermann, U., Petermann, F. (2012): Training mit aggressiven Kindern. 13., überarbeitete Auflage. Weinheim. PVU

Polatajko, H.J., Mandich, A. (2008): Ergotherapie bei Kindern mit Koordinationsstörungen – der CO-OP-Ansatz. Stuttgart. Thieme Verlag

Portmann, R. (1997): Mut tut gut. Würzburg. Arena

Schneider, S., Margraf, J. (2008): DIPS. Diagnostisches Interview bei psychischen Störungen. Handbuch, Interviewleitfaden, Protokollbogen. Berlin. Springer

Schoenaker, J., Schoenaker, T., Platt, J. (2000): Die Kunst, als Familie zu leben – Ein Erziehungsratgeber nach Rudolf Dreikurs. 2. Auflage. Freiburg i.B. Herder Spektrum

Seitz, W., Rausche, A. (2004): Persönlichkeitsfragebogen für Kinder zwischen 9 und 14 Jahren (PFK 9-14). 4., überarbeitete und neu normierte Auflage. Göttingen. Hogrefe

Spitzer, M. (2007): Lernen – Gehirnforschung und die Schule des Lebens. Heidelberg/Berlin. Spektrum, akademischer Verlag

Strebel, H., Sulzmann, I. (2005): Don't tell – ask! Idstein. Schulz-Kirchner Verlag

Sumsion, T. (2002): Klientenzentrierte Ergotherapie – Umsetzung in die Praxis. Stuttgart. Thieme Verlag

Turner, K.M.T., Sanders, C., Markie-Dadds, M.R. (2004): Das Triple-P-Elternarbeitsbuch: Der Ratgeber zur positiven Erziehung mit praktischen Übungen. Münster. Pag Institut für Psychologie

Unnewehr, S., Schneider, S., Margraf, J. (2008): Kinder-DIPS – Diagnostisches Interview bei psychischen Störungen im Kindes- und Jugendalter. Heidelberg. Springer

Wilbarger, P., Wilbarger, J.: Die Wilbarger-Methode zur Behandlung sensorischer Defensivität. In: Bundy, A.C., Lane, S.J., Murray, E.A. (2007): Sensorische Integrationstherapie. 3., vollständig überarbeitete Auflage. Berlin, Heidelberg, New York. Springer, 366-369

Williams, M.S., Shellenberger, S. (2009): Wie läuft eigentlich dein Motor? – Das „Alert Programm". 3. Auflage. Dortmund. Verlag modernes lernen

Winter, B. (2014): Das Wunstorfer Konzept. Ein Leitfaden für die pädiatrische Ergotherapie. Stuttgart. Thieme

Winter, B. (2010): „Komm, das schaffst du!". www.trias-gesundheit.de

Winter, B., Arasin, B. (Hrsg.) (2007): Ergotherapie bei Kindern mit ADHS. Stuttgart. Thieme Verlag

Woerner et al. (2002, 2004), Klasen et al. (2000, 2003), Koglin et al. (2007): SDQ: Fragebogen zu Stärken und Schwächen. http://www.sdqinfo.com

Zimmermann, M. (2001): Kinder spielerisch zur Ruhe führen. München. Gräfe und Unzer

Zimmermann, P., Fimm, B. (2009): Testbatterie zur Aufmerksamkeitsprüfung Version für Kinder (Ki-TAP). Psychologische Testsysteme

B Das EST an der Schule

1 Vorwort: Das EST als Teamtraining an der Schule

Zwei Themen haben uns die letzten Jahre mit dem EST begleitet: die Umsetzung des Artikel 24 der UN-Behindertenrechtskonvention: inklusive Bildung und der Ausbau der Ganztagsschulen.
Der Ausbau der Ganztagsschulen führt dazu, dass die Kinder immer häufiger erst ab 16 Uhr oder noch später Zeit haben, in eine ergotherapeutische Praxis zu kommen. Sind sie nicht in der Ganztagsschule, so werden sie beispielsweise im Hort betreut. Wenn sie danach in die Praxis kommen, haben sie bereits 8 Stunden oder auch mehr Zeit mit Lernen und Spielen in einer großen Gruppe verbracht. Nach so einem Tag noch am EST teilzunehmen und wieder in der Gruppe konzentriert und motiviert mitzuarbeiten, ist für ein Kind, dem Gruppen eine besondere Anstrengung abverlangen, oft zu viel verlangt.

Zeitgleich hat der Anspruch der inklusiven Bildung die Anforderungen an Lehrer verändert: Während der Lehrplan Ziele vorgibt, die alle Schüler erreichen sollen, müssen auch individuelle Begabungen und Interessen gefördert werden. Lehrer müssen ihren Unterricht den unterschiedlichen Voraussetzungen, die die einzelnen Schüler mitbringen, anpassen. Ein Vorgehen wie: „Schlagt bitte alle im Buch Seite 5 auf und macht Nummer 3!" soll durch Binnendifferenzierung im Unterricht zum Auslaufmodell werden. Die ganze Lerngruppe arbeitet zwar an einem Oberthema, die Schwerpunkte und Anforderungen variieren jedoch. Auch das Medienangebot und die Methoden werden je nach dem Vorwissen, der Lernfähigkeit, der Motivation und den Interessen der Kinder unterschiedlich sein. Das bedeutet für die Lehrer, die Schüler viel komplexer zu sehen. Zusätzlich haben sie Schüler in ihrer Klasse, die vorher in Schulen der besonderen Art wie z. B. Förderschulen beschult wurden und mit deren Schwierigkeiten sich die Lehrkräfte daher nicht auseinandersetzen mussten. Laut einer Forsa-Umfrage im Auftrag des Verbandes Bildung und Erziehung vom April 2015 (vbe.de) zur Inklusion an Schulen aus Sicht der Lehrkräfte sehen 41 % der Lehrer auch im Falle entsprechender finanzieller und personeller Rahmenbedingungen es für sinnvoller an, wenn Kinder mit einer Behinderung in speziellen Förderschulen unterrichtet werden. Nur 13 % finden das Fortbildungsangebot bezüglich des inklusiven Lehrens (sehr) gut.
Als Argumente für eine inklusive Beschulung finden sich unter den vier von den Lehrern meistgenannten drei soziale Punkte: die Förderung sozialer Kompetenzen (34 %), die Förderung von Toleranz (30 %) und soziales Lernen (25 %).

Die Lehrer sehen offenbar in der aktuellen Situation kaum Vorteile in der inklusiven Beschulung von Kindern. Die Fortbildungsangebote scheinen nicht auszureichen, um die Schulen in diesem Veränderungsprozess gezielt zu unterstützen und den Lehrern fachliche Hilfe zu bieten.
Viele Ergotherapeuten bemerken dies durch vermehrte Anfragen der Lehrer nach einem Schulbesuch.

Im sozialen Lernen voneinander wird die größte Chance der Inklusion gesehen. Soziales Lernen findet aber nicht automatisch statt, nur weil sich die Unterschiedlichkeit der Kinder an der Schule erhöht und die Kinder immer länger in Kindergruppen sind. Kinder, die bereits gelernt haben, offen auf verschiedene Menschen zuzugehen und die eine gute Basis an sozialen Fertigkeiten mitbringen, finden sich sicherlich gut zurecht. Kinder, die ohne Ganztagsschule mehr Zeit in einem familiären Umfeld verbringen würden, in dem sie nicht gefördert, vielleicht sogar nicht beachtet und mit ungünstigen sozialen Umgangsweisen konfrontiert werden, können besonders profitieren. Schwierigkeiten haben aber die Kinder, für die viel Zeit in einer Gruppe Stress bedeutet: die sehr schüchternen, ängstlichen Kinder, die Kinder, die Schwierigkeiten in der Selbstregulation haben und zu Impulsivität neigen, die Kinder mit Asperger-Autismus, ADHS oder einem oppositionellen Verhalten.
Daraus folgte, dass immer häufiger Anfragen kommen, ob das EST auch in der Schule umsetzbar sei.
Seit 2012 wird das EST als Teamtraining an verschiedenen Schulen mit unterschiedlichen Settings durchgeführt. Es hat sich als Ergänzung von individuellen Lernkonzepten bewährt. Der Name „Teamtraining“ wurde für die Verwendung des EST an der Schule ergänzt, da es meist im Rahmen von Prävention oder allgemeiner Förderung eingesetzt wird und daher nicht als Therapie bezeichnet werden darf.

Aktuelle Studien, z.B. zum EST an den Schulen, werden unter www.ergo-est veröffentlicht.

2 Workbook für Eltern zum Teamtraining EST

Um den bisher beschriebenen Veränderungen im Alltag der Kinder und der modernen Situation an den Schulen gerecht zu werden, entstand das „Workbook für Eltern zum Teamtraining EST" (Otte-Löcker & Menke, 2016).
Hiermit ist es möglich, den Eltern Informationen über die aktuellen Inhalte der Stunden zu geben, über Probleme oder auch besondere Leistungen zu berichten und die Eltern trotz Ganztagsschule an diesem veränderten Alltag teilhaben zu lassen. Denn nicht nur die Kinder sind immer länger betreut, auch das Zeitfenster der Eltern, in dem sie ihre Kinder nach Schule, Hort und eigener beruflicher Arbeit sehen, ist dementsprechend klein. Die bisherigen Informationen der Lehrer z. B. über einen Hausaufgabenplaner wären für das Teamtraining EST nicht ausreichend, da nur der Alltagsbereich Schule erfasst würde und ein Austausch sich vor allem auf Probleme bezöge. Das Teamtraining integriert den häuslichen Bereich und die Freizeit ebenso wie die schulischen Situationen mit dem Fokus auf der Ressourcenorientierung, wie im EST üblich!

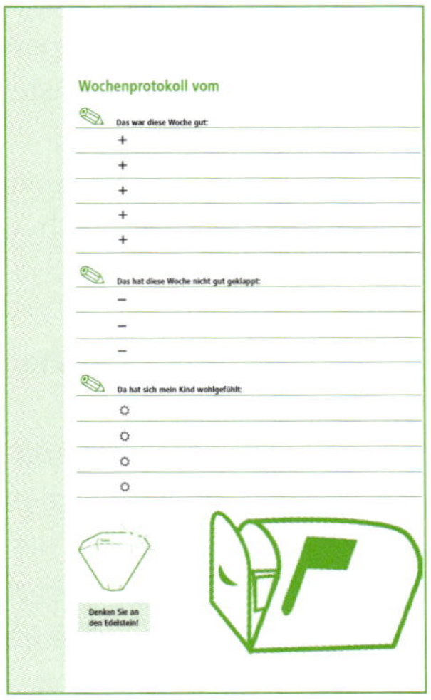
Wochenprotokoll vom

Das war diese Woche gut:
+
+
+
+
+

Das hat diese Woche nicht gut geklappt:
–
–
–

Da hat sich mein Kind wohlgefühlt:
○
○
○
○

Denken Sie an den Edelstein!

Das Wochenprotokoll, der Edelstein und – als neue Möglichkeit des Informationsaustausches – der Briefkasten wurden in das „Workbook für Eltern zum Teamtraining EST" integriert. Der Briefkasten unter dem Wochenprotokoll dient dem Austausch von Informationen, wie z. B. einer anstehenden Klassenfahrt oder Elternabende, und kann aber auch genutzt werden, wenn die Eltern zusätzlichen Gesprächsbedarf haben und einen Termin vereinbaren möchten.

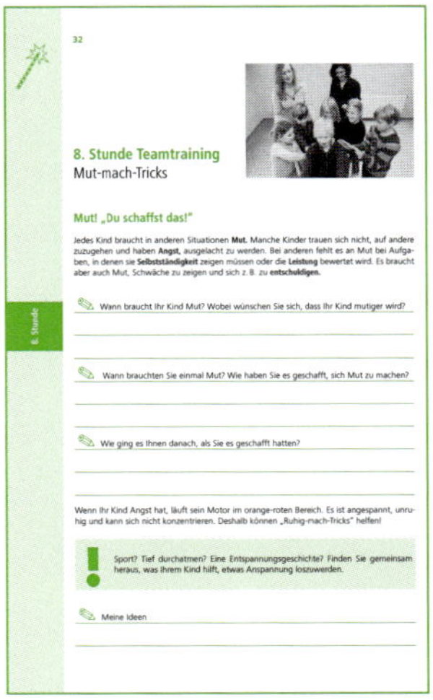
32

8. Stunde Teamtraining
Mut-mach-Tricks

8. Stunde

Mut! „Du schaffst das!"

Jedes Kind braucht in anderen Situationen **Mut.** Manche Kinder trauen sich nicht, auf andere zuzugehen und haben **Angst,** ausgelacht zu werden. Bei anderen fehlt es an Mut bei Aufgaben, in denen sie **Selbstständigkeit** zeigen müssen oder die **Leistung** bewertet wird. Es braucht aber auch Mut, Schwäche zu zeigen und sich z. B. zu **entschuldigen.**

Wann braucht Ihr Kind Mut? Wobei wünschen Sie sich, dass Ihr Kind mutiger wird?

Wann brauchten Sie einmal Mut? Wie haben Sie es geschafft, sich Mut zu machen?

Wie ging es Ihnen danach, als Sie es geschafft hatten?

Wenn Ihr Kind Angst hat, läuft sein Motor im orange-roten Bereich. Es ist angespannt, unruhig und kann sich nicht konzentrieren. Deshalb können „Ruhig-mach-Tricks" helfen!

Sport? Tief durchatmen? Eine Entspannungsgeschichte? Finden Sie gemeinsam heraus, was Ihrem Kind hilft, etwas Anspannung loszuwerden.

Meine Ideen

Über das Workbook erhalten die Eltern Informationen; die Inhalte jeder stattgefundenen Stunde werden exemplarisch und anschaulich beschrieben. Die Eltern werden zur Mitarbeit aufgefordert, indem sie Ideen sammeln, ihr eigenes Verhalten reflektieren oder Neues ausprobieren.
Da die Eltern nicht zu jeder Einheit kommen, müssen die Kinder das Workbook von zu Hause zum Teamtraining mitbringen. Dem Briefkasten kommt daher mehr Bedeutung zu als in der ergotherapeutischen Praxis, denn über ihn können vor Elternabenden wichtige Informationen an die Eltern oder von den Eltern weitergegeben werden. Die Notizen der Eltern im Workbook außerhalb des Wochenprotokolls sind oft sehr persönlich. Sie sind in erster Linie für die Eltern selbst da, um ihre Gedanken festzuhalten. Lehrer und Therapeuten haben in der Regel gar nicht die Zeit, sie genauer zu lesen, aber die Trainer bekommen so den Überblick, ob die Eltern der Gruppe mitarbeiten.

Diese Vorgehensweise wurde zuerst in verschiedenen Schulen erprobt und als praktikabel empfunden. Lehrer und Eltern meldeten positive Effekte zurück, wenn ihre Kinder am Teamtraining in der Schule teilnahmen und die neuen Materialien des Workbooks verwendet wurden.

Vor dem ersten Elternabend muss geklärt werden, von wem und wann die Workbooks angeschafft werden (Einladung zum Elternabend, → Vorlage CD, Einheit Schule). In der Schule dienen Gelder aus Lernmitteln, Gelder von Fördervereinen oder private Anschaffungen der Eltern als Möglichkeit. Wenn dort das Teamtraining EST regelmäßig durchgeführt wird, könnte das „Workbook für Eltern zum Teamtraining EST" genau wie andere Materialien, die für das Schuljahr gebraucht werden, auf einer Lernmittelliste stehen, die vor den Sommerferien an die Eltern ausgegeben wird.

Die Anschaffung der Workbooks ist nicht optional, sondern Voraussetzung für die Teilnahme am EST, egal in welchem Setting.

2.1 Einheit 7a und 7b mit Leitfäden

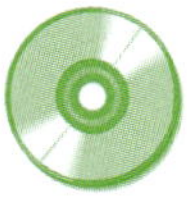

Das EST kann als Teamtraining mit den Kindern in der Schule genauso wie in der Praxis durchgeführt werden. Die einzige Adaption, die empfehlenswert ist, ist die Aufteilung der 7. Einheit, in der es um die Anwendung von Selbstregulationsstrategien, Schaffen von Ruhephasen und Notfallhelfer für Konfliktsituationen geht. Studien haben gezeigt, dass es nicht ausreicht, diese „Ruhig-mach-Tricks" in einer Einheit zu erklären und einmalig zu erproben. Für die Übertragung in den Alltag ist mehr Zeit erforderlich. Daher empfiehlt sich im Kontext Schule die Splittung der Einheit 7 in 7a und 7b. Die Leitfäden 7a und 7b sind auch als Vorlage auf der CD zu finden (→ Vorlage CD, Einheit Schule).
Im Setting, in dem eine vorbereitende Einzeltherapie stattfinden kann, kann in der Regel die 7. Einheit wie im Manual beschrieben durchgeführt werden, da an Strategien aus der Einzeltherapie angeknüpft werden kann.

Leitfaden Einheit 7a

Zeit, Min. 	Aufgabe/ Medium	Inhalt, Vorgehensweise	Material, Ort 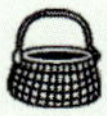
5	**1. Begrüßung** 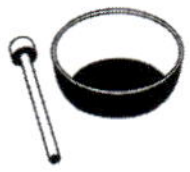	▪ Kinder betreten mit den Trainern den Raum ▪ Im Trainingsraum stehen die Kinder auf Hockern im Kreis ▪ Zentrierung mit Klangschale ▪ Begrüßung mit Klatschen: „Guten Tag“ und Namen	▪ Hocker ▪ Klangschale mit Schlegel ▪ Regelkarten
10	**2. Wochenprotokolle und Edelsteine vorlesen** 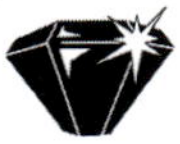	▪ Protokolle und Edelsteine werden nacheinander vorgelesen und positiv verstärkt ▪ Briefkasten leise lesen, Notizen machen	▪ Auf den Hockern ▪ Regelkarten ▪ Workbooks mit Wochenprotokollen ▪ Schatzkisten mit Edelsteinen
15	**3. Trainingsaufgabe besprechen** 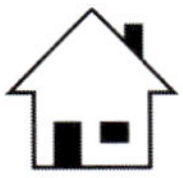	▪ Kurzes Wiederholen des Drehzahlmessers: Welche Zahl/Farbe steht für welchen Zustand? ▪ Auswertung Detektivbogen: Was ist aufgefallen? – Auf Einschlafzahlen und Ruhephasen der Kinder achten, als Überleitung zu den Entspannungsübungen – Haben alle Kinder den Drehzahlmesser richtig verstanden? – In welchen Situationen war der Motor im roten Bereich? Überleitung zu den „Ruhig-mach-Tricks“	▪ Am Tisch ▪ Trainingsaufgabe 6: Kinder ▪ Regelkarten ▪ Jokerkarte „Drehzahlmesser“ & „Schildkröte“
5	**4. Theoriephase** 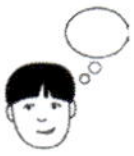 Einführung	▪ Welche Situationen lassen den Motor rotsehen? ▪ Wie fühlt man sich dann? ▪ Kann man im roten Bereich nachdenken oder Konflikte lösen? ▪ Verweis Zieleplakat	▪ Drehzahlmesser ▪ Regelkarten ▪ Zieleplakat ▪ Jokerkarten: „Drehzahlmesser“ & „Schildkröte
20	„Ruhig-mach-Tricks“	▪ Wie kommt man in den grünen Bereich? ▪ Kinder geben Ideen ▪ Th fragen nach, unterstützen ▪ Tricks werden auf Kärtchen geschrieben und unter folgenden Überschriften sortiert: – Notfallhelfer, Entspannung/Stilleübung, Bewegung, Mund – auf ein blaues Plakat mit der Überschrift: „Ruhig-mach-Tricks“ geklebt ▪ Information 7: Kinder verteilen, Überschriften erklären und Parallelen zum Plakat aufzeigen ▪ Inhalte je nach Zeit anteilig lesen ▪ auf TA Kinder verweisen (Ruhig-mach-Tricks ausprobieren)	▪ Blauer Plakatkarton ▪ Moderationskärtchen ▪ Dicker Stift, Klebstoff ▪ Jokerkarte „Schildkröte“ und Drehzahlmesser ▪ Mappen der Kinder ▪ Information Einheit 7 in Kopie ▪ Regelkarten

Zeit, Min. 	**Aufgabe/ Medium**	**Inhalt, Vorgehensweise**	**Material, Ort** 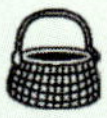
25	**5. Trainingsphase** 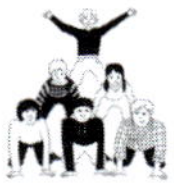	▪ Alle Kinder spielen die Situationen nach, die geschildert wurden (Hauptrolle muss nicht das dazugehörige Kind übernehmen) ▪ Notfallhelfer werden dabei ausprobiert, auch das „Stopp!" kann eingesetzt werden ▪ Evtl. filmen ▪ Reflexion evtl. anhand der Aufnahmen	▪ Bevorzugt in den realen Settings: auf dem Pausenhof, vor dem Schulkiosk ... ▪ Jokerkarten „Schildkröte" und „Stopp!" ▪ Regelkarten ▪ Filmkamera/Tablet o. Ä.
		▪ Die Übung „Fliegen" wird praktisch erprobt	▪ Im Kreis, Kopie der Übung (Anlage) ▪ Regelkarten
5	**6. Neue Trainingsaufgabe vergeben und Punkte übertragen** 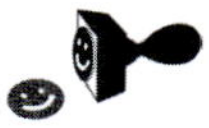	▪ Trainingsaufgabe und Material für das Schild verteilen, kurz erklären ▪ Die Übung „Fliegen" verteilen. Ziel ist es, sie zu Hause auszuprobieren ▪ Auf die Erprobung der Inhalte aus der Information 7: Kinder verweisen ▪ Punkte vergeben	▪ Trainingsaufgabe 7: Kinder in Kopie ▪ Für jedes Kind blaues DIN-A4-Blatt, gelocht mit Bindfaden ▪ „Fliegen" in Kopie ▪ Stempel, Stempelkissen ▪ Regelkarten
5	**7. Verabschiedung** 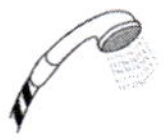	▪ Auf Hockern: Verabschiedung mit Lobdusche ▪ Klatschen im Kreis ▪ Hocker wegräumen	▪ Hocker ▪ Regelkarten

Leitfaden Einheit 7b

Zeit, Min. 	Aufgabe/ Medium	Inhalt, Vorgehensweise	Material, Ort 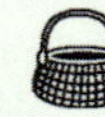
5	**1. Begrüßung** 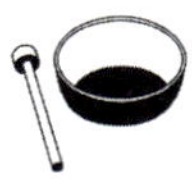	▪ Kinder betreten mit den Trainern den Raum ▪ Im Trainingsraum stehen die Kinder auf Hockern im Kreis ▪ Zentrierung mit Klangschale ▪ Begrüßung mit Klatschen: „Guten Tag" und Namen	▪ Hocker ▪ Klangschale mit Schlegel ▪ Regelkarten
10	**2. Wochenprotokolle und Edelsteine vorlesen** 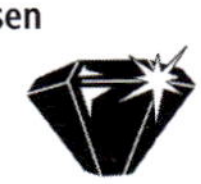	▪ Protokolle und Edelsteine werden nacheinander vorgelesen und positiv verstärkt ▪ Briefkasten leise lesen, Notizen machen	▪ Auf den Hockern ▪ Regelkarten ▪ Workbooks mit den Wochenprotokollen ▪ Schatzkisten mit den Edelsteinen
15	**3. Trainingsaufgabe besprechen** 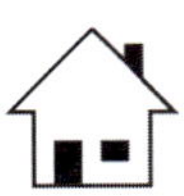	▪ Kurzes Wiederholen des Drehzahlmessers: Welche Zahl/Farbe steht für welchen Zustand? ▪ Kinder zeigen „Bitte-nicht-stören!-Schild" ▪ Haben alle Kinder den Drehzahlmesser richtig verstanden? ▪ Wer hat welchen „Ruhig-mach-Trick" ausprobiert? ▪ Kinder tauschen Erfahrungen aus	▪ Am Tisch ▪ Trainingsaufgabe 7: Kinder ▪ Regelkarten ▪ Jokerkarte „Schildkröte" & „Stopp!" ▪ Drehzahlmesser
10	**4. Trainingsphase** 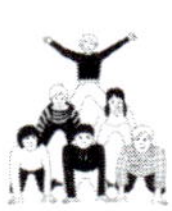 Ruhig-mach-Tricks ausprobieren	▪ „Ruhig-mach-Tricks" von der Liste werden gemeinsam erprobt, vor allem „Ruhig-mach-Trick" zum Thema Mund ▪ Kinder werden vor und nach der Anwendung nach ihrer Drehzahl gefragt	▪ Drehzahlmesser ▪ Regelkarten ▪ Jokerkarten: „Drehzahlmesser" & „Schildkröte" ▪ Je nach Bedarf: Eiswürfel, Saures zum Lutschen, warmer Tee in Bechern, Kaugummi ...
15	Dynamische Übungen erproben	▪ Die Übungen „Sterne pflücken" und „Luftballon" werden praktisch erprobt ▪ Kinder werden vor und nach der Anwendung nach ihrer Drehzahl gefragt	▪ Drehzahlmesser ▪ Regelkarten ▪ Jokerkarten: „Drehzahlmesser" & „Schildkröte" ▪ „Luftballon", „Fliegen" und „Sterne pflücken" in Kopie
25		▪ Alle Kinder spielen die Situationen nach, die geschildert wurden (Hauptrolle muss nicht das dazugehörige Kind übernehmen) ▪ Notfallhelfer werden dabei ausprobiert, auch das „Stopp!" kann eingesetzt werden ▪ Evtl. filmen ▪ Reflexion evtl. anhand der Aufnahmen	▪ Bevorzugt in den realen Settings: auf dem Pausenhof, vor dem Schulkiosk ▪ Jokerkarten „Schildkröte" und „Stopp!" ▪ Regelkarten ▪ Filmkamera/Tablet o. Ä.
5		▪ „Sterne pflücken" und „Luftballon" werden praktisch erprobt	▪ Im Kreis, Kopie der Übungen (Anlage) ▪ Regelkarten

Zeit, Min. 	**Aufgabe/ Medium**	**Inhalt, Vorgehensweise**	**Material, Ort** 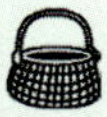
5	**5. Neue Trainingsaufgabe vergeben und Punkte übertragen** 	▪ Die Übungen „Sterne pflücken" und „Luftballon" verteilen. Ziel ist es, sie zu Hause auszuprobieren ▪ Auf die Erprobung der Inhalte aus der Information 7: Kinder verweisen ▪ Schild spätestens bis nächstes Mal fertigstellen ▪ Punkte vergeben	▪ Trainingsaufgabe 7: Kinder (Kindermappe) ▪ „Luftballon" und „Sterne pflücken" in Kopie ▪ Stempel, Stempelkissen ▪ Regelkarten
5	**6. Verabschiedung** 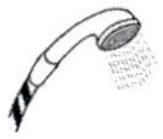	▪ Auf Hockern: Verabschiedung mit Lobdusche ▪ Klatschen im Kreis ▪ Hocker wegräumen	▪ Hocker ▪ Regelkarten

3 Zusammenarbeit mit den Eltern

3.1 Herausforderung Eltern

Im Setting Schule ist es oft nicht einfach, alle Eltern mit in die Therapie zu integrieren und somit eine alltagsnahe ergotherapeutische Arbeit mit den Kindern zu ermöglichen.

Die Elternarbeit in der Schule ist die größte Herausforderung bei der Durchführung des Teamtrainings EST in der Schule.

Der Erstkontakt mit den Eltern ist in der Regel der vorbereitende Elternabend. Eine Einzeltherapie, wie in der ergotherapeutischen Praxis, findet im Vorfeld nicht statt. Folglich fehlt ein wichtiger Punkt: die Möglichkeit, eine vertrauensvolle Zusammenarbeit mit den Eltern aufzubauen. Die Eltern sind nicht in jeder Einheit anwesend, sondern kommen lediglich zu den Elternabenden in die Schule. Um dennoch eine wirkungsvolle und nachhaltige Elternarbeit zu erreichen, wurde das Workbook konzipiert.
Da im Setting Schule meistens die Lehrer diejenigen sind, die die Notwendigkeit der zusätzlichen Förderung der sozialen Fertigkeiten sehen, ist es für die Zusammenarbeit mit den Eltern wichtig, sehr transparent in Bezug auf die Zusammenstellung der Gruppen und die Durchführung des Teamtrainings zu sein.

Der vorbereitende Elternabend wurde konzipiert, um die Eltern besser mit ins Boot zu bekommen. Je nach Schulform und Zusammenstellung der Gruppe ist die Anzahl der Eltern, die an den Elternabenden teilnehmen, unterschiedlich hoch. Die Gruppenleiter sollten sich aber nicht entmutigen lassen, wenn Eltern fehlen, sondern mit denjenigen, die vor Ort sind, positiv zusammenarbeiten.

Von Vorteil kann sein, wenn die Schulleitung, die Klassenlehrer, Sozialpädagogen oder/und die Ergotherapeuten die Einladungen zusammen aussprechen und diejenigen von ihnen, die die Familien schon kennen, evtl. persönlich auf die entsprechenden Familien zugehen.

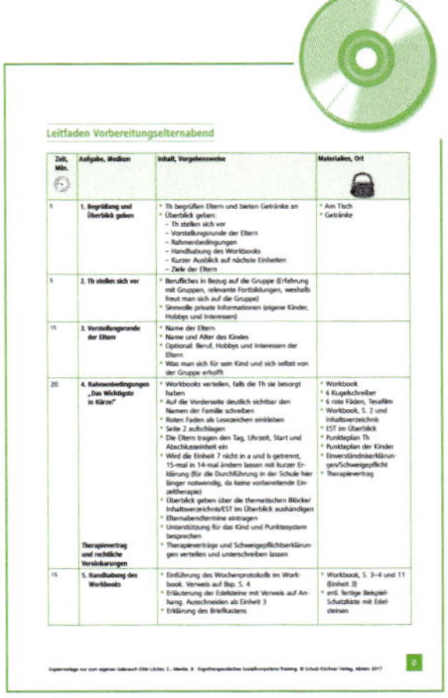

Leitfaden Vorbereitungselternabend

Zeit, Min.	Aufgabe, Medium	Inhalt, Vorgehensweise	Materialien, Ort
5	1. Begrüßung und Überblick geben	• Th begrüßen Eltern und bieten Getränke an • Überblick geben: – Th stellen sich vor – Vorstellungsrunde der Eltern – Rahmenbedingungen – Handhabung des Workbooks – Kurzer Ausblick auf nächste Einheiten – Ziele der Eltern	• Am Tisch • Getränke
5	2. Th stellen sich vor	• Berufliches in Bezug auf die Gruppe (Erfahrung mit Gruppen, relevante Fortbildungen, weshalb freut man sich auf die Gruppe) • Sinnvolle private Informationen (eigene Kinder, Hobbys und Interessen)	
15	3. Vorstellungsrunde der Eltern	• Name der Eltern • Name und Alter des Kindes • Optional: Beruf, Hobbys und Interessen der Eltern • Was man sich für sein Kind und sich selbst von der Gruppe erhofft	
20	4. Rahmenbedingungen „Das Wichtigste in Kürze!" Therapievertrag und rechtliche Vereinbarungen	• Workbooks verteilen, falls die Th sie besorgt haben • Auf die Vorderseite deutlich sichtbar den Namen der Familie schreiben • Roten Faden als Lesezeichen einkleben • Seite 2 aufschlagen • Die Eltern tragen den Tag, Uhrzeit, Start und Abschlusseinheit ein • Wird die Einheit 7 nicht in a und b getrennt, 15-mal in 14-mal ändern lassen mit kurzer Erklärung (für die Durchführung in der Schule hier länger notwendig, da keine vorbereitende Einzeltherapie) • Überblick geben über die thematischen Blöcke/Inhaltsverzeichnis/EST im Überblick aushändigen • Elternabendtermine eintragen • Unterstützung für das Kind und Punktesystem besprechen • Therapieverträge und Schweigepflichtserklärungen verteilen und unterschreiben lassen	• Workbook • 6 Kugelschreiber • 6 rote Fäden, Tesafilm • Workbook, S. 2 und Inhaltsverzeichnis • EST im Überblick • Punkteplan Th • Punkteplan der Kinder • Einverständniserklärungen/Schweigepflicht • Therapievertrag
15	5. Handhabung des Workbooks	• Einführung des Wochenprotokolls im Workbook. Verweis auf Bsp. S. 4 • Erläuterung der Edelsteine mit Verweis auf Anhang. Ausschneiden ab Einheit 3 • Erklärung des Briefkastens	• Workbook, S. 3–4 und 11 (Einheit 3) • evtl. fertige Beispiel-Schatzkiste mit Edelsteinen

3.2 Vorbereitungselternabend

Dieser Elternabend ist der Start des Teamtrainings und daher besonders sorgfältig vorzubereiten (→ Vorlage CD, Einheit 0: Leitfaden Vorbereitungselternabend). Gerade anfangs gibt es bei der Anmeldung einer abendlichen Veranstaltung an der Schule ein paar organisatorische Besonderheiten zu beachten. Meist bestehen festgelegte mögliche Daten und Zeiten. Es muss in Erfahrung gebracht werden, welche Räume zur Verfügung stehen und wer die Schule auf- und dann wieder abschließt. Ebenfalls ist zu klären, wer offiziell zu dem Elternabend einlädt und wer die Rückantwortbögen, auf der die Eltern die Teilnahme bestätigen, empfängt.

Der Elternabend sollte sich von der äußeren Gestaltung von einem gewöhnlichen Schulelternabend abheben: Ein Raum mit Stühlen für Erwachsene sowie angebotene Getränke und Knabbereien erreichen, dass die Eltern sich wohlfühlen und gerne bleiben. Die Eltern bekommen auf dem Elternabend ein sehr lebendiges Bild vom Teamtraining und einen guten Überblick darüber, was sie und ihr Kind bis zum nächsten Elternabend erwartet und was sie mit ihrem Kind erreichen können, wenn sie es unterstützen. Auch wenn sie während der Einheiten der Kinder nicht anwesend sind, müssen sie wissen, dass sie ein sehr bedeutender Teil des Trainings sind, ohne den ihr Kind nicht erfolgreich sein kann.
Von Beginn an muss in der Elternarbeit das Workbook eine präsente Rolle spielen. Die ersten vier Seiten des Workbooks bieten alle wichtigen Informationen und den Platz, um Termine und Zeiten einzutragen und sich Notizen zu machen. Sie werden auf dem vorbereitenden Elternabend gemeinsam ausführlich besprochen. Die Anwendung des Workbooks muss dabei genau erklärt werden, damit die Eltern aktiv ihr Kind bei den Trainingsaufgaben unterstützen, regelmäßig von Beginn an die Edelsteine schreiben und durch das integrierte Wochenprotokoll die Inhalte des Trainings mitbestimmen. Der Briefkasten dient zum Austausch zwischen Eltern und Trainern.

Nachdem der Umgang mit dem Workbook geklärt ist, wird es bis zum Ende der fünften Einheit auf Seite 19 gemeinsam durchgeblättert und die Eltern erhalten eine kurze Vorschau. Dabei werden Jokerkarten, Plakate von vorangegangenen Gruppen oder eine Schatzkiste als Anschauungsmaterial gezeigt.

Inhaltlich kann der Vorbereitungselternabend in der Schule, in der Praxis und in Kliniken mit denselben Schwerpunkten durchgeführt werden. Daher ergänzt die Durchführung dieses Elternabends das EST, egal in welchem Setting es stattfindet.

Nur im Bereich des Therapievertrages und der Schweigepflichtentbindungen gibt es Unterschiede. So ist der Therapievertrag in der Schule in der Regel nicht notwendig und die Schweigepflichtentbindungen sind im schulischen Setting schon im Vorfeld ausreichend erfolgt.

3.3 Elternabende in der 5. und 10. Woche des Trainings

Die Elternabende in der fünften und zehnten Einheit werden so wie in der Praxis durchgeführt. Die Leitfäden können daher ohne Adaptionen verwendet werden. Angekündigt werden die Elternabende zusätzlich zur Einladung über den Briefkasten im Workbook. Dabei wird auch darauf hingewiesen, das Workbook unbedingt zum Elternabend mitzubringen. Ebenfalls ist im Anschreiben vor dem Training jeder Elternabend mit Termin festgelegt und im Workbook auf Seite 2 notiert.

Einladungen zu den Elternabenden

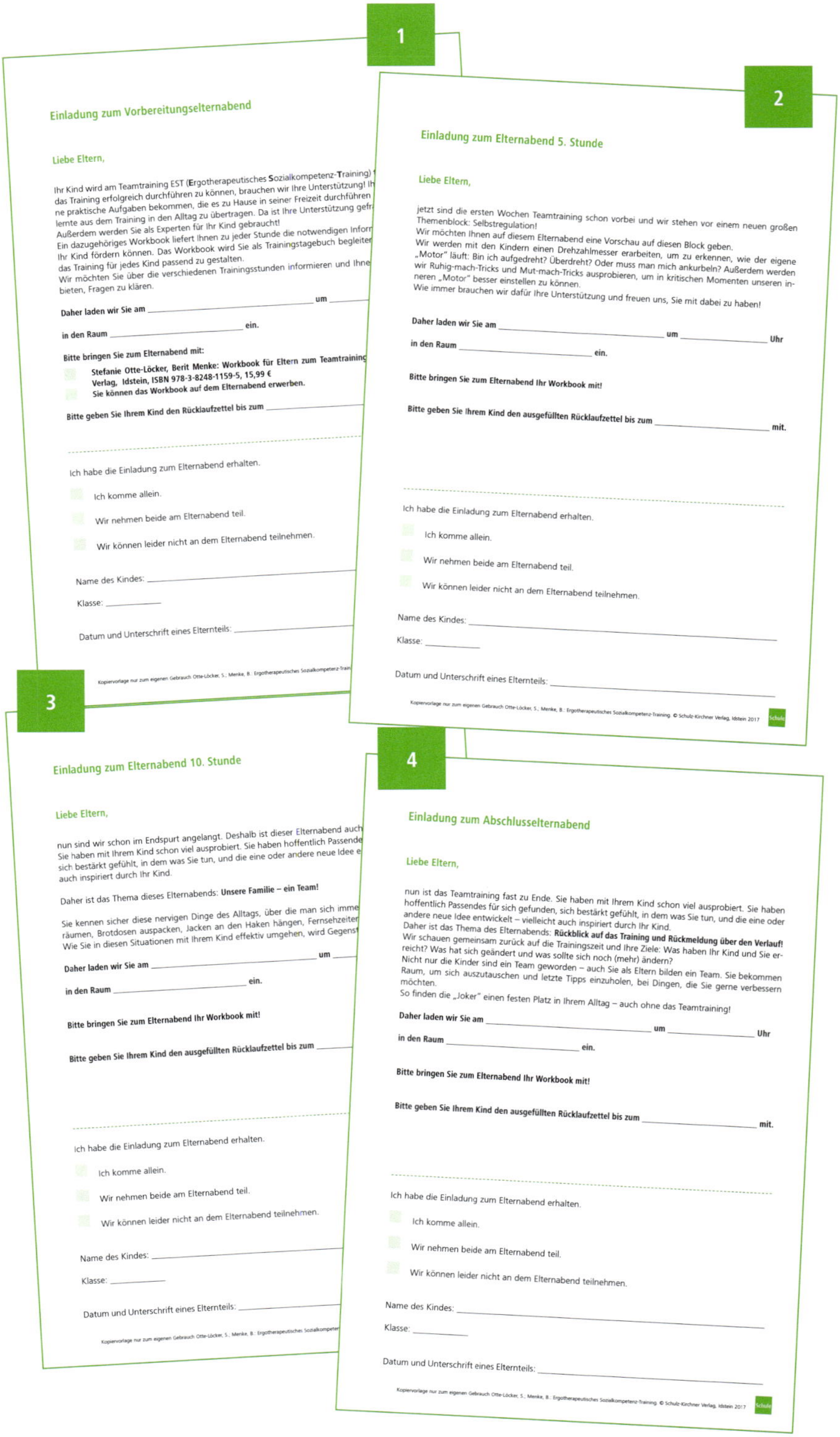

1

Einladung zum Vorbereitungselternabend

Liebe Eltern,

Ihr Kind wird am Teamtraining EST (Ergotherapeutisches Sozialkompetenz-Training) t
das Training erfolgreich durchführen zu können, brauchen wir Ihre Unterstützung! Ih
ne praktische Aufgaben bekommen, die es zu Hause in seiner Freizeit durchführen
lernte aus dem Training in den Alltag zu übertragen. Da ist Ihre Unterstützung gefr
Außerdem werden Sie als Experten für Ihr Kind gebraucht!
Ein dazugehöriges Workbook liefert Ihnen zu jeder Stunde die notwendigen Inforr
Ihr Kind fördern können. Das Workbook wird Sie als Trainingstagebuch begleite
das Training für jedes Kind passend zu gestalten.
Wir möchten Sie über die verschiedenen Trainingsstunden informieren und Ihne
bieten, Fragen zu klären.

Daher laden wir Sie am ______ **um** ______

in den Raum ______ **ein.**

Bitte bringen Sie zum Elternabend mit:

- **Stefanie Otte-Löcker, Berit Menke: Workbook für Eltern zum Teamtraining**
Verlag, Idstein, ISBN 978-3-8248-1159-5, 15,99 €
- **Sie können das Workbook auf dem Elternabend erwerben.**

Bitte geben Sie Ihrem Kind den Rücklaufzettel bis zum ______

Ich habe die Einladung zum Elternabend erhalten.

- Ich komme allein.
- Wir nehmen beide am Elternabend teil.
- Wir können leider nicht an dem Elternabend teilnehmen.

Name des Kindes: ______

Klasse: ______

Datum und Unterschrift eines Elternteils: ______

Kopiervorlage nur zum eigenen Gebrauch Otte-Löcker, S.; Menke, B.: Ergotherapeutisches Sozialkompetenz-Train

2

Einladung zum Elternabend 5. Stunde

Liebe Eltern,

jetzt sind die ersten Wochen Teamtraining schon vorbei und wir stehen vor einem neuen großen Themenblock: Selbstregulation!
Wir möchten Ihnen auf diesem Elternabend eine Vorschau auf diesen Block geben.
Wir werden mit den Kindern einen Drehzahlmesser erarbeiten, um zu erkennen, wie der eigene „Motor" läuft: Bin ich aufgedreht? Überdreht? Oder muss man mich ankurbeln? Außerdem werden wir Ruhig-mach-Tricks und Mut-mach-Tricks ausprobieren, um in kritischen Momenten unseren inneren „Motor" besser einstellen zu können.
Wie immer brauchen wir dafür Ihre Unterstützung und freuen uns, Sie mit dabei zu haben!

Daher laden wir Sie am ______ **um** ______ **Uhr**

in den Raum ______ **ein.**

Bitte bringen Sie zum Elternabend Ihr Workbook mit!

Bitte geben Sie Ihrem Kind den ausgefüllten Rücklaufzettel bis zum ______ **mit.**

Ich habe die Einladung zum Elternabend erhalten.

- Ich komme allein.
- Wir nehmen beide am Elternabend teil.
- Wir können leider nicht an dem Elternabend teilnehmen.

Name des Kindes: ______

Klasse: ______

Datum und Unterschrift eines Elternteils: ______

Kopiervorlage nur zum eigenen Gebrauch Otte-Löcker, S.; Menke, B.: Ergotherapeutisches Sozialkompetenz-Training. © Schulz-Kirchner Verlag, Idstein 2017

3

Einladung zum Elternabend 10. Stunde

Liebe Eltern,

nun sind wir schon im Endspurt angelangt. Deshalb ist dieser Elternabend auch
Sie haben mit Ihrem Kind schon viel ausprobiert. Sie haben hoffentlich Passende
sich bestärkt gefühlt, in dem was Sie tun, und die eine oder andere neue Idee e
auch inspiriert durch Ihr Kind.

Daher ist das Thema dieses Elternabends: **Unsere Familie – ein Team!**

Sie kennen sicher diese nervigen Dinge des Alltags, über die man sich imme
räumen, Brotdosen auspacken, Jacken an den Haken hängen, Fernsehzeiter
Wie Sie in diesen Situationen mit Ihrem Kind effektiv umgehen, wird Gegenst

Daher laden wir Sie am ______ **um** ______

in den Raum ______ **ein.**

Bitte bringen Sie zum Elternabend Ihr Workbook mit!

Bitte geben Sie Ihrem Kind den ausgefüllten Rücklaufzettel bis zum ______

Ich habe die Einladung zum Elternabend erhalten.

- Ich komme allein.
- Wir nehmen beide am Elternabend teil.
- Wir können leider nicht an dem Elternabend teilnehmen.

Name des Kindes: ______

Klasse: ______

Datum und Unterschrift eines Elternteils: ______

Kopiervorlage nur zum eigenen Gebrauch Otte-Löcker, S.; Menke, B.: Ergotherapeutisches Sozialkompeter

4

Einladung zum Abschlusselternabend

Liebe Eltern,

nun ist das Teamtraining fast zu Ende. Sie haben mit Ihrem Kind schon viel ausprobiert. Sie haben hoffentlich Passendes für sich gefunden, sich bestärkt gefühlt, in dem was Sie tun, und die eine oder andere neue Idee entwickelt – vielleicht auch inspiriert durch Ihr Kind.
Daher ist das Thema des Elternabends: **Rückblick auf das Training und Rückmeldung über den Verlauf!**
Wir schauen gemeinsam zurück auf die Trainingszeit und Ihre Ziele: Was haben Ihr Kind und Sie erreicht? Was hat sich geändert und was sollte sich noch (mehr) ändern?
Nicht nur die Kinder sind ein Team geworden – auch Sie als Eltern bilden ein Team. Sie bekommen Raum, um sich auszutauschen und letzte Tipps einzuholen, bei Dingen, die Sie gerne verbessern möchten.
So finden die „Joker" einen festen Platz in Ihrem Alltag – auch ohne das Teamtraining!

Daher laden wir Sie am ______ **um** ______ **Uhr**

in den Raum ______ **ein.**

Bitte bringen Sie zum Elternabend Ihr Workbook mit!

Bitte geben Sie Ihrem Kind den ausgefüllten Rücklaufzettel bis zum ______ **mit.**

Ich habe die Einladung zum Elternabend erhalten.

- Ich komme allein.
- Wir nehmen beide am Elternabend teil.
- Wir können leider nicht an dem Elternabend teilnehmen.

Name des Kindes: ______

Klasse: ______

Datum und Unterschrift eines Elternteils: ______

Kopiervorlage nur zum eigenen Gebrauch Otte-Löcker, S.; Menke, B.: Ergotherapeutisches Sozialkompetenz-Training. © Schulz-Kirchner Verlag, Idstein 2017

3.4 Abschlussgespräche/Abschlusselternabend mit Leitfaden

Da es in der Schule nicht üblich ist, Einzelstunden durchzuführen, ist eine Adaption des Abschlussgespräches zu empfehlen.
Daher werden alle Eltern noch einmal zum Abschlusselternabend eingeladen (→ Vorlage CD, Einheit Schule). Hier wird zuerst eine allgemeine Rückmeldung gegeben. Gerade engagierte Eltern sind oft an der Rückmeldung der Lehrkraft in Bezug auf die Entwicklung der ganzen Klasse, bei präventiver Förderung der ganzen Klasse, durch das Teamtraining interessiert.
Danach folgt zusätzlich eine individuelle Rückmeldung an die Eltern über das Verhalten des Kindes in der Gruppe mit Zieleabgleich. Dieses erscheint vor allem bei Fördergruppen indiziert.
Den Trainern dient der Abschlusselternabend dazu, eine Rückmeldung in Bezug auf die erreichten Ziele, die eigene Evaluation der Arbeit und die Stärkung des „Wir-Gefühls" in Bezug auf die Klasse zu erzielen. Die Eltern können die Fragebögen Teamtraining EST-2 (→ Vorlage CD, Einheit 13) zusätzlich auf diesem Elternabend ausfüllen.
Gemeinsam wird überlegt, welche Inhalte die Eltern weiterführen oder ausbauen möchten. Die Eltern bekommen individuelle Tipps für ihr Kind, um einem Rückfall vorzubeugen.

Leitfaden Abschlusselternabend

Zeit, Min.	Aufgabe, Medium	Inhalt, Vorgehensweise	Materialien, Ort
5	**1. Begrüßung am Tisch und Überblick über den Elternabend geben**	▪ Trainer begrüßen die Eltern ▪ Überblick geben: heute Abschluss – Zeit für Reflexion des Trainings. Wir geben Ihnen Rückmeldung und Sie uns!	▪ Am Tisch ▪ Getränke
15	**2. Inhalt der letzten Stunden**	▪ Trainer berichten über die Inhalte der letzten Stunden (Schwerpunkt Jokerkarten, Rollenspiele)	▪ Jokerkarten ▪ Zieleplakat der Kinder
10	**3. Filme werden gezeigt**	▪ Trainer zeigen die Filme der Kinder (z. B. aus der Abschlussstunde)	▪ Abspielmedium wie Laptop, Tablet o. Ä., evtl. Beamer, Whiteboard
15	**4. Fragebögen nachher**	▪ Trainer bitten Eltern die Fragebögen zum Ende des Trainings auszufüllen	▪ Fragebogen Teamtraining EST-2 (Anlage Einheit 13)
20	**5. Zieleabgleich**	▪ Eltern blicken zurück auf ihre Ziele ▪ Gesprächsrunde: Was haben mein Kind und ich erreicht? ▪ Woran möchte ich noch arbeiten? ▪ Empfehlungen der Th	▪ Workbook, S. 5 und 50 ▪ Alle ausgefüllten Fragebögen (Manual Einheit 13)
20	**6. Rückfallprophylaxe**	▪ Welche Fragen sind noch offen? ▪ Eltern geben sich gegenseitig Tipps ▪ Wie können die Joker im Alltag weiter genutzt werden?	▪ Workbook, S. 52–53
5	**7. Abschied**	▪ Trainer bedanken sich für die Zusammenarbeit	

4 Zusammenarbeit mit den Lehrern

4.1 Hospitation und Zusammenstellung der Gruppe

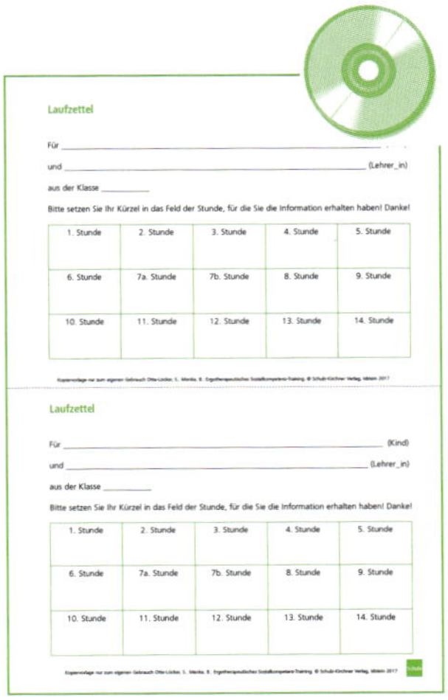
Laufzettel

Für ____

und ____ (Lehrer_in)

aus der Klasse ____

Bitte setzen Sie Ihr Kürzel in das Feld der Stunde, für die Sie die Information erhalten haben! Danke!

1. Stunde	2. Stunde	3. Stunde	4. Stunde	5. Stunde
6. Stunde	7a. Stunde	7b. Stunde	8. Stunde	9. Stunde
10. Stunde	11. Stunde	12. Stunde	13. Stunde	14. Stunde

Laufzettel

Für ____ (Kind)

und ____ (Lehrer_in)

aus der Klasse ____

Bitte setzen Sie Ihr Kürzel in das Feld der Stunde, für die Sie die Information erhalten haben! Danke!

1. Stunde	2. Stunde	3. Stunde	4. Stunde	5. Stunde
6. Stunde	7a. Stunde	7b. Stunde	8. Stunde	9. Stunde
10. Stunde	11. Stunde	12. Stunde	13. Stunde	14. Stunde

Schon vor dem ersten Start eines Teamtrainings an der Schule werden die Klassenlehrer über die Inhalte des EST informiert und die Möglichkeiten der Zusammenarbeit aufgezeigt (Lehreranschreiben → Vorlage CD, Einheit 1; Laufzettel & Trainingsaufgaben Lehrer → Vorlage CD, Einheit Schule).
Informationen über das Training können am Schwarzen Brett der Schule erfolgen. Der Trainer sollte sich dort ebenfalls mit einem kleinen Steckbrief inklusive eines Fotos darstellen. Weiterhin gibt es die Möglichkeit sich selbst und das Training auf Konferenzen vorzustellen. So haben alle Lehrkräfte die Möglichkeit, zu überlegen, welche Kinder aus ihrer Klasse für das Teamtraining in Frage kommen könnten.

Eine Hospitation im Unterricht im Vorfeld der Gruppe sollte unbedingt durchgeführt werden. So erhält der Trainer wichtige Informationen über das Verhalten des Kindes in diesem Umfeld, die Reaktionen der anderen Kinder und des Lehrers!

Ein Austausch im Vorfeld der Gruppe mit den Mitarbeitern der Schule ist vor allem bei der gezielten Förderung einzelner Kinder sehr wichtig. Gesprächstermine können eigens vereinbart werden, sollten aber zumindest in den Pausen im Lehrerzimmer erfolgen. Der Therapeut – an der Schule Trainer genannt – macht sich dabei Notizen, um nach den Hospitationen und Gesprächen eine erste Idee zur Betätigungsanalyse zu entwickeln.

Egal ob Fördergruppe oder ganze Klasse, die Gruppenzusammenstellung erfolgt im interdisziplinären Team. Festangestellte Kräfte wie Sozialpädagogen, Sonderpädagogen, Schulbegleiter und Klassenlehrer haben einen guten Überblick über Klassenstrukturen und Förderbedarf. Außenstehende Kräfte, wie z. B. Ergotherapeuten, besitzen die nötige Distanz und erkennen evtl. Förderbedarf bei Kindern mit internalisierenden Störungen eher, die im Alltag oft übersehen werden.

Die Hospitation im Unterricht und die Absprache im Anschluss müssen zeitnah erfolgen.

Die Kinder, die für spezielle Fördergruppen wie das EST an der Schule vorgeschlagen werden, sind oft sehr auffällig. Genau wie bei der Durchführung in der Praxis sollte der Trainer darauf achten, dass das Kind ambulant gefördert werden kann und nicht die Durchführung der Gruppe durch massives Fehlverhalten unmöglich macht. Daher ist es wichtig, Lehrer, Sozialarbeiter und andere Betreuungspersonen in der Schule nach dem Grund für die Teilnahme an der Gruppe und den bisher vorgekommenen Erfahrungen zu fragen. Ebenfalls berichtet der Trainer von den Beobachtungen während der Hospitation in der Klasse.

4.2 Interdisziplinäre Leitung

Die Durchführung des Teamtrainings ist mit Mitarbeitern der Schule besonders effektiv, da sich die unterschiedlichen Kompetenzen gut ergänzen (→ Gruppenzusammensetzung, B 5, Varianten 1–3). Bei der Durchführung des EST mit zwei externen Ergotherapeuten sollte auf die Integration der Lehrer besonders geachtet werden, damit die Inhalte des Trainings wirklich Einzug in den Alltag der Kinder finden.
Deutlich häufiger als mit zwei Ergotherapeuten werden die Gruppen aber gemeinsam mit einem Lehrer – meist dem Klassenlehrer oder dem Sonderpädagogen – oder mit dem Schulsozialarbeiter interdisziplinär geleitet. Die Klassenlehrer oder betreuenden Sozialarbeiter kennen die Kinder und Eltern schon länger und geben wichtige Hintergrundinformationen weiter. Sie sind routiniert in den Abläufen an der Schule und vertraut mit den Verhaltensweisen der Kinder. Im Gegenzug sind sie oft dankbar für neue Impulse bzw. andere (oftmals positivere) Sichtweisen in Bezug auf die Kinder.
Die ergotherapeutische Ergänzung des Teams in Bezug auf das Wissen um sensomotorisch perzeptive Inhalte, verhaltenstherapeutisch orientierte Methoden sowie das gezielte Anleiten von Rollenspielen wird von anderen Berufsgruppen als bereichernd empfunden.

4.3 Zusammenarbeit mit den Lehrern über die Trainingsaufgaben

Wird das Training nicht gemeinsam mit dem Lehrer der Kinder durchgeführt, bekommen die Kinder am Ende jeder Stunde ihren Laufzettel (→ Vorlage CD, Einheit Schule) mit und eine Information für den Lehrer, die eine eigene Trainingsaufgabe beinhaltet (→ Vorlage CD, Einheit Schule). Die Kinder geben die Trainingsaufgabe ab und der Lehrer setzt auf dem Laufzettel sein Kürzel in das Feld der dazugehörigen Einheit. So können die Lehrer ohne großen Aufwand einbezogen werden und wissen konkret, wie sie dem Kind helfen können, die Inhalte des Teamtrainings in den Schulalltag zu übertragen. Zudem können sie gezielt und zeitnah Fragen stellen, wenn etwas unklar ist, oder Rückmeldung geben.

Trainingsaufgaben Lehrer

Abschnittweise ausschneiden und den Kindern zur passenden Einheit mitgeben

Trainingsaufgaben Lehrer

Abschnittweise ausschneiden und den Kindern zur passenden Einheit mitgeben

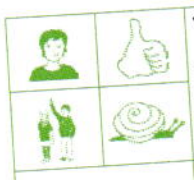

1. Stunde

Heute haben wir die **Gruppenregeln** besprochen!
Bitte lassen Sie sich den Vertrag mit den Regeln von dem Kind zeigen und **vergleichen** Sie sie gemeinsam mit Ihren **Klassenregeln.**

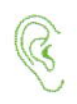

2. Stunde

Gut zuhören war das heutige Thema:
- leise sein und ausreden lassen
- warten bis ich dran bin
- still sitzen/stehen
- Blickkontakt

Bitte loben Sie, wenn das Kind gut zuhört!

3. Stunde

Meine Stärken sind mein Schatz! Ressourcenaktivierung und das Finden einer
positiven Rolle war der heutige Schwerpunkt.
Bitte achten Sie diese Woche auf alles, was das Kind **gut macht und welche**
Stärken Sie bemerken – auch auf die, die für den Schulalltag vielleicht weni-
ger relevant erscheinen.

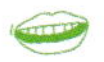

4. Stunde

Richtig miteinander reden! Wie man **freundlich** Kinder anspricht und sagt,
was man möchte, haben wir heute gelernt.
Außerdem haben wir uns faire **Rückmeldung** gegeben: Was war gut? Was
wünsche ich mir von dir?
Erinnern Sie bitte bei passender Gelegenheit das Kind an das **Gelernte** („Sag
freundlich, was du möchtest!", „Sprich das Kind mit Namen an, es hört dich
nicht!", „Ein bisschen lauter, nur Mut!").
Die Regeln vom **Zuhören** gehören natürlich auch dazu („Schau mich an!",
„Lass ... erst ausreden.", „Melde dich leise, dann nehme ich dich dran.").

5. Stunde

Grenzen setzen, Stopp! sagen ist gar nicht so leicht. Auch auf Stopp! ach-
ten nicht. Sie kennen das Kind gut: Braucht es Mut, um sich durchzusetzen
und Stopp! zu sagen? Muss es lernen, rechtzeitig Stopp! zu sagen, anstatt
herumzuschreien oder zuzuschlagen? Oder muss es vor allem lernen, das
Stopp! anderer zu achten?
Unterstützen Sie das Kind. Meist kennen die Kinder das Stopp-Zeichen schon
vor dem Teamtraining. Sollte das Stopp-Zeichen in der Klasse nicht bekannt
sein, könnte das Kind es allen erklären und vormachen.
Außerdem hat das Kind zu dieser Stunde ein Bild mit den **Gesprächsregeln**
gemalt. Lassen Sie es sich kurz zeigen. Vielleicht kann das Kind es der Klas-
se vorstellen? Oder Sie kopieren es und hängen es für das Kind zur Erinne-
rung im Klassenzimmer auf?

6. Stunde

Ich weiß, wie mein Motor läuft! Das Kind hat einen Drehzahlmesser bekom-
men, mit dem es sein Erregungsniveau benennen kann:
Blau = (zu) müde, schlapp, entspannt, lustlos, langsam, verträumt
Grün = konzentriert, aufmerksam, wach, engagiert, aufnahmebereit
Orange = aufgeregt, „auf Zack", angespannt, zappelig, (zu) schnell
ot = hoch erregt: große Angst/Wut/Trauer/Freude, überlegtes Handeln nicht möglich
ie meiste Zeit sollte das Kind in der Schule „auf Grün sein". Loben Sie,
enn das Kind es schafft. Benennen Sie auch, wenn Sie andere Bereiche
ahrnehmen („Na ..., gut, dass jetzt Pause ist, nach dem langen Stillsitzen
t du schon bei orange, oder?", „Geht es dir nicht so gut heute? Du siehst
, als wäre es heute schwer für dich, aus dem blauen Bereich zu kom-
n."). So helfen Sie bei der Selbsteinschätzung.

Stunde

haben heute viele **Ruhig-mach-Tricks** kennengelernt.
en Sie sich bitte die Liste zeigen und fragen Sie das Kind, welchen Trick
n besten findet und welchen es neu ausprobieren möchte.
es einen Trick, der **im Unterricht** helfen kann?

unde

leiben in Konflikten mit den Notfallhelfern haben wir heute in Rollen-
geübt. Das **Stopp!** war auch wieder mit dabei. Außerdem kennen die
jetzt **dynamische Entspannungsübungen.** Das Kind leiht sie Ihnen si-
rne aus, wenn Sie sie kopieren möchten. Man kann sie nämlich auch
t mit der ganzen Klasse machen!

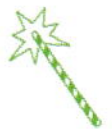

8. Stunde

Sich selbst Mut zaubern – wie schafft man das? Das Kind hat einen **Zauber-**
spruch und einen Zauberstein bekommen. Lassen Sie sich bitte **beides zeigen!**
Sie schreiben eine Mathearbeit und das Kind ist aufgeregt? Oder es muss
sich entschuldigen und zu einem Fehler stehen? Oder es muss einen ande-
ren Lehrer oder Mitschüler etwas fragen und traut sich nicht?
Ermutigen Sie es und erinnern Sie es an die Mut-mach-Tricks! Zusätzlich kön-
nen auch Ruhig-mach-Tricks helfen.

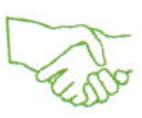

9. Stunde

Teamarbeit: **Anderen helfen und Hilfe bekommen und annehmen** haben wir
heute beim Backen geübt.
Manche Kinder trauen sich nicht, um Hilfe zu bitten. Andere können schwer
Hilfe annehmen und wollen alles alleine schaffen – auch wenn das nicht
klappen kann. Wieder andere denken: „Ist doch deren Problem!", anstatt
Hilfe anzubieten. Um **als Klasse ein Team** zu sein, ist diese Einheit wichtig!
Loben Sie diese Woche besonders, wenn Sie sehen, dass das Kind anderen hilft
oder sich freundlich Hilfe bei anderen Kindern holt. Gerne dürfen Sie es auch
bewusst losschicken, damit es helfen kann, z. B. indem es etwas holt oder
verteilt.

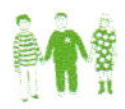

10. Stunde

Freundschaft und Vertrauen – Wie baut man eine gute Freundschaft auf? Das
Kind hat heute die Aufgabe bekommen, sich mit einem **Kind aus der Klasse**
zu verabreden. Sollte es dabei Schwierigkeiten haben, weil es einen schlech-
ten Stand in der Klasse hat, oder sehr schüchtern ist, oder sehr impulsiv und
nicht den richtigen Zeitpunkt und Ton trifft, dann helfen Sie ihm bitte dabei!
Fragen Sie es nach dieser Aufgabe und wie es vorgehen möchte und überlegen
Sie gemeinsam – vielleicht auch mit welchem Kind die Verabredung aus Ih-
rer Sicht ein Erfolg wird.

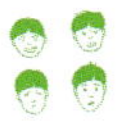

11. Stunde

Gefühle – sie bei sich und bei anderen wahrzunehmen und zu erkennen ist
oft nicht einfach. Große Gefühle kündigen sich leise an, man merkt z. B.
nicht erst, wenn ein Kind weint, dass es traurig ist. Das war der heutige Ler-
ninhalt.
Gerade impulsive Kinder merken oft zu spät, dass das Gegenüber das Spiel
nicht (mehr) lustig findet. Schüchterne beobachten dagegen skeptisch, an-
statt ins Handeln zu kommen. Andere haben generell Schwierigkeiten, Ge-
fühle richtig zu deuten. Beobachten Sie das Kind: **Können Sie ihm vielleicht**
helfen?

12. Stunde

Jetzt haben wir alle Joker! Wir sind schon fast am Ziel. Nun wird wiederholt,
vertieft und vor allem: in Rollenspielen ausprobiert!
Lassen Sie sich die Jokerkarten zeigen: Welche mag das Kind am liebsten?
Welche ist noch schwierig? Welche finden Sie besonders hilfreich für das
Kind?

13. Stunde

Ab in den Alltag! Mit Rollenspielen haben wir weiter die Joker trainiert!
Schließlich muss es bald ohne das Training klappen!
Fragen Sie das Kind, **welchen Joker es heute trainiert hat.** Ermutigen Sie es,
die Joker weiter in der Schule umzusetzen!

14. Stunde

Wir haben es geschafft!
Heute war die Abschlussstunde und **wir haben gefeiert und Urkunden verteilt!**
Da auf der Urkunde **alle gelernten Strategien** stehen, die das Kind gelernt
hat, können Sie sie gerne kopieren und im Klassenraum aufhängen! Es ist
bestimmt noch nicht alles perfekt, aber mit Ihrer Unterstützung und die der
Eltern kann das Kind **nun auch ohne Training weiterlernen.**

Besprechen Sie mit den Eltern, was jetzt zu Hause und in der Schule gut klappt, was Sie weiterführen und woran Sie noch arbeiten möchten.

Vielen Dank für Ihre Mitarbeit!

Laufzettel in der Schule

Vorlage halbieren und auf Pappe kleben

Laufzettel

Für ____________________ (Kind)

und ____________________ (Lehrer_in)

aus der Klasse ________

Bitte setzen Sie Ihr Kürzel in das Feld der Stunde, für die Sie die Information erhalten haben! Danke!

1. Stunde	2. Stunde	3. Stunde	4. Stunde	5. Stunde
6. Stunde	7a. Stunde	7b. Stunde	8. Stunde	9. Stunde
10. Stunde	11. Stunde	12. Stunde	13. Stunde	14. Stunde

Laufzettel

Für ____________________ (Kind)

und ____________________ (Lehrer_in)

aus der Klasse ________

Bitte setzen Sie Ihr Kürzel in das Feld der Stunde, für die Sie die Information erhalten haben! Danke!

1. Stunde	2. Stunde	3. Stunde	4. Stunde	5. Stunde
6. Stunde	7a. Stunde	7b. Stunde	8. Stunde	9. Stunde
10. Stunde	11. Stunde	12. Stunde	13. Stunde	14. Stunde

Schule

5 Gruppenzusammensetzung

Die Schule bietet deutlich mehr Freiheit in der individuellen Planung als die Durchführung über eine ärztliche Verordnung in der Praxis. Im Wesentlichen gibt es drei unterschiedliche Varianten, die sich auf die Gruppenzusammenstellung, die Rolle der Lehrer, der Eltern und der Kinder auswirken können.

- Variante 1: Gezielte Förderung
- Variante 2: Prävention
- Variante 3: Freiwilliges Angebot im Rahmen einer AG, Projekt im Rahmen des rhythmisierten Ganztags

5.1 Variante: Gezielte Förderung

Gruppenzusammenstellung:

- Die Lehrer schlagen Kinder vor, für die sie sich gezielte Förderung wünschen.
- Der Trainer hospitiert in diesen Klassen und beobachtet die genannten Kinder in ihrem schulischen Alltag und tauscht sich mit den Lehrern über die Kinder aus, ähnlich einer sozialen Integration ins häusliche und soziale Umfeld.
- Daraufhin wird eine heterogene Gruppe aus 6 Kindern zusammengestellt.

Lehrer:

- In der Variante der gezielten Förderung einzelner Kinder stellen meistens nicht die Klassenlehrer den zweiten Trainer, sondern eher die Sozialpädagogen oder ein zweiter Ergotherapeut. Daher ist es wichtig, die Klassenlehrer mit im Boot zu haben und genaue Absprachen in Bezug auf die Ziele, die zeitliche Struktur und die Inhalte der Gruppe bereits im Vorfeld zu treffen. Hierfür kann das Lehreranschreiben (→ Vorlage CD, Einheit 1) ergänzt werden.
- Es müssen auf jeden Fall die Laufzettel für die Lehrer und die Trainingsaufgaben für die Lehrer (→ Vorlage CD, Einheit Schule) verwendet werden. Dies ermöglicht den Lehrern, das Training intensiver zu begleiten, alltagsnahe Strukturen ins Training einzubringen sowie die Inhalte des Teamtrainings in den Alltag der Klasse zu integrieren.

Eltern:

- Bei den Eltern besteht die Gefahr, dass sie die Teilnahme am Teamtraining als Ausgrenzung oder Strafe für ihr Kind empfinden und Abwehr zeigen. Darauf wird lösungsorientiert eingegangen und Sorgen und Ängste werden offen thematisiert. Oftmals sind hierfür Einzelgespräche besser geeignet als Gruppensitzungen.
- Die individuelle Vorbereitung der Eltern kann größtenteils von angestellten Kräften der Schule, die die Familien schon kennen, übernommen werden.
- Auf dem vorbereitenden Elternabend erhalten die Eltern alle wichtigen Informationen (Leitfaden Vorbereitungselternabend→ Vorlage CD, Einheit 0). Sie beinhalten: die Handhabung des Workbooks mit dem Wochenprotokoll, den Edelsteinen und

dem Briefkasten, den Aufbau der Stunden, die Bedeutung der Unterstützung durch die Eltern, die das wichtigste Lernmodell darstellen.
- Es können auch Einzelgespräche erfolgen, in denen die Eltern ihre Ziele für das Training aufstellen und individuelle Fragen stellen oder persönliche Dinge ansprechen können (→ Vorbereitungsgespräch, A 4.2.3).

Kinder:
- Es finden Einzelgespräche mit den Kindern statt, um deren individuelle Ziele für die Gruppe festzulegen. Es besteht auch bei den Kindern bei dieser Variante die Gefahr, die Teilnahme am EST als Strafe des Lehrers oder Ausgrenzung aus der Klasse zu verstehen. Daher ist es besonders wichtig, dass die Kinder nach dem Gespräch das EST als besondere Chance annehmen können, die sie gerne nutzen möchten.
- Den Kindern wird der Inhalt des Gruppentrainings mithilfe der Jokerkarten und Material aus dem EST ansprechend vermittelt, sodass sie sich gut vorstellen können, wie sie an ihren Zielen arbeiten werden. Dieses Gespräch entspricht in der Regel dem Vorbereitungsgespräch aus der Therapie (→ A 4.2.3).
- Der weitere Verlauf in der Durchführung entspricht dem Workbook.
- Einheit 7a und 7b werden getrennt durchgeführt.
- Die Abschlussgespräche sollten nach Möglichkeit nicht in der Gruppe, sondern einzeln mit Kind und Eltern erfolgen (→ Abschlussgespräch, A 5.4.3; B 3.4).

5.2 Variante: Prävention

Gruppenzusammenstellung:
- In der betreffenden Klasse wird hospitiert.
- Die Klasse wird in Absprache mit dem Klassenlehrer halbiert oder gedrittelt. Es sind deutlich mehr als 6 Kinder in einer Gruppe. Das ist möglich, da auch die Kinder teilnehmen, die keine Schwierigkeiten in der Gruppe haben oder sogar besondere Stärken im Sozialverhalten zeigen.
- Häufig finden die Gruppen während der regulären Unterrichtszeit statt. Im Klassenverband können Verfügungsstunden genutzt werden, oder die Gruppen wechseln sich zeitlich ab, sodass sie in einem Fach nur jede zweite oder dritte Woche fehlen. Ganztagsschulen bieten hier eine besondere Flexibilität, da sie im Rahmen der Rhythmisierung Stunden im Plan leichter verschieben können.

Lehrer:
- Vorteilhaft ist die Leitung der Gruppe zusammen mit dem Klassenlehrer.
- Hier sollte darauf geachtet werden, dass sich beide Gruppenleiter im Manual auskennen und gleichwertig vor der Klasse auftreten können.
- Absprachemöglichkeiten vor und nach der Gruppe.

Eltern:
- Die Elternabende und die gesamte Kommunikation über die Gruppe gehen von beiden Gruppenleitern aus (Anschreiben, Einladungen usw.), dies schafft eine deutlich bessere Verbindlichkeit und erhöht die Compliance der Eltern.

- Die Eltern werden auf dem Vorbereitungselternabend über den Ablauf der Gruppe informiert und beginnen im Workbook zu arbeiten (→ Vorlage CD, Einheit 0).
- Zum Abschluss findet ein gemeinsamer Elternabend statt (→ Vorlage CD, Einheit Schule).

Kinder:
- Jede der Gruppen nimmt wöchentlich am EST-Teamtraining teil.
- Innerhalb der Gruppe stellen die Kinder gemeinsam ihre Ziele auf.
- Der weitere Verlauf entspricht dem Workbook.
- Die Einheiten 7a und 7b werden getrennt durchgeführt.
- Frühestens ab Einheit 9, spätestens ab Einheit 12 kann die Gruppe zusammengeführt und das EST im Klassenverband durchgeführt werden.

5.3 Variante: Freiwilliges Angebot im Rahmen einer AG, Projekt im Rahmen des rhythmisierten Ganztags

Gruppenzusammenstellung:
- Die Teilnahme ist meist freiwillig.
- Die Kinder wählen die Gruppe. Die Gruppengröße kann daher variieren und erweitert werden.

Lehrer:
- Die Integration der Lehrer ist sinnvoll.
- Wenn das Teamtraining an einem Nachmittag im Bereich der Freizeitgestaltung stattfindet, können auch die Betreuer vor Ort (z. B. aus dem Hort) die Unterstützung durch die Lehrer übernehmen (Lehreranschreiben, Laufzettel, Fragebögen, Trainingsaufgaben Lehrer sollten dann entsprechend verändert werden).
- Evtl. übernehmen Betreuer Anteile der Elternaufgaben, wie z. B. das Schreiben des Wochenprotokolls.

Eltern:
- Wenn möglich wie in Variante 1 oder 2

Kinder:
- Die Kinder bestimmen die Inhalte des Trainings intensiver als in den anderen Varianten.
- Die Reihenfolge der Einheiten sollte dennoch beibehalten werden.
- Bei älteren Kindern (z. B. ab 6. Klasse) können Kinder anteilig das Wochenprotokoll schreiben.

6 Finanzierung

Es können bisher nur in sehr wenigen Bundesländern Ergotherapeuten fest an der Schule angestellt werden. Die Möglichkeiten der Finanzierung sind in einem steten Änderungsprozess. Die Abrechnung erfolgt an den Schulen nicht durch eine Heilmittelverordnung über die Krankenkassen.
Seminartermine, die weiterhelfen, oder aktuelle Tipps sind unter www.ergo-est.de zu finden.

Ergotherapeutisches Sozialkompetenz-Training (EST)

Manual

C Manual

Handhabung des Manuals

- Elternarbeit mit dem Workbook
- Leitfaden
- Ausführliche Stundenbeschreibung
- Dokumentation
- Erklärung der Symbole

Das Ergotherapeutische Sozialkompetenz-Training (EST) ist ein am Manual ausgerichtetes Training. Das Manual enthält zu jeder Gruppeneinheit Leitfäden, ausführliche Stundenbeschreibungen, Materialien, Kopiervorlagen und Trainingsaufgaben für Kinder. Passende Informationen und Trainingsaufgaben für Eltern finden sich im Begleitheft des Manuals, dem Workbook für Eltern.
Die einzelnen Stunden folgen einem ritualisierten Ablauf. Die Einzeltherapiestunden sind etwas offener geplant, um individuell auf die Familie eingehen zu können. Stichpunkte leiten durch den Ablauf. Hinweise zur genauen therapeutischen Ausgestaltung können im Theorieteil nachgelesen werden. Alle ausdruckbaren Materialien sind in verkleinerter Ansicht abgebildet und finden sich auf der CD.

1 Elternarbeit mit dem Workbook

Alle Eltern arbeiten in ihrem eigenen Workbook parallel an den Stundeninhalten der Kinder mit. Die Inhalte der einzelnen Stunden sind aufeinander abgestimmt.
Die Durchführung des EST, ohne Integration der Eltern bzw. ohne dass die Eltern im Workbook mitarbeiten, ist kontraindiziert.

2 Leitfaden

Zu Beginn einer jeden Einheit wird der Leitfaden zur Hand genommen (→ Vorlage CD, jeweilige Einheit). Er gibt einen Überblick über die Inhalte der Stunde und ist übersichtlich unterteilt in: Zeit, Aufgabe/Medium, Inhalt/Vorgehensweise und Materialien/Ort. Es empfiehlt sich, den Leitfaden als Orientierung für die Stunde zu verwenden.

3 Ausführliche Stundenbeschreibung

Für jede Einheit werden die Stundeninhalte ausführlich beschrieben und erklärt. Zu Beginn werden die vordergründigen Ziele der Einheit benannt. Es folgt eine Auflistung der vorbereitenden Schritte sowie des benötigten Materials.

Schrittweise wird der genaue Ablauf der Einheit geschildert. Diese Beschreibung ist besonders gut geeignet, um die Therapeuten in das Training einzuarbeiten und auf die Stunden vorzubereiten, damit sie sich bei der Durchführung sicher fühlen. Oft geben vorformulierte Redetexte Hilfestellung, wie vorgegangen werden kann. Es sollte bei der Durchführung möglichst darauf geachtet werden, die Inhalte frei zu erzählen und Aufgabenstellungen nicht abzulesen. Daher finden sie sich nicht bei den Therapiematerialien auf der CD.

4 Dokumentation

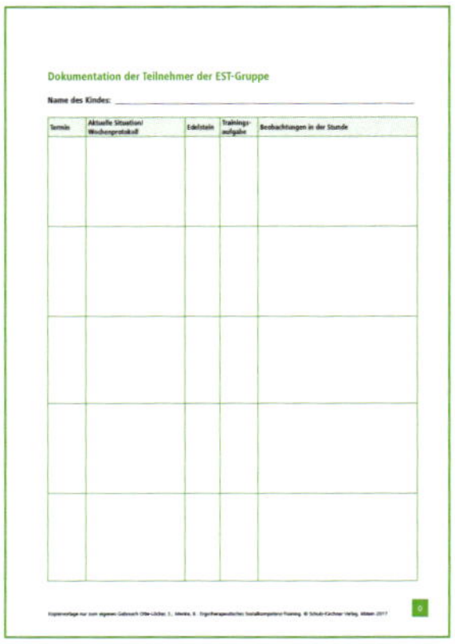

Dokumentation der Teilnehmer der EST-Gruppe

Name des Kindes:

Termin	Aktuelle Situation/ Wochenprotokoll	Edelstein	Trainings-aufgabe	Beobachtungen in der Stunde

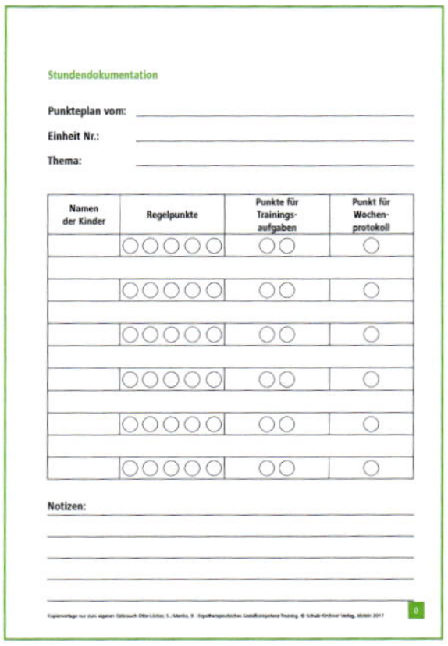

Stundendokumentation

Punkteplan vom:

Einheit Nr.:

Thema:

Namen der Kinder	Regelpunkte	Punkte für Trainings-aufgaben	Punkt für Wochen-protokoll
	○○○○○	○○	○
	○○○○○	○○	○
	○○○○○	○○	○
	○○○○○	○○	○
	○○○○○	○○	○
	○○○○○	○○	○

Notizen:

Im Manual ist ein Dokumentationsbogen enthalten (→ Vorlage CD, Einheit 0). Für jedes am EST teilnehmende Kind wird ein solcher Bogen angelegt, um wichtige Beobachtungen und Ereignisse des betreffenden Kindes für die jeweilige Einheit zu notieren. Ebenso werden wichtige Inhalte des Wochenprotokolls und der Edelsteine dokumentiert und ob die Trainingsaufgabe erledigt wurde.

Da während der Einheit kaum genügend Zeit besteht, um individuell zu dokumentieren, gibt es in der Stundendokumentation der Therapeuten das Feld „Notizen" für Bemerkungen (→ Vorlage CD, Einheit 0). Die eigentliche Dokumentation findet nach Ende der Einheit statt.

5 Erklärung der Symbole

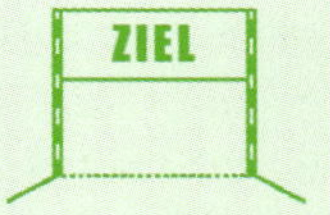	**Ziele** In jeder ausführlichen Stundenbeschreibung stehen die Gruppenziele, die in der Einheit verfolgt werden, an erster Stelle
	**Benötigtes Material** In der Stundenbeschreibung ist das jeweilige Material aufgelistet bzw. die eventuelle Herstellung beschrieben
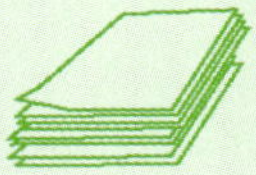	**Kopien** Alles, was kopiert/ausgedruckt werden muss, steht unter diesem Symbol
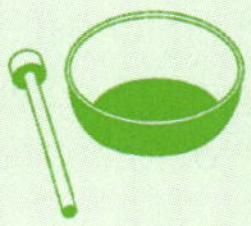	**Begrüßung** mit Klangschale, Zentrierung und Klatschritual
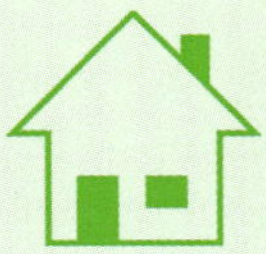	**Trainingsaufgabe besprechen** Wiederholen der letzten Inhalte Reflexion der Alltagserprobung
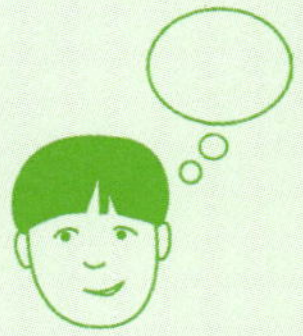	**Theoriephase** Das neue Thema wird kognitiv erarbeitet
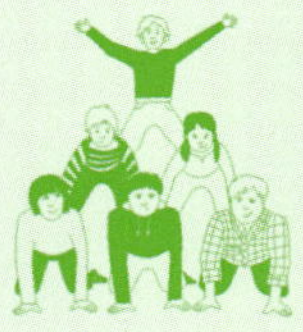	**Trainingsphase** Das Besprochene wird praktisch erprobt
	**Neue Trainingsaufgabe vergeben und Punkte übertragen** Die Kinder benötigen ihre Mappe
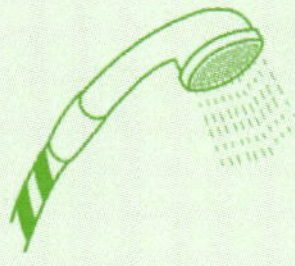	**Verabschiedung** mit Lobdusche und Klatschritual
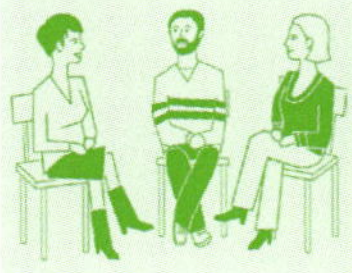	**Elterngespräch** parallel zu den letzten beiden Phasen in einem anderen Raum

Inhalt des organisatorischen Teils

(Alle notwendigen Anlagen finden Sie auf der CD, Einheit 0)

1 Vorbereitende Einzeltherapie

- Fragebogen zur vorbereitenden Anamnese im Rahmen der Einzeltherapie
- Vorlage Wochenprotokoll für DIN-A5-Heft
- Richtig sitzen

2 Vorbereitungsgespräch

- Fragebogen Kinder: Vor dem Start: Deine Meinung!
- Meine Ziele (Ziele des Kindes auf Grundlage des COPM/COPM$^{a\text{-}Kids}$)
- Fragebogen Eltern (vorher): Fragebogen Teamtraining EST-1

3 Vorbereitungselternabend

- Elternanschreiben
- Leitfaden Vorbereitungselternabend
- EST im Überblick
- Mustervertrag: Vereinbarung über die Inanspruchnahme eines „Ergotherapeutischen Sozialkompetenz-Trainings"
- Einverständniserklärungen/Schweigepflicht
- Workbook (müssen Eltern mitbringen)

4 Vorbereitung der Therapeuten

- Checkliste für die erstmalige Durchführung des EST (→ C 4)
- Steckbrief
- Dokumentation der Teilnehmer der EST-Gruppe
- Stundendokumentation
- Regelkarten für die Therapeuten

1 Vorbereitende Einzeltherapie

Fragebogen zur vorbereitenden Anamnese im Rahmen der Einzeltherapie zur Anwendung im Erstgespräch. Die Eltern komplettieren zu Hause (→ A 4.1.2)

1

Fragebogen zur vorbereitenden Anamnese im Rahmen der Einzeltherapie

1. Bitte beschreiben Sie Ihr Kind:

- Was kann Ihr Kind gut?
- Wofür interessiert es sich?
- Welche guten Eigenschaften hat Ihr Kind?
- Was kann es nicht so gut?
- Wobei hat oder gibt es Probleme?
- Was bereitet Ihnen am meisten Sorge oder Ärger?

2. Bitte nennen Sie alle wichtigen Bezugspersonen Ihres Kindes innerhalb und außerhalb Ihrer Familie (Vater, Mutter, Geschwister mit Altersangabe, Halbgeschwister, neue Partner der Eltern, andere Betreuungspersonen, wie z. B. Tagesmutter, enge Freunde). Wenn Sie möchten, können Sie auch Bemerkungen hinzufügen.

…n zur vorbereitenden Anamnese im Rahmen der Einzeltherapie 2

…die Geschwisterbeziehung unter den Kindern (z. B. liebevoll, fürsorglich, oft Streit, Eifer-

…hreiben Sie Ihre aktuelle Wohnsituation.

…er momentane Wochenplan Ihres Kindes aus (Aufstehzeit, gemeinsame Essenszeiten, …en, Spielzeiten, Familienrituale, Einschlafzeit, Vereine, Hobbys)?

…ntag	Dienstag	Mittwoch	Donnerstag	Freitag	Samstag	Sonntag

…n Sie das Spielverhalten Ihres Kindes (Vorlieben, Freunde, Verabredungen, be… …ordnet es sich unter, wie geht es mit Konflikten um).

…radius Ihres Kindes (was kann und darf es alleine oder in der Kindergruppe ma… …nd kann es alleine oder mit anderen Kindern gehen)?

…rägte und häufig wiederkehrende Ängste? Wenn ja, wobei und wie äußern

Fragebogen zur vorbereitenden Anamnese im Rahmen der Einzeltherapie

9. Welche Schwerpunkte setzen Sie in der Erziehung? Was möchten Sie vermitteln? W… und erwarten Sie von Ihrem Kind?

10. Welche Regeln gibt es, die Ihnen besonders wichtig sind? Welche davon wer… gebrochen und welche werden eingehalten?

11. Wofür loben Sie und wie reagiert Ihr Kind darauf?

12. Wie reagieren Sie auf Regelbrüche Ihres Kindes oder missachtete Aufforderu…

13. Welche Reaktion zeigt Ihr Kind auf Konflikte mit den Eltern?

14. Beschreiben Sie die aktuelle Schulsituation:

Klasse	
Lernprobleme	
Beziehung zum Klassenlehrer	
Beziehung zu Mitschülern	
Mündliche Beteiligung	
Verhalten in der Pause	
Anderes	

Kopiervorlage nur zum eigenen Gebrauch Otte-Löcker, S.; Menke, B.: Ergotherapeutisches Sozialkompetenz-Training. © …

Fragebogen zur vorbereitenden Anamnese im Rahmen der Einzeltherapie 4

15. Wie bewegt sich Ihr Kind (Koordination, Bewegungstempo, Kraftdosierung, Beteiligung am Mannschaftssport, Gefahreneinschätzung)?

16. Beschreiben Sie die taktile Wahrnehmung Ihres Kindes (welche Berührungen mag es, welche sind ihm unangenehm und werden vermieden, wie ist sein Schmerzempfinden).

17. Wodurch könnten Ihrer Meinung nach die Probleme des Kindes oder mit dem Kind entstanden sein?

Kopiervorlage nur zum eigenen Gebrauch Otte-Löcker, S.; Menke, B.: Ergotherapeutisches Sozialkompetenz-Training. © Schulz-Kirchner Verlag, Idstein 2017

Vorlage Wochenprotokoll für DIN-A5-Heft zur Übertragung des Stundenaufbaus des EST auf die vorbereitende Einzeltherapie (→ A 4.2.1)

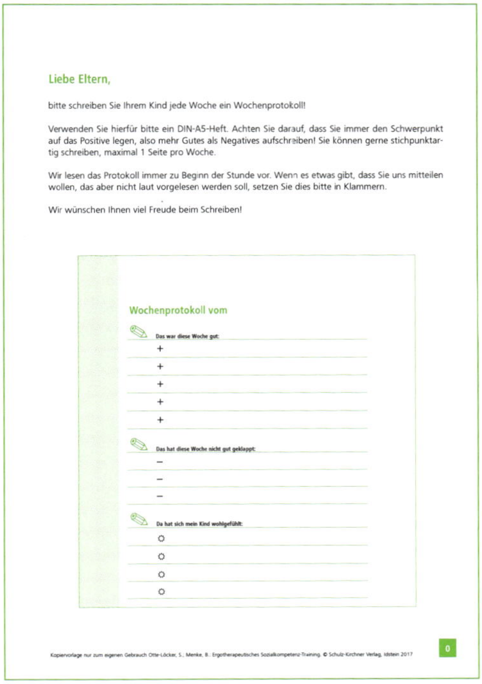
Liebe Eltern,

bitte schreiben Sie Ihrem Kind jede Woche ein Wochenprotokoll!

Verwenden Sie hierfür bitte ein DIN-A5-Heft. Achten Sie darauf, dass Sie immer den Schwerpunkt auf das Positive legen, also mehr Gutes als Negatives aufschreiben! Sie können gerne stichpunktartig schreiben, maximal 1 Seite pro Woche.

Wir lesen das Protokoll immer zu Beginn der Stunde vor. Wenn es etwas gibt, dass Sie uns mitteilen wollen, das aber nicht laut vorgelesen werden soll, setzen Sie dies bitte in Klammern.

Wir wünschen Ihnen viel Freude beim Schreiben!

Wochenprotokoll vom

Das war diese Woche gut:
+
+
+
+
+

Das hat diese Woche nicht gut geklappt:
–
–
–

Da hat sich mein Kind wohlgefühlt:
○
○
○
○

Kopiervorlage nur zum eigenen Gebrauch Otte-Löcker, S.; Menke, B.: Ergotherapeutisches Sozialkompetenz-Training. © Schulz-Kirchner Verlag, Idstein 2017

0

Richtig sitzen
Teil der empfohlenen Inhalte im Rahmen der vorbereitenden Einzeltherapie (→ A 4.2.2)

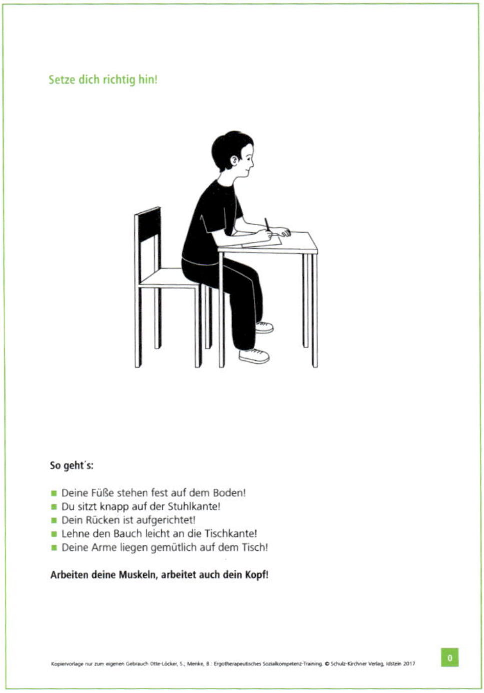
Setze dich richtig hin!

So geht's:

- Deine Füße stehen fest auf dem Boden!
- Du sitzt knapp auf der Stuhlkante!
- Dein Rücken ist aufgerichtet!
- Lehne den Bauch leicht an die Tischkante!
- Deine Arme liegen gemütlich auf dem Tisch!

Arbeiten deine Muskeln, arbeitet auch dein Kopf!

Kopiervorlage nur zum eigenen Gebrauch Otte-Löcker, S.; Menke, B.: Ergotherapeutisches Sozialkompetenz-Training. © Schulz-Kirchner Verlag, Idstein 2017

0

2 Vorbereitungsgespräch

(mindestens eine Therapieeinheit im Rahmen einer Einzeltherapie gemeinsam mit Eltern und Kind) (→ A 4.2.3)

Inhalte

- Begrüßung/Vorstellung
- Kurze Erläuterung des zeitlichen und inhaltlichen Ablaufs
- Eltern füllen Fragebogen zum Teamtraining EST-1 aus (→ Vorlage CD, Einheit 0)
- Therapeut bespricht mit Kind Fragebogen zum Teamtraining Vor dem Start: Deine Meinung! (→ Vorlage CD, Einheit 0) und füllt dabei den Bogen aus
- Abgleich der Ziele aus der Einzeltherapie in Bezug auf die Gruppe
- Zieleabgleich mit Eltern und Kind
- Kinder übertragen die Ziele auf das Blatt „Meine Ziele" (→ Vorlage CD, Einheit 0)
- Verabschiedung, Vorfreude auf die Zusammenarbeit zum Ausdruck bringen

Fragebögen des Vorbereitungsgespräches für Kinder und Eltern

Vor dem Start: Deine Meinung!

Name: **Datum:**

Deine Meinung ist uns sehr wichtig. Bitte fülle deshalb diesen Bogen aus. Nutze den Bogen, um über deine Ziele nachzudenken. Überlege auch, was du schon wie gut kannst. Sei bitte ehrlich mit deinen Antworten. Hiermit hilfst du uns, die Inhalte der Gruppe zu planen. Am Ende bekommst du noch einmal so einen Bogen, dann können wir schauen, was du gelernt hast.
Vielen Dank!

1. Meine Ziele:	Ich kann das jetzt schon: (1 = sehr gut bis 6 = schlecht)					
a.	1	2	3	4	5	6
b.	1	2	3	4	5	6
c.	1	2	3	4	5	6

2. Zu Hause soll sich verbessern :

3. In der Schule klappt noch nicht gut:

	(1 = sehr gut		bis		6 = schlecht)	
4. Ich halte mich in der Schule an die Regeln:	1	2	3	4	5	6
5. Ich fühle mich wohl in meiner Klasse:	1	2	3	4	5	6
6. Ich halte mich an die Gesprächsregeln:	1	2	3	4	5	6
7. Ich kann gut zuhören:	1	2	3	4	5	6
8. Ich kenne meine Stärken und Interessen:	1	2	3	4	5	6
9. Ich habe Strategien, um Konflikte zu lösen:	1	2	3	4	5	6

Welche Strategien sind das?

0

Vor dem Start: Deine Meinung!

2

	(1 = sehr gut		bis		6 = schlecht)	
10. Ich sage Stopp, wenn ich etwas nicht will und dann hört der andere auch auf:	1	2	3	4	5	6
11. Ich höre auf das Stopp der anderen und halte dann auch wirklich an:	1	2	3	4	5	6
12. Ich bin ruhig. Ich zappele nicht und kann mich beruhigen:	1	2	3	4	5	6
13. Ich kann im Team arbeiten:	1	2	3	4	5	6
14. Ich habe Freunde, auf die ich mich verlassen kann:	1	2	3	4	5	6
15. Ich bin mutig:	1	2	3	4	5	6

16. Ich wünsche mir vom Teamtraining:

Vielen Dank!

0

Fragebogen Teamtraining EST-1

Name des Kindes: **Datum:**

Ihre Meinung ist uns sehr wichtig. Bitte füllen Sie deshalb diesen Bogen aus. Nutzen Sie den Bogen, um über Ihre Ziele nachzudenken. Bitte notieren Sie kurz, wie Sie sich bzw. Ihr Kind einschätzen. Dies hilft uns, Ihr Kind besser kennenzulernen und mit Ihnen an Ihren Zielen zu arbeiten. Zum Ende werden wir Sie bitten, einen ähnlichen Bogen noch einmal auszufüllen. Damit können wir gemeinsam feststellen, was das Training Ihnen und Ihrem Kind gebracht hat.

Ihre Daten werden selbstverständlich vertraulich behandelt!

	(1 = sehr gut		bis		6 = schlecht)	
Ich kenne die Stärken meiner Familie:	1	2	3	4	5	6
Mein Kind ist in die Klasse integriert:	1	2	3	4	5	6
Mein Kind erkennt, wie sein Motor läuft:	1	2	3	4	5	6
Es wendet Ruhig-mach-Tricks an:	1	2	3	4	5	6
Es hält sich in der Schule an die Regeln:	1	2	3	4	5	6
Mein Kind kann gut zuhören:	1	2	3	4	5	6
Mein Kind kann seine Meinung vertreten:	1	2	3	4	5	6
Wir wenden das „Stopp!" an:	1	2	3	4	5	6
Im Alltag zu Hause verstehen wir uns:	1	2	3	4	5	6

Ich wünsche mir vom Teamtraining:

Bemerkungen:

Vielen Dank!

0

Ziele des Kindes

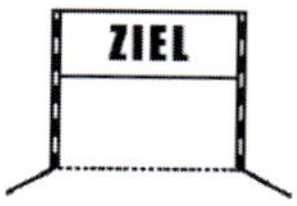

Meine Ziele

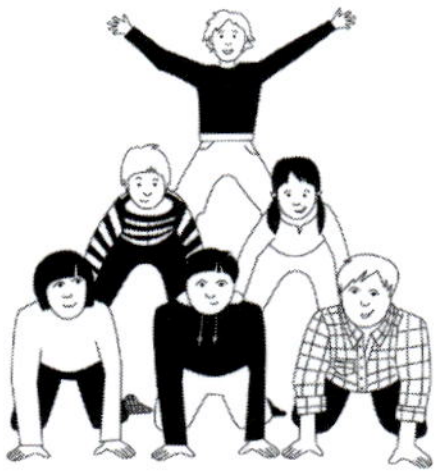

0

3 Vorbereitungselternabend

Leitfaden Vorbereitungselternabend

Zeit, Min.	Aufgabe, Medium	Inhalt, Vorgehensweise	Materialien, Ort
5	**1. Begrüßung und Überblick geben**	▪ Th begrüßen Eltern und bieten Getränke an ▪ Überblick geben: – Th stellen sich vor – Vorstellungsrunde der Eltern – Rahmenbedingungen – Handhabung des Workbooks – Kurzer Ausblick auf nächste Einheiten – Ziele der Eltern	▪ Am Tisch ▪ Getränke
5	**2. Th stellen sich vor**	▪ Berufliches in Bezug auf die Gruppe (Erfahrung mit Gruppen, relevante Fortbildungen, weshalb freut man sich auf die Gruppe) ▪ Sinnvolle private Informationen (eigene Kinder, Hobbys und Interessen)	
15	**3. Vorstellungsrunde der Eltern**	▪ Name der Eltern ▪ Name und Alter des Kindes ▪ Optional: Beruf, Hobbys und Interessen der Eltern ▪ Was man sich für sein Kind und sich selbst von der Gruppe erhofft	
20	**4. Rahmenbedingungen „Das Wichtigste in Kürze!"** **Therapievertrag und rechtliche Vereinbarungen**	▪ Workbooks verteilen, falls die Th sie besorgt haben ▪ Auf die Vorderseite deutlich sichtbar den Namen der Familie schreiben ▪ Roten Faden als Lesezeichen einkleben ▪ Seite 2 aufschlagen ▪ Die Eltern tragen den Tag, Uhrzeit, Start und Abschlusseinheit ein ▪ Wird die Einheit 7 nicht in a und b getrennt, 15-mal in 14-mal ändern lassen mit kurzer Erklärung (für die Durchführung in der Schule hier länger notwendig, da keine vorbereitende Einzeltherapie) ▪ Überblick geben über die thematischen Blöcke/Inhaltsverzeichnis/EST im Überblick aushändigen ▪ Elternabendtermine eintragen ▪ Unterstützung für das Kind und Punktesystem besprechen ▪ Therapieverträge und Schweigepflichtserklärungen verteilen und unterschreiben lassen	▪ Workbook ▪ 6 Kugelschreiber ▪ 6 rote Fäden, Tesafilm ▪ Workbook, S. 2 und Inhaltsverzeichnis ▪ EST im Überblick ▪ Punkteplan Th ▪ Punkteplan der Kinder ▪ Einverständniserklärungen/Schweigepflicht ▪ Therapievertrag
15	**5. Handhabung des Workbooks**	▪ Einführung des Wochenprotokolls im Workbook. Verweis auf Bsp. S. 4 ▪ Erläuterung der Edelsteine mit Verweis auf Anhang. Ausschneiden ab Einheit 3 ▪ Erklärung des Briefkastens	▪ Workbook, S. 3–4 und 11 (Einheit 3) ▪ evtl. fertige Beispiel-Schatzkiste mit Edelsteinen

Zeit, Min.	Aufgabe, Medium	Inhalt, Vorgehensweise	Materialien, Ort
15	**6. Ausblick auf nächste Einheiten**	▪ Gemeinsam kurz den Block „Ein Team werden!" durchgehen, passende Jokerkarten zeigen ▪ Grüne Kästen mit Bild = Tipps, Tricks und kleine Zusammenfassungen ▪ Grüne Kästen mit Ausrufezeichen = Elterntrainingsaufgaben ▪ Elterntrainingsaufgaben werden nicht kontrolliert, beziehen sich meist auf die Unterstützung des Kindes	▪ Workbook, S. 5–18 ▪ Jokerkarten: – Ich bin freundlich und fair, – Ich bewege mich vorsichtig, – Ich mache gut mit, – Ich warte, bis ich dran bin. ▪ Ohr, Edelstein, Mund, Stopp
5	**7. Ziele der Eltern**	▪ Die Eltern tragen ihre Ziele im Workbook ein. Sie sind durch das Vorbereitungsgespräch den Eltern bereits klar.	▪ Workbook, S. 5
10	**8. Verabschiedung**	▪ Gelegenheit für letzte Nachfragen geben ▪ Vorfreude auf den Start mit den Kindern äußern ▪ Für Teilnahme am Elternabend bedanken	

Elternanschreiben

Liebe Eltern,

in Kürze beginnt die Gruppentherapie für das Sozialkompetenz-Training, an der Ihr Kind teilnimmt.

An folgenden Terminen findet die Therapie jeweils von __________ bis ______________ Uhr mit diesen Themen statt:

1. ______________ Kennenlernen, Regeln, Vertrag, Gruppenziele
2. ______________ Gut zuhören!
3. ______________ Ich weiß, was ich kann und mag
4. ______________ Gesprächsregeln: Zuhören und sich mitteilen
5. ______________ **Kinder:** Grenzen setzen: Stopp! sagen
   ______________ **Eltern:** Vertiefung der bisherigen Einheiten, Erklären des „Drehzahlmessers"
6. ______________ Selbstregulation: „Wie läuft mein Motor?" Drehzahlmesser für Erregungsniveaus
7. ______________ „Ruhig-mach-Tricks"
8. ______________ „Mut-mach-Tricks"
9. ______________ Hilfe holen, anderen helfen
10. ______________ **Kinder:** Freundschaft und Vertrauen
    ______________ **Eltern:** Wiederholung und „Die Familie als Team": Das Konfliktgespräch, der Familienrat
11. ______________ Gefühle
12. ______________ Strategien zur Konfliktbewältigung
13. ______________ Rollenspiele mit Videoaufzeichnung
14. ______________ Abschluss: Wiederholung, Besprechen der Videoaufzeichnung, Feier mit Siegerehrung
    ______________ Abschlusselterngespräche nach individueller Terminabsprache

Bitte bringen Sie zu den jeweiligen Einheiten immer mit:

- Workbook (Otte-Löcker, S.; Menke, B.: Workbook für Eltern zum Teamtraining EST, Schulz-Kirchner Verlag, Idstein, ISBN 978-3-8248-1159-5)
- Mappe für Ihr Kind mit Namen beschriftet
- Getränk in einer Trinkflasche
- Stoppersocken
- das Buch „Die Kapitän-Nemo-Geschichten" von Ulrike Petermann, herder spektrum oder das Buch „Die Geschichten von der Fly" von Dieter Krowatschek und Ute Theiling, Verlag modernes lernen (Einheit 7)
- ein in Folie eingepacktes Geschenk für die Abschlussstunde im Wert von 5,– Euro

 0

Mustervertrag

Vereinbarung über die Inanspruchnahme eines „Ergotherapeutischen Sozialkompetenz-Trainings"

§ 1
Die Praxis ...., im Folgenden Praxis genannt, bietet im Rahmen ihrer Behandlungsleistungen das ergotherapeutische Sozialkompetenz-Training (EST) für Kinder im Schulalter an. Das EST erfolgt in der Regel auf der Grundlage einer Heilmittelverordnung eines Arztes in Form eines Gruppentrainings nach Maßgabe der Anlage (Anschreiben mit Einheitenüberblick) zu dieser Vereinbarung.

§ 2
Ihre Behandlungsleistungen rechnet die Praxis direkt mit der jeweiligen Krankenkasse des Kindes ab. Die Durchführung der Behandlung bestätigt das Kind bzw. dessen Erziehungsberechtigter nach jeder Behandlungseinheit mit seiner Unterschrift. Der Arzt stellt hierfür aufgrund der Indikation psychisch-funktionelle Gruppenrezepte für insgesamt 17 Einheiten aus.

§ 3
Das EST erfolgt in Gruppen mit maximal 6 Kindern. Es umfasst neben drei Elternabenden 14 Therapieeinheiten von jeweils 1,5 Stunden, die wöchentlich unter der Betreuung von zwei Therapeuten stattfinden.

§ 4
Um den Therapieerfolg in der Gruppe insgesamt zu gewährleisten, ist die Teilnahme an allen Therapiesitzungen über die Dauer der Behandlung (17 Einheiten/Wochen) verbindlich, es sei denn, ein Arzt oder Therapeut der Praxis hätte der vorzeitigen Beendigung der Behandlung zugestimmt. Andernfalls trägt das Kind bzw. dessen Erziehungsberechtigter die Kosten der nicht wahrgenommenen Behandlungseinheit nach Maßgabe der Verrechnungssätze mit der jeweiligen Krankenkasse, mindestens aber 30 Euro pro ausgefallener Behandlungseinheit.
Gleiches gilt, wenn die Teilnahme an einer Behandlungseinheit (Gruppensitzung) nicht rechtzeitig, d. h. 24 Stunden vor Beginn, abgesagt wird.

§ 5
Der Erziehungsberechtigte des Kindes erklärt mit seiner Unterschrift, dass er den Inhalt dieser Vereinbarung anerkennt.

§ 6
Diese Bestimmungen gelten sinngemäß auch für Vereinbarungen über die Inanspruchnahme eines ergotherapeutischen Sozialkompetenz-Trainings mit Privatpatienten.

Ort, Datum ______________________ Ort, Datum ______________________

______________________ ______________________
Unterschrift Praxis Unterschrift Erziehungsberechtigter

 0

Einverständniserklärungen für Foto- und Filmaufnahmen/Schweigepflicht)

Einverständniserklärung für Foto- und Filmaufnahmen während des EST

Name des Kindes ____

Es ist im ergotherapeutischen Sozialkompetenz-Training (EST) vorgesehen, Ihr Kind zu therapeutischen Zwecken zu filmen. Die Filmaufnahmen dienen dazu, Ihrem Kind sein eigenes Handeln, z. B. während eines Rollenspiels, zeigen zu können. Auch Sie haben die Möglichkeit, die Filme im Rahmen des Abschlussgespräches anzusehen, wenn alle Eltern dem zustimmen. Fotografiert werden besonders schöne Szenen, vor allem von einer kleinen Vorführung in der 10. Einheit.

Die Fotos und Filme dürfen nur an die Teilnehmer der Gruppe weitergegeben werden. Die Aufnahmen dürfen nicht auf sozialen Netzwerken veröffentlicht werden.

☐ Ja, ich stimme zu, dass mein Kind gefilmt und fotografiert werden darf.
☐ Ja, ich stimme zu, dass das Material den anderen Kindern während des EST gezeigt werden darf.
☐ Ja, ich stimme zu, dass das Material mir und den anderen Eltern innerhalb der Elterngespräche gezeigt werden darf.
☐ Ja, ich stimme zu, dass den Kindern Fotos, die während des EST entstanden sind, als Abzüge mitgegeben werden dürfen (z. B. ein Gruppenbild zur Erinnerung).

Einverständniserklärung für Elterngespräche während des EST

☐ Ich bin damit einverstanden, dass die Ergotherapeuten ______________________ in Gruppenelterngesprächen Rückmeldungen über den Verlauf der Einheit geben dürfen und dabei mein Kind auch namentlich erwähnt werden darf.

Schweigepflichtentbindung

☐ Ich entbinde hiermit die Gruppenleiter

______________________ und ______________________

von der Schweigepflicht gegenüber diesen Personen.
Da es im Rahmen des EST notwendig sein kann, dass die Therapeuten auch mit anderen Personen, die das Kind medizinisch oder therapeutisch betreuen, sowie mit Personen aus dem schulischen Bereich, wie Lehrer oder Horterzieher, sprechen wollen, entbinde ich sie für diese Fälle auch von der Schweigepflicht gegenüber diesen Personen:

____

____

____
Ort, Datum, Unterschrift Erziehungsberechtigter

 0

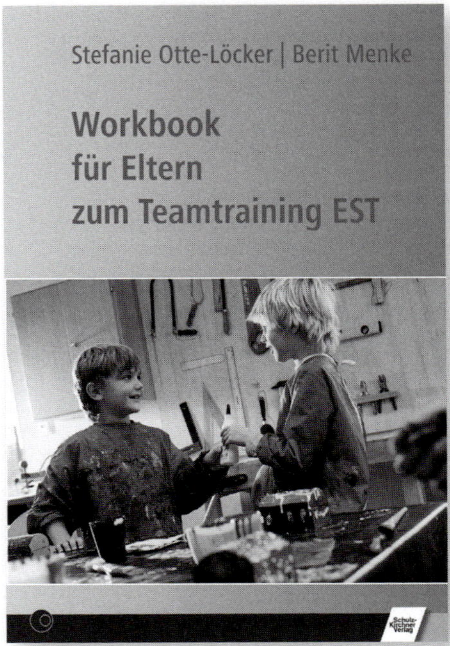

EST im Überblick

Einheit/Jokerkarten	Inhalt	Trainingsaufgabe Kinder	Trainingsaufgabe Eltern
0 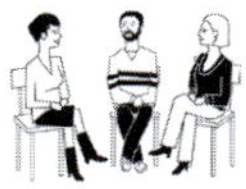	**Vorbereitungselternabend** ▪ Inhalt der Gruppe ▪ Zeitliche und rechtliche Vereinbarungen	–	▪ Ziele im Workbook ausfüllen
1 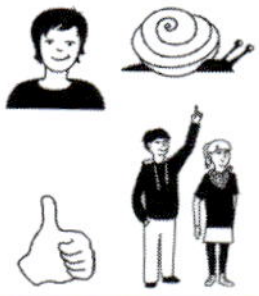	**Kennenlernen, Regeln, Vertrag, Gruppenziele** ▪ Kennenlernspiel ▪ Regeln ▪ Verträge ▪ Ziele ▪ Gordischer Knoten	1. Familienhaus erstellen 2. Lehreranschreiben und Fragebogen abgeben und Rückmeldung wieder mitbringen	▪ Loben ▪ Das Familienhaus: Materialhilfe ▪ Wochenprotokoll und Edelstein schreiben
2 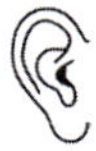	**Gut zuhören!** ▪ Regeln besprechen (Plakat) ▪ Bewegungsgeschichte ▪ Häuser vorstellen	Zugetraut und hingeschaut! Wer kann am längsten Blickkontakt halten, ohne wegzugucken oder zu lachen? 1. Mit einem Erwachsenen 2. Mit einem Kind	▪ Du bist mir wichtig! – Interesse zeigen ▪ Wochenprotokoll und Edelstein schreiben
3 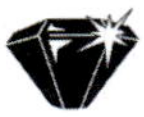	**Ich weiß, was ich kann und mag** ▪ Häuserquiz ▪ Jeder ist wichtig – Was magst du an deiner Familie? ▪ Schatzkiste herstellen	1. Das kann ich gut! 2. Das mag ich an mir!	▪ „Meine Familie ... gemeinsam sind wir stark!" ausfüllen ▪ Wochenprotokoll und Edelstein schreiben
4 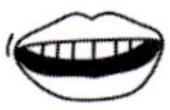	**Gesprächsregeln: Zuhören und sich mitteilen** ▪ Gesprächsregeln (Plakat) ▪ Parcoursbau mit wechselnden Baustellenchefs	Richtig miteinander reden! 1. Regel-Bild malen und Bild Eltern erklären 2. Bild (Vorlage) Eltern beschreiben	▪ Regel-Bild erklären lassen ▪ Bild nach Beschreibung der Kinder malen ▪ Regeln im Alltag anwenden (4 Ks) ▪ Wochenprotokoll und Edelstein schreiben
5 Kinder 	**Grenzen setzen: Stopp! sagen** ▪ Stopp-Tanz ▪ Rollenspiele mit Reflexion	1. Sage „Stopp!" 2. Höre auf das „Stopp!" der anderen	▪ Grenzen setzen: Stopp! sagen ▪ Stopp-Zeichen üben ▪ Entspannungsbücher kaufen ▪ Wochenprotokoll und Edelstein schreiben
5 Eltern 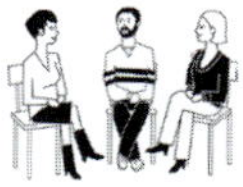	**Wiederholung** ▪ Gruppenregeln ▪ Ressourcenaktivierung ▪ Gesprächsregeln **Neu:** Stopp! Drehzahlmesser	s. o.	s. o.
6 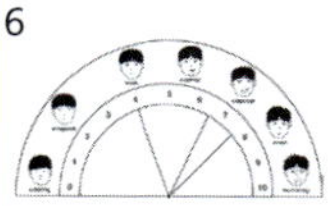	**Selbstregulation** ▪ Drehzahlmesser ▪ Drehzahl-Pantomime ▪ Sortierspiel	1. Detektiv 2. Drehzahlmesser erstellen	▪ Motorenvokabular im Alltag anwenden ▪ Wochenprotokoll und Edelstein schreiben
7 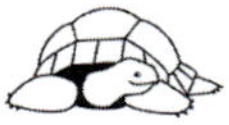	**„Ruhig-mach-Tricks"** ▪ Welche Situationen lassen den Motor „rotsehen"? ▪ „Ruhig-mach-Tricks" ▪ Rollenspiele (Notfallhelfer) ▪ Dynamische Entspannung	In der Ruhe liegt die Kraft! 1. „Bitte-nicht-stören-Schild" herstellen und ausprobieren 2. „Ruhig-mach-Tricks" ausprobieren 3. „Ruhig-mach-Tricks" Eltern zeigen	▪ „Ruhig-mach-Tricks" mit Kind anschauen und für sich eigene auswählen ▪ Entspannungsgeschichte vorlesen ▪ Wochenprotokoll und Edelstein schreiben

Einheit/Jokerkarten	Inhalt	Trainingsaufgabe Kinder	Trainingsaufgabe Eltern
8 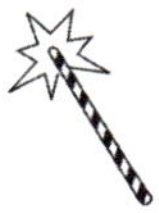	**„Mut-mach-Tricks"** ▪ Pippi Langstrumpf ▪ Wozu braucht man Mut? ▪ Zauberstein ▪ Zauberspruch ▪ Mut-Übung	Mut! 1. Alleine einkaufen 2. Überlege dir, wobei du Mut brauchst!	Mut! „Du schaffst das!" ▪ „Mut-mach-Tricks" ▪ Entspannungsgeschichte vorlesen ▪ Wochenprotokoll und Edelstein schreiben
9 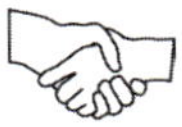	**Hilfe holen, anderen helfen** ▪ Brötchen backen im Team	Hilfe holen, anderen helfen 1. Abendbrot machen 2. Hole dir Hilfe bei einem dir unbekannteren Erwachsenen	▪ Feste Aufgabe geben/Plan ▪ Entspannungsgeschichte vorlesen ▪ Wochenprotokoll und Edelstein schreiben
10 Kinder 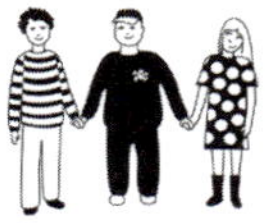	**Freundschaft und Vertrauen** ▪ Wozu braucht man Freunde? ▪ Blinde führen! ▪ Pyramide	Freundschaft und Vertrauen 1. Einem Kind etwas Nettes sagen 2. Mit einem Kind aus der Klasse verabreden	Freundschaft und Vertrauen ▪ Unterstützen beim Verabreden ▪ Entspannungsgeschichte vorlesen ▪ Wochenprotokoll und Edelstein schreiben
10 Eltern 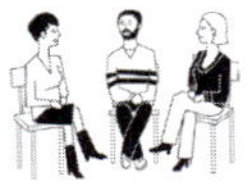	**Wiederholung** ▪ Tricks, bisherige Themen, Verlauf **Neu: Die Familie als Team** ▪ Das Konfliktgespräch (Rollenspiel) ▪ Der Familienrat	—	▪ Anwendung des Konfliktgesprächs ▪ Familienrat einführen ▪ Plan ▪ Entspannungsgeschichte vorlesen ▪ Wochenprotokoll und Edelstein schreiben
11 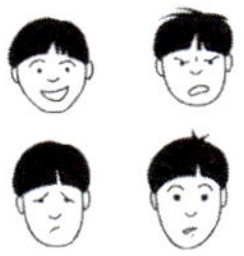	**Gefühle** ▪ Gefühlswörter ▪ Darstellen von Gefühlen ▪ Lügendetektor	1. Gefühlsdetektiv! 2. Motor und Gefühle	▪ Anwendung des Konfliktgesprächs und des Familienrats ▪ Plan ▪ Weiterarbeiten an den bisherigen Inhalten ▪ Entspannungsgeschichte vorlesen ▪ Wochenprotokoll und Edelstein schreiben
12 Alle Joker	**Strategien zur Konfliktbewältigung** ▪ Spiegelbild ▪ Ziele und Jokerkarten ▪ Gordischer Knoten ▪ Situationen, Gefühle und Jokerkarten, Rollenspiel	Mein Trainingstagebuch! 1. Jokerkarten ausschneiden 2. Setze das Gelernte ein	▪ Anwendung des Konfliktgesprächs und des Familienrats ▪ Plan ▪ Weiterarbeiten an den bisherigen Inhalten ▪ Entspannungsgeschichte vorlesen ▪ Wochenprotokoll und Edelstein schreiben
13 Alle Joker	**Rollenspiele mit Videoaufzeichnung**	1. Deine Meinung! 2. Lehrerfragebogen	▪ Anwendung des Konfliktgesprächs und des Familienrats ▪ Evaluationsbogen ausfüllen ▪ Entspannungsgeschichte vorlesen ▪ Wochenprotokoll und Edelstein schreiben
14 Alle Joker	**Abschluss** ▪ Jokerkarten Wiederholung ▪ Film ▪ Siegerehrung ▪ Feier	—	—

4 Vorbereitung der Therapeuten

Vorbereitung für das Gruppentraining in der Praxis
Checkliste für die erstmalige Durchführung des EST

Es wird davon ausgegangen, dass eine Basisausstattung an Therapiematerial (in Werkstatt, Motorikraum und Küche) vorhanden ist. Aufgeführt sind die Besonderheiten.

Räumlichkeiten für die Kindergruppen
- Gruppenraum für 6 Kinder und 2 Therapeuten
- Gruppentisch für 6 Kinder und 2 Therapeuten
- Küche mit Backofen (Einheit 9)

Materialien allgemein
- 5 x Plakatkarton DIN A1 mit Blankokärtchen in verschiedenen Farben
- Aufhängemöglichkeiten für die Plakate
- 6 Hocker
- Klangschale (ersatzweise Klangstab)
- 1 Säckchen zum Werfen
- Stempel mit Stempelkissen (Punkte stempeln)
- Laminiergerät (einmalig zur Herstellung der EST-Materialien)
- Druckerpapier DIN A4 rot, grün, blau

Materialien für die einzelnen Einheiten
- COPM-Bögen/COPM$^{a\text{-}kids}$/Aktivitätenkarten/Jokerkarten aus dem EST (Vorbereitungsgespräch)
- 1 Springseil (Einheit 2)
- 6 Schatzkisten aus Holz (Einheit 3)
- Bastelmaterialien wie Farbe, Kleber, Pinsel, Strasssteine, Moosgummibuchstaben usw. (Einheit 3)
- 6 Kittel (Einheit 3)
- 6 Klarsichtfolien für Familienhäuser (Einheit 3)
- Elemente, um einen Parcours herzustellen für das Baustellenspiel (Einheit 4)
- je 1 Spielzeugauto: Trecker, PKW, Rennwagen (Einheit 6)
- Bücher: „Die Kapitän-Nemo-Geschichten" von Petermann (2016) und „Die Geschichten von der Fly" von Krowatschek/Theiling (2015) (Einheit 5: Eltern und 7)
- 6 x blaues DIN A4-Papier und Bindfaden (Einheit 7)
- 10 Halbedelsteine (Einheit 8)
- 6 Schürzen (Einheit 9)
- Backzutaten: Mehl, Öl, Backpulver, Milch, Backpapier, Butterbrotbeutel, Salz (Einheit 9)
- 3 große Rührschüsseln (Einheit 9)
- 3 Augenbinden oder Tücher (Einheit 10)
- Gymnastikmatte (Einheit 10)
- Abspielmedium mit fröhlicher Musik (Einheit 5 und 11)
- Handy oder Digitalkamera zum Filmen und Laptop oder Tablet-PC zum Zeigen der Filme
- 6 Schlüsselringe
- 3 Geschenke im Wert von 5.- Euro (Auswahlmöglichkeit auch für das letzte Kind, Einheit 14)

Räumlichkeiten und Materialien für die Elternsitzungen (Einheit 5 und 10)

- Raum mit ausreichend Platz für mindestens 6 Eltern und zwei Therapeuten mit Sitzgelegenheit, wenn möglich am Tisch
- Getränke, Gläser
- Schreibmaterial
- Kopien
- Klangschale (Einheit 5)

Materialien für die Therapeuten

- 2 Schlüsselringe mit Regelkarten (grünes Papier, laminiert, Einheit 1)
- je ein Familienhaus für die Therapeuten herstellen (Einheit 1)
- Plankarten für Baustellenspiel (Strecke aufbauen, fotografieren; die Fotos laminieren, Einheit 4)
- Sortierspiel (Karten ausschneiden, mit aktuellen Bildern ergänzen, laminieren, Einheit 6)
- 2 Drehzahlmesser (Einheit 5 Eltern und Einheit 6)
- Selbstregulationskarten (schraffieren, laminieren, Einheit 5 Eltern)
- „Bitte-nicht-stören-Schild" (Einheit 7)
- Zaubersprüche (verschiedenfarbig ausdrucken und ausschneiden, ca. 3 Stück je Sorte, Einheit 8)
- 3 Rezepte „Milchbrötchen" (in Folie, Einheit 9)
- Lügendetektorkarten (jede Karte 8 x auf farbigem Papier ausdrucken (mit Rückseite), falten, laminieren, Einheit 11)
- 1 x Geschichtenanfänge (ausschneiden und laminieren, Einheit 11)
- 1 x Jokerkarten (grünes Papier, laminiert, Einheit 12, werden teilweise schon ab dem Vorbereitungsgespräch benötigt)
- Punkteplan der Therapeuten (Namen der Kinder einfügen und 14 x kopieren: für jede Einheit einen)
- Dokumentation der Teilnehmer der EST-Gruppe 3 x pro Kind ausdrucken

Vorbereitung für das Gruppentraining in der Praxis

Regelkarten zur Herstellung für die erstmalige Durchführung

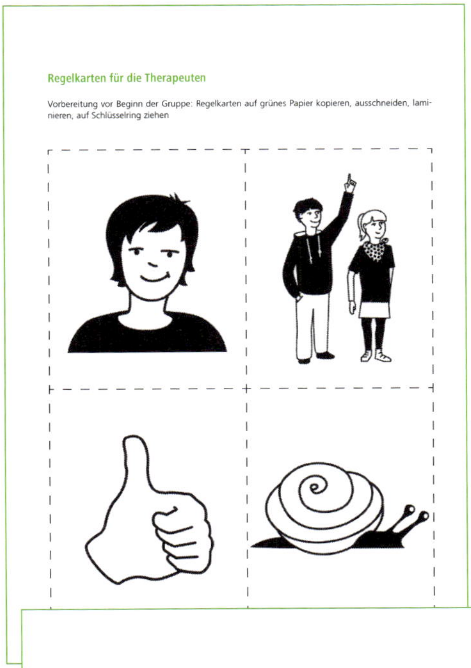

Regelkarten für die Therapeuten

Vorbereitung vor Beginn der Gruppe: Regelkarten auf grünes Papier kopieren, ausschneiden, laminieren, auf Schlüsselring ziehen

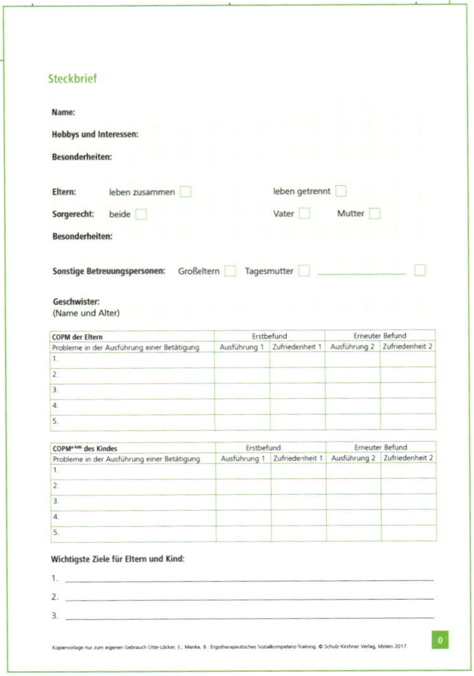

Steckbrief

Name:

Hobbys und Interessen:

Besonderheiten:

Eltern: leben zusammen ☐ leben getrennt ☐

Sorgerecht: beide ☐ Vater ☐ Mutter ☐

Besonderheiten:

Sonstige Betreuungspersonen: Großeltern ☐ Tagesmutter ☐ ______ ☐

Geschwister:
(Name und Alter)

COPM der Eltern	Erstbefund		Erneuter Befund	
Probleme in der Ausführung einer Betätigung	Ausführung 1	Zufriedenheit 1	Ausführung 2	Zufriedenheit 2
1.				
2.				
3.				
4.				
5.				

COPM^{kids} des Kindes	Erstbefund		Erneuter Befund	
Probleme in der Ausführung einer Betätigung	Ausführung 1	Zufriedenheit 1	Ausführung 2	Zufriedenheit 2
1.				
2.				
3.				
4.				
5.				

Wichtigste Ziele für Eltern und Kind:

1. ______
2. ______
3. ______

Kopiervorlage nur zum eigenen Gebrauch Otte-Löcker, S.; Menke, B.: Ergotherapeutisches Sozialkompetenz-Training, © Schulz-Kirchner Verlag, Idstein 2017

Steckbrief:
Kurzinformation über die Teilnehmer

Vorbereitung für die jeweiligen Gruppen

Dokumentationsbogen

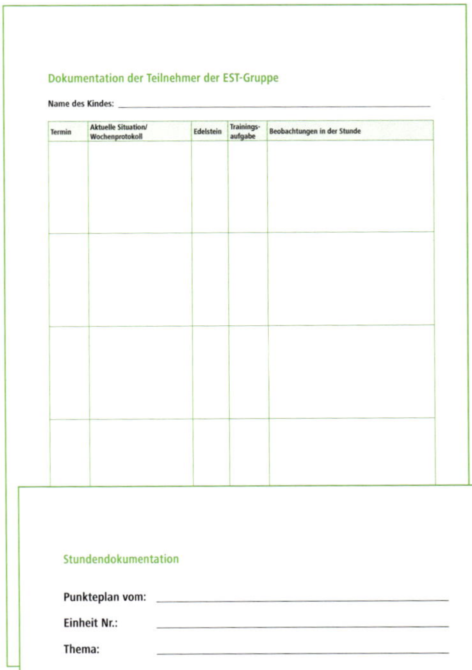

Dokumentation der Teilnehmer der EST-Gruppe

Name des Kindes: ______

Termin	Aktuelle Situation/ Wochenprotokoll	Edelstein	Trainings-aufgabe	Beobachtungen in der Stunde

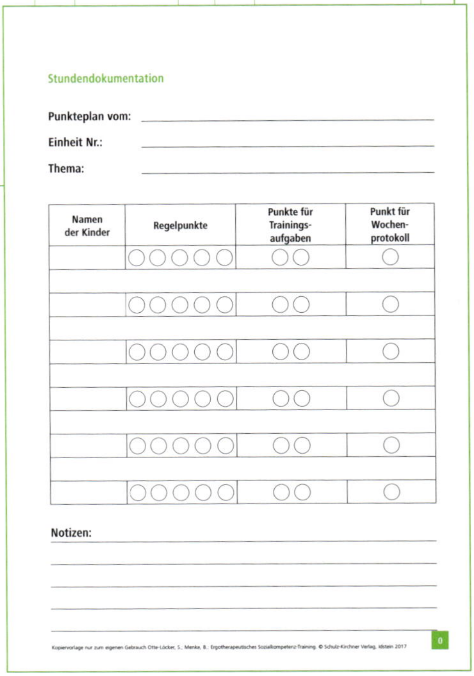

Stundendokumentation

Punkteplan vom: ______

Einheit Nr.: ______

Thema: ______

Namen der Kinder	Regelpunkte	Punkte für Trainings-aufgaben	Punkt für Wochen-protokoll
	○○○○○	○○	○
	○○○○○	○○	○
	○○○○○	○○	○
	○○○○○	○○	○
	○○○○○	○○	○
	○○○○○	○○	○

Notizen:

Kopiervorlage nur zum eigenen Gebrauch Otte-Löcker, S.; Menke, B.: Ergotherapeutisches Sozialkompetenz-Training, © Schulz-Kirchner Verlag, Idstein 2017

Punkteplan der Therapeuten und Raum für Dokumentationsnotizen

1. Einheit
Kennenlernen, Regeln, Vertrag, Gruppenziele

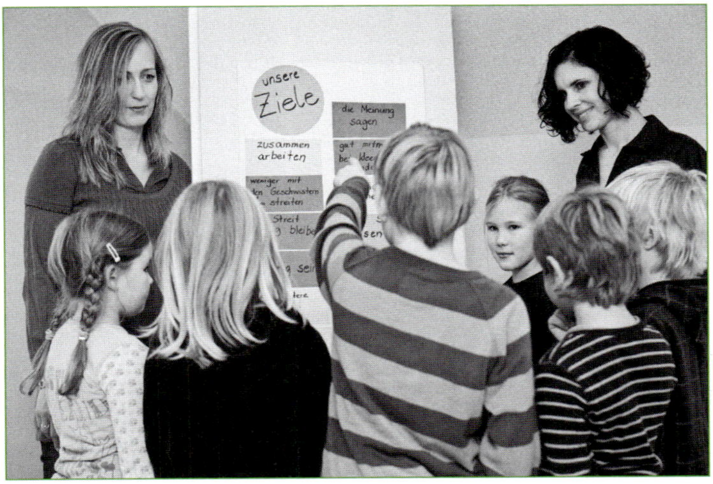

Leitfaden 1. Einheit

Kennenlernen, Regeln, Vertrag, Gruppenziele

Zeit, Min. 	Aufgabe, Medium	Inhalt, Vorgehensweise	Materialien, Ort 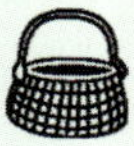
5	**1. Begrüßung** 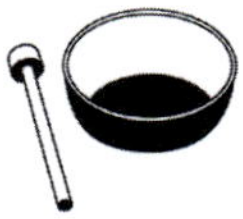	▪ Im Wartezimmer Eltern und Kinder begrüßen ▪ Therapievertrag einsammeln	▪ Wartezimmer
5		▪ Im Therapieraum stehen die Kinder auf Hockern im Kreis ▪ Zentrierung mit Klangschale ▪ Begrüßung mit Klatschen: „Guten Tag"	▪ Therapieraum ▪ Hocker ▪ Klangschale
15	Kennenlernspiel	▪ Kennenlernspiel mit Säckchen (Name, Alter, Klasse, Hobbys, Wer kennt wen woher?) ▪ Auf den Hockern stehen	▪ Auf den Hockern ▪ 1 Säckchen
5	**2. Theoriephase** 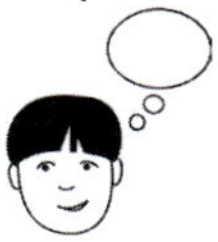 Übersicht über den Stundenablauf	▪ Therapeuten[1] geben einen Überblick über die Vorgehensweise in der Gruppe (Uhrzeit, Ort, Dauer: 1,5 h, Funktion des Hockers, Rituale, Trainingsaufgaben: Eltern/Kinder)	▪ Am Tisch ▪ Evtl. Hocker für die Füße
10	Regeln	▪ Welche Regeln braucht eine Gruppe warum? ▪ Kinder sammeln Regeln, Th schreibt auf Karten mit ▪ Th erklärt Regeln, Kinder stellen Rückfragen ▪ Übertragung in den Alltag: – Wo gibt es Regeln? – Wofür sind die wichtig? – Was bedeutet es z. B., fair zu sein? ▪ Bezug Regelkarten und Punkte herstellen	▪ Plakatkarton/Flipchart ▪ Blankokärtchen ▪ Dicke Stifte ▪ Regelkarten ▪ Punktepläne
10	Verträge	▪ Den Kindern wird die Wichtigkeit von Verträgen verdeutlicht (Bsp. Mietvertrag, Arbeitsvertrag, Spielervertrag) ▪ Vertrag wird vorgelesen ▪ Kinder und Th unterschreiben am Tisch die Verträge ▪ Jeder ist für seinen Vertrag selbst verantwortlich. Die Kinder müssen sich anstellen und warten	▪ Verträge in Kopie ▪ Stifte ▪ Regelkarten
20	Ziele 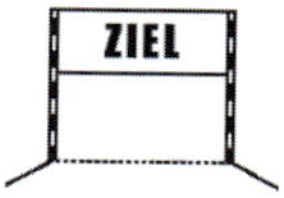	▪ Bezug Sportler: Was wollen Kinder trainieren? ▪ Th schreiben Ziele auf Kärtchen mit ▪ Jedes Kind liest eine Karte vor und klebt diese auf das Plakat	▪ Stuhlkreis oder am Tisch ▪ Plakatkarton ▪ Blankokärtchen ▪ Kleber ▪ Dicke Stifte ▪ Regelkarten

Zeit, Min. 	Aufgabe, Medium	Inhalt, Vorgehensweise	Materialien, Ort 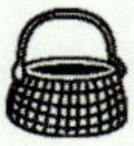
10	**3. Trainingsphase** 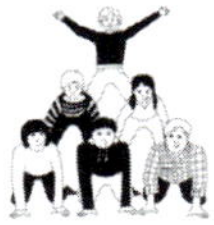 Gordischer Knoten	▪ Erklärung des Ziels „Gemeinsam etwas anpacken und Probleme lösen!" und des Spieles ▪ Durchführung des Gordischen Knotens (1–3 x) ▪ Nach der ersten Durchführung verabschiedet sich ein Th zum Elterngespräch	▪ Regelkarten
5	**4. Neue Trainingsaufgabe vergeben und Punkte übertragen** 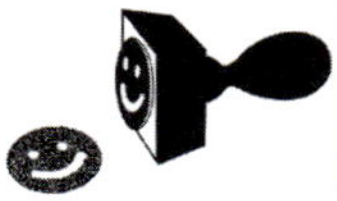	▪ Trainingsaufgabe 1 „Das Familienhaus" vorstellen und mit Vorlage verteilen ▪ Lehreranschreiben und Lehrerfragebogen für die Lehrer austeilen und erklären, dass diese abgegeben werden sollen und nächstes Mal wieder mitgebracht werden. Dafür gibt es einen Trainingspunkt.	▪ Sitzend am Tisch ▪ Trainingsaufgabe 1: Kinder und Vorlage Familienhaus in Kopie ▪ Familienhäuser der Th ▪ Lehreranschreiben und Lehrerfragebogen in Kopie ▪ Stempel, Stempelkissen ▪ Regelkarten
5	**5. Verabschiedung** 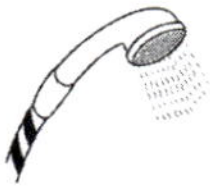	▪ Auf Hockern: Verabschiedung mit Lobdusche ▪ Klatschen im Kreis ▪ Hocker wegräumen	▪ Hocker ▪ Regelkarten
15	**6. Elterngespräch** 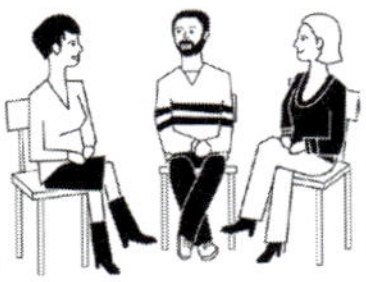	▪ Ein Th verabschiedet sich und geht zu den Eltern ▪ Kurzes gruppenbezogenes Feedback (Kennenlernen, Regeln, Vertrag, Ziele) ▪ Th zeigt Materialien (Beispielvertrag, Plakate, Regelkarten) ▪ Erste Trainingsaufgabe der Eltern anhand des Workbooks (S. 5–7) erklären (Materialhilfe Familienhaus, Ziele, Lernen) ▪ An das Wochenprotokoll und an den Edelstein erinnern ▪ Organisatorisches klären ▪ Für Gespräch bedanken und verdeutlichen, dass die Th sich auf die Zusammenarbeit mit den Kindern und Eltern freuen	▪ Workbook ▪ Familienhaus der Th ▪ Regelkarten ▪ Beispielvertrag ▪ Zieleplakat der Kinder

1. Einheit

Kennenlernen, Regeln, Vertrag, Gruppenziele

Ziele

- Ich stelle mich vor.
- Ich frage die anderen nach ihren Namen und Hobbys.
- Ich verstehe die Gruppenregeln und wende sie an.
- Ich kenne die Ziele der Gruppe und finde meine eigenen darin wieder.

Benötigtes Material

- Hocker (vor Beginn im Kreis aufstellen)
- Klangschale mit Schlegel (in der Mitte des Kreises)
- 1 Säckchen
- Dicke Stifte
- Plakatkarton
- Kleber
- Blankokärtchen
- Regelkarten
- Vorlage Familienhaus
- Familienhäuser der Th (Th fertigen zur Ansicht im Vorfeld eigene Familienhäuser an)
- Stempel mit Stempelkissen
- Workbook

Kopieren/Ausdrucken

- Punkteplan (Anlage)*
- Vertrag Kinder (Anlage)
- Trainingsaufgabe 1: Kinder (Anlage)
- Kopiervorlage Familienhaus (Anlage)
- Lehreranschreiben (Anlage)
- Lehrerfragebogen vorher (Anlage)

1. Begrüßung

Die Th begrüßen Eltern und Kinder im Wartezimmer mit Händeschütteln und stellen sich dabei jedem Einzelnen vor. Der Th nimmt dabei Blickkontakt auf, lächelt und sagt freundlich: *„Guten Tag, ich bin ..., schön, dass du da bist, herzlich willkommen."*
Möchte ein Kind nicht die Hand geben, wird es nicht dazu gezwungen. Die Situation kann später als Trainingsziel wieder aufgegriffen werden.

Die Eltern werden daran erinnert, spätestens jetzt den unterschriebenen Therapievertrag abzugeben.

* Alle Anlagen finden Sie auf beiliegender CD unter der jeweiligen Einheit.

Im Therapieraum
Die Th gehen gemeinsam mit den Kindern in den Therapieraum, wobei mindestens ein Th vor den Kindern geht, auch wenn die Kinder sich auskennen.
Im Therapieraum stehen die Hocker so im Kreis, dass alle Kinder genug Platz haben, um zu klatschen. Es gibt zwei sich ungefähr gegenüberliegende Lücken, in die sich die Th stellen. In der Mitte liegen ein Säckchen und die Klangschale mit Schlegel, die Th A an sich nimmt.

Hocker
Th A: *„Wir werden uns jetzt alle gemeinsam noch einmal begrüßen. Wir machen das so ähnlich, wie manche von euch es schon aus der Einzelstunde kennen: Jeder stellt sich auf einen Hocker."*
Die Kinder stellen sich hin.

Klangschale
Th A: *„Prima, ihr seid ja schnell! Wir haben schon die Klangschale geholt. Während die Klangschale klingt, macht jeder eine Zentrierungsübung, die er kennt (z. B. den Yoga-Baum). Für die, die noch keine Übung kennen, mache ich eine vor und ihr könnt einfach mitmachen. Wichtig ist, dass ihr sicher steht und still seid. Wer trotzdem ins Schwanken gerät, stellt sich leise wieder hin und macht weiter. Wir sind heute bestimmt alle etwas aufgeregt in unserer ersten gemeinsamen Stunde. Bei der Übung können wir alle etwas zur Ruhe kommen, um dann ruhig und konzentriert starten zu können."*
Die Übung „Yoga-Baum" wird so vorgemacht, dass der Th im Stehen die Beine nur kreuzt und die Arme über den Kopf hebt, als würden diese die Baumkrone bilden. Der Rücken ist dabei gerade und gestreckt. Wichtig ist das „Stillstehen". Die Kinder, die den Yoga-Baum schon im Ein-Bein-Stand durchführen können, dürfen dies tun.
Alle machen die Übung und die Th loben.

Klatschritual einführen
Th B: *„Jetzt werden wir klatschen, aber alle gleichzeitig in einem großen Kreis. Dazu legen wir alle erst einmal die Hände so aneinander"* (Th legen die Handflächen an die der Kinder, die neben ihnen stehen). *„Und jetzt klatschen wir erst nach außen und dann in die eigenen Hände: ‚Gu-ten-Tag!' Prima! Und noch mal etwas schneller! Sehr gut!"*

Kennenlernspiel
Th B nimmt das Säckchen aus der Mitte. *„Nächste Stunde werden wir uns mit den Namen begrüßen – jetzt geht das noch nicht, da noch nicht allen die Namen von allen Kindern bekannt sind. Um das zu ändern, werfen wir jetzt das Säckchen hin und her, stellen uns vor und fragen ein Kind oder einen Erwachsenen nach seinem Namen. Ich mache das erst einmal mit Th A vor. Ich heiße … und wie heißt du?"*
Bei „du" wirft Th B das Säckchen zu Th A. Das Werfen unterstützt die Kinder in der Aufrichtung und darin, zu dem Kind zu gucken, dessen Namen sie wissen wollen. *„Werft möglichst genau und vorsichtig, sodass der andere auch gut fangen kann."*
Th A macht weiter: *„Ich heiße … und wie heißt du?"* und wirft einem Kind das Säckchen zu.
Wenn die Kinder sicherer werden, wird das Spiel abgewandelt, um zu kontrollieren, wie gut sich die Namen gemerkt wurden.
Th B: *„Jetzt habe ich mir die Namen schon recht gut merken können. Ihr habt das sehr gut gemacht. Nun gucken wir mal, welche Namen wir schon sicher können. Ihr sagt jetzt ‚Ich heiße … und werfe zu … !' und werft das Säckchen einem Kind zu, dessen Namen ihr euch gemerkt habt."*
Die Th achten dabei darauf, dass alle Kinder angespielt werden und beobachten, wessen Name von der Gruppe schnell gespeichert wurde und wessen nicht.

Th A: *„Jetzt kennen wir schon unsere Namen – aber wir möchten euch auch schon etwas kennenlernen! Wir machen deshalb jetzt eine Runde, in der jeder seine Klasse und seine Hobbys nennt. Ich heiße … ich arbeite hier als Ergotherapeut und meine Hobbys sind … Und du …?"*
Dieses Spiel kann noch mit Fragen nach der Schule, den Geschwistern usw. ergänzt werden. Ziel ist es, dass sich alle ein bisschen besser kennenlernen und Gemeinsamkeiten entdecken.

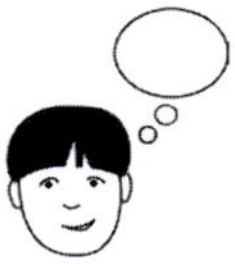

2. Theoriephase: Übersicht über den Stundenablauf
Alle Kinder setzen sich an den Tisch, die kleineren nehmen ihren Hocker mit und stellen ihn unter die Füße. Die anderen stapeln ihre Hocker. Die Th loben die Kinder, die richtig sitzen (aufgerichtet im Stuhlkantensitz und die Füße stehen fest auf dem Boden).

Th A: *„Schön, dass wir jetzt schon etwas voneinander wissen. Wir haben uns auf die Gruppe mit euch gefreut und waren schon ganz neugierig! Jetzt möchtet ihr bestimmt wissen, was wir vorhaben.*

Die Begrüßung kennt ihr jetzt schon. Die werden wir jede Stunde so machen. Ihr nehmt euch immer, wenn ihr in den Raum kommt, gleich einen Hocker und stellt ihn so im Kreis auf, wie wir es heute für euch gemacht haben.

Dann machen wir auf den Hockern die Zentrierungsübung mit der Klangschale, damit wir alle erst einmal zur Ruhe kommen können. Dann klatschen wir ‚Guten Tag'. Beim nächsten Mal können wir alle beim Klatschen schon die Namen sagen.

Wir treffen uns immer … um … Uhr für 1 ½ Stunden. Jeder von euch hat sich ja mit uns zusammen schon Ziele überlegt, die er erreichen möchte. Ihr könnt hier mit uns trainieren, um eure Ziele zu erreichen. Eure Eltern werden euch auch helfen. Deshalb verabschiedet sich immer einer von uns 15 Min. früher von euch und geht zu euren Eltern, um ihnen zu erzählen, welche Spiele und Aufgaben wir in der Stunde gemacht haben, was wir dabei gelernt haben und was die Trainingsaufgabe der Eltern für zu Hause ist.

Auch ihr werdet Trainingsaufgaben für zu Hause bekommen – damit ihr das, was ihr hier lernt, auch zu Hause oder in der Schule oder mit euren Freunden ausprobieren könnt. Zum Schluss stellen wir uns wieder auf die Hocker in den Kreis und klatschen zum Abschied."

Regeln
Th B: *„Wir wollen hier trainieren, besser mit anderen Kindern oder Erwachsenen zurechtzukommen. Jeder von euch hat dabei andere Wünsche, aber wir alle brauchen Regeln in der Gruppe, damit wir uns wohlfühlen und gut als Team arbeiten können. Was könnten das für Regeln sein?"*

Während Th B spricht, malt Th A die Regelsymbole auf den Plakatkarton.

Die Th gehen positiv auf das Gesagte ein, fragen teils nach, woher das Kind das weiß (z. B. vom Sportverein) oder stellen selbst den Bezug her, warum diese Regel wichtig ist. Die Regeln werden auf dem Flipchart mitgeschrieben und den entsprechenden Symbolen zugeordnet.

Die verschiedenen Symbole werden erklärt.

Th B: *„Als Unterstützung, dass ihr immer an die Regeln denkt und euch an sie haltet, bekommt ihr ungefähr alle 15 Min. einen Punkt von uns. Es kann auch mal ein oder zwei Minuten früher oder*

später sein, z. B. wenn wir gerade noch in einem spannenden Spiel sind und nicht unterbrechen wollen. Da niemand perfekt ist, bekommt ihr den Punkt auch noch nach einer Verwarnung. Bei einer Verwarnung zeigen wir euch zur Erinnerung, wie ihr es besser machen könnt, die passende Regelkarte. Müssen wir euch ein zweites Mal verwarnen, egal mit welcher Karte, ist der Punkt weg und ihr könnt euch erst in den nächsten 15 Min. wieder einen Punkt erarbeiten.
Es gibt auch Punkte dafür, dass ihr das Wochenprotokoll dabei habt und für gemachte Trainingsaufgaben.

Ganz am Ende unseres Trainings, also am … werden wir von jedem die Punkte zählen und eine kleine Abschlussfeier machen. Um die Punkte zu sammeln, bekommt ihr jetzt Punktepläne von uns.

Am Ende jeder Stunde erhaltet ihr so viele Stempel auf eure Pläne, wie ihr Punkte gesammelt habt. Bei der Abschlussfeier könnt ihr eure Punkte dann gegen ein Geschenk eintauschen."

Verträge
Th A: *„Wir haben euch die Regeln und das, woran ihr unbedingt denken müsst, in einem Vertrag aufgeschrieben. Wer weiß denn, was ein Vertrag ist und was für Verträge es gibt?"* Th B verteilt die Verträge.

Es werden die Wichtigkeit und Verbindlichkeit von Verträgen besprochen (Mietverträge, Arbeitsverträge, Spielerverträge). Jedes Kind soll einen Punkt aus dem Vertrag vorlesen, es können Rückfragen gestellt werden. Dann unterschreibt jedes Kind seinen Vertrag und geht damit zu den Th, um sie ebenfalls unterschreiben zu lassen. Dabei sollen die Kinder abwarten und sich anstellen. Die Th geben dem Kind die Hand und bestärken jedes einzelne Kind positiv *„ …, ich freue mich auf die Gruppe mit dir." „Auf eine gute Zusammenarbeit …!"*

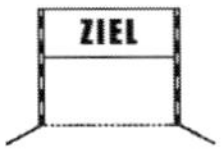

Ziele
Th B: *„Ihr wisst jetzt schon, wie unsere gemeinsamen Stunden ablaufen werden. Ihr kennt unsere Regeln und wisst, dass es unser großes Ziel ist, mit Kindern und Erwachsenen besser zurechtzukommen. Aber wie kommen wir zu diesem großen Ziel, was gehört alles dazu, um es zu erreichen? Wie machen es denn die Sportler? Ein Fußballer, wie z. B. Manuel Neuer[1], möchte mit seiner Mannschaft ja möglichst immer gewinnen. Klar: Das kann nicht immer klappen, aber was tut er dafür, um mit seiner Mannschaft richtig gut zu spielen?"*

Die Antworten – trainieren (Kraft, Ausdauer, Spielsituationen), mit den anderen gut zusammenspielen, sich absprechen, dem Trainer zuhören, an die Regeln halten, um keine Rote Karte zu bekommen, sich ausruhen, um Kraft zu tanken, die Fans anfeuern, um unterstützt zu werden – werden von den Th auf Kärtchen aufgeschrieben.

Th B: *„Klasse, was euch alles eingefallen ist! Und ihr habt dabei schon ganz viel genannt, was wir brauchen, um miteinander zurechtzukommen!"* Der Th geht auf die Parallelen ein. *„Was fällt euch noch ein? Ihr habt euch mit uns schon Ziele überlegt und ein paar davon sind schon ganz von alleine eben aufgetaucht. Aber ihr hattet noch viel mehr Ideen und Ziele, was ihr lernen möchtet. Lasst uns die noch mit dazuschreiben."*

Die Th unterstützen auch die schüchternen Kinder positiv und ermuntern sie, etwas beizutragen und loben jeden Beitrag. Kein ernst gemeinter Beitrag ist falsch. Unpassendere oder zu allgemeine Beiträge werden in die richtige Richtung gelenkt. Auch diese Ziele werden auf Moderationskärtchen geschrieben. Die Kärtchen werden anschließend alle auf dem Tisch verteilt und jedes Kind soll sich mindestens ein Kärtchen nehmen, es vorlesen und auf ein Plakat kleben.

1 Name ggf. aktualisieren

Th B: *„Toll, das Plakat ist ja ganz voll geworden! Wir werden das Plakat ab heute jede Stunde aufhängen, damit ihr immer sehen könnt, was wir gerade trainieren und damit wir von niemandem das Ziel vergessen."*

Th A lobt alle, die ihren ersten Regelpunkt bekommen haben, und er spornt die an, die keinen Punkt bekommen haben, es in den nächsten 15 Minuten zu schaffen.

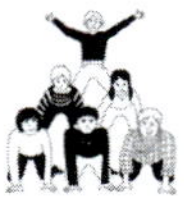

3. Trainingsphase: Gordischer Knoten

Th A: *„Jetzt machen wir zusammen das Spiel ‚Der Gordische Knoten'.*

Steht alle auf und geht dorthin, wo wir uns begrüßt haben, aber ohne die Hocker. Wir wollen gemeinsam etwas anpacken und Probleme lösen, und genau das machen wir jetzt bei diesem Spiel. Bevor wir anfangen, erkläre ich die Regeln. Ihr seid leise und guckt mich an. Wenn ich LOS! sage, starten wir gemeinsam. Jeder von euch schließt gleich die Augen und nimmt sich je eine Hand von zwei verschiedenen Kindern. Dabei entsteht ein großer Hände-Knoten. Fasst richtig die Hände an – sonst passiert es, dass zwei Kinder, ohne es zu merken, einen Arm anfassen, und dann geht das Spiel nicht. Dann öffnet ihr wieder die Augen und müsst euch, ohne euch loszulassen, entwirren! Ihr müsst euch absprechen. Lasst nicht los, außer eure Hand tut weh und ihr müsst deshalb anders greifen! Die wichtigste Regelkarte bei diesem Spiel ist die ‚Schnecke': Vorsichtig bewegen! Achtet auf die anderen! LOS!"

Bei diesem Spiel wird das Gruppengefühl gestärkt. Zum Ende wird noch einmal darauf eingegangen, wie gut die Gruppe zusammengehalten hat und dass alle gemeinsam den Knoten gelöst haben.

Th A verabschiedet sich nach dem ersten Durchgang, nimmt evtl. die Workbooks der Familien mit, wenn diese sich in den Taschen der Kinder befinden, und geht damit zu den Eltern. Es folgen noch 1–2 Spieldurchgänge.

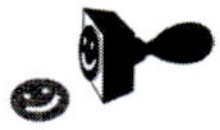

4. Neue Trainingsaufgabe vergeben und Punkte übertragen

Th B bittet die Kinder, sich jetzt wieder auf ihren Platz zu setzen und ihre Mappe herauszuholen. Die erste Trainingsaufgabe wird erklärt.

Th B: *„Jetzt bekommt ihr eure erste Trainingsaufgabe für zu Hause. Damit wir uns alle noch besser kennenlernen, bastelt ihr alle bis zum nächsten Mal ein Familienhaus. Benutzt dafür bitte unbedingt unsere Vorlage, da wir später noch ein Spiel mit den Häusern machen werden! Auf dem Trainingsaufgabenblatt ist alles erklärt. Wer noch nicht so gut lesen kann, kann gerne seine Eltern um Hilfe fragen. In euer Familienhaus dürft ihr alle Leute malen oder ihr Foto einkleben, die zu eurer Familie gehören, auch wenn sie nicht im Haus wohnen, und auch andere, die euch sehr wichtig sind, wie z. B. euren besten Freund oder Haustiere. Wir haben unsere Familienhäuser schon gebastelt und werden die natürlich auch nächstes Mal vorstellen."* Der Th hält kurz sein vorbereitetes Haus hoch. *„Wir sind schon ganz gespannt auf eure! Wer sein Haus bastelt und mitbringt, bekommt seinen ersten Trainingsaufgabenpunkt."*

„Als zweite Aufgabe bekommt ihr eine Information für euren Klassenlehrer: Gebt die bitte ab. Diesen Fragebogen (hoch halten) *soll euer Lehrer ausfüllen und unterschreiben und euch gleich wieder geben. Den bringt ihr uns dann nächste Woche mit und ihr bekommt dafür wieder einen Punkt."*

„Jetzt heftet eure Verträge, Punktepläne und Trainingsaufgaben in eure Mappe! Jeder, der damit fertig ist, bekommt nun für die erste Stunde von mir die Punkte!"

Jedes Kind wird gelobt und bekommt so viele Stempel, wie es Punkte erarbeitet hat. Es erhält den Auftrag, die Mappe in die Tasche zu packen, sich für den Abschlusskreis auf einen Hocker zu stellen und dort zu warten, bis alle da sind. Die Taschen sollen alle vor ihren Hocker legen.

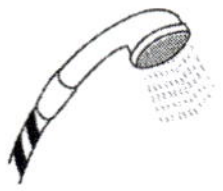

5. Verabschiedung

Lobdusche

Die Kinder stehen zur Verabschiedung auf den Hockern. Jedem Kind wird zum Schluss ein kurzes positives Feedback gegeben.

Klatschen

Es wird wie zu Beginn geklatscht: Die Kinder sollen die Hände aneinander legen und zuerst in die Hände der Nachbarn klatschen. Dazu wird ‚Auf-Wie-der-seh'n' gesagt und der Name der Kinder und Th im Uhrzeigersinn (Auf-Wie-der-seh'n Mi-cha-el, Auf-wie-der-seh'n Kla-ra ...) genannt.
Die Kinder werden danach daran erinnert, ihre Tasche mitzunehmen und leise ins Wartezimmer zu gehen.

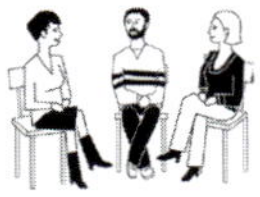

6. Elterngespräch

Der Th teilt die Workbooks aus, falls diese vorher in den Taschen der Kindern waren. Die Eltern erhalten von einem Th ein allgemeines Feedback über die Einheit, wobei besonders auf positive Momente eingegangen wird. Es werden ihnen die Regeln der Gruppe erklärt sowie das Punktesystem. Der Th geht auf die aufgestellten Gruppenziele ein und zeigt das Plakat.

Den Eltern wird die erste Trainingsaufgabe anhand des Workbooks S. 5–7 erklärt. Hierbei geht der Th besonders auf die Ziele ein, falls dies nicht alle schon im Vorbereitungselternabend ausgefüllt haben. Er erklärt, dass Ziele betätigungsorientiert und kleinschrittig formuliert sein sollen und nennt einige Beispiele wie: „Karla verabredet sich 1 x/Woche mit einem Kind aus ihrer Klasse!"
Er erklärt ebenfalls die Vorgehensweise beim Herstellen des Familienhauses und geht darauf ein, dass das Kind alleine entscheiden soll, wen es in sein Haus aufnehmen möchte und wen nicht. Außerdem bekommen die Eltern den Tipp, gleich zu Hause einen Termin mit ihrem Kind zu verabreden und aufzuschreiben, wann das Haus gebastelt wird. So ist klar, bis wann das Material benötigt wird, und die Aufgabe gerät nicht in Vergessenheit.

Die Eltern werden gebeten, bis zur nächsten Woche das Geschenk mitzubringen. Geschenke, die sie schon dabei haben, sammelt der Th ein und bedankt sich.
Die Eltern werden nochmals darauf hingewiesen, dass ihre Kinder einen Punkt erhalten, wenn sie ihre Aufgaben erfüllen und zur nächsten Stunde mitbringen. Ebenfalls erhalten die Kinder einen Punkt für das geschriebene Wochenprotokoll im Workbook.

Th bedankt sich für das Gespräch und hebt die Freude der Th über die künftige Zusammenarbeit mit den Eltern und Kindern in der Gruppe hervor.

Vertrag und Punkteplan der Kinder

Vertrag

1. Ich komme regelmäßig zum Training. Wenn ich nicht kommer
   an und sage ab.
2. Ich bin selbst dafür zuständig, meine Sachen mitzubringen:
   - das Workbook meiner Eltern mit dem Wochenprotokoll u
   - meine Mappe
   - die Trainingsaufgaben
   - Stoppersocken
   - etwas zu trinken
   - andere Materialien, die gebraucht werden
3. Ich werde mich an die Regeln halten:

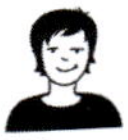

Ich bin freundlich und fair!

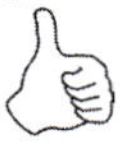

Ich mache gut mit!

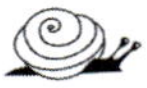

Ich bewege mich vorsichtig!

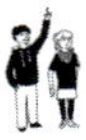

Ich warte, bis ich dran bin!

Dafür bekomme ich Punkte, die ich in der letzten Stur
ein Geschenk eintauschen kann.

Kind Therapeut

Punkteplan von

Einheit	Regelpunkte	Punkte für Trainingsaufgaben	Punkt für Wochenprotokoll
1			
2			
3			
4			
5			
6			
7			
8			
9			
10			
11			
12			
13			
14			

1

Trainingsaufgabe 1 Kinder:
Das Familienhaus
(Kopiervorlage Familienhaus auf CD)

Trainingsaufgabe 1
Kinder

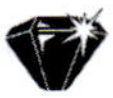

Das Familienhaus

Deine Aufgabe ist es, aus der Vorlage ein Familienhaus zu gestalten.

Du kannst alle Menschen darauf abbilden, die dir schon seit langer Zeit wichtig sind: Deine Eltern, Geschwister – wenn du welche hast –, Oma und Opa, aber auch deinen besten Freund oder deine beste Freundin, befreundete Erwachsene, mit denen du gerne und oft etwas unternimmst …

So können in deinem Familienhaus auch Menschen zusammen sein, die eigentlich gar nicht zusammen wohnen.

Du kannst Fotos in dein Haus kleben, die Namen reinschreiben oder die Personen malen. Was dir am besten gefällt.

Vergiss dich selbst nicht in deinem Haus!

Wir wünschen dir viel Spaß dabei, dein Familienhaus zu gestalten!
(1 Punkt)

1

Lehreranschreiben und -fragebogen

Liebe Lehrerin, lieber Lehrer,

Ihr Schüler/Ihre Schülerin ______________________ nimmt am Teamtraining EST teil.

An folgenden Terminen findet das Training von ____________ bis ____________ mit folgenden Schwerpunkten statt:

1. ________ Wir sind ein Team! Kennenlernen, Regeln, Vertrag, Gruppenziele
2. ________ Gut zuhören! V.a. Blickkontakt aufnehmen und halten, warten bis ich dran bin, ausreden lassen
3. ________ Meine Stärken sind mein Schatz! Ich weiß, was ich kann und mag
4. ________ Richtig miteinander reden! Zuhören und sich mitteilen, v.a. freundlich und klar Kinder ansprechen und sagen, was ich möchte und positive Rückmeldung geben
5. ________ Grenzen setzen: Stopp! sagen; mit Mimik, Gestik und fester Stimme
6. ________ Ich weiß, wie mein Motor läuft! Selbstregulation mit dem Drehzahlmesser
7. ________ In der Ruhe liegt die Kraft! Ruhig-mach-Tricks im Alltag
8. ________ Mut! „Du schaffst das!", Mut-mach-Tricks im Alltag
9. ________ Teamarbeit: Ich helfe anderen und bekomme Hilfe!
10. ________ Gemeinsam sind wir stark! Freundschaft und Vertrauen: Wie verabredet man sich am besten und wie wird man gute Freunde
11. ________ Großes Theater, kleine Gesten, Gefühle erkennen, benennen und mit ihnen umgehen
12. ________ Endspurt! Die Joker zur Konfliktbewältigung (Wdh.), Zieleabgleich in der Gruppe
13. ________ Ab in den Alltag! Rollenspiele, Zieleabgleich Eltern
14. ________ Wir haben es geschafft! Abschlussfeier mit den Kindern! Tipps für Eltern, wie sie ohne das Training die Kinder weiterhin unterstützen können

Das Training beinhaltet die gemeinsame theoretische Erarbeitung der Themen und deren intensive, alltagsnahe Erprobung in der Gruppe und durch Trainingsaufgaben für die Kinder und die Eltern. Die Eltern arbeiten mithilfe eines Workbooks am Training mit. So sind sie jede Woche informiert, was ihr Kind gelernt hat und können es beim Transfer in den Alltag unterstützen. Außerdem beinhaltet das Workbook ein Wochenprotokoll, in dem die Eltern uns jede Woche mitteilen, wie sich das Kind zu Hause gerade verhält – natürlich auch das, was gut war!
Die Kinder führen im Training eine Mappe. Ihr können Sie entnehmen, was sie im Teamtraining gelernt haben. Die Kinder sollen wissen: Alle ziehen an einem Strang! Das Training ist ausgerichtet für die Schule und zu Hause, für den Unterricht und die große Pause.

Bitte füllen Sie den Fragebogen aus und geben Sie ihn bis zum ______________ dem Kind wieder mit.
Wenn Sie jetzt bereits wissen, dass das Kind an einem Termin nicht kann, weil es z. B. auf Klassenfahrt ist, können Sie das gerne auf dem Bogen vermerken!

Vielen Dank!

1

Lehrerfragebogen 1/2

Name: ______________________ Klasse: ________

Name des Kindes: ______________________ Anzahl der Kinder in der Klasse: ________

Welche 3 positiven Eigenschaften/Fähigkeiten fallen Ihnen spontan zu dem Kind ein?
____________, ____________, ____________

Nennen Sie die 3 wichtigsten Probleme des Kindes:
____
____
____

Bewerten Sie bitte folgende Sätze durch Ankreuzen:	Ja, oft	Manchmal	Nein, eher nicht
Meine Klasse ist ruhig.	☐	☐	☐
In meiner Klasse sind viele schwierige Kinder.	☐	☐	☐
Das Kind stört den Unterricht.	☐	☐	☐
Das Kind ist zu leise, manchmal vergesse ich fast, dass es da ist.	☐	☐	☐
Das Kind ist organisiert.	☐	☐	☐
Es kann sich konzentrieren.	☐	☐	☐
Es hält sich an die Klassenregeln.	☐	☐	☐
Es denkt nach, bevor es etwas tut.	☐	☐	☐
Es handelt sich Ärger mit Mitschülern ein.	☐	☐	☐
Es meldet sich.	☐	☐	☐
Es beteiligt sich gut an Teamarbeit.	☐	☐	☐
Referate machen ihm Spaß.	☐	☐	☐
Aufgaben versteht es sofort.	☐	☐	☐
Es kann gut lesen und versteht, was es liest.	☐	☐	☐
Es kann gut rechnen.	☐	☐	☐
Es lernt gerne und möchte viel wissen.	☐	☐	☐
Es beteiligt sich gerne am Sportunterricht.	☐	☐	☐
Es bewegt sich sicher und koordiniert.	☐	☐	☐
Es kann sein Bewegungstempo anpassen.	☐	☐	☐
Es geht vorsichtig mit anderen um.	☐	☐	☐
Es mag Mannschaftssport.	☐	☐	☐
Es ist freundlich und fair.	☐	☐	☐
Es kann mit Misserfolgen und Fehlern umgehen.	☐	☐	☐
Es macht einen müden, verträumten Eindruck.	☐	☐	☐
Es flippt schnell aus.	☐	☐	☐
Es wirkt angespannt oder ängstlich.	☐	☐	☐
Es kann still sitzen und stehen.	☐	☐	☐
Es kann sich melden und abwarten.	☐	☐	☐
In der Pause spielt es mit anderen.	☐	☐	☐
In den Pausen dreht es auf und ist in Konflikte verwickelt.	☐	☐	☐
Es ist beliebt in der Klasse und hat Freunde.	☐	☐	☐
Die Eltern sind in Schulbelangen zuverlässig und unterstützen ihr Kind, wo es nötig ist.	☐	☐	☐

1

Lehrerfragebogen

2

Lehrerfragebogen (2/2)

Bemerkungen:
____
____
____

Rückmeldung für die Gruppenleitung:

☐ Ja, ich möchte das Kind auf die Mappe ansprechen.

☐ Nein, mir ist es derzeit nicht möglich, das zu tun.

☐ Ich bin unter der Telefonnummer ______________________
um diese Uhrzeit ______________________ gut zu erreichen.

☐ Ich bitte dringend um Rückruf.

☐ Bitte nehmen Sie per E-Mail Kontakt zu mir auf.
Meine E-Mail Adresse ist: ______________________

☐ Ich melde mich gegebenenfalls lieber selbst.

Datum: ______________ Unterschrift: ______________

(1 Punkt)

1

Das Wichtigste für die Elternarbeit in Kürze:

S. 5–7

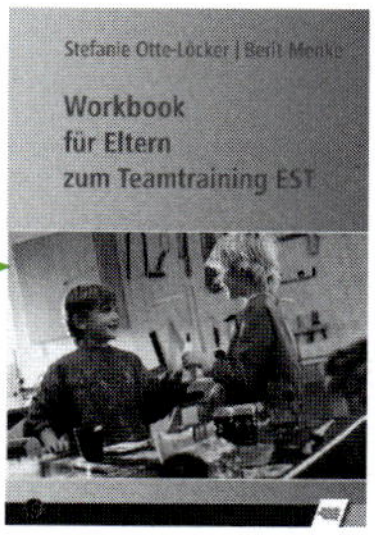

Trainingsaufgabe 1
Eltern

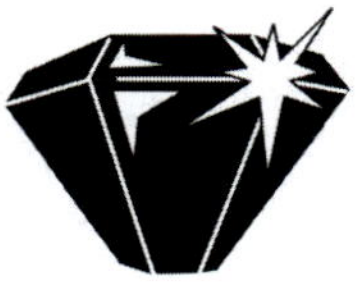

Wir sind ein Team!

Welche **Ziele** haben **Sie** für sich und Ihr Kind? Schätzen Sie in Schulnoten ein, wie zufrieden Sie momentan damit sind:

1. ______________________________

______________________________ Note: ☐

2. ______________________________

______________________________ Note: ☐

3. ______________________________

______________________________ Note: ☐

Unterstützen Sie Ihr Kind beim Lernen!
Loben Sie sofort, wenn sich Ihr Kind so verhält, wie Sie es sich wünschen.

Ihre Aufgabe ist es, bei der **Materialbeschaffung** zu helfen, z. B. Fotos zur Verfügung zu stellen. Die Auswahl soll aber Ihr Kind treffen, genauso wie die Gestaltung des Hauses und die Anordnung der Menschen.

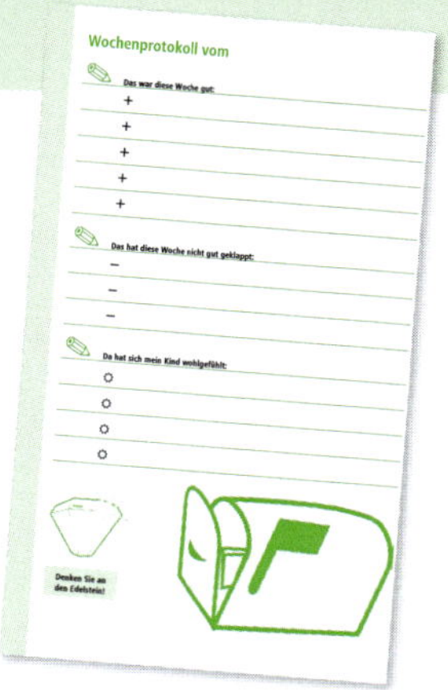
Wochenprotokoll vom

Das war diese Woche gut:
+
+
+
+
+

Das hat diese Woche nicht gut geklappt:
–
–
–

Da hat sich mein Kind wohlgefühlt:
o
o
o
o

Denken Sie an den Edelstein!

2. Einheit
Gut zuhören!

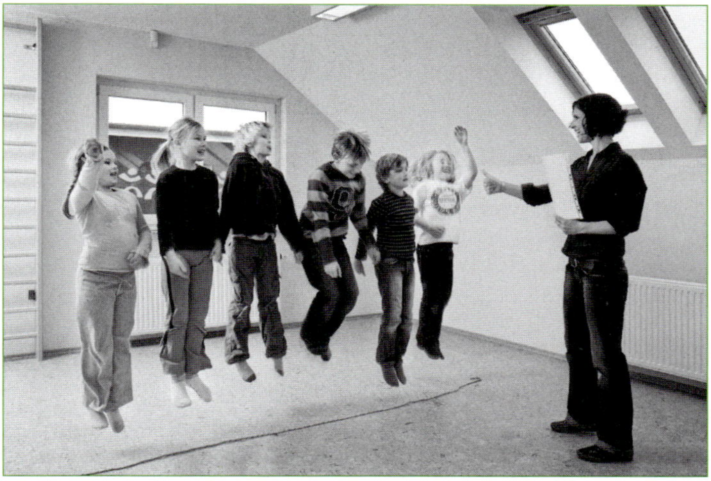

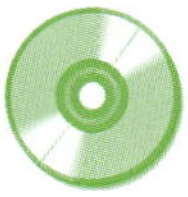

Leitfaden 2. Einheit

Gut zuhören!

Zeit, Min. 	Aufgabe, Medium	Inhalt, Vorgehensweise	Materialien, Ort 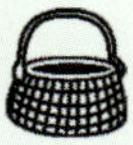
7	**1. Begrüßung** 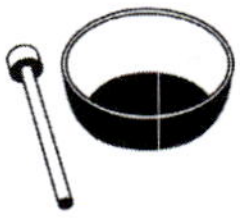	▪ Kinder aus dem Wartezimmer abholen ▪ Im Therapieraum stehen die Kinder auf Hockern im Kreis ▪ Zentrierung mit Klangschale ▪ Begrüßung mit Klatschen: „Guten Tag"	▪ Hocker ▪ Klangschale mit Schlegel ▪ Regelkarten
7	Wiederholen der Namen	▪ Säckchen den Kindern zuwerfen, deren Namen man sich gemerkt hat	▪ Auf den Hockern ▪ 1 Säckchen
10	**2. Wochenprotokolle und Edelsteine vorlesen** 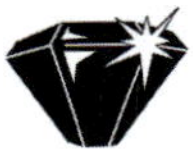	▪ Protokolle werden nacheinander vorgelesen und positiv verstärkt ▪ Edelsteine werden in einer zweiten Runde ebenfalls vorgelesen und positiv verstärkt	▪ Hocker ▪ Workbooks mit Wochenprotokollen und Edelsteinen ▪ Regelkarten
10	**3. Trainingsaufgabe besprechen** 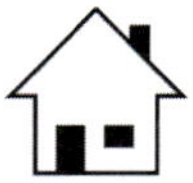	▪ Wiederholen der Regeln/Vertragsinhalte ▪ Aufhängen des Zieleplakates ▪ Beginn Punkte sammeln ▪ Th nimmt Lehrerfragebögen entgegen und verstärkt positiv	▪ Am Tisch ▪ Regelkarten ▪ Zieleplakat ▪ Mappen der Kinder mit den Trainingsaufgaben
10	**4. Theoriephase** 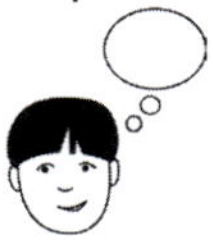 Gut zuhören!	▪ Oben auf das Plakat wird das Ohr-Zeichen gemalt ▪ Sammeln: Auf was muss ich achten beim Gut-Zuhören! ▪ Th schreiben mit und kleben Kärtchen auf das Plakat	▪ Am Tisch ▪ Plakat ▪ Kleber ▪ Dicke Stifte ▪ Moderationskärtchen ▪ Zieleplakat ▪ Regelkarten ▪ Jokerkarte Ohr
10	**5. Trainingsphase** Bewegungsgeschichte 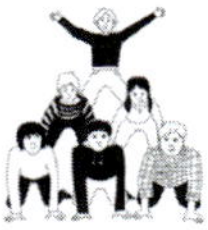	▪ Springseil als Hilfslinie auslegen ▪ Kinder sollen still stehen, den Vorlesenden angucken, außer sie hören die Bewegungswörter ▪ Auf ausreichend Platz im Stehen achten	▪ Springseil ▪ Bewegungsgeschichte ▪ Regelkarten ▪ Jokerkarte Ohr

Zeit, Min. 	Aufgabe, Medium	Inhalt, Vorgehensweise	Materialien, Ort 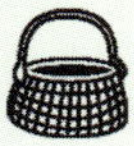
20	Häuser vorstellen	▪ Jedes Kind und die Th stellen die Personen aus ihren Häusern vor ▪ Die anderen hören gut zu ▪ Zusätzlich zu den Regelkarten wird mit der Ohrkarte verwarnt, wenn gegen die Regel verstoßen wird	▪ Stuhlkreis ▪ Familienhäuser ▪ Regelkarten ▪ Jokerkarte Ohr
8	**6. Neue Trainingsaufgabe vergeben und Punkte übertragen** 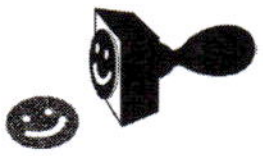	▪ Trainingsaufgabe verteilen und kurz erklären ▪ Punkte vergeben	▪ Trainingsaufgabe 2: Kinder in Kopie ▪ Stempel, Stempelkissen ▪ Regelkarten
8	**7. Verabschiedung** 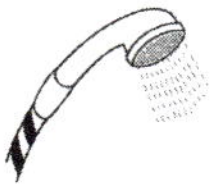	▪ Auf Hockern: Verabschiedung mit Lobdusche ▪ Klatschen im Kreis ▪ Hocker wegräumen	▪ Hocker ▪ Regelkarten
15	**8. Elterngespräch** 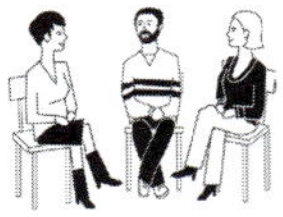	▪ Ein Th verabschiedet sich und geht mit den Workbooks zu den Eltern ▪ Kurzes gruppenbezogenes Feedback über die Einheit geben (Inhalt: „Gut zuhören!" theoretisch erarbeitet/Plakat erstellt, praktisch anhand der Bewegungsgeschichte und beim Familienhäuservorstellen geübt) ▪ Auf Positives intensiv eingehen ▪ Auf Probleme/Konflikte kurz eingehen ▪ Rückfragen über Erfahrungen zur Trainingsaufgabe 1: Eltern und Kinder stellen ▪ Trainingsaufgabe 2 erklären (Workbook, S. 8–10) ▪ Für Zusammenarbeit bedanken	▪ Workbook

2. Einheit
Gut zuhören!

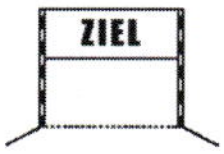

Ziele

- Ich erinnere mich an die Regeln aus meinem Vertrag und halte mich an diese Absprachen.
- Ich weiß, wie das „Gute Zuhören" geht, und wende es an.
- Ich kenne die Namen der anderen Kinder.
- Ich erzähle über mich, meine Familie, meine Freunde.

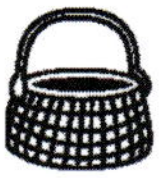

Benötigtes Material

- Raum mit ausreichend Platz; Hocker, Tische, Stühle, Stifte usw.
- Klangschale mit Schlegel
- Regelkarten
- Plakatkarton
- Zieleplakat
- Moderationskärtchen
- Dicke Stifte
- Kleber
- Jokerkarte „Ohr" (Anlage Einheit 12)
- Springseil (zum Abgrenzen der Fläche für die Bewegungsgeschichte)
- Bewegungsgeschichte
- 1 Säckchen
- Stempel und Stempelkissen
- Workbook

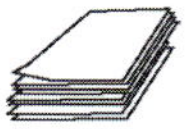

Kopieren/Ausdrucken

- Trainingsaufgabe 2: Kinder (Anlage)

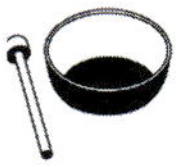

1. Begrüßung

Im Wartezimmer werden Eltern und Kinder mit Handschlag begrüßt. Die Eltern werden daran erinnert, 15 Min. vor Schluss im Wartezimmer zu sein. Dort werden sie zum Elterngespräch abgeholt. Die Kinder folgen den Th in den Raum. Sie nehmen sich einen Hocker und bilden einen Kreis. Die Workbooks legen sie vor den Hocker. Die Zentrierungsübung wird mit der Klangschale durchgeführt und es wird wie in der ersten Stunde geklatscht, aber diesmal mit Namen *(„Gu-ten-Tag-Lin-us, Gu-ten-Tag-An-na ...")*.

Wiederholen der Namen

Die Kinder bleiben auf ihren Hockern. Th A: *„Jetzt schauen wir mal, wer sich welchen Namen gemerkt hat. Beim Begrüßen eben haben wir ja schon kurz wiederholt. Ich fange an und werfe zu ... Welchen Namen hast du dir gemerkt? Werfe das Säckchen zu diesem Kind und sage seinen Namen."*

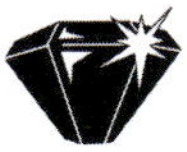

2. Wochenprotokolle und Edelsteine vorlesen

Alle Kinder heben ihre Workbooks auf und stellen sich wieder auf ihren Hocker. Ein Th liest von jedem Kind mindestens eine positive Sache vor. Negatives wird nur vorgelesen, wenn es eindeutig zum Thema „Gut zuhören!" passt. Andere negative Vorkommnisse der Woche liest sich der Th still durch und macht sich eventuell Notizen. Wichtig hierbei ist, dem Positiven Aufmerksamkeit zu widmen, das Kind zu loben und es anzuspornen, es weiter so zu machen. Auf das Negative wird lösungsorientiert eingegangen.

Beispiel: *„Das war ja ein blöder Streit. Bestimmt für euch beide nicht schön. Wir haben heute das Thema ‚Gut zuhören!'. Das könnte dir dabei weiterhelfen. Nachher, wenn wir besprochen haben, wie ‚Gut zuhören!' geht und wozu das wichtig ist, können wir noch mal gemeinsam überlegen, was du davon nutzen kannst, damit es nächstes Mal besser klappt und ihr euch nicht wieder streitet."*

Nach der ersten Runde, in der alle Wochenprotokolle vorgelesen wurden, wird nun von jedem Kind der geschriebene Edelstein aus dem Anhang des Workbooks vorgelesen. Die Edelsteine verbleiben aber bis zur 4. Einheit im Workbook und werden dann erst wöchentlich von den Eltern ausgeschnitten, wenn die Schatzkiste hierfür erstellt wurde.

Der andere Th notiert sich stichpunktartig die Inhalte aus den Wochenprotokollen, den Edelsteinen und den Informationen aus dem Briefkasten in der Dokumentation (→ Vorlage CD, Einheit 0).

Falls es in der Praxis keine 6 Malerkittel gibt, trägt der andere Th in die Briefkästen auf S. 10 der Workbooks ein: Achtung: *Nächstes Mal bitte Kittel mitbringen! Danke!*

3. Trainingsaufgabe besprechen

Th B: *„Letzte Stunde haben wir über unsere Gruppenregeln gesprochen und gemeinsam einen Vertrag unterschrieben, dass wir uns in diesem Training an diese Regeln halten werden. Wer weiß denn noch, was das für Regeln und Vereinbarungen waren, die in unserem Vertrag stehen?"* Die Kinder sagen, an was sie sich erinnern, die Th wiederholen jeweils kurz, warum die Regel wichtig ist, oder fragen das Kind, warum die Regel gebraucht wird.

„Wer kann denn erklären, wie das mit den Regelkarten und den Punkten funktioniert? Genau: Jede Viertelstunde könnt ihr einen Punkt bekommen. Th A und ich werden auf die Zeit achten und euch immer Bescheid sagen, wenn ihr wieder Punkte erhaltet. Ihr könnt in dieser Zeit mit irgendeiner Karte einmal verwarnt werden, aber wenn ihr eine weitere Karte gezeigt bekommt – egal welche, ist euer Punkt weg. In unserer letzten gemeinsamen Einheit werden wir dann feiern, dass wir alle ganz viel gelernt haben, und wir werden eure vielen Punkte zählen, die ihr dann gesammelt habt. Die Punkte könnt ihr dann gegen ein Geschenk eintauschen, das ihr als Belohnung dafür bekommt, dass ihr so ausdauernd trainiert habt, um eure Ziele zu erreichen.

Euer Zieleplakat werden wir in jeder Einheit aufhängen, damit ihr immer sehen könnt, was wir gerade trainieren.

Los geht's: Ab jetzt könnt ihr eure ersten Punkte bekommen! Wer hat denn den Lehrerfragebogen abgegeben und heute wieder mitgebracht? ... Klasse! Bitte gebt sie nun bei uns ab! Wer hat denn sein Familienhaus gemacht? Klasse, alle haben ihre Trainingsaufgabe dabei und bekommen ihre ersten Trainingsaufgabenpunkte! Ausnahmsweise werden wir uns heute erst später euer Familienhaus ansehen, weil wir vorher noch besprechen müssen, wie ‚Gut zuhören!' geht. In den nächsten Einheiten besprechen wir aber eure Trainingsaufgaben immer direkt nach den Wochenprotokollen." Th trägt die Punkte für das Wochenprotokoll und die mitgebrachten Trainingsaufgaben gut sichtbar für die Kinder in den Punkteplan des Therapeuten ein.

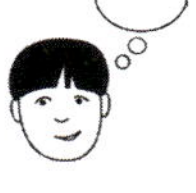

4. Theoriephase: **Gut zuhören!**

Th A: *„Heute wollen wir das ‚Gut zuhören!' trainieren."* Th verweist auf das Zieleplakat der Kinder. *„Denn wenn wir uns nicht richtig zuhören, können wir auch nichts vonein-*

ander lernen, uns nicht absprechen, nicht als Team arbeiten. Wer hat denn eine Idee, auf was man achten muss, wenn man gut zuhören möchte?"

- Still stehen/sitzen!
- Leise sein!
- Mitdenken!
- Aufpassen!
- Den anderen angucken!
- Zu Ende erzählen lassen!

Th A sammelt die Antworten auf Moderationskärtchen. Schüchterne Kinder, die sich nicht melden, werden zu einem frühen Zeitpunkt dran genommen, um ihnen noch die Möglichkeit zu geben, etwas Neues beizutragen. Fällt ihnen nichts ein, erhalten sie verbale Hilfestellung.
Das Ohr-Zeichen wird auf ein Plakat gemalt, weiterhin werden darauf nach Wichtigkeit sortiert die Kärtchen aufgeklebt.

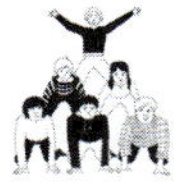

5. Trainingsphase: Bewegungsgeschichte
Th B: *„Jetzt habt ihr lange ganz toll still gesessen und zugehört, nun machen wir ein Bewegungsspiel, bei dem ihr die Regeln, die ihr gerade gesammelt habt, trainieren könnt. Stellt euch alle nebeneinander in einer Linie hinter dem Springseil auf."*

„Ich werde euch eine Geschichte vorlesen und ihr guckt mich dabei an, steht still und hört gut zu. Immer wenn ich „hoch" oder „oben" vorlese, macht ihr sofort einen Strecksprung nach oben." Th A macht es vor. *„Probe: Ich sehe **oben** am Himmel einen Ballon. Er fliegt **hoch** zu einem Vogel. – Klasse! Das hat gut geklappt! Jetzt das Zweite, auf das ihr achten müsst: Wenn ich ‚unten' oder ‚runter' sage, geht ihr schnell in die Hocke und stellt euch sofort wieder hin. Probe: Der Vogel pickt in den Ballon und er wippt nach **unten.** Dann pickt er noch mal, der Ballon platzt und fällt **runter.** Sehr gut! Und jetzt das letzte Wort: Wenn ich das Wort ‚weg' vorlese, lauft ihr zu der Wand, berührt sie leise und lauft zurück. Ganz wichtig ist hierbei die Schnecken-Karte ‚vorsichtig bewegen!' Solltet ihr nach dem Zurücklaufen nicht mehr auf eurem alten Platz stehen, sondern neben einem anderen Kind, dann ist das in Ordnung. Letzter Test: **Runter, oben, weg, hoch, unten.** Alles richtig! Dann kann es losgehen! Hört gut zu!"*

Die Geschichte wird vorgelesen. Th zeigt zur Visualisierung dabei die Jokerkarte Ohr.

„Ihr habt gut zugehört: Ihr habt mich immer wieder angeguckt und habt gut still gestanden und euch konzentriert! Jetzt könnt ihr gut zuhören, wenn ihr eure Familienhäuser vorstellt. Auf die sind wir schon sehr gespannt. Setzt euch also wieder hin und holt eure erste Trainingsaufgabe, die Familienhäuser, raus."

Häuser vorstellen
Th A: *„Klasse! Ihr bekommt alle euren ersten Trainingspunkt! Alle haben ihr Familienhaus dabei! Schön! Wer möchte seins als Erstes vorstellen? Ihr dürft erzählen, wer alles darauf abgebildet ist, wen ihr gemalt oder geklebt habt und warum. Wenn jemand eine Frage dazu hat, meldet er sich. Immer der, der gerade vorstellt, darf ihn dann dran nehmen. Denkt bitte an die Karte ‚freundlich und fair', die ist uns hierbei besonders wichtig. Zusätzlich gibt es zum Training die ‚Ohrkarte': Seid also leise, guckt das Kind an, das gerade sein Haus vorstellt, und hört gut zu."*

Ziel ist es, dass die Teilnehmer sich vorstellen, etwas übereinander erfahren und sich etwas kennenlernen. Außerdem sehen die Kinder durch ihre Häuser, wie viele Menschen sie um sich haben, die sie gerne mögen. Die Th gewinnen einen ersten Eindruck davon, wie die Kinder ihren eigenen sozialen

Hintergrund sehen. Th B: *„Ich sammele jetzt eure Häuser ein, damit wir sie uns noch einmal in Ruhe anschauen können. Außerdem benötigen wir sie in der nächsten Stunde zu einem Quiz."*
Ein Th verabschiedet sich und geht mit den Workbooks zu den Eltern.

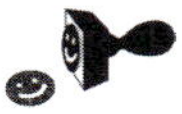

6. Neue Trainingsaufgabe vergeben und Punkte übertragen

Th B: *„Jetzt bekommt ihr eure nächste Trainingsaufgabe. Es ist ein Spiel, bei dem ihr trainieren könnt, euch anzugucken – denn das ist das Schwierigste beim guten Zuhören. Wie es geht, steht auf eurem Trainingsblatt. Wir wünschen euch viel Spaß dabei!"*

Th A: *„Heftet jetzt eure Trainingsaufgaben ab und holt eure Punktepläne heraus. Für alle Regelpunkte bekommt ihr jetzt je einen Stempel und auch je einen für jede Trainingsaufgabe und das Wochenprotokoll. Nächstes Mal gibt es auch wieder einen Stempel für das Wochenprotokoll – also erinnert eure Eltern daran, dieses und den Edelstein zu schreiben."*

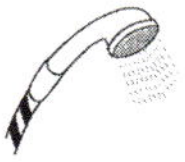

7. Verabschiedung

Th B: *„Packt eure Taschen, holt euch einen Hocker und stellt euch in den Abschlusskreis. Die Taschen legt ihr vor euren Hocker."*
Jedes Kind bekommt als positives Feedback eine Lobdusche von den Th, danach wird in der Runde mit Namen sagen geklatscht.

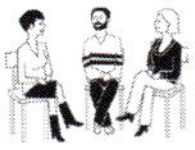

8. Elterngespräch

Th teilt die Workbooks aus und bedankt sich für das Schreiben der Wochenprotokolle und Edelsteine. Falls Fragen aufkommen, werden diese beantwortet. Es wird ein kurzes allgemeines Feedback über die Stunde gegeben (Inhalt: „Gut zuhören!", theoretisch erarbeitet/Plakat erstellt, praktisch angewandt anhand der Bewegungsgeschichte und beim Familienhäuservorstellen), wobei vor allem auf die positiven Dinge eingegangen wird. Auf Probleme/Konflikte aus der Stunde geht der Th kurz lösungsorientiert ein.

Die Eltern tauschen sich über Erfahrungen zu den Trainingsaufgaben 1: Eltern und Kinder aus und können Fragen stellen. Th notiert oder kopiert sich die Ziele der Eltern (Workbook, S. 5), falls noch nicht auf dem Elternabend erfolgt.

Die Trainingsaufgaben 2 für Eltern und Kinder werden kurz erklärt. Hierzu hält der Th die aufgeschlagenen Seiten 8 und 9 des Workbooks hoch und zeigt zur Visualisierung jeweils auf die entsprechende Textstelle. Nachfragen sind möglich.

Die Wichtigkeit des gemeinsamen Trainierens wird betont. Noch einmal werden die Eltern an das Schreiben des Wochenprotokolls und des Edelsteins erinnert.

Der Th bedankt sich für die Zusammenarbeit.

Bewegungsgeschichte

* hoch/oben	=	Strecksprung
* unten/runter	=	hinhocken und gleich wieder aufstehen
* weg	=	zur Wand laufen und sofort zurück

Zirkusbesuch

Tom und Lea gehen heute in den Zirkus. Sie haben sich schon die ganze Woche darauf gefreut. Das Zelt ist groß und rot-blau gestreift. Das Licht ist dämmerig.
Aufmerksam gehen die beiden die hölzernen Treppen **hoch.** Dabei achten sie auf die kleinen Zahlen **unten** an den Sitzreihen. Ihre Platznummern sind: Reihe 5, Platz 11 und 12. Puh, ganz **oben** angekommen merken sie, dass sie wohl die falsche Treppe genommen haben. Hätten sie doch bloß auf den Platzeinweiser gehört – aber Tom und Lea waren viel zu zappelig, um gut zuzuhören. Also: alle Treppen wieder **runter** und zum Platzeinweiser zurück. Der lacht und erklärt ihnen noch mal den Weg. Diesmal stehen Tom und Lea still, sehen den Mann an und hören gut zu.
„Ihr müsst noch ein bisschen weiter rechts an der Manege entlang. Ihr habt Glück! Ihr sitzt in der Reihe direkt vor der Bühne, ganz **unten** am Manegenrand!"
Tom und Lea finden diesmal gleich die richtigen Plätze. Sie sitzen wirklich direkt an der Manege. Lea guckt nach **oben** und zählt die Reihen. 20 Reihen sind noch über ihnen. Für die Leute, die **oben** sitzen, muss **unten** alles winzig klein aussehen.
Jetzt setzen sich die letzten Besucher hin und die bunten Scheinwerfer gehen an. Die Kapelle fängt an zu spielen und der Zirkusdirektor begrüßt das Publikum. Der Zirkusdirektor hat einen dicken Bauch, trägt eine leuchtend rote Jacke und einen schwarzen Zylinder **oben** auf dem Kopf.
Mit lauter Stimme kündigt er die Seiltänzerin an. Ein Tusch wird gespielt und in die Manege tritt eine kleine zierliche Frau mit einem weißen Glitzerkostüm. Flink klettert sie ein dickes Tau **hoch** zu ihrem Seil. Dort balanciert sie elegant, dreht sich, geht in die Hocke. Das Publikum ist still und starrt gespannt nach **oben.** Jetzt macht sie sogar einen Sprung nach **oben!** Der Applaus ist riesig, als sich die Seiltänzerin verbeugt.
Als Nächstes kommt ein großer Mann im blauen Kostüm mit 6 weißen Pferden herein. Die Pferde galoppieren schnell im Kreis. Als der Mann etwas ruft, drehen sich alle Pferde um sich selbst. Dabei wehen die blauen Federn auf ihren Köpfen. „Sieht das schön aus!", sagt Tom zu Lea. Der Mann ruft wieder etwas und hebt seine Peitsche. Alle Pferde gehen auf die Hinterbeine und werfen die Vorderhufe **hoch.**
Danach verbeugt sich der Mann und Lea lacht: „Die Pferde verbeugen sich ja auch!" Dann laufen alle gemeinsam **weg** und der Vorhang schließt sich.
Es folgen noch viele weitere Nummern: Jongleure, die ihre Bälle und Keulen mit tollen Tricks weit nach **oben** werfen, lustige Clowns, eine Trapezkünstlerin, die an der Manegendecke zu fliegen scheint, und ein Zauberer. Die letzte Nummer sind 6 Akrobaten. Manche sind sehr kräftig und stark, andere eher zierlich und leicht. Sie stapeln sich selbst zu immer anderen Pyramiden, wobei die Großen die Kleineren stützen. Am Schluss bilden die Akrobaten zwei hohe Türme, sie fassen sich an den Händen und drehen sich dabei. „Die müssen ja ganz schön aufeinander aufpassen!", sagt Tom. Und Lea überlegt: „Ob ich wohl den Mut hätte, ganz da **oben** zu stehen?" Als alle Akrobaten wieder **runter**klettern und sich verbeugen, geht der Vorhang auf und alle anderen Artisten kommen noch einmal in die Manege und winken im großen Finale.
Dann sind alle **weg,** hinter dem Vorhang verschwunden, aber die Zuschauer klatschen immer noch. Noch einmal öffnet sich der Vorhang und alle Artisten drehen winkend eine Runde durch die Manege. Tom und Lea klatschen, dass ihnen die Handflächen wehtun.
Zu Hause erzählen sie alles ihren Eltern beim Abendbrot. Was für ein toller Tag!

Trainingsaufgabe 2 Kinder: Zugetraut und hingeschaut!

Trainingsaufgabe 2 Kinder

Zugetraut und hingeschaut!

In dieser Stunde haben wir besprochen, was wichtig ist, wenn man jemandem gut zuhören möchte. Besonders wichtig ist, den anderen anzugucken. Gleichzeitig ist das oft sehr schwierig. Es gehört Mut dazu und eine gute Konzentration.

Suche dir in dieser Woche einen Erwachsenen und ein Kind, mit denen du folgendes Spiel spielst:

Setzt oder stellt euch so hin, dass ihr euch gut in die Augen gucken könnt. Wer kann dem anderen länger in die Augen gucken, ohne zwischendurch wegzusehen oder zu lachen?
Ihr dürft dabei keinen Quatsch machen – ernst zu bleiben ist auch so schwierig genug! Wenn du Lust hast, kannst du deine Zeiten stoppen.

Wir wünschen dir viel Spaß!

Der Erwachsene war ______________________________

Meine Zeit __________ Min. __________ Sek.

Ich fand es ☺ 😐 ☹

(1 Punkt)

Das Kind war ______________________________

Meine Zeit __________ Min. __________ Sek.

Ich fand es ☺ 😐 ☹

(1 Punkt)

2

Das Wichtigste für die Elternarbeit in Kürze:

S. 8–10

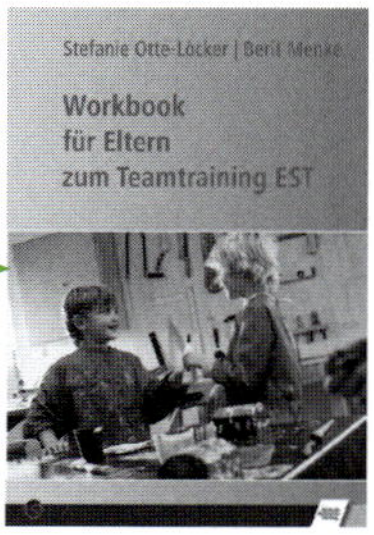

Trainingsaufgabe 2
Eltern

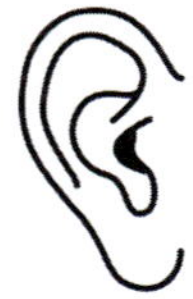

Gut zuhören!

Ihre Aufgabe ist es, mit gutem Beispiel voranzugehen. Achten Sie diese Woche einmal besonders darauf, Ihrem Kind Interesse entgegenzubringen. **Hören Sie ihm aufmerksam zu,** wenn es Ihnen etwas erzählt, gehen Sie mit ihm auf **Augenhöhe,** fragen Sie nach.
Unterstützen Sie Ihr Kind in dem, was es interessiert, indem Sie z. B. gemeinsam darüber im Internet recherchieren oder in die Bücherei gehen.

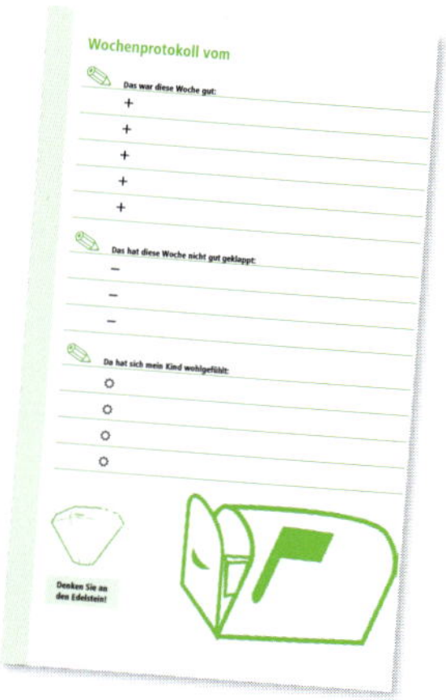

3. Einheit
Ich weiß, was ich kann und mag

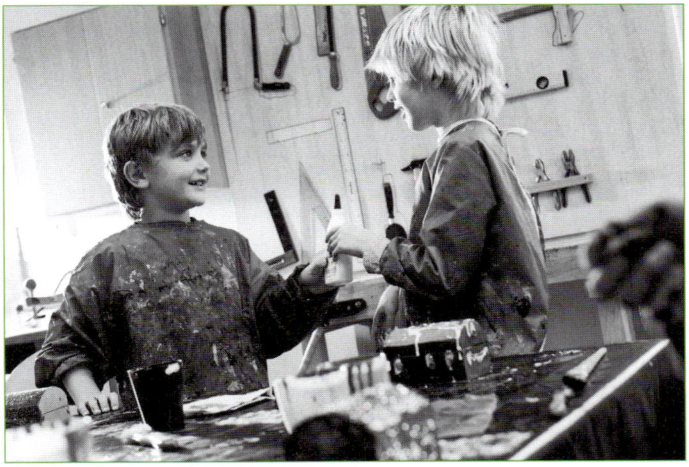

Leitfaden 3. Einheit

Ich weiß, was ich kann und mag

Zeit, Min. 	Aufgabe, Medium	Inhalt, Vorgehensweise	Materialien, Ort 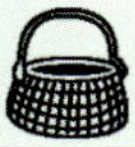
5	**1. Begrüßung** 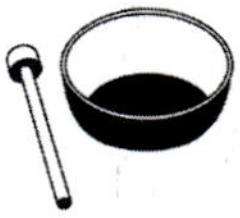	▪ Kinder aus dem Wartezimmer abholen ▪ Im Therapieraum stehen die Kinder auf Hockern im Kreis ▪ Zentrierung mit Klangschale ▪ Begrüßung mit Klatschen: „Guten Tag" und Namen	▪ Hocker ▪ Klangschale mit Schlegel ▪ Regelkarten
13	**2. Wochenprotokolle und Edelsteine vorlesen** 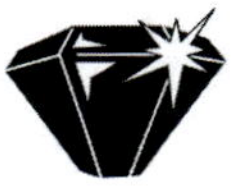	▪ Protokolle werden nacheinander vorgelesen und positiv verstärkt ▪ Edelsteine werden nacheinander vorgelesen und positiv verstärkt	▪ Auf den Hockern ▪ Regelkarten ▪ Workbooks mit Wochenprotokollen und Edelsteinen
12	**3. Trainingsaufgabe besprechen** 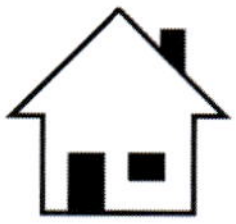	▪ Kinder werden gefragt, was sie letztes Mal gelernt haben: – Antwort: gut zuhören, Regeln wiederholen ▪ Trainingsaufgabe 2 besprechen: Was war einfacher, mit einem Erwachsenen oder einem Kind zu üben? (wichtig: keine Zeiten vergleichen!) ▪ Informationsblatt mit dem Inhalt „Gut zuhören!" verteilen	▪ Am Tisch ▪ Plakat „Gut zuhören!" ▪ Information „Gut zuhören!" (Anlage) in Kopie ▪ Mappen der Kinder mit Trainingsaufgaben ▪ Regelkarten ▪ Jokerkarte „Ohr"
10	**4. Trainingsphase** 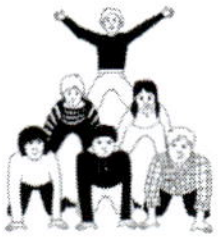 Häuserquiz	▪ Häuser durcheinander verteilen ▪ Kinder stellen vor ▪ Derjenige, dessen Haus vorgestellt wurde, ist als Nächstes mit Vorstellen dran ▪ Kinder heften eigenes Haus in Klarsichtfolie in die Mappe ab ▪ Kinder, die nicht zuhören, bekommen als Verwarnung die „Ohr-Karte"	▪ Stuhlkreis ▪ Familienhäuser ▪ Klarsichtfolien ▪ Jokerkarte „Ohr" ▪ Regelkarten ▪ Klemmbrett
10	**5. Theoriephase** 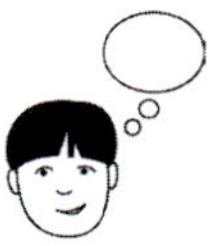 Einstieg: Jeder ist wichtig!	▪ Jedes Kind soll mindestens zwei dieser Fragen beantworten, Th machen sich Notizen: – Was mögt ihr an euren Familien? – Was klappt gut? – Worauf seid ihr besonders stolz? – Wofür werdet ihr gelobt? ▪ Überleitung zu Schatzkiste und Edelsteine ▪ Verweis auf Zieleplakat	▪ s.o. ▪ Schatzkisten ▪ Edelsteine aus dem Workbook ▪ Zieleplakat ▪ Regelkarten ▪ Jokerkarte „Edelstein"

Zeit, Min. 	Aufgabe, Medium	Inhalt, Vorgehensweise	Materialien, Ort 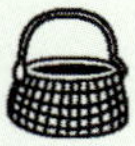
20	**6. Trainingsphase** 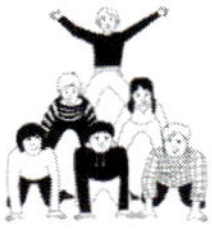 Schatzkisten gestalten	▪ Kinder gestalten ihre Schatzkisten ▪ Sie werden daran erinnert, dass sie einander um Hilfe fragen können und sich absprechen sollen ▪ Wichtige Regel: freundlich und fair! ▪ Kreativität und Einzigartigkeit werden gefördert und positiv hervorgehoben ▪ Th beobachten Interaktion, verstärken positiv, geben wenig Hilfe, sondern unterstützen Selbstständigkeit, Absprachen und Hilfestellung unter den Kindern	▪ Schatzkisten ▪ Material zum Bekleben der Kisten ▪ Glitzerfarbe, Acrylfarbe, Pinsel, Wasserbecher, Unterlage, Kittel, Lappen ▪ Regelkarten
10	Aufräumen	▪ Gemeinsames Aufräumen, sich gegenseitig helfen, Sachen leise in andere Räume bringen, Pinsel auswaschen, Th unterstützen und strukturieren	▪ s. o.
5	**7. Neue Trainingsaufgabe vergeben und Punkte übertragen** 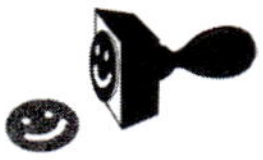	▪ Trainingsaufgabe verteilen und kurz erklären ▪ Punkte vergeben	▪ Trainingsaufgabe 3: Kinder in Kopie ▪ Stempel, Stempelkissen ▪ Regelkarten
5	**8. Verabschiedung** 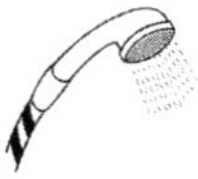	▪ Auf Hockern: Verabschiedung mit Lobdusche ▪ Klatschen im Kreis mit Namen sagen ▪ Hocker wegräumen	▪ Hocker ▪ Regelkarten
15	**9. Elterngespräch** 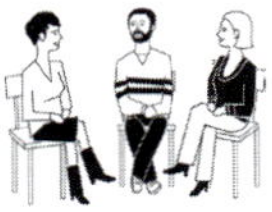	▪ Ein Th verabschiedet sich und geht mit Workbooks zu den Eltern ▪ Kurzes gruppenbezogenes Feedback über die Einheit geben (Inhalt: Ressourcenaktivierung durch Schatzkisten, Häuserquiz ...) ▪ Auf Positives intensiv eingehen, z.B.: In der Theoriephase hat Linus gesagt, … ▪ Auf Probleme/Konflikte aus der Gruppensituation kurz lösungsorientiert eingehen ▪ Fragen beantworten ▪ Organisatorisches klären ▪ Trainingsaufgabe 3 erklären (Workbook, S. 11–13) ▪ Für Zusammenarbeit bedanken	▪ Workbook ▪ Jokerkarte „Edelstein"

3. Einheit
Ich weiß, was ich kann und mag

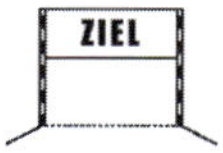

Ziele

- Ich weiß, was ich kann und mag.
- Ich kenne das Besondere an meiner Familie.
- Ich weiß, wie „Gutes Zuhören" geht, und wende es an.
- Ich spreche die anderen Kinder freundlich an und nehme Kontakt auf.

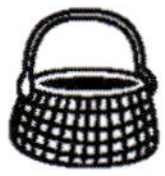

Benötigtes Material

- Raum mit ausreichend Platz; Hocker, Tische, Stühle, Stifte usw.
- Klangschale mit Schlegel
- Regelkarten
- Jokerkarten „Ohr" und „Edelstein"
- Zieleplakat
- Plakat aus Einheit 2: „Gut zuhören!"
- Familienhäuser der Kinder aus Einheit 2
- Klarsichtfolien für die Familienhäuser
- Schatzkisten aus Holz, Glitzersteine, Moosgummibuchstaben, anderes Material zum Bekleben der Kisten, Glitzerfarbe, Acrylfarbe, Pinsel, Wasserbehälter, Unterlagen, Kittel, Lappen
- Stempel mit Stempelkissen
- Workbook

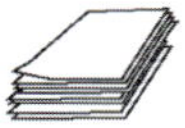

Kopieren/Ausdrucken

- Trainingsaufgabe 3: Kinder (Anlage)
- Information „Gut zuhören!" (Anlage)

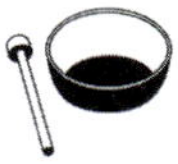

1. Begrüßung

Die Th holen alle Kinder aus dem Wartezimmer ab und begrüßen dort die Familien einzeln mit Handschlag, indem sie ihre Namen nennen (*„Guten Tag Frau Müller, hallo Tom ..."*). Im Therapieraum nehmen sich die Kinder alle einen Hocker und stellen sich damit in einen Kreis. Noch vor dem Schlagen der Klangschale wird daran erinnert, dass ab jetzt in jeder Einheit bereits bei der Begrüßung Punkte gesammelt werden können und dass sie ihr Workbook schon vor sich legen sollen. Die Kinder, die ihr Workbook am Platz vergessen haben, holen es. Dann wird zum Klang der Klangschale eine Zentrierungsübung durchgeführt (z. B. Yoga-Baum). Danach erfolgt das Klatschritual.

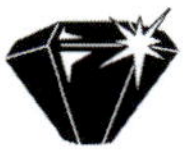

2. Wochenprotokolle und Edelsteine vorlesen

Von jedem Kind wird mindestens eine positive Sache vorgelesen. Negatives wird nur vorgelesen, wenn es eindeutig zum Thema „Gut zuhören!" oder zum Thema „Loben/Positives sehen" passt. Andere negative Vorkommnisse der Woche liest sich ein Th still durch und macht sich Notizen. Wichtig hierbei ist, dem Positiven Aufmerksamkeit zu widmen, das Kind zu loben und es anzuspornen, es weiter so zu machen. Auf das Negative sollte lösungsorientiert eingegangen werden. Der Inhalt der Edelsteine wird in einer 2. Runde vorgelesen und ebenfalls positiv verstärkt. Der andere Th macht sich hierbei Notizen und notiert auch das, was nicht vorgelesen wird und die Inhalte aus den Briefkästen.

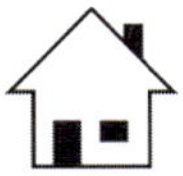

3. Trainingsaufgaben besprechen

Alle setzen sich um den Tisch, kleinere Kinder stellen sich ihren Hocker unter die Füße. Th A: *„Holt jetzt alle eure Mappen heraus. Bevor wir aber eure Trainingsaufgabe besprechen, möchten wir erst einmal wiederholen, was wir letzte Stunde gelernt haben. Thema war: Wie schaffe ich es, jemandem gut zuzuhören? Wer weiß noch, wie das geht?"*
Die Kinder nennen die Regeln, der Th holt danach das „Ohr-Plakat" heraus. Er vergleicht mit den Kindern, ob alles genannt wurde und wiederholt, warum was wichtig ist.

Die Kinder bekommen die Information „Gut zuhören!" (Anlage) ausgeteilt und heften sie in ihren Mappen ab.

Th A: *„Die schwierigste Regel hattet ihr als Trainingsaufgabe auf. Wer möchte zuerst erzählen, wie das Angucken geklappt hat und mit wem ihr das Spiel ausprobiert habt?"*
Die Kinder stellen die Ergebnisse vor, werden in ihren Trainingsergebnissen gestärkt. Die Parallelen werden aufgezeigt (meist sind die Kind-Kind-Ergebnisse kürzer als die Kind-Erwachsener). Wichtig ist, dass nicht die Zeiten der einzelnen Kinder verglichen werden, da dies unnötigen Druck und Konkurrenz hervorrufen würde und somit der Zielsetzung des Trainings widersprechen würde. Th B: *„Schön, dass ihr alle zu Hause trainiert habt. Dann klappt das jetzt schon richtig gut! Ihr bekommt für das Training mit den Erwachsenen einen Punkt und für das mit dem Kind noch einen. Bei der nächsten Aufgabe könnt ihr das Gelernte gleich einsetzen! Guckt immer den an, der gerade spricht, und hört gut zu!"*

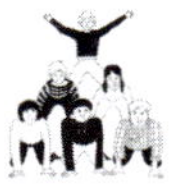

4. Trainingsphase: **Häuserquiz**

Th B: *„Letztes Mal habt ihr eure Familienhäuser vorgestellt und wir haben sie hinterher eingesammelt. Jetzt bekommt ihr sie wieder, aber völlig vertauscht! Ihr beschreibt den anderen, was ihr auf dem Haus seht, das ihr bekommt, und die anderen raten, von wem das Haus ist. Beschreibt z. B., ob das Kind Geschwister hat oder wie die Eltern aussehen oder welche Haustiere abgebildet sind. Ihr bekommt immer dann euer eigenes Haus zurück, wenn es richtig erraten wurde. Derjenige, dessen Haus erraten wurde, darf als Nächster beschreiben."*
Hinterher bekommen alle Klarsichthüllen und heften ihre Häuser in die Mappen.

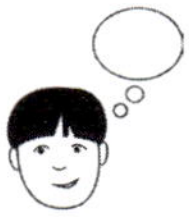

5. Theoriephase: **Einstieg – Jeder ist wichtig!**

Th A: *„Wir haben euch durch eure Familienhäuser jetzt schon etwas kennengelernt. Ihr habt klasse dargestellt, wer alles zu eurer „Familie" gehört. Jeder in einer Familie ist wichtig, jeder kann etwas gut und kann die anderen damit unterstützen: Natürlich auch ihr! Deshalb machen wir jetzt eine Runde, was ihr an eurer Familie gut findet und wofür ihr gelobt werdet. Worauf seid ihr besonders stolz? Jeder sagt einfach, was ihm dazu einfällt. Wir fangen bei … an."* Th machen sich Notizen und verweisen auf das Zieleplakat. Sie erläutern beispielhaft für welche Ziele die Kinder genau wissen müssen, was sie gut können.

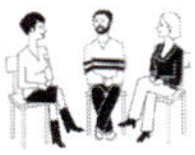

6. Trainingsphase: **Schatzkisten gestalten**

Th B: *„Euch sind schon viele Dinge eingefallen, die ihr gut könnt, für die ihr gelobt werdet. Damit ihr sehen könnt, dass es trotzdem noch viel mehr ist, was klappt und was ihr gut könnt, schreiben euch eure Eltern wöchentlich einen Edelstein. Und es wird immer eine schöne Begebenheit der Woche draufstehen, die eure Eltern besonders gefreut hat. Edelsteine* *brauchen aber auch Schatzkisten, in denen sie aufbewahrt werden können. Und diese Schatzkisten dürft ihr jetzt herstellen. Ab nächster Woche legen eure Eltern dann die geschriebenen Steine immer gleich in eure Schatzkisten."*

Den Teilnehmern wird erklärt, wo sie welche Materialien finden.
„Denkt daran, euch gut zuzuhören! Sprecht euch ab und setzt euch so zusammen, dass ihr euch die Farben gut teilen könnt. Denkt auch an die ‚Freundlich und Fair'-Regel!"
Die Kinder gestalten ihre Schatzkisten.
Gegebenenfalls wird daran erinnert, dass sie einander um Hilfe fragen können und sich absprechen sollen.
Kreativität und die Einzigartigkeit jeder Kiste werden gefördert und positiv hervorgehoben.
Th beobachten die Interaktion, verstärken positiv, geben wenig Hilfe, sondern unterstützen Selbstständigkeit, Absprachen und Hilfestellung unter den Kindern.

Aufräumen
Den Kindern wird 5 Min. vor dem Aufräumen gesagt, dass sie zum Ende kommen müssen, dann wird noch einmal die letzte Minute angekündigt.
Beim Aufräumen ist besonders wichtig, dass sich die Kinder unterstützen. Die Th geben dabei Hilfestellung und dirigieren etwas und geben Strukturen vor, um die Teamarbeit zu beschleunigen. Th verstärken wieder positive Interaktionen.

Nachdem alles aufgeräumt ist, verabschiedet sich ein Th von den Kindern, nimmt die Workbooks mit und geht zu den Eltern.

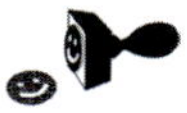

7. Neue Trainingsaufgabe vergeben und Punkte übertragen

Th A: *„Eure Trainingsaufgabe ist es, aufzuschreiben, was ihr an euch mögt und was ihr gut könnt. Denkt in Ruhe darüber nach. Wenn ihr Schwierigkeiten mit dem Schreiben habt, fragt eure Eltern um Hilfe. Viel Spaß!"*
Die Kinder werden gelobt und bekommen pro Punkt einen Stempel. Die Kinder mit wenig Punkten werden ermutigt, beim nächsten Mal mehr Punkte zu sammeln.

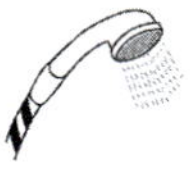

8. Verabschiedung

Alle stellen sich auf den Hocker in den Kreis. Jeder bekommt ein kurzes positives Feedback (Lobdusche). Dann wird das Klatschritual durchgeführt. Danach räumt jeder seinen Hocker weg, nimmt seine Tasche und geht leise ins Wartezimmer.

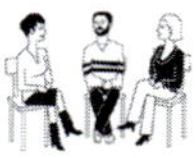

9. Elterngespräch

Th gibt den Eltern ihre Workbooks zurück und gibt ein allgemeines Feedback über die Stunde, wobei vor allem auf die positiven Dinge eingegangen wird. Hierbei stellt der Th den Eltern vor, was welches Kind in der Theoriephase zu den Fragen ‚*Was mögt ihr an euren Familien*' usw. geantwortet hat. Die Trainingsaufgaben für Eltern (Workbook, S. 11–13) und Kinder werden kurz erklärt und es besteht Zeit für Nachfragen. Es wird erläutert, inwiefern richtiges Loben den Therapieprozess unterstützt. Den Eltern wird Zeit zum Besprechen der Trainingsaufgaben 2: Eltern und Kinder eingeräumt.
Die Eltern werden gebeten, den neuen und alle bisher geschriebenen Edelsteine auszuschneiden und z.B. mit einer Büroklammer zusammengehalten den Kindern in der nächsten Woche mitzugeben, damit die Th sie in die Kiste legen können. Ab der nächsten Woche sollen dann die Eltern den Stein der Woche jeweils ausschneiden und in die Kiste legen. Die Kinder bringen dann die Kiste immer mit zum Training.
Th bedankt sich für die Zusammenarbeit.

Information „Gut zuhören“

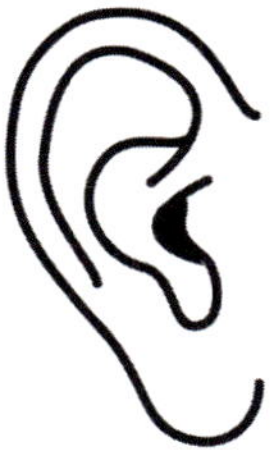

Gut zuhören!

- Still stehen/sitzen!
- Leise sein!
- Mitdenken!
- Aufpassen!
- Den anderen angucken!
- Zu Ende erzählen lassen!

3

Trainingsaufgabe 3: Kinder

- Das kann ich gut!
- Das mag ich an mir!

Trainingsaufgabe 3
Kinder

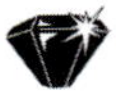

Wir haben heute besprochen, dass jeder von uns etwas ganz Besonderes ist!

Bitte überlege dir, was du gut kannst und was du an dir magst, und schreibe es auf!

Das kann ich gut!

____

____

____

____

____

____

(1 Punkt)

Das mag ich an mir!

____

____

____

____

____

____

(1 Punkt)

3

Das Wichtigste für die Elternarbeit in Kürze:

3

S. 11–13

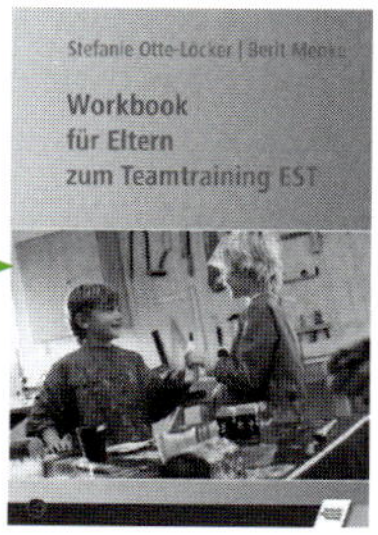

Trainingsaufgabe 3 Eltern

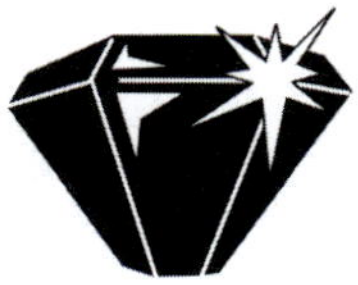

Meine Familie ... gemeinsam sind wir stark

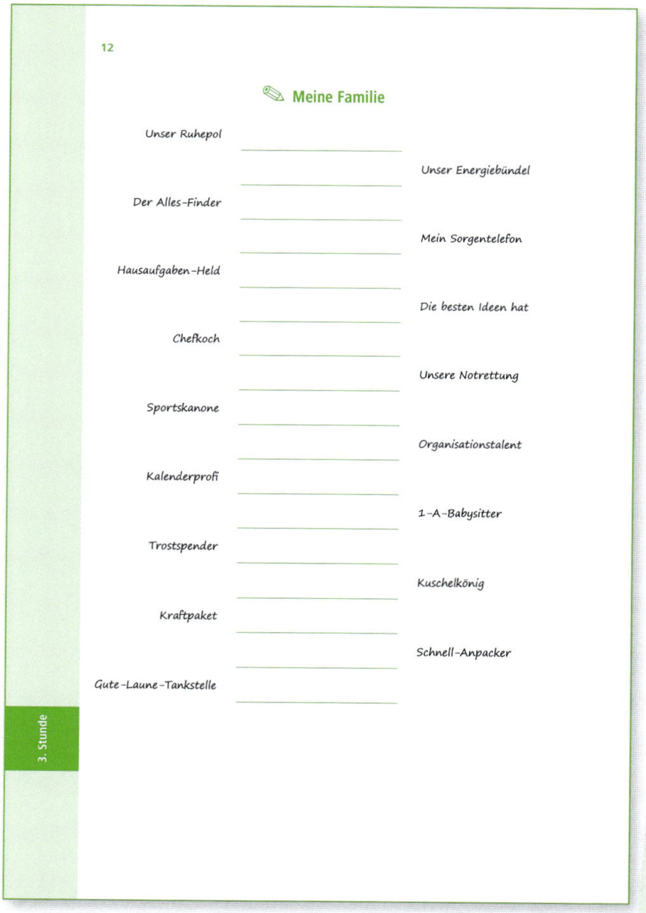

12

Meine Familie

Unser Ruhepol ______
Unser Energiebündel ______
Der Alles-Finder ______
Mein Sorgentelefon ______
Hausaufgaben-Held ______
Die besten Ideen hat ______
Chefkoch ______
Unsere Notrettung ______
Sportskanone ______
Organisationstalent ______
Kalenderprofi ______
1-A-Babysitter ______
Trostspender ______
Kuschelkönig ______
Kraftpaket ______
Schnell-Anpacker ______
Gute-Laune-Tankstelle ______

3. Stunde

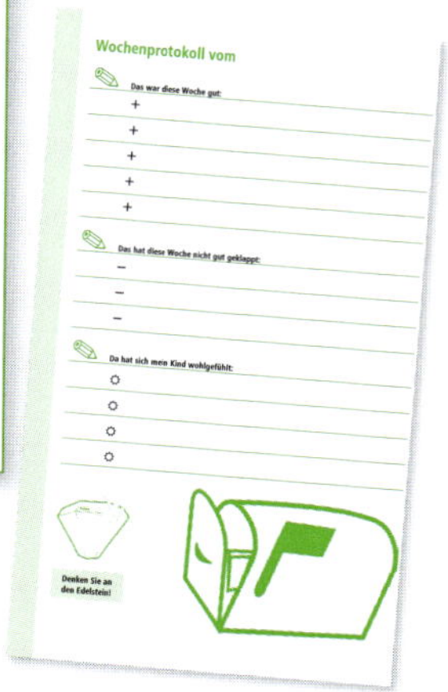

Wochenprotokoll vom

Das war diese Woche gut:
+
+
+
+
+

Das hat diese Woche nicht gut geklappt:
–
–
–

Da hat sich mein Kind wohlgefühlt:
o
o
o
o

4. Einheit
Gesprächsregeln: Zuhören und sich mitteilen

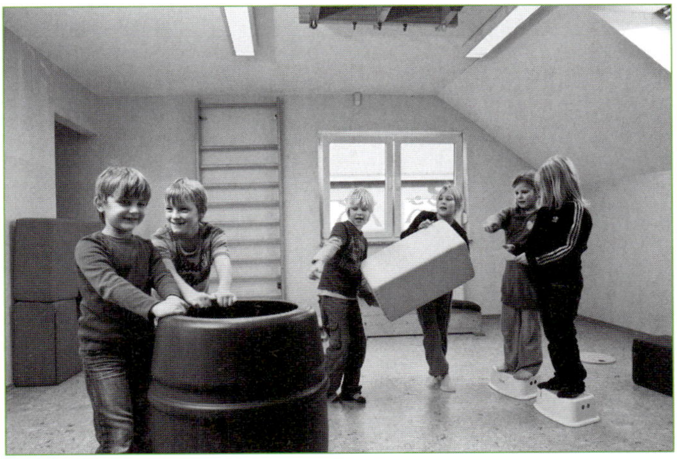

4

Leitfaden 4. Einheit

Gesprächsregeln: Zuhören und sich mitteilen

Zeit, Min. 	Aufgabe, Medium	Inhalt, Vorgehensweise	Materialien, Ort 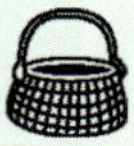
5	**1. Begrüßung** 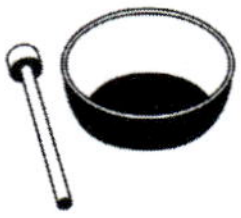	▪ Kinder aus dem Wartezimmer abholen ▪ Im Therapieraum stehen die Kinder auf Hockern im Kreis ▪ Zentrierung mit Klangschale ▪ Begrüßung mit Klatschen: „Guten Tag" und Namen	▪ Hocker ▪ Klangschale mit Schlegel ▪ Regelkarten
15	**2. Wochenprotokolle und Edelsteine vorlesen** 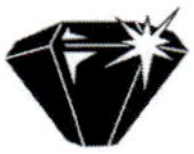	▪ Protokolle und Edelsteine werden nacheinander vorgelesen und positiv verstärkt	▪ Auf den Hockern ▪ Regelkarten ▪ Workbooks mit Wochenprotokollen und ausgeschnittenen Edelsteinen
15	**3. Trainingsaufgabe besprechen** 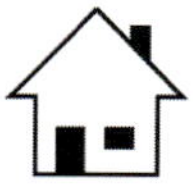 Schatzkisten verteilen	▪ Fertige Schatzkisten verteilen und loben ▪ Edelsteine hineinlegen und Sinn der Kiste und der Steine wiederholen ▪ Nacheinander Trainingsaufgabe vorstellen „Das kann ich gut!/Das mag ich an mir!" ▪ Filmen	▪ Am Tisch ▪ Mappen der Kinder mit Trainingsaufgaben ▪ Schatzkisten ▪ Regelkarten ▪ Jokerkarte „Edelstein" ▪ Handy/Tablet zum Filmen
10	**4. Theoriephase** 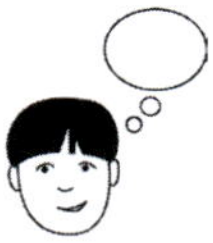 Gesprächsregeln erarbeiten	▪ „Gut zuhören!" wiederholen ▪ Andere Gesprächsregeln erarbeiten, Th schreibt mit und klebt die Kärtchen auf ein Plakat ▪ Darüber „Mund-Zeichen" malen ▪ Verweis Zieleplakat	▪ Plakatkarton ▪ Blankokärtchen, Klebstoff, dicker Stift ▪ Jokerkarten „Ohr" und „Mund" ▪ Regelkarten ▪ Zieleplakat
30	**5. Trainingsphase** 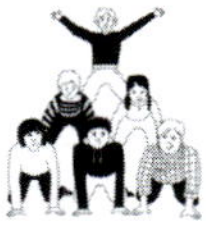 Baustelle (Parcours mit wechselnden Baustellenchefs)	▪ Jeweils zwei Bauchefs mit einer Plankarte dirigieren die anderen, nach diesem Plan zu bauen. Die Arbeiter dürfen nur das ausführen, was ihnen gesagt wird ▪ Üben der Gesprächsregeln ▪ Einsetzen der entsprechenden Jokerkarte „Mund" ▪ Th intervenieren helfend ▪ Vor jedem Rollenwechsel Rückmelderunde: 1. Ich fand gut, dass ..., 2. Ich wünsche mir von euch, dass ihr ... ▪ Danach 2 x über den Parcours gehen ▪ Gemeinsames Aufräumen	▪ Bauplankärtchen ▪ 2 Hocker ▪ Baumaterialien (große Klötze, Langbank, Säckchen usw.) ▪ Jokerkarten „Ohr" und „Mund" ▪ Regelkarten

Zeit, Min. 	Aufgabe, Medium	Inhalt, Vorgehensweise	Materialien, Ort 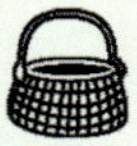
10	**6. Neue Trainingsaufgabe vergeben und Punkte übertragen** 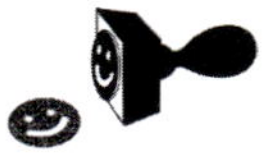	▪ Trainingsaufgabe verteilen und kurz erklären ▪ Punkte vergeben	▪ Am Tisch ▪ Trainingsaufgabe 4: Kinder und Bild in Kopie (Anlage) ▪ Stempel, Stempelkissen ▪ Regelkarten
5	**7. Verabschiedung** 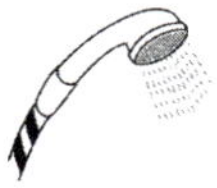	▪ Auf Hockern: Verabschiedung mit Lobdusche ▪ Klatschen im Kreis ▪ Hocker wegräumen	▪ Hocker ▪ Regelkarten
15	**8. Elterngespräch** 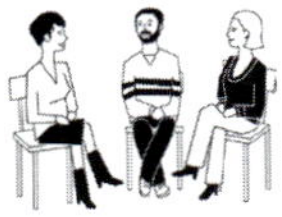	▪ Ein Th verabschiedet sich und geht mit Workbooks zu den Eltern ▪ Kurzes gruppenbezogenes Feedback über die Einheit, Plakat wird gezeigt (Inhalt: Gesprächsregeln erarbeitet, anhand des Baustellenspiels geübt) ▪ Rückfragen und Erfahrungen zu den Trainingsaufgaben 3: Eltern und Kinder ▪ Trainingsaufgabe 4 kurz erklären (Workbook, S. 14–16) ▪ Darauf hinweisen, dass die Kinder ein Bild bekommen haben, das sich die Eltern nicht angucken dürfen, da dessen Beschreibung die Trainingsaufgabe der Kinder ist und die Eltern anhand der Beschreibung den Inhalt malen werden ▪ Praktisches Erproben der 4 Ks aus Trainingsaufgabe 4: Eltern ▪ Eltern erinnern, dass nächste Woche die Elterneinheit stattfindet ▪ Für Zusammenarbeit bedanken	▪ Workbook ▪ Plakat Gesprächsregeln

4. Einheit

Gesprächsregeln: Zuhören und sich mitteilen

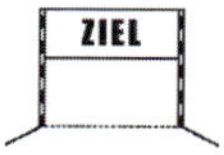

Ziele

- Ich kenne die Gesprächsregeln und wende sie an.
- Ich weiß, was ich kann und mag, und dass ich in meiner Familie wichtig bin.

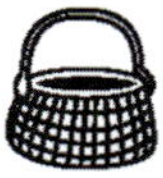

Benötigtes Material

- Raum mit ausreichend Platz; Hocker, Tische, Stühle, Stifte usw.
- Klangschale mit Schlegel
- Regelkarten
- Zieleplakat
- Jokerkarte „Mund", „Ohr" und „Edelstein"
- Fertige Schatzkisten
- Handy/Tablet zum Filmen
- Plakatkarton, Moderationskärtchen, dicker Stift und Kleber
- Plankarten für das Baustellenspiel (Anfertigung: Bewegungsparcours aufbauen, der optisch in 3 Teilstrecken einteilbar ist. Die Teilstrecken bestehen aus 2 Elementen [z. B. Langbank und 3 Säckchen]. Die Strecken fotografieren und die Fotos als Plankarten laminieren. Rückseite nummerieren.)
- Parcourselemente (möglichst groß und schwer, die nur von mehreren Kindern zusammen getragen werden können, z.B. Langbank, Schrägbrett, Klötze, Sandsäckchen, Tonne ...) für das Baustellenspiel
- Stempel, Stempelkissen
- Workbook

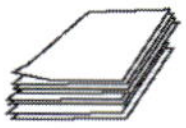

Kopieren/Ausdrucken

- Trainingsaufgabe 4: Kinder (Anlage)
- Bild zur Trainingsaufgabe 4: Kinder Situation in der Schulstunde (Anlage)

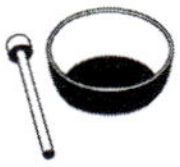

1. Begrüßung

Die Th holen alle Kinder aus dem Wartezimmer ab und begrüßen dort die Familien einzeln mit Handschlag, indem sie ihre Namen nennen *(„Guten Tag Frau Müller, hallo Tom ...")*. Im Therapieraum nehmen sich alle Kinder einen Hocker und stellen sich damit in einen Kreis, ihr Workbook legen sie vor sich. Dann wird zum Klang der Klangschale eine Zentrierungsübung durchgeführt (z. B. Yoga-Baum). Danach wird das Klatschritual durchgeführt.

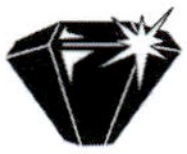

2. Wochenprotokolle und Edelsteine vorlesen

Von jedem Kind wird mindestens eine positive Sache vorgelesen, Negatives nur, wenn es zu dem bisher Gelernten oder zum aktuellen Thema passt. Andere negative Vorkommnisse der Woche liest sich ein Th still durch und macht sich eventuell Notizen. Wichtig ist, dem Positiven Aufmerksamkeit zu widmen, das Kind zu loben und es anzuspornen, es weiter so zu machen. Auf das Negative sollte lösungsorientiert eingegangen werden.
Danach wird von jedem Kind der Edelstein vorgelesen. Die Th verstärken diese Inhalte positiv. Ein Th notiert sich stichpunktartig die Inhalte.

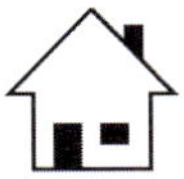

3. Trainingsaufgaben besprechen: Schatzkisten verteilen

Alle setzen sich um den Tisch, kleinere Kinder stellen sich ihren Hocker unter die Füße. Th A verteilt die Schatzkisten.

Th A: *„Eure Schatzkisten sind klasse geworden! Die anderen Kinder, die sie im Trocken-Regal gesehen haben, haben sie auch sehr bewundert! Jeder kann jetzt seine Edelsteine in seine Schatzkiste legen. Ihr werdet jede Woche von euren Eltern so einen Edelstein bekommen und eure Eltern werden sie immer schon zu Hause in die Kiste legen. Ihr werdet eine Menge Edelsteine haben, auf denen viele Dinge stehen, die ihr gut gemacht habt und die andere gefreut haben. Das ist euer Schatz. Im Laufe des Trainings wird zu dem Edelsteinschatz noch etwas ganz Besonderes für eure Kiste dazukommen – aber da müsst ihr noch ein bisschen gespannt sein! Ihr dürft die Kiste natürlich mit nach Hause nehmen, aber bringt sie jedes Mal wieder mit. Passt dabei gut auf sie auf!"*

Th B: *„Wir haben von den Edelsteinen vorgelesen, was eure Eltern diese Woche besonders gut fanden. Jetzt sind wir ganz gespannt, was ihr an euch gut findet! Jeder von euch hat als Trainingsaufgabe aufgeschrieben, was er an sich mag und was er gut kann. Wir machen jetzt eine Runde und jeder darf vorlesen."* Kinder, die noch nicht gut lesen können, werden von den Th oder anderen Kindern unterstützt.
Th machen sich Notizen und filmen die Kinder beim Vorstellen ihrer Trainingsaufgabe. Diese Sequenzen können ihnen in der Abschlussstunde gezeigt werden. Auf einzelne Punkte wird verstärkend eingegangen. Dinge, die häufig genannt werden, werden aufgegriffen und als gemeinsame Stärke aufgezeigt.

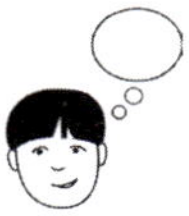

4. Theoriephase: Gesprächsregeln erarbeiten

Th B: *„Ihr habt eben sehr gut zugehört! Die Regeln kennt ihr schon so gut, dass ihr sie prima einsetzt! Sagt noch mal schnell: Auf was achtet ihr, wenn ihr gut zuhört?"*
Kinder nennen die Regeln.

Th B: *„Genau! Ihr seid spitze! Kennt ihr auch das: Manchmal versteht man nicht, was der andere sagt, obwohl man richtig gut zugehört hat? Woran könnte das liegen?"* (Antworten: nuscheln, durcheinander erzählen, zu leise reden, mehrere reden gleichzeitig, zu kompliziert, was der andere erzählt, der andere zappelt ...). *„An welche Regeln müsst ihr euch also halten, wenn ihr gehört und verstanden werden wollt?"*
Regeln werden auf Kärtchen geschrieben und auf ein Plakat geklebt. Oben auf das Plakat wird der Mund gemalt.
„Euch ist ganz viel eingefallen! Diese ganzen Kärtchen auf dem Plakat sind die Gesprächsregeln. Das heißt, wenn ich mit jemandem rede, ein Gespräch führe, achte ich auf diese Dinge. Dann verstehe ich den anderen besser und werde auch selbst besser verstanden. Das Zeichen dafür ist der Mund. Diese Karte werden wir heute als zusätzliche Regelkarte einsetzen und mit euch trainieren."
Th verweist auf das Zieleplakat und hebt das zum Thema Passende hervor.

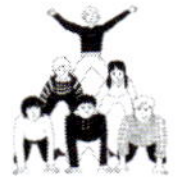

5. Trainingsphase: Baustelle (Parcours mit wechselnden Baustellenchefs)

Th A: *„Wir machen jetzt ein Spiel, bei dem ihr üben könnt, die Gesprächsregeln anzuwenden. Stellt euch vor, ihr seid auf einer Baustelle. Zwei Kinder sind jeweils die Baustellenchefs. Diese Chefs bekommen einen Bauplan, auf dem abgebildet ist, was die anderen – die Bauarbeiter – bauen sollen. Die Bauarbeiter dürfen nur genau das bauen, was die Chefs sagen! Sie müssen also gut zuhören! Die Baustellenchefs müssen an die Gesprächsregeln denken. Als Hilfe hängen wir das Plakat so auf, dass die Chefs es gut im Blick haben. Besonders wichtig ist: Sprecht eure Arbeiter mit ihrem Namen an, damit sie wissen, wer gemeint ist! Ist der Baustellenabschnitt fertig, wechseln wir die Rollen, sodass jeder einmal Chef und einmal Arbeiter ist."*
Die Kinder, die anfangen, stehen auf Hockern, um einen guten Überblick über den Raum zu haben. Das Plakat hängt genau gegenüber. Beim Bauen werden die Regelkarten eingesetzt, zusätzlich für

die Bauenden die Jokerkarte „Ohr", für die Chefs die Jokerkarte „Mund". Bei jedem Wechsel wird eine kurze Rückmeldung für das jeweilige Team gegeben, auch hier liegt der Schwerpunkt auf dem Positiven.

Th A: *„Sehr gut! Der erste Baustellenabschnitt ist fertig und alles ist nach Plan gebaut worden! Jetzt geben die Arbeiter ihren Chefs eine kurze Rückmeldung: Sagt, was euch gut gefallen hat, was die Chefs gut gemacht haben. Danach dürft ihr, wenn ihr einen Wunsch habt, sagen, was sie nächstes Mal anders machen sollten. Also zuerst: ‚Ich fand gut, dass …' und dann wer möchte: ‚Ich wünsche mir, dass …'"*

Die Th achten darauf, dass diese Wortwahl eingehalten wird und keine generalisierte negative Kritik geübt wird (z. B. NICHT: Du redest immer so leise, das ist blöd).

Nach Fertigstellung des Parcours darf jedes Kind 2 x über den Parcours gehen. Danach wird gemeinsam aufgeräumt, ein Th hilft auch mit. Der andere Th verabschiedet sich von den Kindern, nimmt die Workbooks mit und geht zu den Eltern, um das Elterngespräch zu führen.

6. Neue Trainingsaufgabe vergeben und Punkte übertragen

Th B: *„Eure Trainingsaufgabe besteht diesmal aus mehreren Teilen. Lest sie euch gut durch. Wenn das schwierig ist, bittet eure Eltern darum, euch die Aufgabe vorzulesen. Ihr sollt euch als Erstes zu Hause erinnern, was die Gesprächsregeln waren und sie aufmalen. Ihr zeigt dies euren Eltern und erklärt ihnen die Regeln."*

„Als Zweites müssen nun eure Eltern auch mitarbeiten und auch malen. Alles steht in eurer Trainingsaufgabe. Je schneller ihr zu Hause trainiert, desto besser könnt ihr euch noch an diese Stunde und an die Gesprächsregeln erinnern, also schiebt es besser nicht auf! Noch einen Tipp: Zeigt euren Eltern das Blatt (Anlage: Situation in der Schulstunde) *nicht! Denn sie sollen ja nur das malen, was ihr ihnen erklärt! Dabei übt ihr die Gesprächsregeln und eure Eltern werden euch gut zuhören müssen."*

Die Kinder heften ihre Trainingsaufgabe ab. Das Blatt „Situation in der Schulstunde" wird unter die Trainingsaufgabe geheftet, damit es die Eltern beim Aufschlagen der Mappe nicht sofort sehen können. Die Kinder werden gelobt und bekommen pro Punkt einen Stempel. Die, die wenig Punkte erreicht haben, werden ermutigt, beim nächsten Mal mehr Punkte zu sammeln.

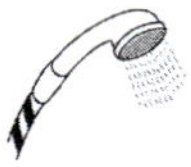

7. Verabschiedung

Alle stellen sich auf ihren Hocker in den Kreis. Jeder bekommt ein kurzes positives Feedback (Lobdusche). Dann wird das Klatschritual durchgeführt. Danach räumt jeder seinen Hocker weg, nimmt seine Tasche und geht leise ins Wartezimmer.

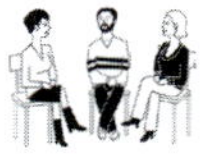

8. Elterngespräch

Th verteilt die Workbooks und gibt den Eltern ein allgemeines Feedback über die Stunde, wobei vor allem auf die positiven Dinge eingegangen wird.

Der Th fragt nach den Erfahrungen mit der Trainingsaufgabe in der letzten Woche. Ein Austausch unter den Eltern sollte hierbei angebahnt werden. Die Trainingsaufgabe 4 für Eltern (Workbook, S. 14–16) und Kinder wird kurz erklärt und es besteht Zeit für Nachfragen. Der Th weist darauf hin, dass die Kinder ein Bild bekommen haben, das sich die Eltern nicht angucken dürfen, da die Trainingsaufgabe der Kinder die Beschreibung ist, nach der die Eltern den Inhalt malen werden.

Th stellt die 4 Ks vor: *„Sie kennen das sicher alle. Sie sind in der Küche, räumen z. B. gerade den Tisch ab und rufen dann quer durch die Wohnung, dass ihr Kind sich schon einmal die Schuhe anziehen soll, da sie gleich los wollen. Und was ist meistens das Ergebnis? Es passiert nichts. Ihr Kind*

*hat ihre Aufforderung wahrscheinlich gar nicht registriert. Mit den 4 Ks in der Kommunikation (**K**ontakt, **k**urz, **k**lar, **k**onsequent) kann man dem abhelfen.*
Hier geht es darum, Kontakt aufzubauen, z. B. indem Sie sich auf Augenhöhe mit dem Kind begeben und es am Arm berühren." (Th demonstriert das Erklärte praktisch mit einem Elternteil.) *„Dann stellen Sie eine kurze Aufforderung in klaren Worten, z. B.: ‚Sebastian, zieh dir die Schuhe an!' Achten Sie auf die konsequente Umsetzung, bis Sebastian sich die Schuhe tatsächlich angezogen hat. Dann loben Sie ihn! Ihre Trainingsaufgabe ist es, das in dieser Woche zu üben! Bei den älteren Kindern machen Sie es genau so, nehmen Sie hier nur Blickkontakt und keinen Körperkontakt mehr auf."*

Es wird daran erinnert, dass in der nächsten Woche der Elternabend stattfindet, an dem unter anderem das bisher Gelernte vertieft wird und die Eltern Gelegenheit erhalten, ausführlicher nachzufragen und sich auszutauschen. In dieser Einheit werden auch die beiden Bücher „Kapitän Nemo" und „Die Fly" vorgestellt. Falls die Eltern noch kein Geschenk für die Abschlussstunde abgegeben haben, werden sie noch einmal daran erinnert, es bitte spätestens zum Elternabend mitzubringen.

Der Th bedankt sich für die Aufmerksamkeit und verabschiedet sich.

Trainingsaufgabe 4: Kinder

Richtig miteinander reden!

Trainingsaufgabe 4
Kinder

Richtig miteinander reden!

Wir haben besprochen, was **Gesprächsregeln** sind!

Ihr habt ein Plakat mit Regeln erstellt, wie ihr am besten etwas sagen könnt, sodass es die anderen auch hören und verstehen.
Ihr habt auch schon gelernt, wie man gut zuhört. Das Blatt wie „Gutes Zuhören!" geht, habt ihr in eurer Mappe.

Deine Trainingsaufgaben:

1. Male ein **Bild von den Gesprächsregeln und dem guten Zuhören!** Achte darauf, dass alle Regeln zu sehen sind! Bei den Regeln, wie man gut zuhört, kannst du in der Mappe nachschlagen. Bei den anderen Regeln musst du nachdenken und dich an die letzte Stunde erinnern.
Erkläre deinen Eltern dieses Bild!

(1 Punkt)

2. Du hast ein Bild von uns bekommen.
Beschreibe deinen Eltern das Bild ganz genau. Sie dürfen das Bild aber nicht sehen!
Während du erzählst, sollen **deine Eltern** nach deiner Beschreibung **malen.** So siehst du gleich, ob sie dich gehört und verstanden haben oder ob du noch genauer erklären musst.
TIPP! Du kannst dabei die gemalten Regeln zu Hilfe nehmen, damit du auch an alle Regeln denkst und gut üben kannst!

(1 Punkt)

Viel Spaß!

 4

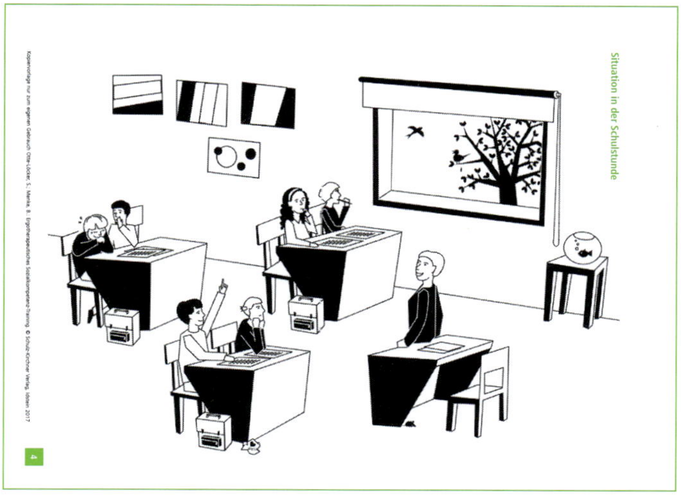

Das Wichtigste für die Elternarbeit in Kürze:

S. 14–16

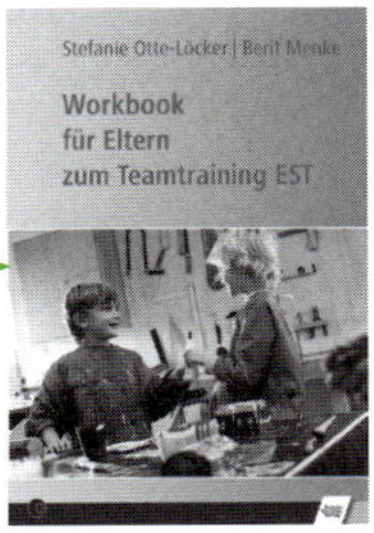

Trainingsaufgabe 4
Eltern

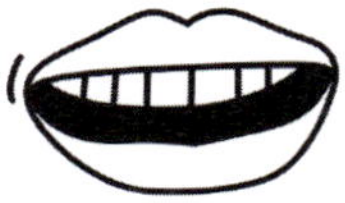

Richtig miteinander reden!

Die Gesprächsregeln sind

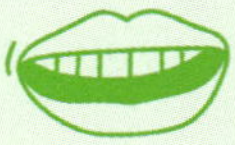

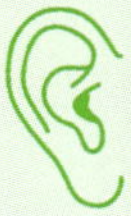

- **Nachdenken:** Was möchte ich sagen?
- **Blickkontakt** zu der Person aufnehmen, der man etwas erzählen möchte.
- Die Person **direkt ansprechen** (z. B. „Lina, kannst du …").
- **Ruhig** stehen oder sitzen.
- **Freundlich** und höflich sein.
- **Deutlich** sprechen.
- **Laut** genug sprechen.
- Den anderen **ausreden** lassen.
- **Gut zuhören.**

!

Auch bei der zweiten Aufgabe benötigt das Kind Ihre Hilfe:
Ihr Kind erklärt Ihnen ein Bild, das es von uns „geheim" bekommen hat – und **Sie malen!** Halten Sie sich dabei genau an die Beschreibung Ihres Kindes. Sie dürfen nachfragen, wenn etwas nicht eindeutig ist. Bitte schauen Sie sich die Vorlage nicht an! Erinnern Sie Ihr Kind, wenn nötig, freundlich an die Gesprächsregeln. Nimmt es Ihr Kind sehr genau und zeigt es viel Liebe zum Detail, reicht es, wenn es sich einen Teil des Bildes aussucht und diesen beschreibt.
Das Ziel ist, dass sie gemeinsam die Gesprächsregeln trainieren und dabei Freude haben!

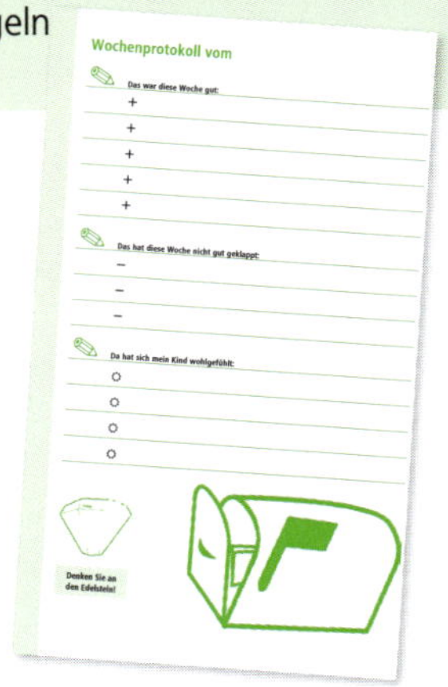

Bewährt haben sich die 4 Ks in der Kommunikation:

- Stellen Sie **Kontakt** zu Ihrem Kind her, gehen Sie auf Augenhöhe herab, berühren Sie es am Arm oder an den Schultern.
- Sagen Sie in **kurzen** und **klaren** Worten, was Sie wollen! („Komm mit, es gibt jetzt Abendbrot.")
- Achten Sie **konsequent** auf die Umsetzung. (Sie achten darauf, dass Ihr Kind aufhört zu spielen, aufsteht und mitkommt.)

5. Einheit Kinder
Grenzen setzen: Stopp! sagen

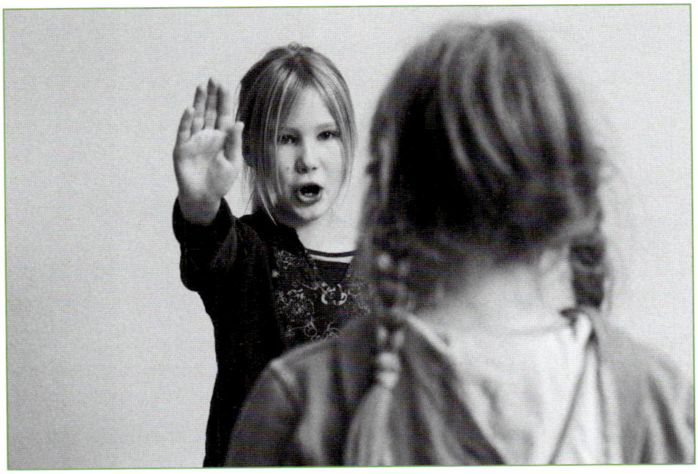

Leitfaden 5. Einheit Kinder

Grenzen setzen: Stopp! sagen

Zeit, Min. 	Aufgabe, Medium	Inhalt, Vorgehensweise	Materialien, Ort 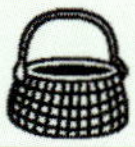
5	**1. Begrüßung** 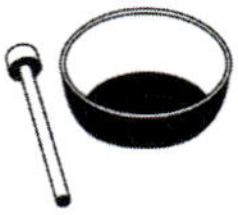	▪ Kinder aus dem Wartezimmer abholen ▪ Im Therapieraum stehen die Kinder auf Hockern im Kreis ▪ Zentrierung mit Klangschale ▪ Begrüßung mit Klatschen: „Guten Tag" und Namen	▪ Hocker ▪ Klangschale mit Schlegel ▪ Regelkarten
10	**2. Wochenprotokolle und Edelsteine vorlesen** 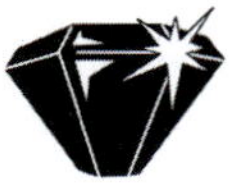	▪ Protokolle und Edelsteine werden nacheinander vorgelesen und positiv verstärkt	▪ Auf den Hockern ▪ Regelkarten ▪ Workbooks mit Wochenprotokollen ▪ Schatzkisten mit Edelsteinen
15	**3. Trainingsaufgabe besprechen** 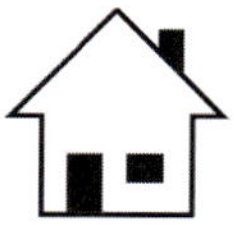	▪ Wiederholen der Gesprächsregeln ▪ Bilder mit den gemalten Gesprächsregeln werden gezeigt und Nachfragen gestellt ▪ Elternbilder werden gezeigt	▪ Am Tisch ▪ Mappen der Kinder mit Trainingsaufgaben ▪ Plakat „Ohr" und „Mund" ▪ Regelkarten ▪ Jokerkarten „Ohr" und „Mund"
5	**4. Theoriephase** 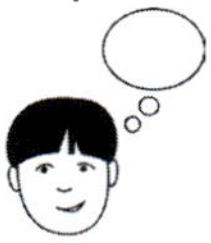 Stopp! sagen	▪ Sitzend am Tisch oder auf Hockern im Kreis wird das Thema vorgestellt und es werden Beiträge gesammelt, wann und wobei Stopp! sagen nötig ist ▪ Alle Kinder üben gleichzeitig laut das „Stopp!-sagen" im Ausfallschritt mit Handzeichen und mit eindeutiger Mimik	▪ Tisch und Hocker ▪ Jokerkarte „Stopp" ▪ Regelkarten ▪ Zieleplakat
15	**5. Trainingsphase** 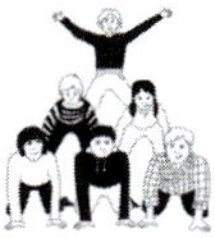 Stopp-Tanz!	▪ Stopp! Mit dem Stopp-Tanz üben: – Ein Kind steht in der Mitte und gibt die Anweisung: Stopp! – Die anderen bewegen sich zur Musik und reagieren auf die Ansage ‚Stopp' durch direktes Stoppen in der Bewegung ▪ Th ruft zusätzliche Kommandos wie z. B. Hopserlauf, Rückwärtsgehen usw. ▪ Kinder geben Rückmeldung: „(Name), du hast … gesprochen, ich gebe dir den Tipp, dass du …"	▪ Abspielmedium mit moderner zügiger Musik ▪ Regelkarten ▪ Jokerkarte „Stopp"

Zeit, Min. 	Aufgabe, Medium	Inhalt, Vorgehensweise	Materialien, Ort 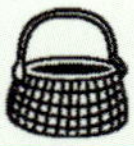
30	Körpersprache/Rollenspiel mit Reflexion	▪ Kurzes theoretisches Erarbeiten des Themas: Was ist Körpersprache? ▪ Kinder sammeln: Gesichtsausdruck, Bewegung, Körperhaltung, rot werden ... ▪ Was hat Körpersprache mit entschiedenem Auftreten zu tun? ▪ Rollenspiel: Zweier-Teams ▪ Kinder sprechen ab, welche Situation sie vorspielen wollen, um das „Stopp" zu üben und proben dies ▪ Vorführen des Rollenspiels, die Zuschauer stehen dabei auf ihren Hockern oder sitzen auf Stühlen ▪ Kinder geben Rückmeldung: „Lukas, ich fand gut, dass ..., ich gebe dir den Tipp, dass ..." ▪ Th verstärkt positiv ▪ Filmen	▪ Handy/Tablet zum Filmen ▪ 6 Hocker oder Stühle ▪ Regelkarten ▪ Jokerkarte „Stopp"
5	**6. Neue Trainingsaufgabe vergeben und Punkte übertragen** 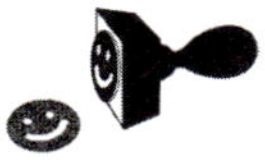	▪ Trainingsaufgabe verteilen, evtl. kurz erklären ▪ Punkte vergeben	▪ Trainingsaufgabe 5: Kinder in Kopie ▪ Stempel, Stempelkissen ▪ Regelkarten
5	**7. Verabschiedung** 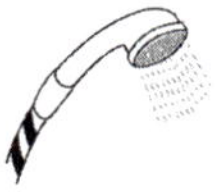	▪ Auf Hockern: Verabschiedung mit Lobdusche ▪ Klatschen im Kreis ▪ Hocker wegräumen	▪ Hocker ▪ Regelkarten
15	**8. Elterngespräch** 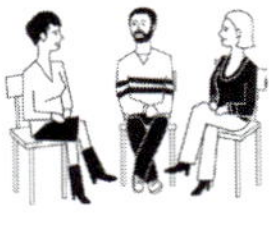	▪ Ein Th verabschiedet sich, geht mit den Workboooks zu den Eltern und überreicht sie ihnen ▪ Kurzes gruppenbezogenes Feedback (Inhalt: Stopp! sagen gelernt und im „Stopp-Tanz" und Rollenspiel praktisch erprobt) ▪ Th nennt Beispiele, die die Kinder sich für das Stopp!-sagen in den Rollenspielen ausgesucht haben. ▪ Rückfragen und Erfahrungen zu den Trainingsaufgaben 4: Eltern und Kinder ▪ Trainingsaufgabe 5 Eltern erklären (Workbook, S. 17–19) ▪ Erinnern an Elternabend ▪ Für Zusammenarbeit bedanken	▪ Workbook

5. Einheit

Grenzen setzen: Stopp! sagen

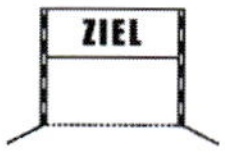

Ziele

- Ich kenne das Stopp!-Zeichen und wende es überzeugend an.
- Ich höre auf das Stopp! der anderen.
- Ich gebe den anderen Kindern Rückmeldung. Dabei sage ich immer zuerst, was gut war, danach (wenn nötig) welchen Tipp ich geben möchte.
- Ich spreche mich mit meinem Partner ab.

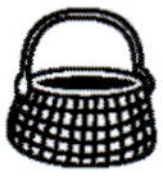

Benötigtes Material

- Raum mit ausreichend Platz; Hocker, Tische, Stühle, Stifte usw.
- Klangschale mit Schlegel
- Regelkarten
- Zieleplakat
- Jokerkarten „Stopp", „Ohr", „Mund"
- Abspielmedium mit fröhlicher, antreibender Musik
- Handy, Kamera oder Tablet zum Filmen und Anschauen für das Rollenspiel und zur Reflexion
- Stempel und Stempelkissen
- Workbook

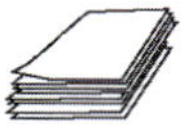

Kopieren/Ausdrucken

- Trainingsaufgabe 5: Kinder (Anlage)

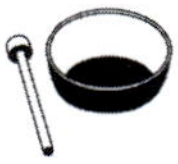

1. Begrüßung

Kinder und Eltern werden im Wartezimmer mit Handschlag von beiden Th begrüßt. Im Therapieraum nehmen sich die Kinder einen Hocker und legen ihre Workbooks mit den Wochenprotokollen und die Schatzkiste mit den Edelsteinen vor sich. Es folgen die Zentrierungsübung und das Klatschen im Kreis.

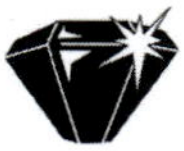

2. Wochenprotokolle und Edelsteine vorlesen

Auch in dieser Einheit wird von jedem Kind mindestens eine positive Sache vorgelesen und Negatives nur, wenn es eindeutig zum Thema „Gesprächsregeln" oder „Stopp! sagen" passt. Andere negative Vorkommnisse der Woche liest sich der Th still durch und macht sich eventuell Notizen. Positivem wird besondere Aufmerksamkeit gewidmet. Passende negative Ereignisse können später als Rollenspiel aufgegriffen werden. Der andere Th dokumentiert die Inhalte aus dem Wochenprotokoll, dem Edelstein und dem Briefkasten.

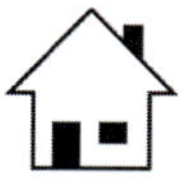

3. Trainingsaufgaben besprechen

Alle setzen sich um den Tisch, kleinere Kinder stellen sich ihren Hocker unter die Füße, damit die Füße nicht in der Luft hängen, sondern fest auf dem Boden stehen.

Th A: *„Legt jetzt alle eure Mappen vor euch auf den Tisch. Bevor wir eure Trainingsaufgabe besprechen, möchten wir aber erst einmal wiederholen, was wir letzte Stunde gelernt*

haben. Thema war: ‚Gesprächsregeln: Zuhören und sich mitteilen!' Wer weiß noch, welche Gesprächsregeln das sind?"
Die Kinder nennen die Regeln. Danach holt der Th das „Mund-Plakat" heraus und vergleicht mit den Kindern, ob alles genannt wurde, und lobt die Kinder für ihr Wissen.
Th A: *„Ihr hattet als Trainingsaufgabe auf, diese Regeln zu zeichnen. Jetzt bin ich ganz gespannt auf eure Ergebnisse! Wer möchte zuerst sein Bild zeigen?"*
Die Kinder stellen die Ergebnisse vor und werden in ihren Trainingsergebnissen gestärkt.
Th A: *„Eure Bilder sind alle sehr gut geworden. Wenn ihr möchtet, könnt ihr sie zu Hause dort aufhängen, wo ihr euch am meisten unterhaltet. Zum Beispiel über dem Esstisch. Dann erinnert euer schönes Bild alle in der Familie daran, sich an die Gesprächsregeln zu halten.*
Th B: *„Die andere Aufgabe war, den Eltern das Schulbild zu beschreiben. Wer hat das gemacht? Haltet mal die Bilder eurer Eltern hoch! Wie war das mit euren Eltern? Wie gut hat es geklappt, die Gesprächsregeln anzuwenden? Haben sie gut zugehört?"*
Die Kinder berichten kurz von ihren Erfahrungen. Die Th achten darauf, dass auch zurückhaltende Kinder zu Wort kommen.

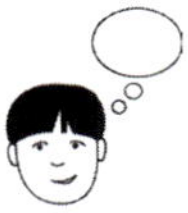

4. Theoriephase: Stopp! sagen
Th A: *„Heute wollen wir zusammen üben, Grenzen zu setzen, also laut und deutlich Stopp! sagen zu können, wenn euch etwas nicht passt oder ihr euch unwohl fühlt."* Th hält die Jokerkarte „Stopp" hoch. *„Wem fallen denn Situationen ein, in denen ihr das sagen musstet oder es gerne gesagt hättet?"* Die Kinder geben kurz ein paar Beispiele. *„Klasse, da ist euch ja eine Menge eingefallen."* Th verweist auf passende Ziele auf dem Zieleplakat. Alle Kinder stehen auf und üben das laute „Stopp! sagen" im Ausfallschritt mit Handzeichen auf Brusthöhe vor dem Körper und eindeutiger Mimik. Th gibt hierzu Rückmeldung.

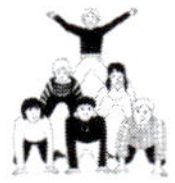

5. Trainingsphase: Stopp-Tanz!
Th B: *„Ich habe schon erzählt, dass man ‚Nein!' und ‚Stopp!' laut und deutlich sagen muss, damit der andere auch weiß, dass man es ernst meint und er sofort aufhören soll. Damit ihr das trainieren könnt, spielen wir Stopp-Tanz. Das heißt, alle bewegen sich im Raum bis auf ein Kind. Wenn es ‚Stopp!' ruft, müssen alle in ihrer Bewegung stoppen. Sie hören also sofort auf, sich zu bewegen und erstarren so, wie sie gerade sind. Nun ist es ja zum Beispiel auf dem Pausenhof oft sehr laut und ihr sollt euch ja überall durchsetzen können. Deshalb machen wir bei dem Spiel noch Musik an und ich rufe zusätzliche Kommandos, wie z. B. Hopserlauf oder Rückwärtsgehen, auf die ihr achten sollt. Wichtigstes Kommando ist aber immer das ‚Stopp!' Jeder darf 3 x ‚Stopp' rufen."*
Nach dem 3. ‚Stopp' bekommt das Kind eine Rückmeldung, ob es gut gehört wurde, die Kinder dürfen Tipps geben. Das Kind, das ‚Stopp' ruft, steht mitten im Raum.
Die Kinder haben Spaß bei der Aufgabe. Die Th müssen verhindern, dass es zu wild zugeht (Schnecken-Karte: Vorsichtig bewegen) und bestärken die Kinder, bei der Aufgabe zu bleiben.
Oft stellt sich bei diesen Aufgaben die Frage, wer anfängt. Die Kinder werden bestärkt, eigene Lösungen zu finden. Was kann man tun, wenn alle anfangen wollen? Vorschläge wie Ching, Chang, Chong, Tipptop oder auszählen werden von den Th gelobt und die Kinder wenden diese selbstständig an.
Bei der Reflexion sollte der Th eine ruhige Atmosphäre anbahnen und die Kinder zu konstruktiver Rückmeldung anregen. Die Kinder geben sich Rückmeldung nach dem Rückmeldeschema: *„Sophie, ich fand gut, dass du …, ich gebe dir den Tipp, dass du …"*

Körpersprache/Rollenspiel mit Reflexion
Th A: *„Jetzt seid ihr alle richtig laut und energisch gewesen und wir haben jeden richtig gut gehört. Dabei habt ihr auch eine bestimmte Körpersprache verwendet. Wer weiß denn, was ich mit*

Körpersprache meine?" Die Kinder sammeln: Gesichtsausdruck, Bewegung, Körperhaltung, rot werden … *„Genau, und worauf kommt es an, wenn man ganz bestimmt sein will und ‚Stopp' ruft? … Ja, stimmt, die Körpersprache soll dazu passen. Wenn ihr also dabei lacht oder euch klein macht, kann es sein, dass euch der andere gar nicht ernst nimmt. Wenn ihr aber bestimmt seid, werdet ihr mehr Erfolg haben …"* Th macht ‚Stopp' noch einmal vor.
„Jetzt stellt ihr zu zweit eine Situation nach, in der ihr ‚Stopp!' sagen wollt. Einer ist der, der ärgert oder nervt, der andere ist der, der ‚Stopp!' sagt. Ihr habt ja zu Anfang schon einige Situationen genannt, in denen das nötig war. Wichtig ist, dass ihr dem anderen zeigt: Hier ist meine Grenze, lass mich jetzt in Ruhe."
„Ihr habt jetzt Zeit, euch abzusprechen, wer ‚Stopp!' sagen üben möchte und in welcher Situation. Sprecht euch gut ab, ihr könnt auch schon eine Probe machen und euch Rückmeldungen geben. Um … Uhr treffen wir uns und jede Gruppe stellt ihr Ergebnis vor. Wenn ihr in der Probezeit Fragen habt, kommt ruhig zu uns, wir werden aber auch herumgehen und gucken, wie es klappt."
Die Gruppenfindung wird wie oben beschrieben unterstützt oder je nach Zielsetzung auch eingeteilt. Die Vorführung wird gefilmt, damit sich die Gruppen auch selbst sehen und das Ergebnis besser besprochen werden kann.
Wenn die Kinder sehr unruhig sind, ist es empfehlenswert, sie die Vorführung auf den Hockern stehend anschauen zu lassen. Dies sorgt für eine verbesserte Zentrierung, Vigilanz und dadurch für mehr Konzentration. Die Th sind nah bei den spielenden Kindern und sorgen dafür, dass kein Kind sich aus Versehen wehtut.
Nach den einzelnen Vorführungen wird geklatscht. Einzelne Sequenzen können auch öfters wiederholt werden, bis die Teampartner authentisch spielen und das Ziel des klaren Stopp-Sagens erreicht ist. Die Kinder geben den Spielenden nach der Vorführung wie oben beschrieben konstruktive Rückmeldung. Jede Gruppe spielt vor.

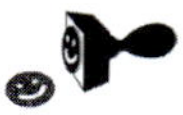

6. Neue Trainingsaufgabe vergeben und Punkte übertragen

Th B: *„Ihr habt jetzt alle geübt, deutlich und energisch ‚Stopp!' zu sagen, wenn euch etwas nicht passt. Eure Trainingsaufgabe ist es, das einzusetzen, wenn es nötig ist. Die Ruhigen unter euch sollen sich trauen, laut genug zu sein. Die anderen, die schnell wütend werden, sollen ‚Stopp!' sagen, bevor sie etwas so nervt, dass sie ausflippen. Die zweite Aufgabe ist, auf das ‚Stopp!' eurer Eltern zu hören, denn auch die haben die Aufgabe, ‚Stopp! sagen' zu üben. Holt bitte eure Mappen raus und heftet die Trainingsaufgabe ab.*
Ihr bekommt jetzt eure Punkte. Diejenigen, die fertig sind, warten bitte auf dem Hocker."

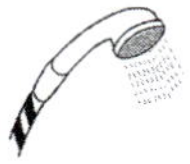

7. Verabschiedung

Alle stehen auf den Hockern im Kreis. Jeder bekommt ein kurzes positives Feedback (Lobdusche). Dann wird das Klatschritual durchgeführt. Danach räumt jeder seinen Hocker weg, nimmt seine Tasche und geht leise ins Wartezimmer.

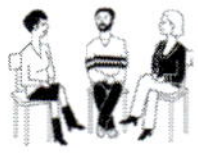

8. Elterngespräch

Ein Th verabschiedet sich von den Kindern und geht mit den Workbooks zu den Eltern. Es wird ein kurzes allgemeines Feedback über die Stunde gegeben, wobei vor allem auf die positiven Dinge eingegangen wird. Die Trainingsaufgabe 5 (Workbook, S. 17–19) für Eltern und Kinder wird kurz erklärt und im Workbook gezeigt. Es besteht Zeit für Nachfragen.

Die Eltern erhalten Zeit, um die Trainingsaufgabe 4: Eltern und Kinder abzusprechen.
Der Th erinnert an den Elternabend und nennt noch einmal den Termin. Er bedankt sich für die Zusammenarbeit.

Trainingsaufgabe 5: Kinder

- Sage „Stopp!“
- Höre auf das „Stopp!“ der anderen

Trainingsaufgabe 5
Kinder

Stopp!

- Sage „Stopp!“ Übe, was wir in dieser Stunde gelernt haben. (1 Punkt)
- Höre auf das „Stopp!“ der anderen. Deine Eltern haben auch zur Aufgabe, das „Stopp! zu üben. Gib dieses Blatt deinen Eltern. Tragt gemeinsam ein, wie das „Stopp!“ zu Hause geklappt hat.

(1 Punkt)

5

Das Wichtigste für die Elternarbeit in Kürze:

S. 17–19

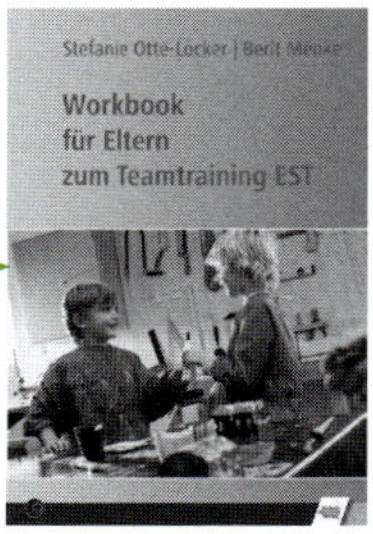

Trainingsaufgabe 5
Eltern

Grenzen setzen: Stopp! sagen

Tipps für ein effektives Stopp

Stopp! ist ein **Notfallhelfer.**

- Nur anwenden, wenn es wirklich **nötig** ist!
- Das **Handzeichen** zeigt die Grenze auf: bis hierhin und nicht weiter!
- Die Füße sind in **Schrittstellung,** das gibt Stabilität und ein sicheres Auftreten.
- **Ernst** und entschlossen gucken.

Ihre Aufgabe ist es, ebenfalls **das „Stopp!" gezielt einzusetzen.**
Lassen Sie sich von Ihrem Kind das Handzeichen dazu zeigen und üben Sie zunächst gemeinsam.

Beispiele für die Nutzung in Eltern-Kind-Situationen:
„Stopp! Leg das vorsichtig wieder hin!", „Stopp! Ende der Diskussion!", „Stopp! Schluss mit Toben!"

Bitte denken Sie weiterhin daran, das **Wochenprotokoll und den Edelstein** zu schreiben! Besonders die Inhalte der Wochenprotokolle sind unentbehrlich für die weitere Gestaltung des Trainings. Heute haben die Protokolle geholfen, unsere Rollenspiele so zu gestalten, dass die Kinder die Inhalte leichter in ihren Alltag übertragen können.

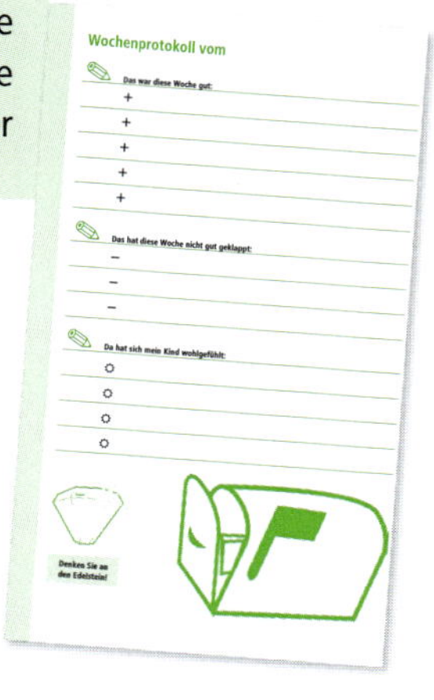

5. Einheit Eltern
Wiederholung:
Gruppenregeln, Gesprächsregeln und Ressourcenaktivierung
Neue Inhalte: Stopp! und Drehzahlmesser

5

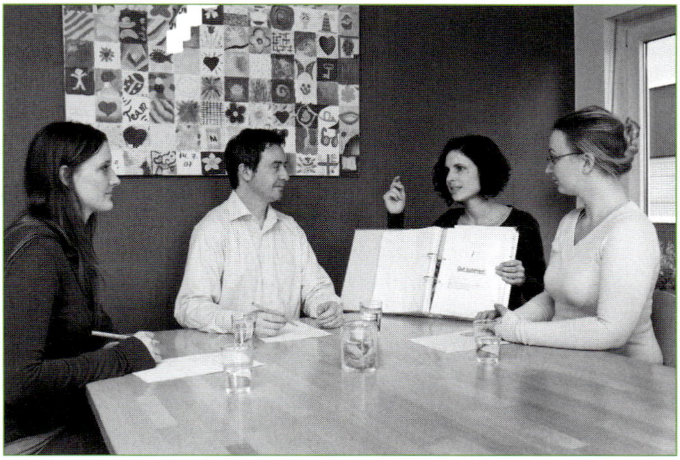

Leitfaden 5. Einheit Eltern

Wiederholung: Gruppenregeln, Gesprächsregeln und Ressourcenaktivierung
Neue Inhalte: Stopp! und Drehzahlmesser

Zeit, Min.	Aufgabe, Medium	Inhalt, Vorgehensweise	Materialien, Ort
5	**1. Begrüßung**	▪ Yoga-Baum mit Klangschale, evtl. auf Hockern ▪ Erläutern, warum diese Übung in jeder Einheit mit den Kindern gemacht wird (Stilleübung, Zentrierung, Ritual, Ankommen)	▪ Stehend um den Tisch ▪ Klangschale ▪ Hocker
5	**2. Ablauf der Stunde vorstellen**	▪ Information über die Stunde geben: – Gruppenablauf wiederholen – Ressourcenaktivierung wiederholen – Gesprächsregeln wiederholen ▪ Stopp! sagen ▪ Drehzahlmesser/Selbstregulation ▪ Zeit für Besprechung der Trainingsaufgaben und für Fragestellungen	▪ Sitzend am Tisch ▪ Getränke
5	**3. Gruppenablauf wiederholen**	▪ Gruppenablauf darstellen – Begrüßung (Hocker, Zentrierung mit Klangschale, Klatschen, Protokoll und Edelstein) – Trainingsaufgabe (TA) besprechen (TA absprechen, Festigung des Erlernten) – Theoriephase (Erarbeiten eines Themas, z. B. Erstellen eines Plakates) – Trainingsphase (praktisches Erproben, z. B. Rollenspiel mit Reflexion) – Neue Trainingsaufgabe vergeben und Punkte übertragen – Verabschiedung (Lobdusche und Klatschen auf den Hockern) ▪ Die Wichtigkeit der Ritualisierung und Mitarbeit der Eltern erklären (z. B. im Schreiben des Wochenprotokolls und Edelsteins)	▪ Am Tisch ▪ Regelkarten ▪ Zieleplakat ▪ Workbook
10	**4. Ressourcenaktivierung wiederholen**	▪ Zusammenfassung, weshalb Ressourcenaktivierung ein großer Schwerpunkt ist (Selbstbewusstsein fördern, Stärken erkennen, Möglichkeiten verdeutlichen, positive Rollenfindung ermöglichen) ▪ Bisherige Informationen und Trainingsaufgaben 2 und 3 ▪ Zeit für Fragen/Austausch von Erfahrungen	▪ Trainingsaufgabe 3: Eltern ▪ Jokerkarte „Edelstein" ▪ Trainingsaufgaben 2, 3: Eltern/Workbook

Zeit, Min.	Aufgabe, Medium	Inhalt, Vorgehensweise	Materialien, Ort
10	**5. Gesprächsregeln wiederholen**	▪ Wie liefen die Trainingsaufgaben der Kinder? ▪ Wie ist das Gesprächsverhalten zu Hause, z. B. am Küchentisch? ▪ Fragen/Rückmeldungen zum Thema „Gut zuhören!, Gesprächsregeln" ▪ Wer hat die 4 Ks angewendet? ▪ Austausch von Erfahrungen/Zeit für Fragen ▪ Ausblick auf nächste Elterneinheit (Konfliktgespräch, Familienrat)	▪ Jokerkarten „Mund" und „Ohr" ▪ Plakate „Ohr" und „Mund" ▪ Trainingsaufgabe 4: Eltern/Workbook
5	**6. Stopp! sagen**	▪ Thema vorstellen ▪ Eingehen auf Elterntrainingsaufgabe 5 und Erläuterungen ▪ Evtl. Filme vom Rollenspiel „Stopp!"-Einheit 5 zeigen	▪ Trainingsaufgabe 5: Eltern/Workbook ▪ Jokerkarte „Stopp" ▪ Evtl. Tablet oder anderes Abspielmedium
20	**7. Drehzahlmesser, Selbstregulation**	▪ Ausblick auf die nächsten Einheiten (6–8: Erregungszustände bewusst wahrnehmen und verändern: „Ruhig-mach-Tricks", „Mut-mach-Tricks") ▪ Wer kennt den Drehzahlmesser schon aus der Einzeltherapie? ▪ Erklären des Drehzahlmessers (Vorgehensweise wie in Einheit 6) ▪ Jeder Elternteil zieht eine Karte und erklärt, wann er in diesem Bereich dreht. Die Eltern nennen Situationen, wann ihr Kind in welchem Bereich dreht, ob dies oft vorkommt und ob es als angenehm oder unangenehm empfunden wird ▪ Warum ist Selbstregulationstraining in einer Sozialkompetenzgruppe wichtig? (Eigenwahrnehmung stärken, Rückmeldung geben können, Erregungszustände neutral verbalisieren können)	▪ Drehzahlmesser ▪ Kärtchen mit Drehzahlen (Anlage) ▪ Jokerkarte „Drehzahlmesser"
5	**8. Bücher vorstellen**	Th stellt Bücher „Geschichten von der Fly" und „Die Kapitän-Nemo-Geschichten" vor ▪ Priorität liegt beim Buch „Kapitän Nemo" Als Alternative wird „Die Fly" empfohlen, wenn Eltern z. B. sehr skeptisch gegenüber Entspannungsgeschichten sind	▪ Bücher: – „Die Kapitän-Nemo-Geschichten" von Petermann – „Geschichten von der Fly" von Krowatschek, Theiling ▪ Workbook, S. 54
20	**9. Selbsterfahrung: Entspannung**	▪ Alle setzen sich so hin, dass sie den Kopf an der Wand anlehnen können, oder sie legen sich auf vorbereitete Yogamatten und machen es sich gemütlich ▪ Th liest zuerst eine Geschichte aus „der Fly" und dann aus „Kapitän Nemo" vor	▪ Bücher s. o. ▪ evtl. Yogamatten, Decken, Kissen
5	**10. Verabschiedung**	▪ An die Edelsteine und das Wochenprotokoll erinnern, falls notwendig ▪ Zusammenarbeit loben ▪ Für Aufmerksamkeit bedanken und verabschieden	

5. Einheit Eltern

Wiederholung: Gruppenregeln, Gesprächsregeln und Ressourcenaktivierung
Neue Inhalte: Stopp! und Drehzahlmesser

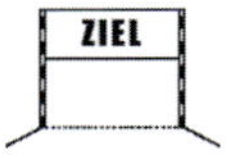

Ziele

- Wir sind über das, was unsere Kinder im EST machen, gut informiert.
- Wir vertiefen die bisherigen Themen des Gruppentrainings, damit wir sie auf unser Kind abgestimmt zu Hause anwenden.
- Wir tauschen uns gegenseitig aus und profitieren von den Erfahrungen der anderen Eltern.
- Ich habe einen positiven Blick auf mich und mein Kind.

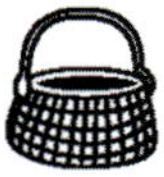

Benötigtes Material

- Raum mit ausreichend Platz; Stühle, ein Tisch, Getränke, evtl. Kerze
- Klangschale mit Schlegel
- Regelkarten und Jokerkarten (Edelstein, Ohr, Mund, Stopp!, Drehzahlmesser)
- Workbooks der Eltern mit den ausgefüllten Trainingsaufgaben
- evtl. Tablets oder anderes Abspielmedium
- Drehzahlmesser/Motor (Anlage Einheit 6)
- Selbstregulationskarten (Anlage Einheit 5 Eltern)
- Plakate der Kinder: Regeln, Ziele, Ohr und Mund
- evtl. Matten, Decken, Kissen für die Entspannung/Selbsterfahrung der Eltern

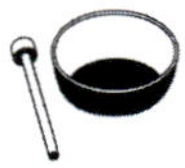

1. Begrüßung

Die Eltern werden im Wartezimmer mit Handschlag von beiden Th begrüßt.

Der Th bittet die Eltern im Gesprächsraum, die Yoga-Baum-Übung mitzumachen, mit der jede Stunde der Kinder beginnt (Selbsterfahrung Zentrierung). Wenn alle wieder sitzen, bietet er ihnen die bereitgestellten Getränke an, um eine gemütliche Atmosphäre zu schaffen. Die Eltern erhalten Hintergrundinformationen zur Zentrierung (Stilleübung, Konzentration, Ankommen, Ritualisierung) und es wird auf die bekannten Inhalte der Einzeltherapie verwiesen und darauf, dass mit den Kindern jetzt geklatscht wird und dann die Wochenprotokolle und Edelsteine vorgelesen werden.

2. Ablauf der Stunde vorstellen

Information über die Stunde geben

- Gruppenablauf wiederholen
- Ressourcenaktivierung wiederholen
- Gesprächsregeln wiederholen
- Stopp! sagen
- Drehzahlmesser/Selbstregulation
- Zeit für Besprechung der Trainingsaufgaben
- Vorstellen der beiden Entspannungsbücher
- Selbsterfahrung Entspannung

Die Inhalte werden nur kurz benannt. Sie sollen den Eltern einen Überblick geben und damit die Stunde strukturieren. Es wird darauf verwiesen, dass der Austausch unter den Teilnehmern auch ein Ziel dieser Elternstunden ist. Es geht jedoch nicht darum, das Verhalten einzelner Kinder zu schildern. Sollte Nachfrage dafür bestehen, wird auf die Möglichkeit von Einzelelterngesprächen verwiesen, die immer bei Bedarf vereinbart werden können.
Das im Folgenden beschriebene Vorgehen sollte als Möglichkeit verstanden werden. Wenn in einer Elterngruppe ein konstruktiver Austausch über Vorgehensweisen/Interventionen zu Hause entsteht, sollte dies von den Th unbedingt gefördert werden.
Da sich aber nicht in allen Elterngruppen eine solche Dynamik entwickelt, bietet es sich an, die unten einzeln beschriebenen Inhalte zu thematisieren. Hierbei liegt der Schwerpunkt auf Diskussionen unter den Teilnehmern und nicht auf dem Vortrag der Th.

3. Gruppenablauf wiederholen

Da die Eltern den Ablauf der Gruppentherapie noch nicht genau kennen, wird ihnen die Vorgehensweise erklärt. Hierbei wird auf die ihnen bekannte Struktur der Einzelstunden verwiesen und Gemeinsamkeiten und Unterschiede werden aufgezeigt.

Gruppenablauf darstellen:

- Begrüßung (Hocker, Zentrierung mit Klangschale, Klatschen, Protokoll und Edelstein)
- Trainingsaufgabe besprechen (TA absprechen, Festigung des Erlernten)
- Theoriephase (Erarbeiten eines Themas, z. B. Erstellen eines Plakates) – hier können die bisher erstellten Plakate gezeigt werden
- Trainingsphase (praktisches Erproben, z. B. Rollenspiel mit Reflexion) – hier können Reflexionsregeln vorgestellt werden (*Name,* ich fand gut, dass …, ich gebe dir den Tipp/wünsche mir, dass …)
- Neue Trainingsaufgabe vergeben und Punkte übertragen
- Verabschiedung (Lobdusche und Klatschen auf den Hockern), die Lobdusche sollte erklärt und an praktischen Beispielen verdeutlicht werden
- Das Zieleplakat ist immer dabei

Den Eltern sollte die Wichtigkeit der Ritualisierung und Mitarbeit erklärt werden, z. B. was mit dem Schreiben des Wochenprotokolls und des Edelsteins erreicht werden soll (Alltagsbezug herstellen, erwünschtes Verhalten verstärken, Kinder im Erreichen der Ziele unterstützen).

4. Ressourcenaktivierung wiederholen

- Erläutern, warum Ressourcenaktivierung einen Schwerpunkt der Gruppentherapie bildet (Selbstbewusstsein fördern, Stärken erkennen, Möglichkeiten verdeutlichen, Lernen geht nur mit Motivation, positive Rollenfindung ermöglichen)
- Besprechen der Trainingsaufgaben bzw. Informationsmaterialien
- Wie gelang das „Interesse zeigen"? Gab es dabei positive Situationen? (Workbook, S. 9)
- Wie gelingt das Loben? Gibt es noch Fragen dazu? (Workbook, S. 6 und 8)
- Wie werden die Edelsteine geschrieben? Wer liest seinem Kind den Stein vor? Welche Reaktionen gibt es darauf? (Workbook, S. 3) (auch Rückmeldung beim Vorlesen in der Gruppe geben)
- Zeit für Fragen

5. Gesprächsregeln wiederholen

- Wie liefen die Trainingsaufgaben der Kinder?
- Wie ist das Gesprächsverhalten zu Hause, z. B. am Esstisch? Fragen/Rückmeldungen zum Thema „Gut zuhören!", Gesprächsregeln. Wer hat die Regeln aufgehängt? (Workbook, S. 8, 9, 14 und 15)

- Ausblick auf nächste Elterneinheit (Konfliktgespräch, Familienrat)
- Welche Punkte wurden von den Eltern geübt?
- Fragen zu den 4 Ks. Evtl. erneutes praktisches Vormachen, Beispiele geben. (Workbook, S. 15)
- Th erkundigt sich zum Entstehungsprozess der Bilder beim Thema Gesprächsregeln (Trainingsaufgabe 4: Kinder) und der Selbsterfahrung der Eltern.

6. Stopp! sagen

Das neue Thema wird vorgestellt.

Die Kinder sollen das aktive „Stopp! sagen" lernen. Sie üben dies in zwei verschiedenen Rollenspielen. Wer hat schon Erfahrung mit dem „Stopp! sagen" gemacht? Z. B. bei Schulprojekten, Selbstbehauptungskursen usw.

5

Auf die Wichtigkeit des Themas zur Abgrenzung wird eingegangen. Stopp ist ein Notfallhelfer. Schüchterne Kinder können das „Stopp!" verwenden, um Mut zu finden, sich zu äußern und sich zu wehren. Impulsive Kinder können damit lernen sich selbst zu zügeln und Situationen zu kontrollieren, bevor sie eskalieren. Zu Hause kann es die Kommunikation erleichtern. Hierzu müssen beide (Eltern und Kinder) lernen, das „Stopp!" konkret anzuwenden und auf das Stopp-Signal des anderen zu hören und entsprechend zu reagieren. Der Th macht das „Stopp!" vor und geht auf die Trainingsaufgabe 5 der Eltern (Workbook, S. 17 und 18) ein und erklärt sie evtl. kurz. Die Eltern werden ermutigt, das „Stopp!" zu Hause anzuwenden. Es können die Filme der Rollenspiele zum Thema „Stopp!" gezeigt werden.

7. Drehzahlmesser, Selbstregulation

Hier geht es darum, den Eltern den Drehzahlmesser verständlich zu machen. Vorher wird geklärt, wer ihn schon aus der Einzeltherapie kennt. Dabei wird an Erfahrungen und Ressourcen der Eltern angeknüpft und sie werden aufgefordert, den anderen davon zu berichten.

Es erfolgt ein Ausblick auf die nächsten Einheiten, in denen es darum geht, Erregungszustände bewusst wahrzunehmen und zu verändern: „Ruhig-mach-Tricks", „Mut-mach-Tricks" folgen in den beiden Einheiten danach.

Die Erklärung des Drehzahlmessers folgt der Beschreibung in Einheit 6: Kinder, nur etwas kürzer.

„Es gibt Fahrzeuge, die laufen mit unterschiedlichen Drehzahlen. Manche laufen mit eher niedriger, manche mit mittlerer und andere mit hoher Drehzahl. Bei uns Menschen ist es genauso. Es gibt Situationen, da laufen wir eher mit zu niedriger, mittlerer oder zu hoher Drehzahl. Wir haben einen Drehzahlmesser mitgebracht, der dies deutlich macht." Th zeigt Drehzahlmesser und erklärt ihn. Hierbei bewegt er den Zeiger jeweils mit:
„Wenn unser Motor noch im blauen Bereich läuft, sind wir ganz müde, entspannt und eher langsam. So wie z. B. morgens beim Aufwachen, beim Kuscheln oder abends beim Einschlafen. Wenn der Motor dann im grünen Bereich läuft, also zwischen 4–6, dann können wir richtig gut aufpassen, gut zuhören, uns gut absprechen und z. B. effektiv arbeiten. Im orangefarbenen Bereich geht es uns noch gut, aber wir sind schon etwas aufgeregt und können z. B. in der Schule nicht mehr still sitzen und rutschen auf dem Stuhl hin und her. In diesem Bereich können wir aber zum Beispiel gut Sport machen. Im roten Bereich geht es uns gar nicht mehr gut. Da sind wir richtig wütend, sehr traurig oder haben große Angst."
„Jeder von Ihnen wird jede Drehzahl in unterschiedlichen Situationen von sich selbst kennen. Wir alle neigen aber dazu, entweder eher ruhige Typen (Th dreht Motor zwischen blau-grün) *oder eher lebhafte Typen* (Th dreht zwischen grün-rot) *zu sein."*

„Ich möchte jetzt gerne mit Ihnen eine kurze Selbsterfahrung machen. Dieses Spiel werden Ihre Kinder in ähnlicher Form nächste Stunde spielen." Die Eltern üben die praktische Einschätzung der Drehzahlen. Jeder zieht eine Selbstregulationskarte und erklärt, wann das Kind und/oder er selbst in diesem Bereich dreht, ob dies oft vorkommt und ob es als angenehm oder unangenehm empfunden wird.

Der Th regt die Diskussion z. B. mit folgender Frage an: *„Warum ist Selbstregulationstraining in einer Sozialkompetenzgruppe wichtig?"* (Eigenwahrnehmung stärken, Rückmeldungen geben können, Erregungszustände neutral verbalisieren können).

Der Th erklärt, dass die Trainingsaufgabe der nächsten Woche darin besteht, das Drehzahlvokabular anzuwenden und die Kinder beim Ausfüllen des Detektivbogens zu unterstützen.

Th verweist noch darauf, dass es im Workbook als Besonderheit Einheit 7a und 7b zur Anwendung in der Schule gibt und wie dies in diesem Kurs gehandhabt wird. In der Regel besteht Einheit 7 nur aus einer Stunde, daher wird das Wochenprotokoll von S. 26 im Workbook nicht verwendet, sondern das von S. 31 in der 7. Woche.

8. Bücher vorstellen

Der Th stellt die Bücher „Die Fly" und „Kapitän Nemo" vor (Workbook, S. 54). Er betont, dass eher die Entspannungsgeschichten von „Kapitän Nemo" empfehlenswert sind. Als Alternative wird „Die Fly" empfohlen, z. B. wenn Eltern sehr skeptisch gegenüber Entspannungsgeschichten sind. Die Eltern werden gebeten, sich bis zur nächsten Woche eines der Bücher zu besorgen, da sie dann für das Training benötigt werden. Damit ihnen die Entscheidung für ein Buch leichter fällt, laden die Th sie jetzt zu einer Selbsterfahrung ein.

9. Selbsterfahrung: Entspannung

Die Eltern werden gebeten, gemütlich Platz zu nehmen oder es sich auf den vorbereiteten Matten und Decken bequem zu machen. Ein Th liest aus beiden Entspannungsbüchern je eine Geschichte vor, damit die Eltern einen praktischen Eindruck gewinnen können, wie die Geschichten wirken und welche Art von Entspannungsgeschichte besser zu ihnen und ihrem Kind passen könnte.

10. Verabschiedung

Zum Ende loben die Th die Zusammenarbeit und das Engagement der Eltern. Sie erinnern – falls nötig – noch einmal daran, wie wichtig es ist, die Edelsteine und das Wochenprotokoll regelmäßig zu schreiben, um die Therapie auf den Alltag der Kinder beziehen zu können bzw. damit ihr Kind für das Wochenprotokoll einen Punkt bekommt. Für konkrete Einzelfragen oder aktuelle Probleme bieten sie Einzelgespräche an.

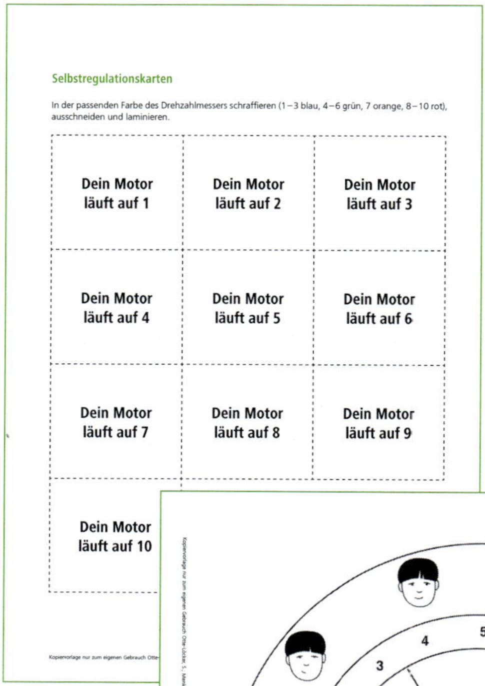

Selbstregulationskarten

In der passenden Farbe des Drehzahlmessers schraffieren (1 – 3 blau, 4 – 6 grün, 7 orange, 8 – 10 rot), ausschneiden und laminieren.

Dein Motor läuft auf 1	Dein Motor läuft auf 2	Dein Motor läuft auf 3
Dein Motor läuft auf 4	Dein Motor läuft auf 5	Dein Motor läuft auf 6
Dein Motor läuft auf 7	Dein Motor läuft auf 8	Dein Motor läuft auf 9
Dein Motor läuft auf 10		

Kopiervorlage nur zum eigenen Gebrauch Otte-

5. Einheit Eltern

Selbstregulationskarten

In der passenden Farbe des Drehzahlmessers schraffieren (1 – 3 blau, 4 – 6 grün, 7 orange, 8 – 10 rot), ausschneiden und laminieren

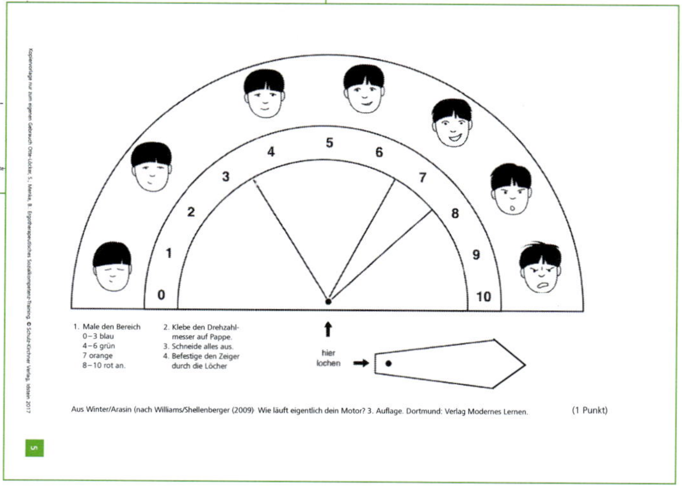

Drehzahlmesser (→ Vorlage CD, Einheit 6) für diesen Elternabend anfertigen und für Praxisgebrauch laminieren

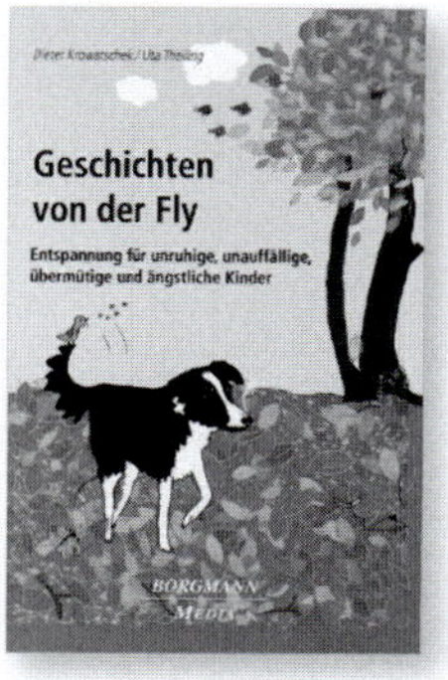

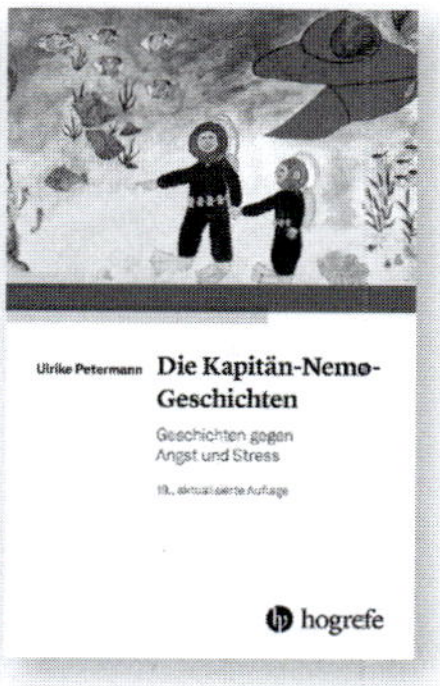

Bücher zur Anschauung bereithalten

6. Einheit
Selbstregulation

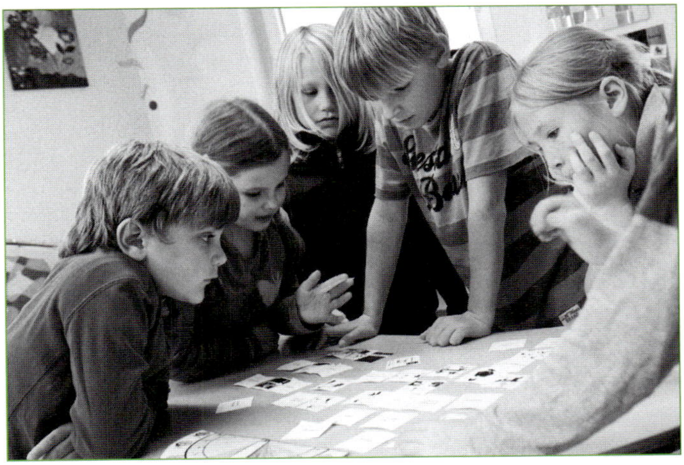

6

Leitfaden 6. Einheit

Selbstregulation

Zeit, Min.	Aufgabe, Medium	Inhalt, Vorgehensweise	Materialien, Ort
5	**1. Begrüßung** 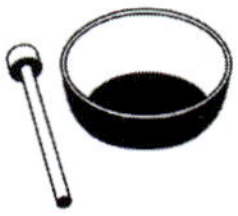	▪ Kinder aus dem Wartezimmer abholen ▪ Im Therapieraum stehen die Kinder auf Hockern im Kreis ▪ Zentrierung mit Klangschale ▪ Begrüßung mit Klatschen: „Guten Tag" und Namen	▪ Hocker ▪ Klangschale mit Schlegel ▪ Regelkarten
10	**2. Wochenprotokolle und Edelsteine vorlesen** 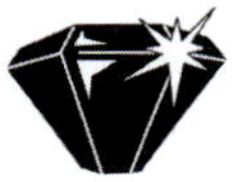	▪ Protokolle und Edelsteine werden nacheinander vorgelesen und positiv verstärkt	▪ Auf den Hockern ▪ Regelkarten ▪ Workbooks mit Wochenprotokollen ▪ Schatzkisten mit Edelsteinen
10	**3. Trainingsaufgabe besprechen** 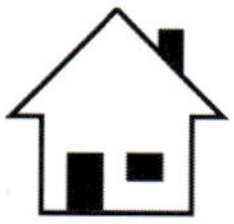	▪ Wiederholen der letzten Stunde ▪ Wer hat wann das „Stopp!" eingesetzt? ▪ Kinder berichten von Erfahrungen damit, Th verstärken positiv und ermuntern dazu, es weiter zu versuchen	▪ Am Tisch ▪ Regelkarten ▪ Mappen der Kinder mit Trainingsaufgaben ▪ Jokerkarte „Stopp!"
5	**4. Theoriephase** 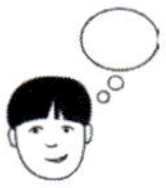 Sport zum Thema Erregungsniveau/Selbstwahrnehmung	▪ Th gibt Kommandos, wie sich die Kinder bewegen sollen: langsam, normal, schnell; laufen, hopsen; vorwärts oder rückwärts usw. ▪ Danach wird besprochen, welches Tempo welchen Effekt hat; was ist nötig, um die Aufgabe zu erfüllen? Antworten: z. B. Rücksicht nehmen, genau hinschauen, auf andere achten ... ▪ Verweis auf Zieleplakat	▪ Bewegungsmöglichkeit im Therapieraum ▪ Regelkarten ▪ Zieleplakat
10	Einführung Drehzahlmesser	▪ Kinder, die den Drehzahlmesser schon kennen, unterstützen den Th sehr aktiv beim Erklären des Motorenvokabulars ▪ Selbsteinschätzung ▪ Wie läuft dein Motor gerade? (verbal) ▪ Wer kennt welche Tricks?	▪ Drehzahlmesser (Anlage) ▪ Regelkarten ▪ Spielzeugautos (Rennwagen, PKW, Trecker) ▪ Jokerkarte „Drehzahlmesser"

Zeit, Min. 	**Aufgabe, Medium**	**Inhalt, Vorgehensweise**	**Materialien, Ort** 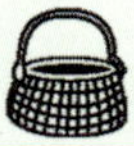
10	**5. Trainingsphase** 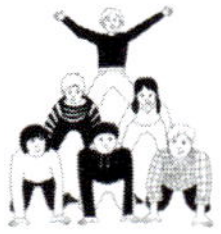 Drehzahl-Pantomime	▪ In 3 Teams, 2 Durchgänge: – Kinder bilden Teams – Jedes Team bekommt 2 Motorenkarten, sie besprechen nacheinander vor der Tür, wer welche Karte vorstellt und anfängt – Jedes Kind macht ein Erregungsniveau vor, die anderen raten die Motorenzahl	▪ Sitzen und stehen ▪ Karten: „Dein Motor läuft auf ... " (Anlage Selbstregulationskarten, Einheit 5: Eltern) ▪ Regelkarten
20	Sortierspiel	▪ Auf Gesprächsregeln verweisen ▪ Th beobachtet Verlauf, interveniert falls nötig, dokumentiert	▪ Karten (Anlage) laminiert, ergänzt durch Farbkarten in blau, grün, orange und rot ▪ Regelkarten
10	Reflexion Sortierspiel	▪ Kinder erklären Ergebnis ▪ Was war einfach, was war schwer in der Zusammenarbeit? ▪ Wie hat das Absprechen geklappt? ▪ Wer hat noch Fragen zum Drehzahlmesser? ▪ Th greift dabei evtl. aufkommende Konfliktsituationen und positive Interaktionen heraus und spricht sie an ▪ Lob für gutes Zusammenarbeiten ▪ Bei wem läuft jetzt der Motor wie?	
5	**6. Neue Trainingsaufgabe vergeben und Punkte übertragen** 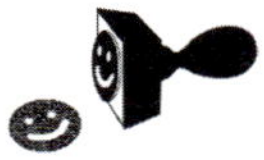	▪ Trainingsaufgabe verteilen ▪ 1. TA: Selbsteinschätzungsbogen ausfüllen, Th erklärt diesen exemplarisch ▪ 2. TA: Motor herstellen, wer noch keinen aus der Einzeltherapie hat ▪ Punkte vergeben	▪ Trainingsaufgabe 6: Kinder in Kopie ▪ Anlage „Drehzahlmesser" in Kopie ▪ Musterklammer ▪ Stempel, Stempelkissen ▪ Regelkarten
5	**7. Verabschiedung** 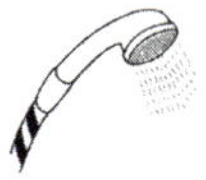	▪ Auf Hockern: Verabschiedung mit Lobdusche ▪ Klatschen im Kreis ▪ Hocker wegräumen	▪ Hocker ▪ Regelkarten
15	**8. Elterngespräch** 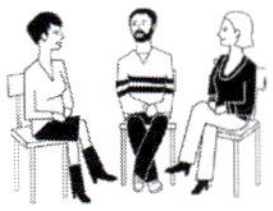	▪ Ein Th verabschiedet sich und geht mit den Workbooks zu den Eltern ▪ Kurzes gruppenbezogenes Feedback (Inhalt: „Wie läuft mein Motor?" theoretisch und praktisch erarbeitet) ▪ Rückfragen und Erfahrungen mit der Trainingsaufgabe 5: Kinder und Eltern ▪ Trainingsaufgabe 6 Eltern (Workbook, S. 20–21) kurz erklären ▪ Hinweis, eines der Bücher („Die Kapitän-Nemo-Geschichten" oder „Geschichten von der Fly") bis nächste Woche zu besorgen ▪ Für Zusammenarbeit bedanken	▪ Workbook

6. Einheit
Selbstregulation

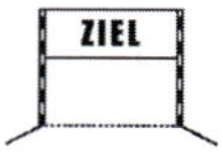

Ziele

- Ich spreche mich mit meinem Team ab.
- Ich kenne das Motorenvokabular und schätze mich selbst damit ein.

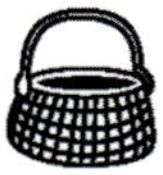

Benötigtes Material

- Raum mit ausreichend Platz; Hocker, Tische, Stühle usw.
- Klangschale mit Schlegel
- Regelkarten
- Zieleplakat
- Jokerkarten „Stopp!" und „Drehzahlmesser"
- Einen hergestellten Drehzahlmesser/Motor (Anlage)
- Spielzeugautos (Rennwagen, PKW, Trecker)
- Selbstregulationskarten: „Dein Motor läuft auf …" (Anlage Einheit 5: Eltern)
- Sortierspiel (Anlage)
- Musterklammern (bekommen die Kinder mit Kopie Drehzahlmesser/Motor)
- Workbook

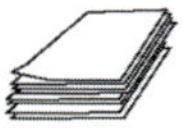

Kopieren/Ausdrucken

- Trainingsaufgaben 6: Kinder (Anlage)
- Drehzahlmesser/Motor (Anlage)
- Sortierspiel (Anlage)

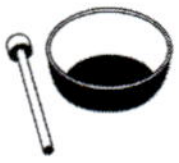

1. Begrüßung

Im Wartezimmer werden Eltern und Kinder mit Händeschütteln begrüßt. Die Kinder folgen einem Th in den Therapieraum. Sie nehmen sich einen Hocker und bilden einen Kreis.

„Denkt daran, dass ihr alle Sachen für die Stunde vor euren Hocker legt: Workbook mit Wochenprotokoll und Schatzkiste mit Edelstein. Beeilt euch bitte, damit wir anfangen können!"

Th bestärkt die Kinder positiv, die sich an die Aufforderung halten. *„Schön Luca, du hast schon dein Wochenprotokoll und stehst auf dem Hocker! Was brauchst du denn noch? ... Ja, richtig, die Schatzkiste …"*

„Sehr gut macht ihr das, Brian, Sophie und Daniel haben schon alles beisammen und stehen auf den Hockern. Schön!"

Es wird wie gewohnt mit Namen geklatscht.

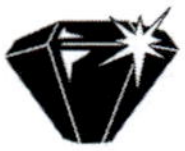

2. Wochenprotokolle und Edelsteine vorlesen

Das Wochenprotokoll wird wie immer vorgelesen und positiv verstärkt. Danach liest Th B noch die Edelsteine vor, indem er sich schräg hinter jedes einzelne Kind stellt. Der andere Th vermerkt die Inhalte aus den Workbooks stichpunktartig in der Dokumentation.

3. Trainingsaufgabe besprechen

Th B: *„Setzt euch bitte an den Tisch und nehmt alle eure Sachen mit."*

Der Th achtet darauf, dass sich die Kinder vorsichtig bewegen und bei der Platzwahl Rücksicht nehmen. Bei Gerangel sollte er gleich durch Zeigen der Regelkarte und Benennen des erwünschten Verhaltens intervenieren. Freundlich faires Verhalten wird im Sekundenfenster gelobt: *„Schön Sophie, du hast Kai den Stuhl überlassen. Das ist nett von dir."*
„Was habt ihr letzte Stunde gelernt?" Th A nimmt ein Kind, das sich meldet, dran: *„Richtig, Stopp! sagen. Jetzt bin ich gespannt auf eure Trainingsaufgabe!"*

Die Kinder stellen nacheinander ihre Aufgaben vor. Th B dokumentiert parallel. Th A führt das Gespräch fort, z. B. mit der Frage: *„Was war denn schwieriger: ‚Stopp!' zu sagen oder auf das ‚Stopp!' deiner Eltern zu hören?"*

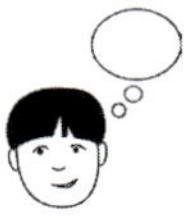

4. Theoriephase: **Sport zum Thema Erregungsniveau/Selbstwahrnehmung**

Th B: *„Jetzt machen wir ein kurzes Bewegungsspiel, steht bitte alle auf. Ich werde immer Kommandos wie „langsam gehen, hüpfen, vorsichtig rückwärtslaufen" usw. geben. Eure Aufgabe ist es, genau zuzuhören und euch so zu bewegen, wie ich es sage! Achtet bitte gut auf die anderen! Wichtig ist die Schnecken-Karte: Vorsichtig bewegen!"*

Das Spiel wird durchgeführt. Th B interveniert je nach Gruppendynamik, indem er eher langsames oder auch schnelleres Bewegen fordert: langsam, normal, schnell, laufen, schleichen, hopsen, vorwärts, rückwärts usw. Hierbei ist es besonders wichtig, die Kinder anzuregen, die Aufgabe konstruktiv durchzuführen. Ein Toben sollte unbedingt verhindert werden, die Kinder sollten aber auch Spaß an der Aufgabe haben.

Absprache: Nach ca. 3 Minuten bittet Th B die Kinder zu stoppen und reflektiert kurz das Erlebte:
Th B: *„Das habt ihr gut gemacht! Schön war, wie gut ihr Rücksicht genommen habt! Jetzt möchte ich gerne mal von euch wissen, bei welchem Tempo war es leichter, nicht zusammenzustoßen? … Genau, beim langsamen Gehen! Wann müssen wir uns also langsam bewegen?* (in Kurven, wenn es eng wird, bei Hindernissen, beim Rückwärtslaufen) *Wann können wir uns schnell bewegen? … Wie war es, als alle sich schnell bewegt haben* (unruhiger, lauter, lustiger …) *Was fand wer anstrengender?"*
Der Th leitet das Gespräch dahin, dass die Kinder herausarbeiten, welchen Effekt welches Tempo hat und was wichtig ist, um die Aufgabe zu erfüllen.
Th B bestärkt Antworten wie: Rücksicht nehmen, genau hinschauen, auf andere achten usw. Th verweist auf passende Ziele des Zieleplakats.

Einführung Drehzahlmesser
Th A bittet die Kinder, sich wieder auf ihre Plätze am Tisch zu setzen. *„Heute geht es um das Thema „sich selbst wahrzunehmen" und zu wissen, wie der Motor gerade läuft. Wer von euch kennt schon den Drehzahlmesser?"*
Th A registriert, wie vielen Kindern die Thematik schon bekannt ist, und fordert sie auf, bei der Erklärung für die anderen Kinder behilflich zu sein. *„Das ist ja toll! Dann kannst du mir sehr gut helfen, und wir erklären gleich den anderen, wie der Drehzahlmesser funktioniert."*

Th A: *„Es gibt Fahrzeuge, die laufen mit unterschiedlichen Drehzahlen."* Ein Trecker, ein Auto und ein Rennwagen werden gezeigt.
„Manche laufen mit eher niedriger, manche mit mittlerer und andere mit hoher Drehzahl. Bei uns Menschen ist es genauso. Es gibt Situationen, da laufen wir eher mit zu niedriger, mittlerer oder zu hoher Drehzahl. Wir haben euch hier einen Drehzahlmesser mitgebracht, auf dem das aufgeschrieben steht."
Th A zeigt Drehzahlmesser und erklärt diesen. Hierbei bewegt er den Zeiger jeweils mit: *„Wenn unser Motor noch im blauen Bereich läuft, sind wir ganz müde, entspannt und eher langsam. So wie z. B. morgens beim Aufwachen, beim Kuscheln oder abends beim Einschlafen. Wenn der Motor dann im grünen Bereich läuft, also zwischen 4–6, dann können wir richtig gut aufpassen, gut zuhören, uns gut absprechen, spielen und z. B. in der Schule still sitzen. Im orangefarbenen Bereich geht es uns noch gut, aber wir sind schon etwas aufgeregt und können z. B. vor einer großen Pause in der Schule nicht mehr still sitzen und rutschen auf dem Stuhl hin und her. In diesem Bereich können wir aber zum Beispiel gut Fußball spielen. Oder wir freuen uns ganz doll, weil wir Geburtstag haben und Geschenke bekommen. Im roten Bereich geht es uns gar nicht mehr gut. Da sind wir stinkwütend und drehen voll auf. Oder wir haben riesige Angst oder sind sehr traurig und verzweifelt ..."*
Wenn es der Situation entspricht, verdeutlicht der Th den momentanen Drehzahlmesser der Kinder, indem er auf sie eingeht: *„Ihr hört gerade so gut zu und sitzt ganz still, ich glaube, ihr dreht gerade im grünen Bereich!" „Eben, als du gegähnt hast, da warst du eher im blauen Bereich, glaube ich ..." „Vorhin, als ihr euch um den Hocker gestritten habt, ich glaube, da wart ihr mindestens bei 8, kann das sein?"*
Th lässt alles, was möglich ist, von den Kindern, die den Drehzahlmesser schon kennen, erklären und unterstützt sie dabei. Dies führt dazu, dass diesen Kindern nicht langweilig ist und sie sich als produktiven Teil der Gruppe erleben (Ressourcenaktivierung).

Dann lässt der Th die Kinder noch ihre eigene momentane Drehzahl einschätzen und geht auf Erfahrungen ein. Hierbei hat es sich bewährt, von eigenen Erfahrungen zu berichten, um den Kindern zu verdeutlichen, dass jeder einmal in jedem Bereich läuft und es nicht um Stigmatisierung des unerwünschten Verhaltens geht: *„Heute Morgen bin ich nur schwer aus dem Bett gekommen und war noch ganz müde, da lief ich noch im blauen Bereich! Dann habe ich irgendwann auf die Uhr geguckt und einen Schreck bekommen, wie spät es schon ist, dass ich auf der Stelle in den orangefarbenen Bereich gekommen bin und mich wie eine Rakete beeilt habe! Jeder dreht mal im roten Bereich, wenn etwas richtig blöd ist. Mir ist das auch schon passiert und das fühlt sich dann ganz mies an. Es gibt dann zum Glück ein paar Tricks, die man machen kann, um seinen Motor wieder zu beruhigen und in einen niedrigeren Bereich zu fahren."*
Th A leitet das Gespräch darauf, wer welche Tricks (Aufpass- oder Konzentrationstricks), z. B. aus der Einzeltherapie, kennt, um den Motor in den grünen Bereich zu bekommen: z. B. Sport treiben, sich recken und strecken, erst mal tief durchatmen, Seilspringen, etwas trinken usw.

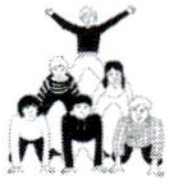

5. Trainingsphase: Drehzahl-Pantomime

Th B: *„So, ich merke schon, wie gut ihr das alle verstanden habt! Ihr habt eben auch wirklich gut zugehört und nun schon ganz schön lange gesessen. Damit euer Motor weiter im grünen Bereich läuft, machen wir jetzt etwas Praktisches. Das Spiel heißt ‚Drehzahl-Pantomime'. Ihr sucht euch bitte gleich einen Partner. Immer zu zweit kommt ihr dann zu mir vor die Tür und ich gebe euch zwei Karten. Auf den Karten stehen Drehzahlen".* Th A hält eine Beispielkarte hoch. *„Ihr sprecht euch ab, wer welche Drehzahl vormachen möchte. Danach geht ihr nacheinander wieder in den Raum. Die anderen Kinder dürfen durch Reinrufen erraten, welche Zahl ihr vormacht. Sobald ihr eure Zahl hört, dürft ihr ‚Richtig' sagen und für alle auflösen, welche Zahl es war."*

Sortierspiel
Th A: *„Ihr habt das alle supergut verstanden und toll gespielt. Jetzt machen wir noch ein letztes Spiel. Dies ist das Sortierspiel. Hier geht es darum, dass ihr alle zusammen im großen Team eine gemeinsame Aufgabe löst. Die Aufgabe ist, dass ihr diese ganzen Kärtchen zusammen sortiert."* (Th A hält Säckchen mit Karten hoch) *„Hier sind viele Karten mit Gesichtern, Zahlen und Farben drauf. Eure Aufgabe ist, alles* ***gemeinsam*** *zu sortieren. Hierbei übt ihr, euch abzusprechen und im Team zu arbeiten. Denkt dabei bitte an die Gesprächsregeln! Habt ihr noch Fragen? ... Dann stellt euch bitte hierher und los geht's!"*
Die Th beobachten den Verlauf des Gesprächs und machen sich Notizen. Interessante Beobachtungen könnten sein, wer welche Rolle einnimmt, wer sich der Gruppe entzieht oder gut im Team arbeitet. Wer vielleicht von der Masse der Karten überfordert ist, wer freundlich oder bestimmt agiert usw. Die Th lassen die Kinder möglichst alleine die Aufgabe bewältigen, greifen aber bei groben Regelverstößen ein. Ebenfalls intervenieren sie, wenn sie merken, dass kein produktives Ergebnis entsteht. Hierbei könnten sie z. B. hilfreiche Fragen stellen oder Aussagen machen wie: *„Anna und Tom, ihr sprecht euch ja schön ab und habt schon Stapel gebildet. Klasse. Was könnt ihr anderen tun, um mit zum Team zu gehören? Kai, weißt du noch, was die Aufgabe war? ... Was kannst du machen, um es zu erfahren? ... Ja, richtig, gute Idee, frag mal die anderen! Denkt daran, ihr seid ein Team, es gibt nur ein gemeinsames Ergebnis!"*

Am Ende des Spiels oder am Ende der Reflexion verabschiedet sich ein Th von den Kindern und geht mit den Workbooks ins Wartezimmer, um mit den Eltern in einem ruhigen Raum das Elterngespräch durchzuführen.

Reflexion des Sortierspiels
Die Kinder stehen noch um den Tisch herum oder nehmen sich ihre Stühle dazu. Th A: *„So, nun erklärt mal euer Ergebnis!"* Th A lässt die Kinder die Ergebnisse vorstellen und fragt einzelne, die sich nicht zu Wort melden, nach Details.
Th A lenkt das Gespräch mit folgenden Fragen: *„Was war einfach, was war schwer bei der Zusammenarbeit? ... Wie hat das Absprechen geklappt? ... Wer hat noch Fragen zum Motor?"*
Er greift dabei eine evtl. aufgekommene Konfliktsituation und positive Interaktion heraus und spricht sie ressourcenorientiert an. Er lobt das gute Zusammenarbeiten.
Wenn die Kinder sich gegenseitig Rückmeldung geben, kann der Th dies mit der Aufforderung unterstützen: *„Das fand ich gut ...!" „Ich gebe dir den Tipp ...!"*

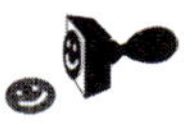

6. Neue Trainingsaufgabe vergeben und Punkte übertragen
Th A: *„Jetzt bekommt ihr eure nächste Trainingsaufgabe. Dieses Mal dürft ihr Detektiv sein. Diejenigen, die noch keinen Motor haben, dürfen sich zu Hause einen bauen. Wie es geht, steht auf eurem Trainingsblatt: Viel Spaß dabei! Heftet jetzt eure Trainingsaufgaben ab und holt eure Punktepläne heraus."* Th A verteilt die Stempel und bittet die Kinder, die fertig sind, auf den Hockern zu warten.

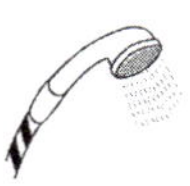

7. Verabschiedung
Wenn alle Kinder ruhig auf den Hockern stehen, gibt Th A ein allgemeines Feedback über die Stunde. Dann erhält jedes Kind eine individuelle Lobdusche.
Alle Teilnehmer klatschen im Kreis und verabschieden sich mit Namen.

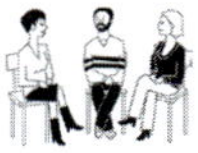

8. Elterngespräch

Es wird ein kurzes allgemeines Feedback über die Stunde gegeben, wobei vor allem auf die positiven Dinge eingegangen wird. Die Eltern können Rückfragen zu den Trainingsaufgaben 5 für Eltern und Kinder stellen und tauschen sich über die Inhalte aus.
Die Trainingsaufgabe 6 für Eltern (Workbook, S. 20–22) und die der Kinder wird kurz erklärt und Zeit für Nachfragen eingeräumt. Die Eltern werden ermuntert, das Motorenvokabular nun im Alltag anzuwenden.

Th erinnert noch einmal an die Bücher „Die Kapitän-Nemo-Geschichten" oder „Geschichten von der Fly", da sie Grundlage für das nächste Training sind, und bedankt sich für die Zusammenarbeit.

6

Einheit 6

Sortierspiel

Eine blaue, eine grüne, eine orangefarbene und eine rote Karte zufügen.
Alle Karten des Sortierspiels sind auf der CD (hier nur Auswahl abgebildet).
Bitte ausdrucken, ausschneiden und laminieren.

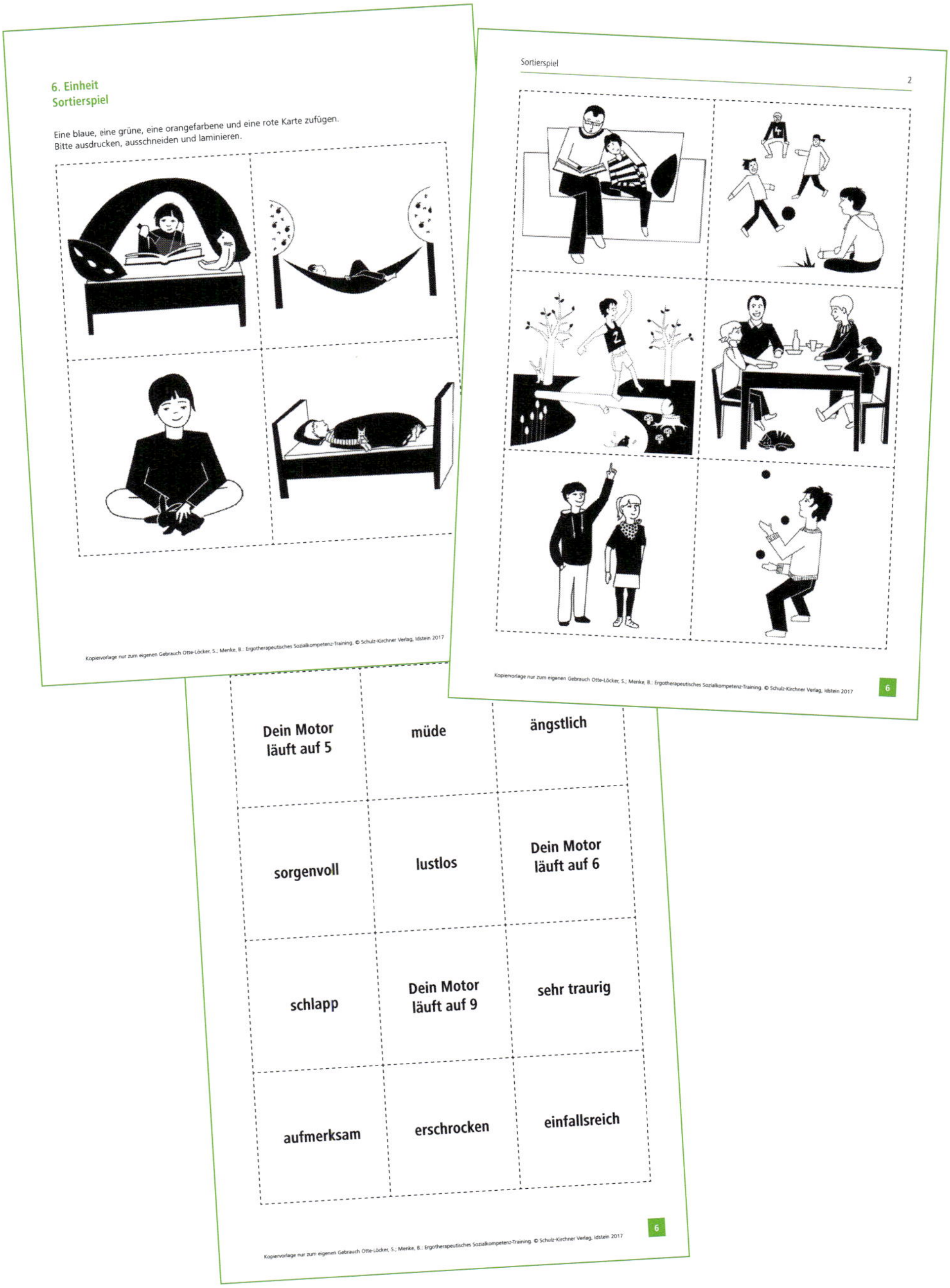

6. Einheit
Sortierspiel

Eine blaue, eine grüne, eine orangefarbene und eine rote Karte zufügen.
Bitte ausdrucken, ausschneiden und laminieren.

Kopiervorlage nur zum eigenen Gebrauch Otte-Löcker, S.; Menke, B.: Ergotherapeutisches Sozialkompetenz-Training. © Schulz-Kirchner Verlag, Idstein 2017

Sortierspiel

2

Kopiervorlage nur zum eigenen Gebrauch Otte-Löcker, S.; Menke, B.: Ergotherapeutisches Sozialkompetenz-Training. © Schulz-Kirchner Verlag, Idstein 2017

6

Dein Motor läuft auf 5	müde	ängstlich
sorgenvoll	lustlos	Dein Motor läuft auf 6
schlapp	Dein Motor läuft auf 9	sehr traurig
aufmerksam	erschrocken	einfallsreich

Kopiervorlage nur zum eigenen Gebrauch Otte-Löcker, S.; Menke, B.: Ergotherapeutisches Sozialkompetenz-Training. © Schulz-Kirchner Verlag, Idstein 2017

6

Trainingsaufgabe 6 Kinder:
Detektiv! Wann dreht dein Motor in welchem Bereich?

Trainingsaufgabe 6 Kinder

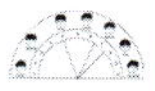

Detektiv!

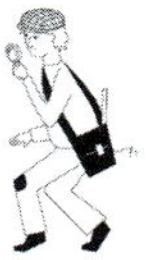

Heute bist du ein Detektiv!
Dein Auftrag: Finde heraus, wann dein Motor in welchem Bereich dreht. Male die Felder in der passenden Farbe an (blau, grün, orange oder rot).
Der Drehzahlmesser hilft dir dabei.
Viel Erfolg!

auf dem Schulweg
im Bad
beim Aufwachen
beim Frühstück
in den Pausen
im Unterricht
bei den Hausaufgaben
auf dem Weg nach Hause
beim Mittagessen
beim alleine Spielen
beim Sport
beim Spielen mit Freunden
beim Streiten
beim Fernsehen
beim Spielen auf Handy/Konsole
beim Kuscheln
beim Abendessen
abends im Bett

(1 Punkt)

 6

Eigene Drehzahlmesser erstellen

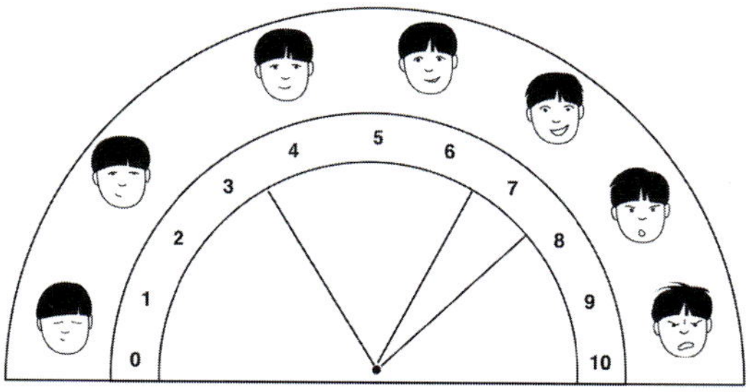

1. Male den Bereich
   0–3 blau
   4–6 grün
   7 orange
   8–10 rot an.
2. Klebe den Drehzahlmesser auf Pappe.
3. Schneide alles aus.
4. Befestige den Zeiger durch die Löcher

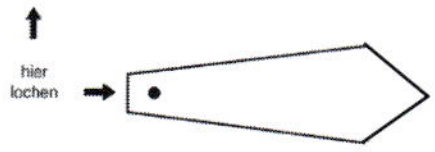

Aus Winter/Arasin (nach Williams/Shellenberger (2009): Wie läuft eigentlich dein Motor? 3. Auflage. Dortmund: Verlag Modernes Lernen.

(1 Punkt)

5

Das Wichtigste für die Elternarbeit in Kürze:

S. 20–22

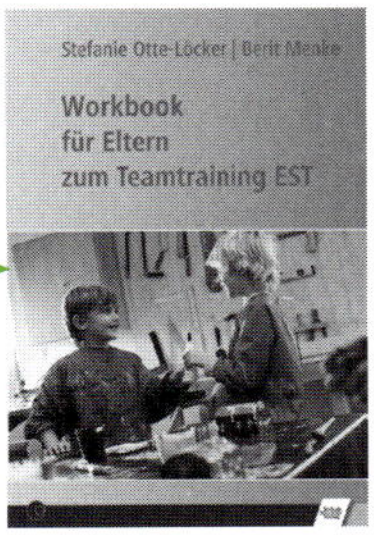

Trainingsaufgabe 6
Eltern

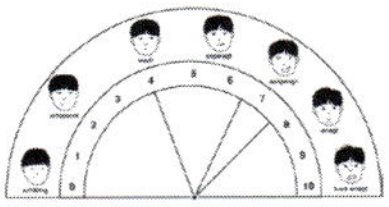

6

Ich weiß, wie mein Motor läuft!

Wenden Sie das Motorenvokabular auch zu Hause an!

Unterstützen Sie Ihr Kind beim Ausfüllen des Detektivbogens, indem Sie die Situationen gemeinsam einschätzen.

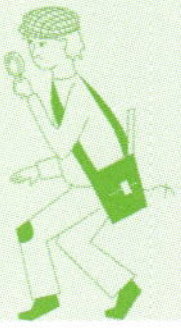

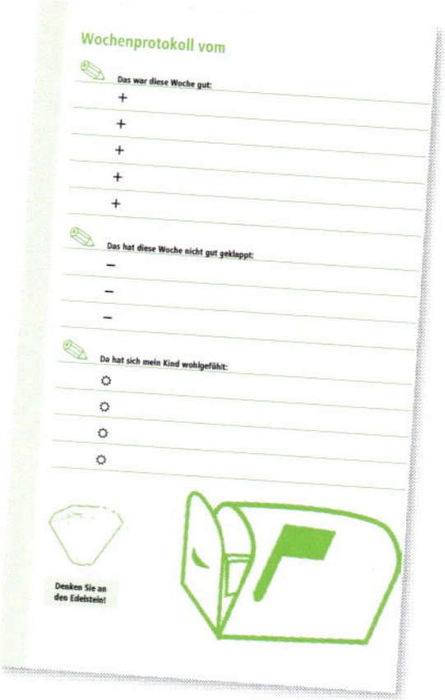
Wochenprotokoll vom

Das war diese Woche gut:

+
+
+
+
+

Das hat diese Woche nicht gut geklappt:

–
–
–

Da hat sich mein Kind wohlgefühlt:

o
o
o
o

Denken Sie an den Edelstein!

7. Einheit
„Ruhig-mach-Tricks"

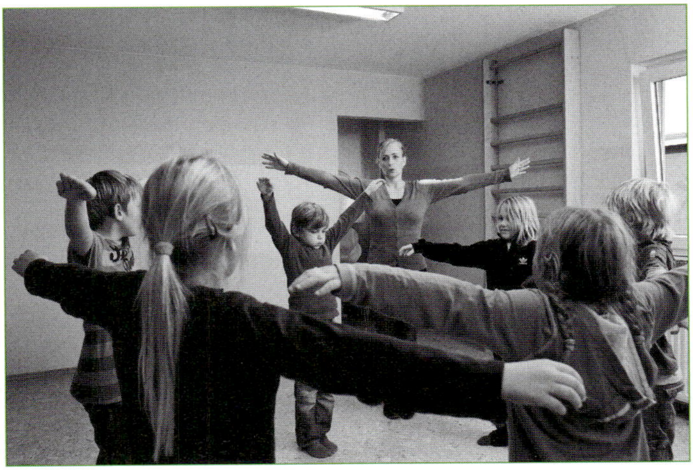

7

Leitfaden 7. Einheit

„Ruhig-mach-Tricks"

Wird das EST an der Schule durchgeführt, sind die Leitfäden 7a und 7b im **Abschnitt B: Das EST an der Schule** zu finden.

Zeit, Min. 	Aufgabe, Medium	Inhalt, Vorgehensweise	Materialien, Ort 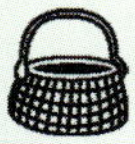
5	**1. Begrüßung** 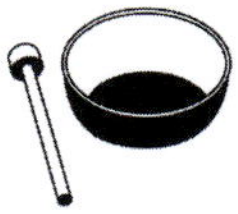	▪ Kinder aus dem Wartezimmer abholen ▪ Im Therapieraum stehen die Kinder auf Hockern im Kreis ▪ Zentrierung mit Klangschale ▪ Begrüßung mit Klatschen: „Guten Tag" und Namen	▪ Hocker ▪ Klangschale mit Schlegel ▪ Regelkarten
10	**2. Wochenprotokolle und Edelsteine vorlesen** 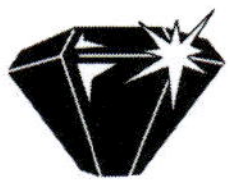	▪ Protokolle und Edelsteine werden nacheinander vorgelesen und positiv verstärkt	▪ Auf den Hockern ▪ Regelkarten ▪ Workbooks mit Wochenprotokollen ▪ Schatzkisten mit Edelsteinen
15	**3. Trainingsaufgabe besprechen** 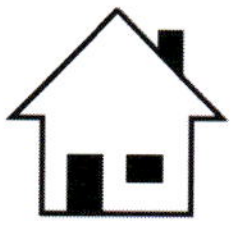	▪ Kurzes Wiederholen des Drehzahlmessers: Welche Zahl/Farbe steht für welchen Zustand? ▪ Auswertung Detektivbogen: Was ist aufgefallen? – Auf Einschlafzahlen und Ruhephasen der Kinder achten, als Überleitung zu den Entspannungsübungen – In welchen Situationen war der Motor im roten Bereich? Überleitung zu den „Ruhig-mach-Tricks"	▪ Am Tisch ▪ Mappen der Kinder mit Trainingsaufgaben ▪ Drehzahlmesser ▪ Regelkarten ▪ Jokerkarte „Drehzahlmesser"
8	**4. Theoriephase** 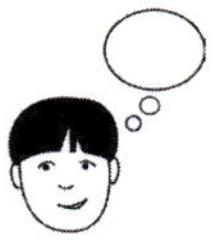 Einführung	▪ Welche Situationen lassen den Motor rotsehen? ▪ Wie fühlt man sich dann? ▪ Kann man im roten Bereich nachdenken oder Konflikte lösen? ▪ Verweis Zieleplakat	▪ Drehzahlmesser ▪ Regelkarten ▪ Zieleplakat

Zeit, Min. 	Aufgabe, Medium	Inhalt, Vorgehensweise	Materialien, Ort 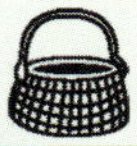
12	„Ruhig-mach-Tricks“	▪ Wie kommt man in den grünen Bereich? ▪ Kinder geben Ideen, erzählen von Tricks, die sie in der Einzeltherapie gelernt haben ▪ Th fragen nach, unterstützen ▪ Tricks werden auf Kärtchen geschrieben und unter folgenden Überschriften sortiert: – Notfallhelfer, Entspannung/Stilleübung, Bewegung, Mund – auf ein blaues Plakat mit der Überschrift: „Ruhig-mach-Tricks“ geklebt ▪ Information 7: Kinder verteilen, Überschriften erklären und Parallelen zum Plakat aufzeigen ▪ Inhalte je nach Zeit anteilig lesen ▪ auf TA Kinder verweisen (Ruhig-mach-Tricks ausprobieren)	▪ Blauer Plakatkarton ▪ Moderationskärtchen ▪ Dicker Stift, Klebstoff ▪ Jokerkarte „Schildkröte“ und Drehzahlmesser ▪ Mappen der Kinder ▪ Information Einheit 7 in Kopie ▪ Regelkarten
20	**5. Trainingsphase 7a und 7b*** 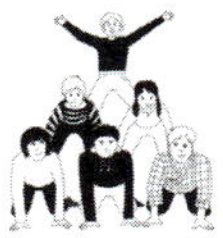 Erprobung Notfallhelfer	▪ Alle Kinder spielen die Situationen nach, die geschildert wurden (Hauptrolle muss nicht das dazugehörige Kind übernehmen) ▪ Notfallhelfer werden dabei ausprobiert, auch das „Stopp!“ kann eingesetzt werden ▪ Filmen ▪ Reflexion evtl. anhand der Aufnahmen	▪ Im Raum, evtl. Stuhl, Tisch ▪ Jokerkarten „Schildkröte“ und „Stopp!“ ▪ Handy/Tablet ▪ Regelkarten
10	Dynamische Entspannung	▪ „Luftballon“, „Fliegen“ und „Sterne pflücken“ werden praktisch erprobt	▪ Im Kreis, Kopie der Übung (Anlage) ▪ Regelkarten
5	**6. Neue Trainingsaufgabe vergeben und Punkte übertragen** 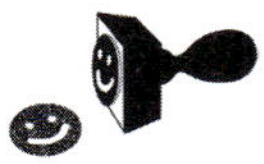	▪ Trainingsaufgabe und Material für das Schild verteilen, kurz erklären ▪ Die Übungen „Luftballon“, „Fliegen“ und „Sterne pflücken“ verteilen. Ziel ist es, sie zu Hause auszuprobieren ▪ Auf die Erprobung der „Ruhig-mach-Tricks“ aus der Information 7: Kinder verweisen ▪ Punkte vergeben	▪ Trainingsaufgabe 7: Kinder in Kopie ▪ Für jedes Kind blaues DIN-A4-Blatt, gelocht mit Bindfaden ▪ „Luftballon“, „Fliegen“ und „Sterne pflücken“ in Kopie ▪ Stempel, Stempelkissen ▪ Regelkarten
5	**7. Verabschiedung** 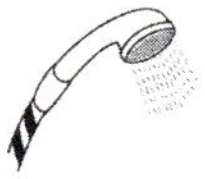	▪ Auf Hockern: Verabschiedung mit Lobdusche ▪ Klatschen im Kreis ▪ Hocker wegräumen	▪ Hocker ▪ Regelkarten

* Die Anwendung der Leitfäden 7a und 7b (→Vorlage CD, Einheit Schule) wird im Teil B „Das EST an der Schule“ genau erläutert (→B 2.1).

Zeit, Min.	Aufgabe, Medium	Inhalt, Vorgehensweise	Materialien, Ort
15	**8. Elterngespräch** 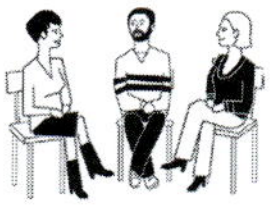	▪ Ein Th verabschiedet sich und geht mit den Workbooks zu den Eltern ▪ Kurzes gruppenbezogenes Feedback über die Einheit (Inhalt: „Ruhig-mach-Tricks", Notfallhelfer theoretisch erarbeitet und praktisch erprobt im Rollenspiel, dynamische Übungen) ▪ Plakat und Information 7: Kinder zeigen ▪ Rückfragen und Erfahrungen zu Trainingsaufgabe 6: Eltern und Kinder ▪ Trainingsaufgabe 7 (Workbook, S. 23–31) erklären; darauf eingehen, dass diese Einheit auch in zwei Stunden unterteilt werden kann ▪ Dies ist die Adaption, wenn das EST in der Schule als Teamtraining durchgeführt wird und die Teilnehmer keine vorbereitende Einzeltherapie hatten; in der Praxis reicht in der Regel eine Einheit ▪ Eltern sollen das Wochenprotokoll von S. 31 verwenden, das von S. 26 bleibt frei ▪ Kinder haben Übungen „Luftballon",„Fliegen" und „Sterne pflücken" bekommen, um sie zu Hause auszuprobieren. Übungen vorstellen und evtl. eine durchführen ▪ Ab jetzt den Kindern wöchentlich Geschichten aus „Kapitän Nemo" oder „Die Fly" vorlesen, Verweis auf Workbook, S. 54 ▪ Für Zusammenarbeit bedanken	▪ Workbook ▪ Bücher: „Die Kapitän-Nemo-Geschichten" und „Geschichten von der Fly"

7. Einheit

„Ruhig-mach-Tricks"

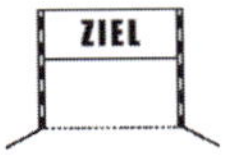

Ziele

- Ich weiß, wie mein Motor läuft.
- Ich erprobe die Notfallhelfer und bleibe in Konfliktsituationen ruhig.
- Wir wenden zu Hause die Entspannungsgeschichten und dynamischen Übungen an.

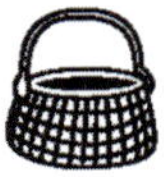

Benötigtes Material

- Raum mit ausreichend Platz; Hocker, Tische, Stühle, Stifte usw.
- Klangschale mit Schlegel
- Regelkarten
- Zieleplakat
- Drehzahlmesser
- Jokerkarten „Schildkröte", „Stopp!"
- Blauer Plakatkarton, Moderationskärtchen, dicker Stift, Kleber
- Vorlage „Bitte-nicht-stören-Schild": blaues DIN-A4-Blatt, 1 x gefaltet und gelocht mit Schnur
- Handy, Filmkamera, Tablet o.Ä. zum Aufzeichnen der Rollenspiele und evtl. für die Reflexion
- „Die Kapitän-Nemo-Geschichten"
- „Geschichten von der Fly"
- Workbook

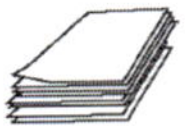

Kopieren/Ausdrucken

- Information 7: Kinder (Anlage)
- Trainingsaufgabe 7: Kinder (Anlage)
- „Luftballon" (Anlage)
- „Fliegen" (Anlage)
- „Sterne pflücken" (Anlage)

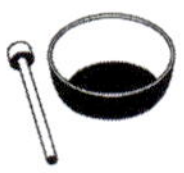

1. Begrüßung

Die Th holen alle Kinder aus dem Wartezimmer ab und begrüßen die Familien namentlich mit Handschlag.

Im Therapieraum nehmen sich die Kinder einen Hocker und legen ihre Workbooks mit den Protokollen und die Schatzkiste mit den Edelsteinen vor sich. Dann wird zum Klang der Klangschale eine Zentrierungsübung durchgeführt (z. B. Yoga-Baum). Anschließend folgt das Klatschritual.

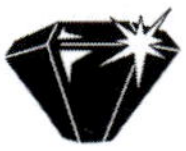

2. Wochenprotokolle und Edelsteine vorlesen

Von jedem Kind wird mindestens eine positive Sache vorgelesen. Negatives wird nur erwähnt, wenn es eindeutig zum Thema passt. Andere negative Vorkommnisse der Woche liest sich einer der Th still durch und macht sich Notizen. Wichtig hierbei ist, dem Positiven Aufmerksamkeit zu widmen, das Kind zu loben und es anzuspornen, es weiter so zu machen. Auf negative Vorkommnisse sollte lösungsorientiert eingegangen werden. Im Anschluss werden die Edelsteine der Kinder vorgelesen und positiv verstärkt. Der andere Therapeut notiert stichpunktartig diese Inhalte in der Dokumentation.

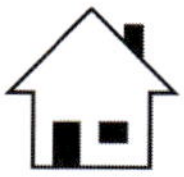

3. Trainingsaufgabe besprechen

Die Kinder setzen sich an den Tisch, kleinere Kinder nehmen ihren Hocker mit.
Th A: *„Beim Training wart ihr diese Woche Detektiv und habt ermittelt, wann euer Motor in welchem Bereich läuft. Welche Zahl/Farbe steht für welchen Zustand?"* (kurzes Wiederholen des Drehzahlmessers) *„Wir wollen bei eurem Detektivbogen nicht jede einzelne Drehzahl besprechen – das würde zu lange dauern. Sagt, ob euch etwas Besonderes aufgefallen ist, welches eure häufigste Drehzahl war und – weil das heute unser Thema ist – ob und wann ihr im roten oder orangefarbenen Bereich wart."*
Bei bekannten Problemzeiten der Kinder oder bei den Einschlafzahlen fragen die Th im Hinblick auf die neue Trainingsaufgabe nach.

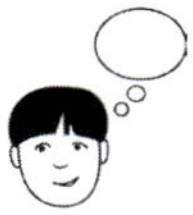

4. Theoriephase: Einführung

Th B: *„Bei der Besprechung der Detektivbögen haben einige von euch ganz mutig von Situationen erzählt, in denen ihr Motor im roten Bereich gedreht hat. Wie habt ihr euch dabei gefühlt? Was habt ihr gemacht? Konntet ihr euren Streit im roten Bereich schlichten? Konntet ihr nachdenken? In welchem Bereich war euer Motor, als ihr euch wieder vertragen habt?"*
Th verweist anschließend auf das Zieleplakat.

„Ruhig-mach-Tricks"

Th A: *„Ihr habt ganz richtig erkannt, dass euer Motor niedriger laufen muss, um schwierige Situationen meistern zu können. Am besten ist dafür der grüne Bereich. Aber wie kommt man dorthin, wenn man sich gerade sehr aufregt, ärgert, wütend oder verzweifelt ist? Und habt ihr vielleicht sogar Tricks, wie ihr gar nicht erst in den roten Bereich kommt?"* Kinder geben Ideen wieder, erzählen von Tricks, die sie in der Einzeltherapie kennengelernt haben. Th fragen nach, unterstützen die Ideensuche. Die Ideen werden auf Kärtchen geschrieben und auf ein blaues Plakat unter folgenden Überschriften einsortiert: Notfallhelfer, Entspannung/Stilleübungen, Bewegung, Mund. Anschließend bekommen die Kinder die Liste mit „Ruhig-mach-Tricks", sie wird kurz besprochen und mit dem Plakat abgeglichen. Den Kindern wird erklärt, dass der Zauberstein und der Zauberspruch Thema der nächsten Einheit sein werden und dass sie schon gespannt sein dürfen. Die Kinder sollen diese Liste als neue Trainingsaufgabe erproben. Die Kinder heften alles ein.

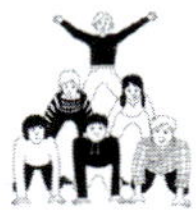

5. Trainingsphase: Erprobung Notfallhelfer

Situationen, die bei der Besprechung der Trainingsaufgabe genannt wurden, werden aufgegriffen und im Rollenspiel dargestellt. Alle Kinder können mitspielen und z. B. eine Szene auf dem Pausenhof nachstellen, oder eine Gruppe Kinder spielt vor, und die anderen sehen zu. Dabei soll ein Notfallhelfer erprobt werden. Nach jedem Rollenspiel wird applaudiert und positives Feedback gegeben. Kritik wird in positiv formulierte Aufträge eingebunden, die sich auf eine konkrete Sache beziehen (*„Du schaffst bestimmt, … spielt es noch mal, und dann zeigst du uns das!"*), und als Ich-Botschaften formuliert (*„Ich hatte den Eindruck, dass …*

Wie siehst du/seht ihr das?"). Sportliche Gesten oder Aufforderungen wie Klappe die 1., die 2. wirken unterstützend. Evtl. kann anhand der Aufnahmen das eigene Vorgehen reflektiert werden.

Danach verabschiedet sich Th A von den Kindern und geht mit den Workbooks zum Elterngespräch.

Dynamische Entspannung
Um nach den Rollenspielen die Kinder wieder aus der Spielsituation zu entlassen und zu zentrieren, werden die Übungen „Luftballon", „Fliegen" und „Sterne pflücken" durchgeführt (siehe Anlage). Die dynamischen Entspannungsübungen sollen alle erprobt werden. Zum Beispiel vor und nach der Erprobung der Notfallhelfer. Da diese Übungen nur wenige Minuten dauern, können sie flexibel in die 7. Einheit eingefügt werden, so wie es zur Gruppendynamik passt. Bei der Variante 7a und 7b können in Einheit 7a „Sterne pflücken" und in Einheit 7b die anderen beiden Übungen durchgeführt werden.
Th B: *„Diese Übungen sind auch „Ruhig-mach-Tricks". Es sind kurze Entspannungsübungen, die ihr zu Hause machen könnt, wenn euch die Hausaufgaben stressen, wenn ihr aufgeregt seid, weil ihr z. B. eine Arbeit schreibt, oder wenn euch sonst irgendetwas anstrengt oder nervt und ihr mal durchatmen und runterkommen möchtet. Sie bringen euren Motor von orange nach grün. Ihr bekommt diese Entspannungsübungen von uns. Bitte probiert sie zu Hause aus und erzählt nächstes Mal, wie es geklappt hat!"*

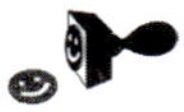

6. Neue Trainingsaufgaben vergeben und Punkte übertragen

Th B: *„Eure Trainingsaufgabe ist heute, ein ‚Bitte-nicht-stören-Schild' zu gestalten. Ihr bekommt dafür diese Vorlage – alles andere könnt ihr euch überlegen. Ihr könnt das Schild an eure Türklinke hängen, wenn ihr eure Ruhe haben wollt. Dann muss z. B. geklopft werden und niemand darf einfach hereinkommen. Besprecht die Bedeutung mit eurer Familie. Die, die kein eigenes Zimmer haben, können das Schild nur in Absprache mit den Geschwistern einsetzen. Ihr könnt es auch an euren Bettpfosten hängen oder an einen Stuhl, den ihr vor die Ecke stellt, in der ihr gerade spielt. Da habt ihr bestimmt gute Ideen.*
Eure Eltern haben ein Geschichten-Buch für euch gekauft. Sie haben die Trainingsaufgabe, euch mindestens eine Geschichte vorzulesen. Dabei könnt ihr auch euer Schild aufhängen und die gemeinsame Zeit in Ruhe genießen.
Ihr habt noch eine gemeinsame Trainingsaufgabe: Erklärt euren Eltern die ‚Ruhig-mach-Tricks'. Vielleicht finden sie ja auch einen Trick gut und probieren ihn selbst aus.
Ihr sollt natürlich auch eure Tricks, die wir heute besprochen haben (Th hält Information 7: Kinder hoch), *ausprobieren und trainieren!*
Jetzt teile ich ein Blatt mit eurer Trainingsaufgabe aus, auf dem das alles noch mal steht. Heftet es jetzt ab und holt eure Punktepläne heraus."
Th verteilt für die Punkte einen Stempel und bittet die Kinder, die fertig sind, auf den Hockern zu warten.

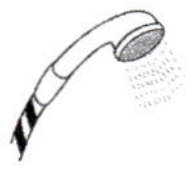

7. Verabschiedung

Alle stellen sich auf die Hocker in den Kreis. Jeder bekommt ein kurzes positives Feedback (Lobdusche). Dann wird das Klatschritual durchgeführt. Danach räumt jeder seinen Hocker weg, nimmt seine Tasche und geht ins Wartezimmer.

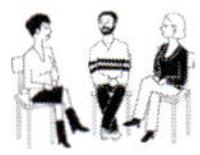

8. Elterngespräch

Wiederum wird ein kurzes allgemeines Feedback über die Stunde gegeben, wobei vor allem auf die positiven Dinge eingegangen wird.

Th erklärt die „Ruhig-mach-Tricks" anhand des Plakates und der Information 7: Kinder und erklärt den Eltern die Vorgehensweise bei der Erprobung. Th geht auf die Trainingsaufgabe 7: Kinder und Eltern ein. Er verweist im Workbook auf die Seiten 23–31 und erklärt exemplarisch die Inhalte. Th geht darauf ein, dass diese Einheit auch in zwei Stunden unterteilt werden kann. Dies ist die Adaption, wenn das EST in der Schule als Teamtraining durchgeführt wird und die Teilnehmer keine vorbereitende Einzeltherapie hatten. In der Praxis reicht in der Regel eine Einheit aus. Daher haben die Eltern diese Woche einmal mehr zu tun!

Die Eltern werden gebeten, das Wochenprotokoll von S. 31 zu verwenden, das von S. 26 kann unausgefüllt bleiben.

Danach stellt der Th die drei dynamischen Entspannungsübungen vor und führt evtl. eine Übung mit den Eltern durch.

Er erinnert an das Vorlesen der Entspannungsgeschichte ab dieser Woche und erkundigt sich, ob alle Eltern ein Buch gekauft haben und wer welches ausprobieren möchte.

Zusätzlich weist er noch auf das Verfassen des Wochenprotokolls und des Edelsteins hin. Danach bedankt er sich bei den Eltern für die Zusammenarbeit.

Information 7: Kinder

„Ruhig-mach-Tricks"

Information 7: Kinder

„Ruhig-mach-Tricks"

Ausprobiert: So war's ☺ ☹

Notfallhelfer

- Tief durchatmen
- Langsam bis 10 zählen
- Dreh dich um und geh erst einmal woanders hin
- Stopp-Zeichen
- Zauberstein und Zauberspruch

Entspannung, Stilleübungen

- Die Kapitän-Nemo-Geschichten oder Geschichten von der Fly
- Massage/gekrault werden
- Yoga-Baum
- Luftballon, Fliegen, Sterne pflücken
- Dämpfe das Licht
- Höre entspannende Musik oder Geschichten
- Lese oder schaue dir Bücher an
- Male ein Bild, z. B. ein Mandala

Bewegung

- Jonglieren
- Seilspringen
- Knieklatscher
- Einen Spaziergang machen, draußen tief durchatmen
- Sich auspowern (joggen, Rad fahren, schwimmen)

Mund

- Kaugummi kauen
- Eiswürfel lutschen
- Warme Getränke trinken

Meine Idee ______________________

7

7

Trainingsaufgabe 7: Kinder

- „Bitte-nicht-stören-Schild" gestalten
- „Ruhig-mach-Tricks" ausprobieren
- „Ruhig-mach-Tricks" den Eltern zeigen

Trainingsaufgabe 7: Kinder

In der Ruhe liegt die Kraft!

1. Gestalte dir dein eigenes **„Bitte-nicht-stören-Schild"**. Du kannst es an deine Türklinke hängen, wenn du Ruhe haben möchtest. Bringe es zur nächsten Stunde bitte mit!

   (1 Punkt)

2. Schaue dir die Liste mit den **„Ruhig-mach-Tricks"** an. Überlege dir, wann du einen Trick brauchen könntest und welche du **ausprobieren** möchtest.

   (1 Punkt)

3. **Zeige die „Ruhig-mach-Tricks" deinen Eltern.** Frage sie nach ihren Tricks. Vielleicht möchten sie auch einen Trick aus deiner Liste ausprobieren und ihr könnt gemeinsam üben.

7

Einheit 7 Kinder

Dynamische Entspannungsübungen. Werden innerhalb der Einheit erprobt und als Vorlage für zu Hause den Kindern mitgegeben

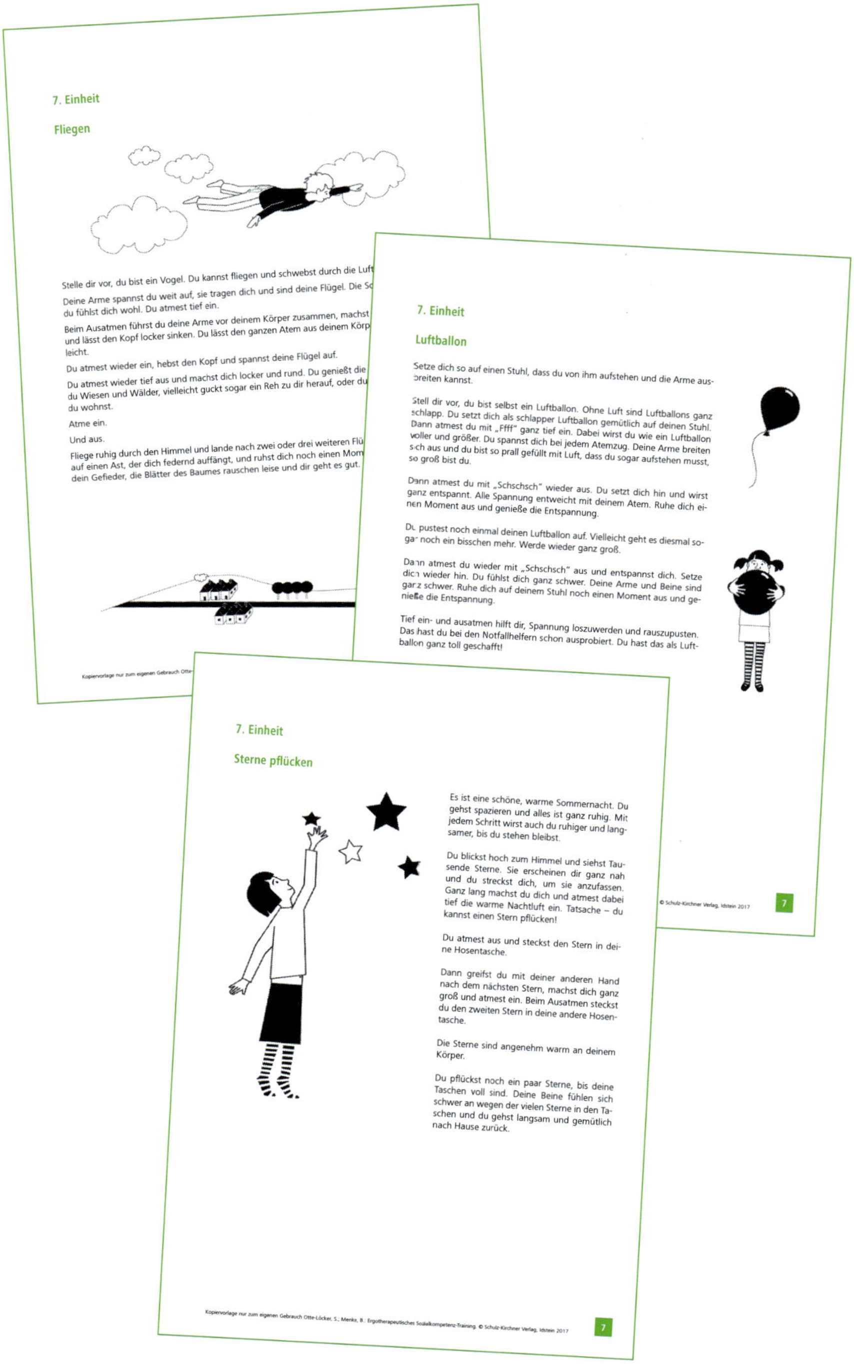

7. Einheit

Fliegen

Stelle dir vor, du bist ein Vogel. Du kannst fliegen und schwebst durch die Luft

Deine Arme spannst du weit auf, sie tragen dich und sind deine Flügel. Die S
du fühlst dich wohl. Du atmest tief ein.

Beim Ausatmen führst du deine Arme vor deinem Körper zusammen, machst
und lässt den Kopf locker sinken. Du lässt den ganzen Atem aus deinem Körp
leicht.

Du atmest wieder ein, hebst den Kopf und spannst deine Flügel auf.

Du atmest wieder tief aus und machst dich locker und rund. Du genießt die
Du atmest wieder tief aus und machst dich locker und rund. Du genießt die
du Wiesen und Wälder, vielleicht guckt sogar ein Reh zu dir herauf, oder du
du wohnst.

Atme ein.

Und aus.

Fliege ruhig durch den Himmel und lande nach zwei oder drei weiteren Flü
auf einen Ast, der dich federnd auffängt, und ruhst dich noch einen Mom
dein Gefieder, die Blätter des Baumes rauschen leise und dir geht es gut.

Kopiervorlage nur zum eigenen Gebrauch Otte-

7. Einheit

Luftballon

Setze dich so auf einen Stuhl, dass du von ihm aufstehen und die Arme ausbreiten kannst.

Stell dir vor, du bist selbst ein Luftballon. Ohne Luft sind Luftballons ganz schlapp. Du setzt dich als schlapper Luftballon gemütlich auf deinen Stuhl. Dann atmest du mit „Ffff" ganz tief ein. Dabei wirst du wie ein Luftballon voller und größer. Du spannst dich bei jedem Atemzug. Deine Arme breiten sich aus und du bist so prall gefüllt mit Luft, dass du sogar aufstehen musst, so groß bist du.

Dann atmest du mit „Schschsch" wieder aus. Du setzt dich hin und wirst ganz entspannt. Alle Spannung entweicht mit deinem Atem. Ruhe dich einen Moment aus und genieße die Entspannung.

Du pustest noch einmal deinen Luftballon auf. Vielleicht geht es diesmal sogar noch ein bisschen mehr. Werde wieder ganz groß.

Dann atmest du wieder mit „Schschsch" aus und entspannst dich. Setze dich wieder hin. Du fühlst dich ganz schwer. Deine Arme und Beine sind ganz schwer. Ruhe dich auf deinem Stuhl noch einen Moment aus und genieße die Entspannung.

Tief ein- und ausatmen hilft dir, Spannung loszuwerden und rauszupusten. Das hast du bei den Notfallhelfern schon ausprobiert. Du hast das als Luftballon ganz toll geschafft!

© Schulz-Kirchner Verlag, Idstein 2017 7

7. Einheit

Sterne pflücken

Es ist eine schöne, warme Sommernacht. Du gehst spazieren und alles ist ganz ruhig. Mit jedem Schritt wirst auch du ruhiger und langsamer, bis du stehen bleibst.

Du blickst hoch zum Himmel und siehst Tausende Sterne. Sie erscheinen dir ganz nah und du streckst dich, um sie anzufassen. Ganz lang machst du dich und atmest dabei tief die warme Nachtluft ein. Tatsache – du kannst einen Stern pflücken!

Du atmest aus und steckst den Stern in deine Hosentasche.

Dann greifst du mit deiner anderen Hand nach dem nächsten Stern, machst dich ganz groß und atmest ein. Beim Ausatmen steckst du den zweiten Stern in deine andere Hosentasche.

Die Sterne sind angenehm warm an deinem Körper.

Du pflückst noch ein paar Sterne, bis deine Taschen voll sind. Deine Beine fühlen sich schwer an wegen der vielen Sterne in den Taschen und du gehst langsam und gemütlich nach Hause zurück.

Kopiervorlage nur zum eigenen Gebrauch Otte-Löcker, S.; Menke, B.: Ergotherapeutisches Sozialkompetenz-Training. © Schulz-Kirchner Verlag, Idstein 2017 7

Das Wichtigste für die Elternarbeit in Kürze:

S. 23–31

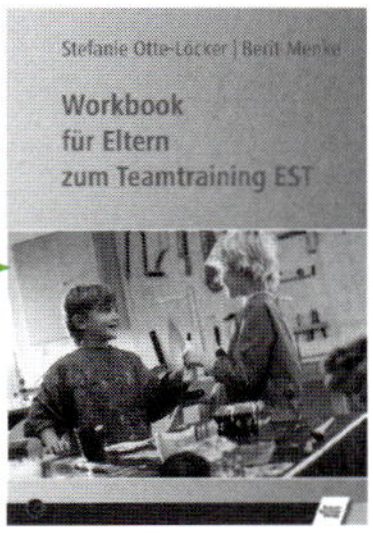

Trainingsaufgabe 7
Eltern

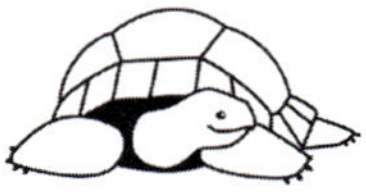

Ruhig-mach-Tricks, so funktioniert's!

! Unterstützen Sie Ihr Kind darin, die Ruhig-mach-Tricks in den Alltag aufzunehmen.

! **Ihre Aufgabe** ist es, sich von Ihrem Kind die „Ruhig-mach-Tricks" erklären zu lassen. Probieren Sie selbst einen Trick aus und gehen Sie mit gutem Beispiel voran! Erzählen Sie Ihrem Kind von Ihren Erfahrungen, z. B. wie es Ihnen geht, wenn Sie beim Sport waren, oder dass Sie bei der Arbeit am Computer gerne Kaugummi kauen.

! Lesen Sie Ihrem Kind 1x pro Woche oder auch häufiger eine Entspannungsgeschichte vor.
Wir empfehlen die Kapitän-Nemo-Geschichten oder eine Geschichte aus „Die Fly", die wir Ihnen und Ihrem Kind bereits vorgestellt haben.

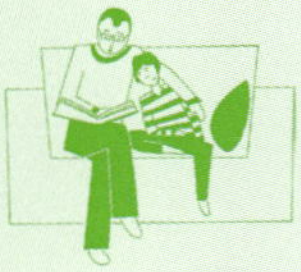

Ihre Kinder haben Übungen zur Entspannung von uns erhalten. Schauen Sie in der Mappe Ihrer Kinder nach. Die Übungen eignen sich gut, wenn Ihr Kind eine Lernpause machen muss, weil der Kopf zu voll ist, oder wenn es aufgeregt ist, weil gleich ein neuer Freund zu Besuch kommt oder einfach für die kleine Entspannung zwischendurch.

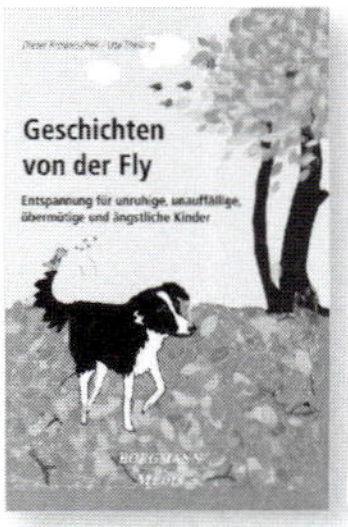

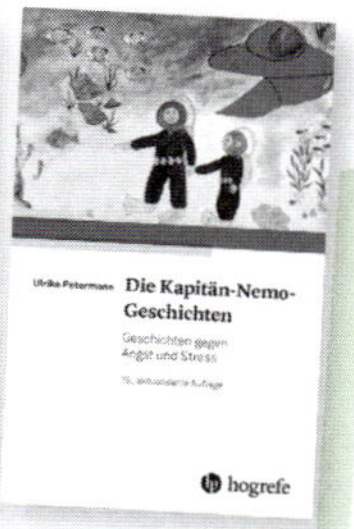

! Machen Sie am Anfang mit, das motiviert!

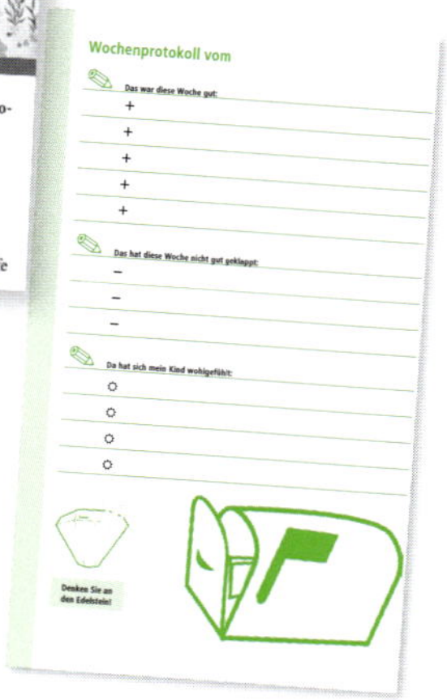

8. Einheit
„Mut-mach-Tricks"

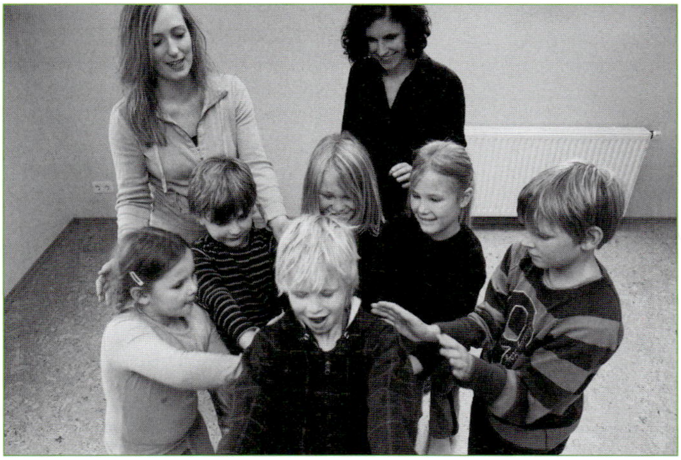

8

Leitfaden 8. Einheit

„Mut-mach-Tricks"

Zeit, Min. 	Aufgabe, Medium	Inhalt, Vorgehensweise	Materialien, Ort 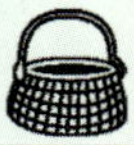
5	**1. Begrüßung** 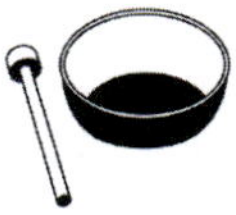	▪ Kinder aus dem Wartezimmer abholen ▪ Im Therapieraum stehen die Kinder auf Hockern im Kreis ▪ Zentrierung mit Klangschale ▪ Begrüßung mit Klatschen: „Guten Tag" und Namen	▪ Hocker ▪ Klangschale mit Schlegel ▪ Regelkarten
10	**2. Wochenprotokolle und Edelsteine vorlesen** 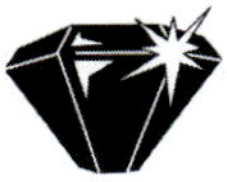	▪ Protokolle und Edelsteine werden nacheinander vorgelesen und positiv verstärkt	▪ Auf den Hockern ▪ Regelkarten ▪ Workbooks mit Wochen-protokollen ▪ Schatzkisten mit Edel-steinen
20	**3. Trainingsaufgabe besprechen** 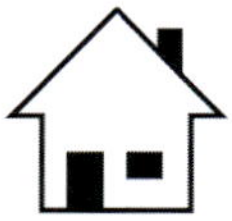	▪ Kinder zeigen „Bitte-nicht-stören-Schild" ▪ Wer hat welchen „Ruhig-mach-Trick" auspro-biert? ▪ Wer hat eine der dynamischen Übungen gemacht? ▪ Wem haben die Eltern welche Entspannungsge-schichte vorgelesen? ▪ Kinder tauschen Erfahrungen aus	▪ Am Tisch ▪ Mitgebrachte Materialien: Trainingsaufgabe 7: Kinder und gebastelte Schilder ▪ Regelkarten ▪ Jokerkarte „Schildkröte"
5	**4. Theoriephase** 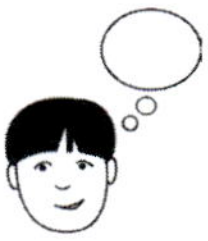 Pippi Langstrumpf	▪ Vorlesen ▪ Kurz besprechen	▪ Am Tisch ▪ Pippi Langstrumpf-Geschichte (Anlage) ▪ Regelkarten ▪ Jokerkarte „Zaubern"
5	Wozu braucht man Mut?	▪ Im Kreis auf den Hockern stehen, dabei Säck-chen zuwerfen ▪ Ideen zu „Wozu braucht man Mut?" sammeln Antwortmöglichkeiten: um Freunde zu finden, Konflikte auszuhalten, jemandem die Meinung zu sagen, sich für andere einzusetzen, bei Klas-senarbeiten ... ▪ Parallelen zum Zieleplakat verdeutlichen	▪ Hocker ▪ Säckchen ▪ Regelkarten ▪ Zieleplakat ▪ Jokerkarte „Zaubern"

8

Zeit, Min. 	Aufgabe, Medium	Inhalt, Vorgehensweise	Materialien, Ort 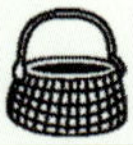
10	**5. Trainingsphase** 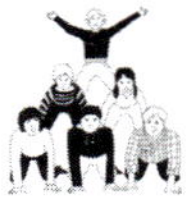 Zauberstein	▪ Kinder bekommen Zauberstein ▪ Dieser soll Mut und Kraft spenden! ▪ Kinder suchen sich ihren Stein aus ▪ Th achten auf feierliche Atmosphäre	▪ Im Kreis auf den Hockern stehen ▪ Zaubersteine, schöne Schachtel ▪ Regelkarten
10	Zauberspruch	▪ Zaubersprüche vorlesen ▪ Th erarbeiten mit den Kindern, welcher Spruch zu wem passt ▪ Kinder entscheiden sich für einen Spruch und kleben ihn in den Deckel ihrer Schatzkiste	▪ Zaubersprüche, auf farbigem Papier ausgedruckt und ausgeschnitten (Anlage) ▪ Kleber ▪ Schatzkisten der Kinder ▪ Regelkarten
15	Mut-Übung	▪ Fallen-lassen-Übung wird durchgeführt ▪ Dabei Zauberstein aufladen ▪ Mut und Vertrauen erklären, Spiel wie in der Beschreibung durchführen ▪ Positive Verknüpfung zum Thema Mut/Zauberstein schaffen ▪ Erst danach verabschiedet sich ein Th und geht zu den Eltern	▪ „Fallen-lassen" (Anlage) ▪ Regelkarten
5	**6. Neue Trainingsaufgabe vergeben und Punkte übertragen** 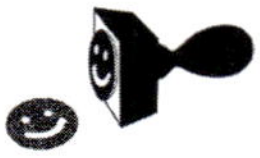	▪ Vorbereitung: auf den Kopien unterschiedliche Backzutaten einkreisen, sodass jedes Kind eine Zutat mitbringt ▪ Trainingsaufgabe verteilen und kurz erklären ▪ Punkte vergeben	▪ Trainingsaufgabe 8: Kinder in Kopie ▪ Stempel, Stempelkissen ▪ Regelkarten
5	**7. Verabschiedung** 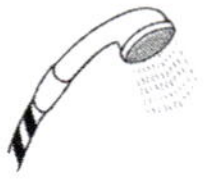	▪ Auf Hockern: Verabschiedung mit Lobdusche ▪ Klatschen im Kreis ▪ Hocker wegräumen	▪ Hocker ▪ Regelkarten
10	**8. Elterngespräch** 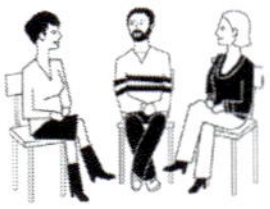	▪ Ein Th verabschiedet sich und geht mit den Workbooks zu den Eltern ▪ Kurzes gruppenbezogenes Feedback (Inhalt: Mut und zaubern: Zauberstein und -spruch, Fallen-lassen-Übung) ▪ Auf Information und Trainingsaufgabe 8: Eltern eingehen (Workbook, S. 32–35) und Inhalte kurz andeuten, wichtig ist, dass die Eltern NICHT für ihre Kinder einkaufen! ▪ Besonders ‚Teamgeist' und das ‚Beispiel, wie es nicht laufen sollte' vorlesen und erklären (Workbook, S. 33 unten und 34 oben) ▪ Nachfragen, wer welche Entspannungsgeschichte gelesen hat und welche Erfahrungen die Familien gesammelt haben ▪ Austausch unter den Eltern anregen ▪ Für Zusammenarbeit bedanken	▪ Workbook

8. Einheit

„Mut-mach-Tricks"

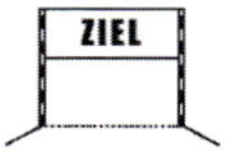

Ziele

- Ich weiß, was ich kann und mag.
- Ich kenne meinen „Mut-mach-Trick" und wende ihn an.
- Ich kann mich fallen lassen und vertraue den anderen.

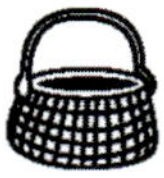

Benötigtes Material

- Raum mit ausreichend Platz; Hocker, Tische, Stühle usw.
- Klangschale mit Schlegel
- Säckchen
- Regelkarten
- Zieleplakat
- Pippi Langstrumpf-Geschichte zum Vorlesen
- Jokerkarte „Schildkröte" und „Zaubern"
- Ca. 10 möglichst unterschiedliche Halbedelsteine in Schachtel
- Kleber
- Stempel, Stempelkissen
- Workbook

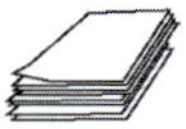

Kopieren/Ausdrucken

- Mut-mach-Zaubersprüche (Anlage) auf farbiges Papier kopieren und ausschneiden (ca. 3 Stück von jeder Sorte)
- „Fallen-lassen" (Anlage)
- Trainingsaufgabe 8: Kinder, je Kind eine unterschiedliche Backzutat markieren (Anlage)

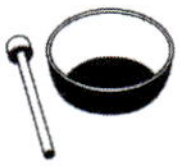

1. Begrüßung

Die Th holen die Kinder aus dem Wartezimmer ab und begrüßen dort deren Familien namentlich mit Handschlag. Ein Th sagt den Eltern, dass das Elterngespräch nur in den letzten 10 Minuten stattfindet, da vorher beide Th bei einem Spiel der Kinder anwesend sein müssen. Die Kinder nehmen sich alle einen Hocker und stellen sich damit in einen Kreis, ihr Workbook und die Schatzkiste legen sie vor sich. Dann wird zum Klang der Klangschale eine Zentrierungsübung durchgeführt (z. B. Yoga-Baum). Danach folgt das Klatschritual.

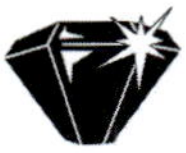

2. Wochenprotokolle und Edelsteine vorlesen

Von jedem Kind wird mindestens eine positive Sache vorgelesen. Negatives wird nur erwähnt, wenn es eindeutig zum Thema passt. Andere negative Vorkommnisse der Woche liest sich einer der Th still durch und macht sich Notizen. Wichtig hierbei ist, dem Positiven Aufmerksamkeit zu widmen, das Kind zu loben und es anzuspornen, es weiter so zu machen.

Auf negative Vorkommnisse sollte lösungsorientiert eingegangen werden. Im Anschluss werden die Edelsteine der Kinder vorgelesen und positiv verstärkt. Ein Th notiert sich die Inhalte aus dem Workbook (Wochenprotokolle, Edelsteine und Briefkasten). Falls nicht in der Praxis vorhanden, notiert Th im Briefkasten S. 35, dass die Kinder Schürzen mitbringen sollen. Falls es keinen Backofen gibt, trägt Th noch ein: große Tupperdosen mitbringen!

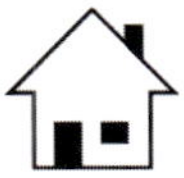

3. Trainingsaufgaben besprechen

Alle setzen sich um den Tisch, kleinere Kinder stellen sich ihren Hocker unter die Füße. Die Kinder holen ihre Trainingsaufgaben („Bitte-nicht-stören-Schild" und die schriftliche TA) heraus. Sie zeigen die Schilder und erklären Besonderheiten etc.
Th A: *„Ich finde es so toll, wie viel Mühe ihr euch gegeben habt! Eure Schilder sehen alle klasse aus, jedes ist einzigartig!" „Habt ihr die Schilder schon ausprobiert? Welche Erfahrung habt ihr damit gemacht?"*
Die Kinder erzählen von ihren Erfahrungen, die Th achten darauf, dass möglichst alle Kinder etwas sagen.
Th A: *„Ihr hattet als 2. Trainingsaufgabe auf, ‚Ruhig-mach-Tricks' auszuprobieren. Welche habt ihr ausgewählt? Wer hat eine der Entspannungsübungen – Fliegen, Luftballon oder Sterne pflücken – ausprobiert?"* Kinder tauschen sich über Erfahrungen aus.
„Wem wurde eine Kapitän-Nemo-Geschichte oder eine Geschichte von der Fly vorgelesen?" Ebenfalls kurzer Austausch und positive Verstärkung durch die Th.
Th B dokumentiert parallel das Gesagte.

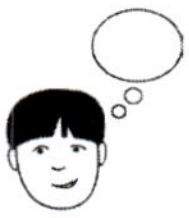

4. Theoriephase: **Pippi Langstrumpf**

Th B: *„Heute geht es um das Thema Mut! Ich lese euch jetzt eine Geschichte vor, die von Mut handelt. Hört gut zu und seid aufmerksam!"*
Th B liest die Geschichte vor.
„Ihr habt gehört, dass sogar Pippi Langstrumpf, die ja immerhin das stärkste Mädchen der Welt ist, sich selbst Mut machen musste. Was war ihr Trick?
Heute werdet ihr auch einen Zaubertrick lernen, der euch Mut macht! Damit werdet ihr ganz viel schaffen. Stellt euch bitte auf die Hocker im Kreis."

Wozu braucht man Mut?
Th A: *„Schön, wie schnell ihr auf die Hocker gestiegen seid. Ihr haltet euch ja gut an die Regeln! Wir machen jetzt ein kurzes Spiel, indem wir Situationen überlegen, in denen man mutig sein muss. Immer der, der das Säckchen hat, sagt eine Sache, wozu man Mut braucht.*
Th nimmt das Säckchen und wirft es einem Kind zu. Antwortmöglichkeiten sind: um Freunde zu finden, Konflikte auszuhalten, jemandem die Meinung zu sagen, sich für andere einzusetzen, bei Klassenarbeiten …
Das Spiel soll nach einer langen Phase des Sitzens auflockern und den Kindern wieder mehr Konzentration ermöglichen, daher ist es wichtig, dass sie auf den Hockern stehen (Zentrierung). Th leitet das Gespräch, indem er die Kinder ermuntert, schnell Antworten aus unterschiedlichen Bereichen zu finden. Die Ergebnisse werden dieses Mal nicht schriftlich festgehalten, da es den meisten Kindern leichtfällt, sich in das Thema hineinzuversetzen, und das Wichtigste sich mit dem Zieleplakat decken wird. Th A geht auf diese Parallelen ein und zeigt das Plakat.

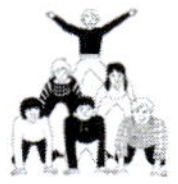

5. Trainingsphase: **Zauberstein**

Th B: *„Jetzt bekommt ihr etwas ganz Besonderes! Einen Zauberstein! Ihr dürft ihn euch jetzt aussuchen und ihn auch behalten! Mit diesem Stein werdet ihr durch den Zauber Mut bekommen, wenn ihr ihn braucht!"*
Jedes Kind bekommt genügend Zeit, um sich einen Stein auszusuchen. Th achten auf eine feierliche Atmosphäre und darauf, dass die Kinder still stehen und abwarten, bis sie an der Reihe sind.
Th B: *„Jeder hat jetzt einen Stein. Nehmt ihn fest in die Hand. Ihr könnt diesen Stein mit dem eigenen Mut und eurer eigenen Kraft auftanken, immer dann, wenn ihr euch richtig wohlfühlt und zufrieden seid. Das kann bei der Nemo- oder Fly-Geschichte sein oder beim Spielen. Sogar in der Hosentasche klappt das Aufladen."*

Zauberspruch
Th A: *„Wir haben für euch Zaubersprüche mitgebracht, die den Mut und die Kraft eurer Steine zu euch schicken! Hört gut zu und überlegt mal, welcher Spruch zu euch passt!"*
Th A liest die Sprüche nacheinander vor. Gemeinsam erarbeiten sie mit den Kindern, welcher Spruch zu wem passt.
Jeder bekommt einen persönlichen „Mut-mach-Zauberspruch" (Kopie) und darf sich noch die Farbe aussuchen. Es ist wichtig, den Kopiersatz ca. 3-mal in unterschiedlichen Farben vorrätig zu haben, damit jedes Kind eine Wahl hat und Doppelnennungen kein Ausschlusskriterium sind. Dies führt zur verbesserten Identifikation und erhöht die Wahrscheinlichkeit, dass die Kinder stolz auf ihren Stein und Spruch sind und sie im Alltag anwenden. Am Ende werden die Kinder gebeten, ihren Zauberspruch auf den Innendeckel ihrer Schatzkiste zu kleben. Dann erscheint er jedes Mal beim Öffnen.

Mut-Übung
Die Übung „Fallen-lassen" wird vorgestellt (siehe Anlage „Fallen-lassen"):
Jeder sollte bei dieser Übung an die Reihe kommen, die Verantwortung hierfür wird aber jedem selbst überlassen! Hierbei werden Ziele wie Gruppenfindung, sich auf andere verlassen können, Bewegung, positive Verknüpfung zum Thema Mut/Zauberstein verfolgt. Th bestärken positiv, achten aber auch darauf, dass die Kinder die Übung korrekt ausführen, sodass sich die anderen wirklich auf die Gruppe verlassen können.
Th A verabschiedet sich zum Ende des Spiels und geht mit den Workbooks zu den Eltern ins Wartezimmer.

6. Neue Trainingsaufgabe vergeben und Punkte übertragen

Th B: *„Jetzt bekommt ihr eure nächste Trainingsaufgabe. Dieses Mal geht es darum, mutig zu sein und sich auf andere verlassen zu können. So wie ihr es eben schon gut im Spiel geschafft habt. Eure Aufgabe ist es einzukaufen. Hierfür braucht man Mut. Nehmt euren Stein mit und denkt dabei an euren Spruch. Jeder kauft eine Sache ein, die wir nächstes Mal brauchen. Jeder verlässt sich also auf euch, dass ihr das, was ihr braucht, nächstes Mal auch mitbringt. Wir haben die Zutat, die ihr einkaufen sollt, auf der Trainingsaufgabe eingekreist. Viel Spaß mit eurem Zauberstein und eurem Zauberspruch!"* Falls ein Kind eine Glutenunverträglichkeit oder Laktoseintoleranz hat, bitte das Rezept auf laktosefreie Milch oder glutenfreies Mehl abändern.
Der Th verteilt die Trainingsaufgabe 8, auf der er auf jeder Kopie eine unterschiedliche Zutat eingekreist hat. Die Mut-Übung „Fallen-lassen" wird ebenfalls mitgegeben.
Th B: *„Heftet jetzt eure Trainingsaufgaben ab und holt eure Punktepläne heraus."* Th B verteilt die Stempel und bittet die Kinder, auf den Hockern zu warten, bis alle fertig sind.

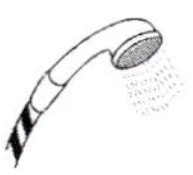

7. Verabschiedung

Alle stellen sich auf die Hocker in den Kreis. Jeder bekommt ein kurzes positives Feedback (Lobdusche). Dann wird das Klatschritual durchgeführt. Danach räumt jeder seinen Hocker weg, nimmt seine Tasche und geht leise ins Wartezimmer.

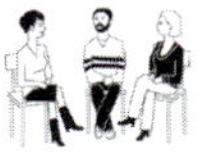

8. Elterngespräch

Die Eltern erhalten ein kurzes allgemeines Feedback über die Stunde, wobei vor allem auf die positiven Dinge eingegangen wird.
Der Th erklärt die Inhalte der Stunde (Mut, Zauberstein und Zauberspruch, Fallen-lassen-Übung).

Die Trainingsaufgabe für Eltern (Workbook, S. 32–35) und Kinder wird erklärt und Zeit für Nachfragen eingeräumt. Es wird betont, dass es **NICHT** Aufgabe der Eltern ist, für die Kinder einzukaufen. Das Ziel der Gruppentherapie, soziale Kompetenz zu erlernen, indem sich andere auf einen selbst verlassen können, wird ausdrücklich hervorgehoben! Den Eltern wird mitgeteilt, dass die Praxis für den Notfall die benötigten Materialien vorrätig hat und sie ihren Kindern keinen Gefallen tun, wenn sie ihnen die Verantwortung abnehmen. Stattdessen sollen sie ihre Kinder im Gebrauch der Zaubersteine und Sprüche unterstützen.

Anschließend werden die Eltern gebeten, eine Rückmeldung zu den Entspannungsgeschichten zu geben.

Der Th fragt, ob es noch Organisatorisches zu klären gibt, und bedankt sich für das Gespräch.

„Pippi Langstrumpf geht zum Kaffeekränzchen"

Pippi Langstrumpf geht zum Kaffeekränzchen zu der Mutter von Tom und Annika:

„Im Wohnzimmer der Familie Settergren saßen drei vornehme Damen und Tommy und Annika und ihre Mama. Es war ein herrlicher Kaffeetisch gedeckt, und im Kamin brannte ein Feuer. Die Damen plauderten ruhig und leise miteinander, und Tommy und Annika saßen auf dem Sofa und blätterten in einem Album. Alles war so friedlich.
Aber plötzlich wurde der Friede gestört.
„Gebt *acht!*"
Ein durchdringender Ruf kam aus der Diele, und im nächsten Augenblick stand Pippi Langstrumpf auf der Schwelle. Sie hatte so laut und so unerwartet geschrien, dass die Damen in die Höhe fuhren. „Abteilung vorwärts *marsch!*", ertönte der nächste Ruf, und Pippi ging mit taktfesten Schritten auf Frau Settergren zu. „Abteilung *halt!*" Pippi blieb stehen. „Arme vorwärts – *streckt!*", schrie sie und ergriff mit beiden Händen Frau Settergrens eine Hand und schüttelte sie herzlich. (...)
Dann lächelte sie Frau Settergren an und sagte mit ihrer gewöhnlichen Stimme: „Ich bin nämlich sehr schüchtern, und wenn ich mich nicht selber kommandiere, dann würde ich in der Diele stehen bleiben und nicht wagen, hereinzukommen."
Dann lief sie zu den anderen Damen und küsste sie auf die Wangen."

Einheit 8

Fallen lassen: wird in der Einheit durchgeführt und den Kindern als Vorlage mitgegeben

8. Einheit

„Fallen-lassen"

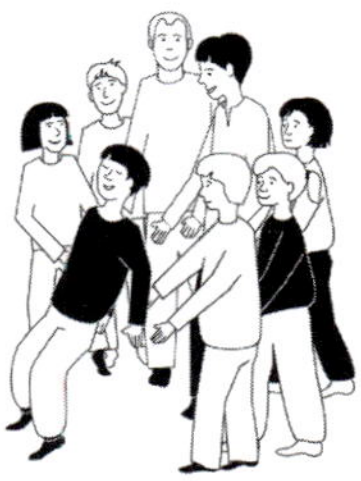

Stellt euch alle bis auf einen eng im Halbkreis auf. Die Arme streckt ihr leicht nach vorne, die Hände sind geöffnet, sodass ihr gut auffangen könnt. Stellt euch in Schrittstellung hin, dann kann euch nichts umwerfen. Gemeinsam seid ihr ein festes Auffangnetz. Die Erwachsenen stellen sich zur Unterstützung hinter euch.

Denkt daran, dass ihr ein Team seid und der andere sich auf euch verlässt! Alle brauchen jetzt Mut und Vertrauen!

Aufmunterung für das Kind, das sich fallen lässt: Jetzt kannst du deinen Zauberstein das erste Mal aufladen! Für diese Übung brauchst du Mut! Halte deinen Zauberstein fest in der Hand. Denke dabei an deinen Zauberspruch oder sage ihn laut!

Stelle dich einen großen Schritt vor die anderen Kinder – sie sind dein Auffangnetz. Mach dich steif wie ein Brett oder ein Baumstamm. Mache die Augen zu, fühle deinen Zauberstein, denke an deinen Spruch. Wenn du genug Mut getankt hast, lass dich fallen.
Die anderen werden dich auffangen und vorsichtig wieder zurück in die Mitte schieben! Wenn du möchtest, kannst du das noch mal ausprobieren, denn beim zweiten Mal fühlt es sich noch sicherer an. Hattest du beim ersten Mal die Augen noch nicht geschlossen – probiere es einfach beim nächsten Mal aus!

Es ist schön, immer wieder aufgefangen zu werden!

Dein Zauberstein hat dir geholfen und du hast ihn gleich mit deinem eigenen Mut aufgetankt. Wenn du jetzt einmal etwas mehr Mut brauchst, als du gerade hast – nimm deinen Zauberstein, da ist noch Mut drin. Er wird dir helfen, es zu schaffen!

„Mut-mach-Zaubersprüche"
Je 3 x auf farbiges Papier kopieren

„Mut-mach-Zaubersprüche"

Je 3 x auf farbiges Papier kopieren.

In der Ruhe liegt die Kraft!	Nur ruhig Blut, dann geht's gut!
Lieber erst mal überlegt, als sich unnütz aufgeregt!	Etwas wagen, etwas sagen!
Tief innen ist alle Kraft drinnen!	Wenn ich will, wird alles still!
Ich kann das, ich schaff' das!	Mit Mut geht's gut!

 8

Trainingsaufgabe 8
Kinder

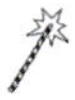

Mut!

Du hast dir einen schönen Zauberstein ausgesucht! Dazu hast du deinen Zauberspruch bekommen. Beides zusammen wird dir Ruhe und Mut geben!

Deine Trainingsaufgabe ist es, Mut zu üben! Stecke dazu deinen Zauberstein in die Hosentasche oder nimm ihn in die Hand. Denke ganz fest an deinen Zauberspruch. Wenn du möchtest, kannst du ihn auch laut sagen.

1. Einkaufen
Kaufe für die Gruppe bis zum nächsten Mal alleine eine Backzutat von der Liste ein. Wir werden nächste Stunde alle Dinge dieser Liste benötigen!

- 1 Tüte Mehl
- 1 Päckchen Backpulver
- 1 Liter Milch
- 1 Paket Salz
- 1 Flasche Sonnenblumenöl
- Butterbrotbeutel

(1 Punkt)

2. Überlege dir, wobei du Mut brauchst!
Schreibe auf, wobei du Mut brauchtest und wie du es geschafft hast, mutig zu sein.

____

____

____

____

(1 Punkt)

 8

Trainingsaufgabe 8: Kinder

- Alleine einkaufen
- Wobei brauchst du Mut?

Das Wichtigste für die Elternarbeit in Kürze:

S. 32–35

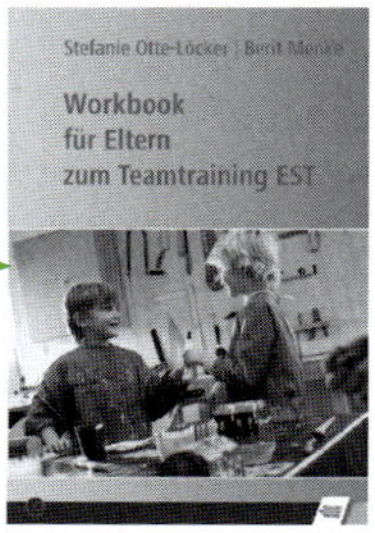

Trainingsaufgabe 8
Eltern

Tipps und Tricks, wie Sie Ihrem Kind helfen können, Mut zu finden

Sport? Tief durchatmen? Eine Entspannungsgeschichte? Finden Sie gemeinsam heraus, was Ihrem Kind hilft, etwas Anspannung loszuwerden.

Sie können Ihr Kind daran erinnern, aber bitte helfen Sie nicht! Ihr Kind schafft das! Wohnen Sie weit vom nächsten Supermarkt entfernt, dürfen Sie Ihr Kind mit dem Auto fahren. Bleiben Sie aber bitte im Auto sitzen und begleiten Sie Ihr Kind nicht in den Markt, um z. B. eigene Einkäufe zu erledigen.

Ihr Kind hat **„keinen Bock"** einzukaufen, obwohl es ihm leichtfällt? Oder es hat so **große Angst,** dass es die Aufgabe nicht schafft? Verweigert sich Ihr Kind, dann **schicken Sie es ohne die Zutat zum Training – wir regeln das!**
In keinem Fall ist es hilfreich, Ihrem Kind die Aufgabe abzunehmen! Schreiben Sie Besonderheiten wie immer ins Wochenprotokoll oder in den Briefkasten, damit wir gut informiert sind und passend auf Ihr Kind eingehen können.

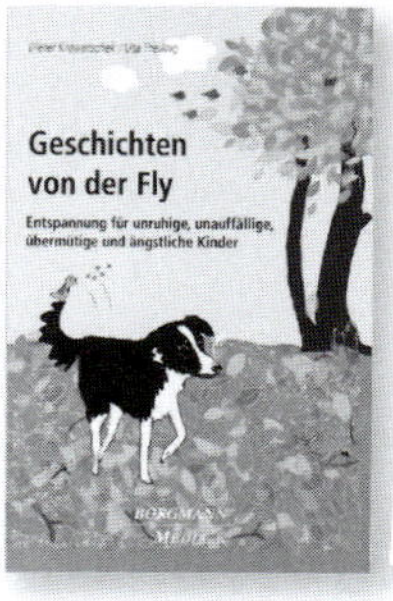

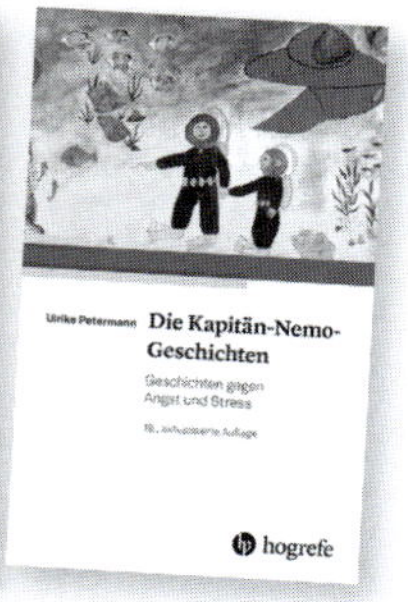

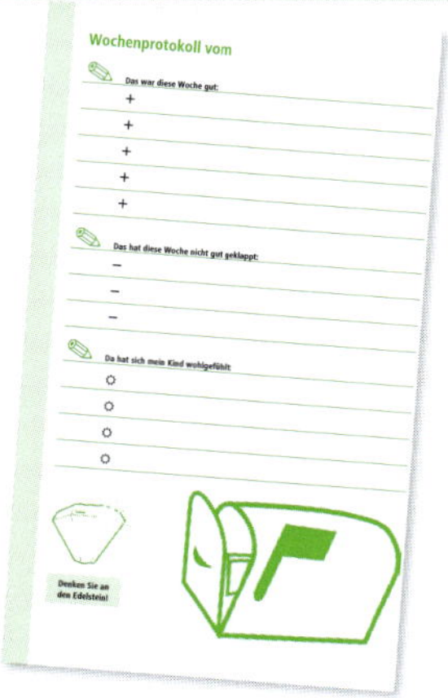
Wochenprotokoll vom

Das war diese Woche gut:
+
+
+
+
+

Das hat diese Woche nicht gut geklappt:
–
–
–

Da hat sich mein Kind wohlgefühlt
○
○
○
○

Denken Sie an den Edelstein!

9. Einheit
Hilfe holen, anderen helfen

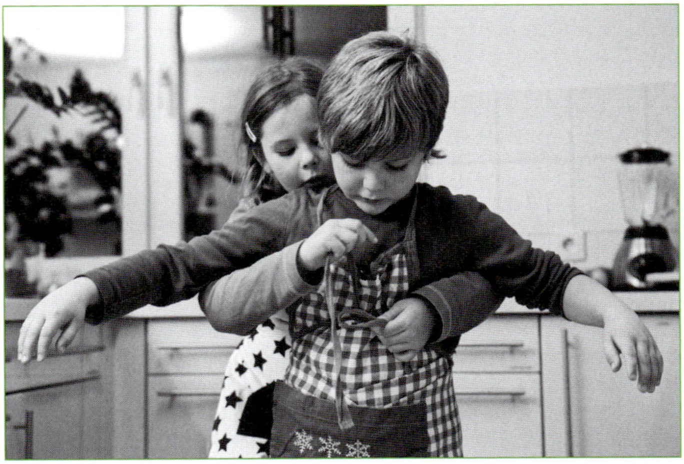

9

Leitfaden 9. Einheit

Hilfe holen, anderen helfen

Zeit, Min. 	Aufgabe, Medium	Inhalt, Vorgehensweise	Materialien, Ort 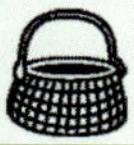
5	**1. Begrüßung** 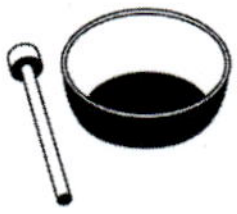	▪ Kinder aus dem Wartezimmer abholen ▪ Im Therapieraum stehen die Kinder auf Hockern im Kreis ▪ Zentrierung mit Klangschale ▪ Begrüßung mit Klatschen: „Guten Tag" und Namen	▪ Hocker ▪ Klangschale mit Schlegel ▪ Regelkarten
15	**2. Wochenprotokolle und Edelsteine vorlesen** 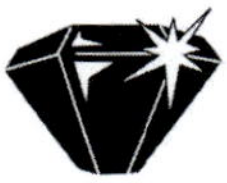	▪ Protokolle und Edelsteine werden nacheinander vorgelesen und positiv verstärkt	▪ Auf den Hockern ▪ Workbooks mit Wochenprotokollen ▪ Schatzkisten mit Edelsteinen
15	**3. Trainingsaufgabe besprechen** 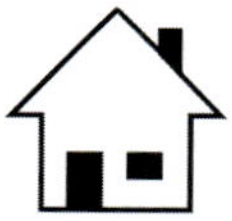	▪ Mut- und Zaubersprüche wiederholen ▪ Wer hat die Steine wie aufgetankt? ▪ Gab es Situationen, in denen der Stein und Zauberspruch helfen konnten? ▪ Wurden der Stein und Zauberspruch beim Einkaufen benutzt? ▪ Wie war das Einkaufen?	▪ Im Stuhlkreis ▪ Mappen der Kinder mit Trainingsaufgaben ▪ Mitgebrachte Backzutat ▪ Regelkarten ▪ Jokerkarte „Zaubern"
5	**4. Theoriephase** 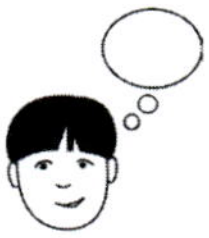 Hilfe holen, anderen helfen	▪ Kinder nennen Situationen, wann man Hilfe von anderen benötigt ▪ Th fasst am Ende kurz zusammen und zeigt Parallelen zum Zieleplakat	▪ Im Stuhlkreis ▪ Jokerkarte „Hilfe holen, anderen helfen" ▪ Regelkarten ▪ Zieleplakat

Zeit, Min. 	Aufgabe, Medium	Inhalt, Vorgehensweise	Materialien, Ort 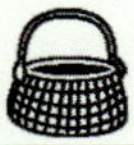
25	**5. Trainingsphase** 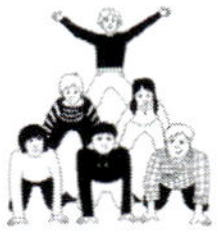 Backen	▪ Eingehen auf Trainingsaufgabe: Jeder hat geholfen, die Zutaten zusammenzutragen, und hat damit Verantwortung übernommen ▪ Mitteilen, dass Brötchen gebacken werden, um die Familien mit einem Abendbrot zu überraschen ▪ Einteilen in Gruppen (2–3 Kinder pro Gruppe), jede Gruppe erhält ein Rezept, alle Zutaten sind nur 1 x da und müssen von allen geteilt werden ▪ Daran erinnern, sich gegenseitig zu helfen, zu teilen und sich abzusprechen ▪ Kinder arbeiten selbstständig nach Rezept	▪ Mitgebrachte Zutaten, evtl. Ersatz für Vergessenes aus Praxisbeständen ▪ Rezepte in Kopie ▪ Backutensilien (Schüsseln, Becher, Tee- und Esslöffel, Schürzen, Backpapier) ▪ Regelkarten
15	Aufräumen	▪ Während die Brötchen backen, wird gemeinsam aufgeräumt ▪ Th geben Rückmeldung in Bezug auf Hilfe beim Aufräumen und helfen ebenfalls mit ▪ Danach Brötchen in Tüten verteilen entsprechend der Anzahl der Familienmitglieder	▪ Lappen, Geschirrtücher, Spülmittel, Besen, Kehrblech etc. ▪ Regelkarten
5	**6. Neue Trainingsaufgabe vergeben und Punkte übertragen** 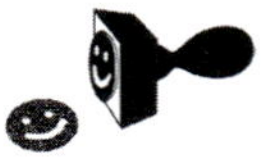	▪ Betonen, dass sie heute Abendbrot machen mit den Brötchen als Überraschung ▪ Trainingsaufgabe verteilen, kurz erklären: Um Hilfe fragen: hinweisen, dass es kein Fremder sein soll, den sie ansprechen, aber auch kein Erwachsener, den sie gut kennen ▪ An „Mut-mach-Tricks" erinnern ▪ Punkte vergeben, loben	▪ Trainingsaufgabe 9: Kinder in Kopie ▪ Stempel, Stempelkissen ▪ Regelkarten
5	**7. Verabschiedung** 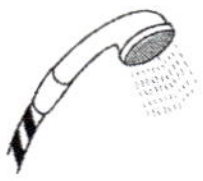	▪ Auf Hockern: Verabschiedung mit Lobdusche ▪ Klatschen im Kreis ▪ Hocker wegräumen	▪ Hocker ▪ Regelkarten
15	**8. Elterngespräch** 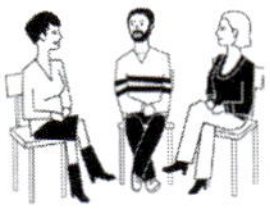	▪ Ein Th verabschiedet sich und geht mit den Workbooks zu den Eltern ▪ Kurzes gruppenbezogenes Feedback (Inhalt: „Hilfe holen, anderen helfen" anhand des Backens geübt) ▪ Trainingsaufgabe 9: Eltern (Workbook, S. 36–38) kurz erklären ▪ Eltern erinnern, dass die Kinder Abendbrot machen und die Eltern nur helfen sollen, wenn sie gefragt werden und es notwendig ist ▪ Rückfragen zu der Trainingsaufgabe 8: Eltern ▪ Nachfragen, wie das Lesen der Entspannungsgeschichte klappt, und Austausch unter den Eltern anregen ▪ Organisatorisches klären ▪ Für Zusammenarbeit bedanken	▪ Workbook

9. Einheit

Hilfe holen, anderen helfen

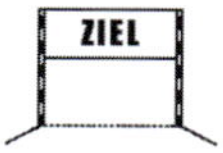

Ziele

- Ich wende die Gesprächsregeln an.
- Ich arbeite im Team: Ich helfe anderen und teile.
- Ich übernehme Verantwortung.
- Ich hole mir Hilfe, wenn ich sie brauche.

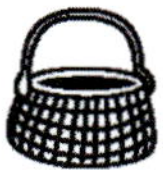

Benötigtes Material

- Küche mit Backofen und Waschbecken
- Klangschale mit Schlegel
- Hocker
- Regelkarten
- Jokerkarte „Zaubern" und „Hilfe holen, anderen helfen"
- Zieleplakat
- Mitgebrachte Backzutaten der Kinder
- Ersatzzutaten (siehe Trainingsaufgabe 8: Kinder)
- 3 große Schüsseln
- Tee- und Esslöffel (mind. je 3)
- Becher/Tassen (mind. 3)
- 3 Lappen, Geschirrtücher, Spülschwamm, Spülmittel, Besen, Kehrblech
- Backpapier
- 6 Kinderschürzen, 2 große Schürzen
- Stempel, Stempelkissen
- Workbook

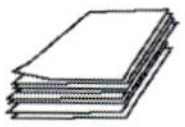

Kopieren/Ausdrucken

- 3 Rezepte „Brötchen" in Folie und 6 Rezepte „Brötchen" gelocht (Anlage)
- Trainingsaufgabe 9: Kinder (Anlage)

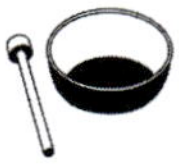

1. Begrüßung

Die Kinder und Eltern werden von beiden Th im Wartezimmer mit Handschlag begrüßt. Die Kinder gehen mit den Th in die Küche oder einen neben der Küche gelegenen großen Raum. Sie nehmen sich alle einen Hocker und stellen sich damit in einen Kreis. Ihr Workbook mit Wochenprotokoll und die Schatzkiste legen sie vor sich. Dann wird zum Klang der Klangschale eine Zentrierungsübung durchgeführt (z. B. Yoga-Baum). Danach wird das Klatschritual durchgeführt.

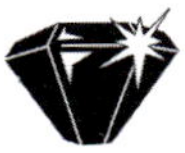

2. Wochenprotokolle und Edelsteine vorlesen

Von jedem Kind wird mindestens eine positive Sache vorgelesen. Negatives wird nur erwähnt, wenn es eindeutig zum Thema passt. Andere negative Vorkommnisse der Woche liest sich einer der Th still durch und macht sich Notizen. Wichtig hierbei ist, dem Positiven Aufmerksamkeit zu widmen, das Kind zu loben und es anzuspornen, es weiter so zu machen. Auf negative Vorkommnisse sollte lösungsorientiert eingegangen werden. Im Anschluss werden die Edelsteine der Kinder vorgelesen und positiv verstärkt. Der andere Th notiert die Inhalte, die die Eltern im Wochenprotokoll, den Edelsteinen und im Briefkasten aufgeschrieben haben.

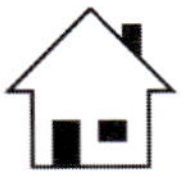

3. Trainingsaufgaben besprechen

Alle setzen sich im Kreis. Die Kinder holen ihre Trainingsaufgaben heraus, zeigen ihre Zutat, stellen ihre Ergebnisse vor und erklären Besonderheiten etc.

Th A: *„Letztes Mal haben wir darüber gesprochen, wann wir Mut brauchen und wie wir uns Mut machen können. Ihr habt euch Zaubersteine und passende Zaubersprüche ausgesucht. Sind eure Steine alle gut aufgetankt? Wie habt ihr das denn gemacht? Gab es auch Situationen, wo euch euer Stein und euer Zauberspruch helfen konnten? Habt ihr den Stein und den Zauberspruch beim Einkaufen benutzt? Wie war das Einkaufen?"*

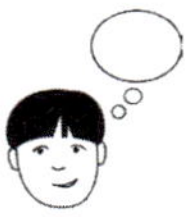

4. Theoriephase: **Hilfe holen, anderen helfen**

Th B: *„Wenn ihr Mut braucht, könnt ihr euch selbst mit dem Zauberstein und euren Sprüchen helfen; wenn euer Motor droht, im roten Bereich zu drehen, könnt ihr euch mit den ‚Ruhig-mach-Tricks' helfen.*

Es gibt aber auch Situationen, in denen ihr Hilfe von anderen benötigt oder selbst Hilfe geben könnt. Heute habt ihr euch gegenseitig geholfen, weil ihr alle eure Zutaten für das Backen gekauft habt. Klasse! Was fallen euch noch für Situationen ein?" Kinder sammeln kurz Ideen. Th fasst hinterher zusammen, was zum Thema „Hilfe holen, anderen helfen" gesagt wurde und zeigt Parallelen zum Zieleplakat.

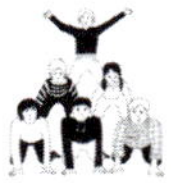

5. Trainingsphase: **Backen**

Th achtet auf das Vorheizen des Ofens. Th A: *„Wir backen heute zusammen Brötchen. Eure Trainingsaufgabe wird sein, eurer Familie heute Abend zu helfen, indem ihr ein leckeres Überraschungs-Abendbrot mit euren Brötchen macht. Während des Backens müsst ihr euch gegenseitig helfen. Ihr backt in Zweier-/Dreier-Gruppen und bekommt je ein Rezept, die Zutaten müsst ihr euch alle teilen. Wenn ihr eine Frage habt, versucht sie zuerst unter euch zu klären, bevor ihr uns Erwachsene fragt. Wenn ihr Hilfe braucht, achtet darauf, freundlich zu fragen und klar zu sagen, was ihr möchtet. Das haben wir bei den Gesprächsregeln ja schon geübt. Legt jetzt alle eure Backzutaten dort auf die Arbeitsplatte/den Tisch."*

Th verteilen die Rezepte. Ein Rezept reicht für ca. 8 kleine Brötchen.

Die Th entscheiden, ob sie selbst die Gruppen einteilen oder die Kinder wählen lassen. Die Kinder backen selbstständig nach Rezept. Sie sollen sich vor allem untereinander helfen und Hilfe holen. Die Th loben die gute Zusammenarbeit und unterstützen die Kinder bei Absprachen im Anwenden der Gesprächsregeln.

Aufräumen

Während die Brötchen backen, räumen die Kinder mit den Th gemeinsam auf, wobei die Organisation möglichst in den Händen der Kinder bleiben sollte. Die Th betonen, wie gut die Kinder sich gegenseitig helfen und wie schnell das Aufräumen dadurch geht. Wenn die Brötchen fertig gebacken sind, werden sie aufgeteilt. Jedes Kind bekommt so viele Brötchen in seinen Butterbrotbeutel, wie es Familienmitglieder hat. (Gibt es keinen Backofen, können die geformten Brötchen auf Papptellern oder in Brotdosen mitgegeben und zu Hause gebacken werden.)

Th A verabschiedet sich, nimmt die Workbooks mit und geht zu den Eltern, um das Elterngespräch zu führen.

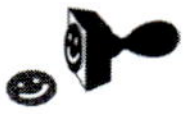

6. Neue Trainingsaufgaben vergeben und Punkte übertragen

Th B: *„Die Trainingsaufgabe besteht einmal darin zu helfen – nämlich das besprochene Überraschungsessen heute Abend vorzubereiten. Und einmal sollt ihr euch Hilfe holen, nämlich einen Erwachsenen etwas fragen. Ihr sollt keine völlig fremden Leute auf der Straße ansprechen, sondern jemanden, den ihr etwas kennt, aber mit dem ihr nicht jeden Tag redet. Z. B. in der Pause eine Lehrerin, die ihr nicht selbst im Unterricht habt, jemanden aus eurer Straße oder euren Eisverkäufer. Zu dieser Trainingsaufgabe gehört auch wieder Mut: Nehmt euren Stein mit und denkt an euren Zauberspruch, wenn ihr möchtet!*
Viel Spaß heute Abend beim Abendbrot! Guten Appetit!"
„Heftet jetzt eure Trainingsaufgaben ab und holt eure Punktepläne heraus." Th verteilt die Stempel für die Punkte und bittet die Kinder, die fertig sind, auf den Hockern zu warten.

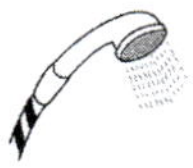

7. Verabschiedung

Alle stellen sich auf den Hocker in den Kreis. Jeder bekommt ein kurzes positives Feedback (Lobdusche). Dann wird das Klatschritual durchgeführt. Danach räumt jeder seinen Hocker weg, nimmt seine Tasche und geht ins Wartezimmer.

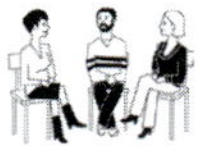

8. Elterngespräch

Es wird ein kurzes allgemeines Feedback über die Stunde gegeben (Inhalt der Stunde: „Hilfe holen, anderen helfen" anhand des Backens geübt), wobei vor allem auf die positiven Dinge eingegangen wird.
Die Trainingsaufgabe für Eltern und Kinder wird kurz erklärt und Zeit für Nachfragen eingeräumt. Die Kinder sollen alleine Abendbrot machen (Workbook, S. 36–38). Die Eltern werden aufgefordert, ihren Kindern nur zu helfen, wenn diese freundlich um Hilfe bitten und die Hilfestellung auch notwendig ist. Ansonsten sollen sie unbedingt das Kind alleine hantieren lassen.

Der Th regt einen Austausch zu der Trainingsaufgabe 8: Eltern an. Er fragt, wie es mit dem Lesen der Entspannungsgeschichte klappt, und fördert hier ebenfalls einen Austausch unter den Eltern. Organisatorisches wird geklärt und an die in der nächsten Einheit stattfindende Elterneinheit erinnert, in der unter anderem das bisher Gelernte vertieft wird und Zeit für ausführlichere Nachfragen und zum Austausch besteht. Dann wird z. B. auch thematisiert, warum Kinder nicht alleine einkaufen waren.

Th bedankt sich für die Zusammenarbeit.

Einheit 9

Rezept „Brötchen"

Das brauchst du:

- Saubere Hände
- Schüssel
- Tasse
- Esslöffel
- Teelöffel
- Schürze
- Backpapier
- Butterbrotbeutel

Zutaten:

- 3 Tassen Mehl
- 5 Esslöffel Öl
- 1 Tasse Milch
- 2 Teelöffel Backpulver
- ½ Teelöffel Salz

So geht's:

- Nimm das Backblech aus dem Ofen und stelle den Ofen auf 225 °C, damit er vorheizt.
- Gib alle Zutaten in die Schüssel.
- Rühre und knete alles zu einem gleichmäßigen Teig.
- Lege Backpapier auf ein Backblech und stelle das Blech in die Nähe deiner Schüssel.
- Forme aus dem Teig hühnereigroße Brötchen und lege sie gleich auf das Backblech.
- Schiebe das Backblech vorsichtig in den heißen Ofen.
- Nach 10 Minuten sind die Brötchen fertig.
- Wenn die Brötchen abgekühlt sind, fülle sie in die Butterbrotbeutel.

9

Rezept „Brötchen"
zur Anwendung in der Einheit und für die Kinder als Vorlage für zu Hause

9

Trainingsaufgabe 9: Kinder

- Abendessen machen
- Hilfe holen

Trainingsaufgabe 9
Kinder

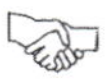

Hilfe holen, anderen helfen

1. Bereite deiner Familie heute Abend ein schönes **Abendessen** mit deinen Brötchen. Decke den Tisch – wenn du an etwas nicht herankommst, frage freundlich um Hilfe. Vielleicht darfst du ja auch etwas dekorieren: Frage nach Kerzen, Servietten, einer schönen Tischdecke oder was dir sonst noch einfällt.
(1 Punkt)

2. **Hole dir Hilfe bei einem dir unbekannteren Erwachsenen!**

   Frage z. B. eine Verkäuferin, wo du im Laden etwas findest, einen Nachbarn, ob du dir etwas leihen kannst, den Busfahrer, wie viele Haltestellen es noch sind …

   Wenn du Mut brauchst: Nimm deinen Zauberstein mit und denke an deinen Spruch!
(1 Punkt)

Wen ich gefragt habe: ______________________________

Was ich gefragt habe: ______________________________

Wie hat es geklappt: ☺ 😐 ☹

9

Das Wichtigste für die Elternarbeit in Kürze:

S. 36–38

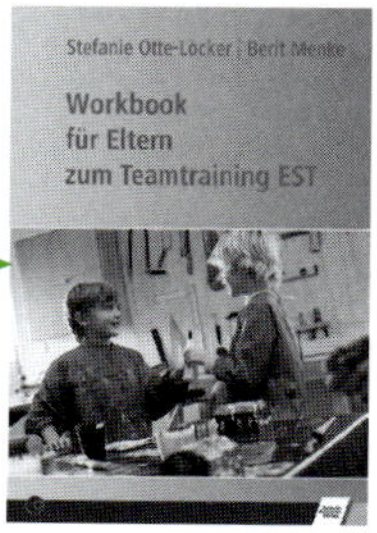

Trainingsaufgabe 9
Eltern

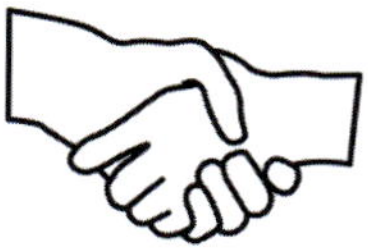

Gemeinsam sind wir stark!

Überlegen Sie – gerne auch gemeinsam mit der ganzen Familie –, welche Aufgaben verteilt werden könnten, und **machen Sie einen Plan.** Gemeinschaftsaufgaben sind z. B.: Tisch decken und abräumen, Müll wegbringen, Spülmaschine ausräumen, Wohnzimmer saugen ...
Geben Sie Ihrem Kind **eine feste Aufgabe.**

Aufgabe	Wer	Wann	Geschafft ☺

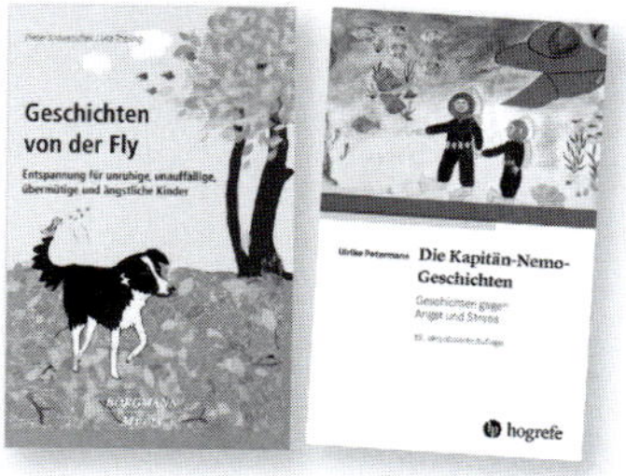

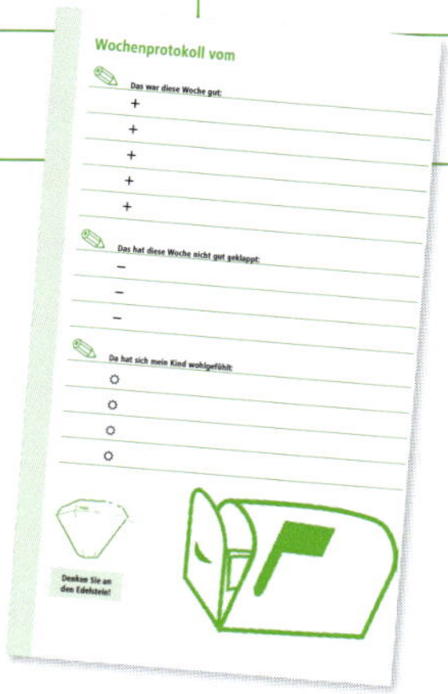

9

10. Einheit
Freundschaft und Vertrauen

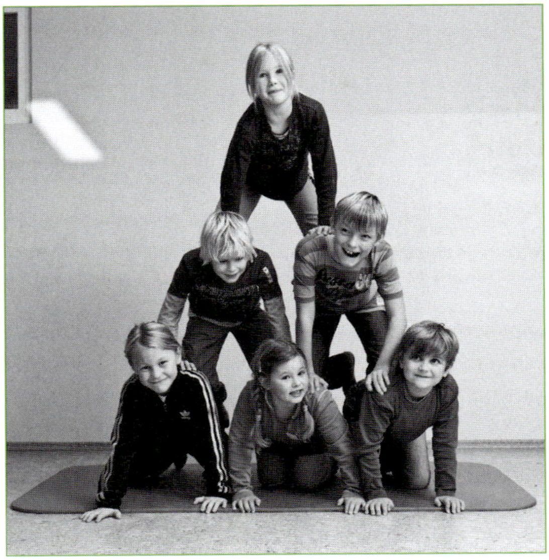

Leitfaden 10. Einheit

Freundschaft und Vertrauen

Zeit, Min. 	Aufgabe, Medium	Inhalt, Vorgehensweise	Materialien, Ort 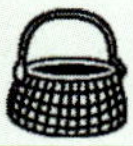
5	**1. Begrüßung** 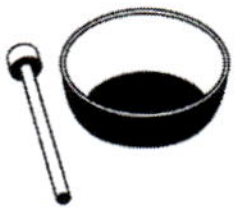	▪ Kinder aus dem Wartezimmer abholen ▪ Im Therapieraum stehen die Kinder auf Hockern im Kreis ▪ Zentrierung mit Klangschale ▪ Begrüßung mit Klatschen: „Guten Tag“ und Namen	▪ Hocker ▪ Klangschale mit Schlegel ▪ Regelkarten
10	**2. Wochenprotokolle und Edelsteine vorlesen** 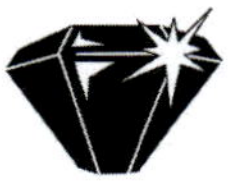	▪ Protokolle und Edelsteine werden nacheinander vorgelesen und positiv verstärkt	▪ Auf den Hockern ▪ Regelkarten ▪ Workbooks mit Wochen-protokollen ▪ Schatzkisten mit Edel-steinen
10	**3. Trainingsaufgabe besprechen** 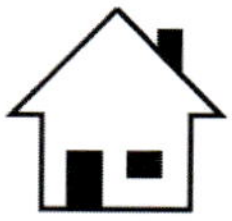	▪ Wie hat das Abendbrotmachen geklappt? ▪ Wer hat was gemacht? ▪ Wie selbstständig hast du es geschafft? ▪ Wer hat wen um Hilfe gefragt? ▪ Gesprächsregeln beachtet? ▪ Kinder tauschen Erfahrungen aus	▪ Am Tisch ▪ Jokerkarte „Hilfe holen, anderen helfen“ ▪ Regelkarten ▪ Mappen der Kinder mit Trainingsaufgaben
12	**4. Theoriephase** 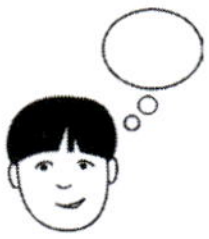 Freundschaft und Vertrauen	▪ Heute ist das Thema „Freundschaft und Vertrauen“ an der Reihe ▪ Verweis Zieleplakat ▪ Was bedeutet das? ▪ Unterschied „Echte Freunde“ und „Freunde aus sozialen Netzwerken“ kann besprochen werden: Antwortmöglichkeit: sich in Wirklichkeit treffen usw. ▪ Hierzu kann bei Bedarf ein Plakat erstellt werden, wenn das Thema in dieser Gruppe schon relevant ist ▪ Kinder machen kurzes Brainstorming! Antwortmöglichkeiten: sich auf jemanden verlassen können; jemand, der einen ganz genau versteht; sich unterstützen/helfen	▪ Am Tisch ▪ Regelkarten ▪ Zieleplakat ▪ Jokerkarte „Freundschaft/ Vertrauen“ ▪ evtl. Plakatkarton und dicke Stifte

Zeit, Min. 	Aufgabe, Medium	Inhalt, Vorgehensweise	Materialien, Ort 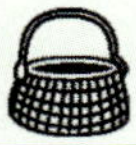
10	**5. Trainingsphase** 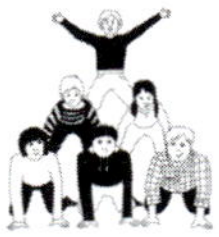	▪ Th stellt Aufgabe vor und teilt Kinder in Paare ein ▪ Verweis auf Zaubersteine ▪ Kinder erproben das „Blinde-führen" durch den Raum ▪ Jedes Kind ist einmal Führender und einmal Blinder	▪ 3 Tücher zum Augenverbinden oder blinde Brillen ▪ Klangschale und Schlegel ▪ Regelkarten ▪ evtl. Zaubersteine
5	Blinde führen! Reflexion	▪ Kinder geben sich gegenseitig Rückmeldung ▪ Th achten darauf, dass Kinder sich jeweils eine positive Rückmeldung und einen Tipp geben und dies direkt als Ich-Botschaft formulieren ([Name], ich fand gut ...; [Name], ich wünsche mir, dass ...)	▪ Gegenüber auf den Hockern stehend ▪ Regelkarten
10	Blinde führen!	▪ Wiederholung der Aufgabe s.o.	▪ s.o.
3	Reflexion	▪ Kinder geben sich gegenseitig erneut Rückmeldung	▪ s.o.
15	Pyramide	▪ Vertrauensübung: Kinder bauen nach Anleitung eine menschliche Pyramide ▪ Kurze Vorführung/Eltern kommen herein/ Applaus! ▪ Th machen evtl. ein Foto	▪ Dünne Matten als Polsterung ▪ Pyramide (Anlage) in Kopie ▪ Regelkarten
5	**6. Neue Trainingsaufgabe vergeben und Punkte übertragen** 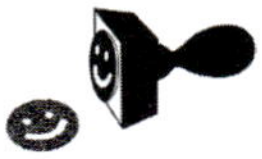	▪ Trainingsaufgabe verteilen, evtl. kurz erklären ▪ Punkte vergeben	▪ Trainingsaufgabe 10: Kinder in Kopie ▪ Stempel, Stempelkissen ▪ Regelkarten ▪ Pyramide (Anlage) in Kopie
5	**7. Verabschiedung** 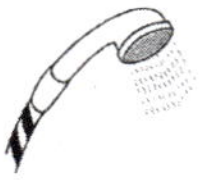	▪ Auf Hockern: Verabschiedung mit Lobdusche ▪ Klatschen im Kreis ▪ Hocker wegräumen	▪ Hocker ▪ Regelkarten
15	**8. Elterngespräch** 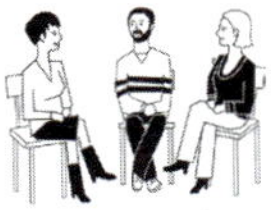	▪ Ein Th verabschiedet sich nach der Pyramide und geht mit den Eltern in einen anderen Raum (Workbooks mitnehmen) ▪ Kurzes gruppenbezogenes Feedback (Inhalt: Freundschaft und Vertrauen theoretisch erarbeitet, im Blinden-führen mit Reflexion erprobt, Gelerntes in der Pyramide angewandt) ▪ Positives hervorheben ▪ Trainingsaufgabe 10: Kinder und Eltern (Workbook, S. 39–42) erklären, hierbei besonders auf die Rolle der Eltern beim Verabreden eingehen ▪ Rückfragen und Erfahrungen zu der Trainingsaufgabe 9: Eltern und Kinder ▪ An Elternabend erinnern ▪ Für Zusammenarbeit bedanken	▪ Workbook

10. Einheit

Freundschaft und Vertrauen

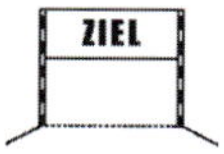

Ziele

- Ich weiß, was Vertrauen ist und schaffe es, meinem Spielpartner zu vertrauen.
- Ich verhalte mich vertrauenswürdig – mein Spielpartner kann sich auf mich verlassen.
- Ich verabrede mich mit einem Kind aus meiner Klasse.

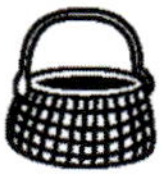

Benötigtes Material

- Raum mit ausreichend Platz; Hocker, Tische, Stühle usw.
- Klangschale mit Schlegel
- Säckchen
- Jokerkarten „Hilfe holen, anderen helfen" und „Freundschaft/Vertrauen"
- Regelkarten
- Evtl. Material, um ein Plakat herzustellen
- Zieleplakat
- 3 Tücher oder blinde Brillen
- Dünne Matten als Polsterung
- Workbook

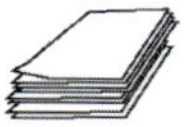

Kopieren/Ausdrucken

- Pyramide (Anlage)
- Trainingsaufgabe 10: Kinder (Anlage)

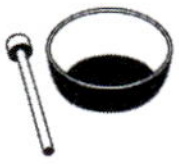

1. Begrüßung

Kinder und Eltern werden von beiden Th im Wartezimmer mit Handschlag begrüßt. Die Kinder gehen mit den Th in die Küche oder einen neben der Küche gelegenen großen Raum. Sie nehmen sich alle einen Hocker und stellen sich damit in einen Kreis, ihre Workbooks mit dem Wochenprotokoll und die Schatzkiste legen sie vor sich. Dann wird zum Klang der Klangschale eine Zentrierungsübung durchgeführt (z. B. Yoga-Baum). Danach wird das Klatschritual durchgeführt.

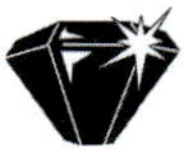

2. Wochenprotokolle und Edelsteine vorlesen

Von jedem Kind wird mindestens eine positive Sache vorgelesen. Negatives wird nur erwähnt, wenn es eindeutig zum Thema passt. Andere negative Vorkommnisse der Woche liest sich einer der Th still durch und macht sich Notizen. Wichtig hierbei ist, dem Positiven Aufmerksamkeit zu widmen, das Kind zu loben und es anzuspornen, es weiter so zu machen. Auf negative Vorkommnisse sollte lösungsorientiert eingegangen werden. Im Anschluss werden die Edelsteine der Kinder vorgelesen und positiv verstärkt.

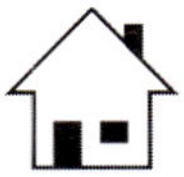

3. Trainingsaufgaben besprechen

Alle setzen sich um den Tisch, kleinere Kinder stellen sich ihren Hocker unter die Füße. Die Kinder holen ihre Trainingsaufgaben heraus. Th fragt, wie das Abendbrotmachen geklappt hat. *„Wie haben die Brötchen geschmeckt? Wen habt ihr um Hilfe gefragt? Wie habt ihr die Menschen angesprochen? Welche Gesprächsregel war euch besonders wichtig?"* Kinder tauschen Erfahrungen aus.

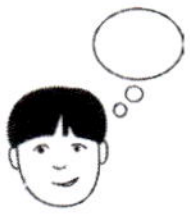

4. Theoriephase: **Freundschaft und Vertrauen**

Th B: *„Heute lautet das Thema ‚Freundschaft und Vertrauen'! Was gehört denn alles dazu, um mit jemandem befreundet zu sein, jemandem zu vertrauen? Wofür ist Vertrauen wichtig? Was tut dabei gut?"*

Kinder machen kurzes Brainstorming! Antwortmöglichkeiten: sich auf jemanden verlassen können; jemand, der einen ganz genau versteht; sich unterstützen/helfen; Geheimnisse für sich behalten. Th B stellt Parallele zu helfen, unterstützen her und lobt die Kinder für gute Ideen und verweist auf das Zieleplakat. Wenn soziale Medien wie Facebook, Whatsapp, Instagram usw. bei den Kindern schon ein Thema sind, kann diese Einheit folgendermaßen adaptiert werden:
Th. fragt nach Unterschieden zwischen „echten Freunden" und „Freunden aus sozialen Netzwerken". Antwortmöglichkeiten werden gesammelt und ein Plakat hierzu erstellt: Echte Freunde trifft man und unternimmt etwas, Freunde aus sozialen Netzwerken habe ich ganz viele … .

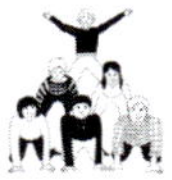

5. Trainingsphase: **Blinde führen!**

Th A: *„Schön, wie viele Ideen ihr eben schon hattet. Kennt jemand den Ausdruck ‚sich blind vertrauen'? Was bedeutet das?"* 1–3 Kinder dürfen kurz etwas dazu sagen. *„Wir machen jetzt eine Übung, in der es darum geht, dass ihr euch vertrauen können müsst. Ihr könnt dabei euren Zauberstein aufladen oder daraus Mut tanken. Jeder steckt sich seinen Stein in die Hosentasche, damit ihr die Hände frei habt."* Th teilt Kinder in Paare ein.
„Ihr werdet euch gleich blind führen. Es ist wichtig, dass euch euer Partner dabei blind vertrauen kann! Geht also langsam und vorsichtig. Versucht für den anderen mit zu sehen und Hindernisse rechtzeitig zu bemerken. Wir werden mit der Klangschale das Signal zum Wechseln geben. Geht also mit eurem Partner so um, wie ihr auch behandelt werden wollt."
Je einem Kind pro Paar werden die Augen verbunden. Kinder erproben das „Blinde-führen" durch den Raum. Jedes Kind wird ca. 1–2 Minuten geführt, dann erfolgt der Wechsel.
Der Th interveniert, wenn Kinder nicht das erwünschte Verhalten zeigen und das andere Kind gefährden.
Th B gibt mit der Klangschale das Signal, die Übung zu beenden.

Reflexion

Es hat sich bewährt, wenn sich die Kinder für die Reflexion kurz auf dem Hocker sammeln und die Partner sich gegenüber stehen.
Was hat euer Partner gut gemacht? Konntet ihr euch auf euren Partner verlassen? Welchen Tipp gibst du deinem Partner noch für die nächste Runde?
Die Kinder geben sich gegenseitig Rückmeldung. „(Name): *Ich fand gut, dass …, ich wünsche mir von dir, dass …"*
Th achten darauf, dass die Kinder sich jeweils eine positive Rückmeldung und einen Tipp geben.

Blinde führen!

Durchführung s.o.; Kinder wiederholen die Aufgabe und setzen die Rückmeldung ihres Partners um.

Reflexion
Durchführung s.o.; hierbei wird auf die positive Entwicklung der einzelnen Kinder eingegangen.

Menschliche Pyramide
Th B: *„Ihr habt heute ganz toll miteinander gearbeitet. Ihr seid ein tolles Team und habt geübt euch zu vertrauen. Jetzt machen wir noch eine Übung, bei der ihr euch gut unterstützen und euch Halt geben müsst. Es ist ein Zirkuskunststück!*
Ihr dürft jetzt eine menschliche Pyramide bauen! Gleich holen wir eure Eltern rein und ihr könnt eure Zirkusnummer zeigen! Denkt bitte daran, dass ihr euch jetzt gegenseitig unbedingt unterstützen müsst! Jeder braucht den anderen!
Was denkt ihr, wie geht das am besten? Wer hat eine gute Idee?"
Ein Th liest evtl. die Anleitung vor und unterstützt die Kinder dabei, selbst herauszufinden, wer welchen Part in der Pyramide übernimmt. Während die Kinder ausprobieren, achtet der Th auf rücksichtsvolles Verhalten und hilft dem obersten Kind auf die Spitze der Pyramide zu klettern.
Th loben Einsatz und machen evtl. ein Foto und applaudieren. Dann holt ein Th die Eltern herein, damit die Kinder das eben Erprobte vorführen. Applaus!
Danach verabschiedet sich Th B von den Kindern, nimmt die Workbooks mit und geht gemeinsam mit den Eltern in einen anderen Raum (ca. 10–15 Minuten vor Ende der Stunde).

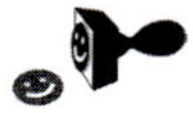

6. Neue Trainingsaufgabe vergeben und Punkte übertragen

Th A: *„Jetzt bekommt ihr eure nächste Trainingsaufgabe. Dieses Mal geht es um das Thema ‚Freundschaft und Vertrauen'. So wie ihr es eben schon gut bei der Zirkusvorstellung gezeigt habt. Eure Aufgabe ist, jemandem etwas Nettes zu sagen und euch zu verabreden. Wir möchten, dass ihr euch mit einem Kind aus eurer Klasse verabredet. Es ist nicht genug, zum Nachbarskind rüber zu gehen, mit dem ihr oft spielt. Verabredet euch mit einem Kind in eurer Klasse. Hierfür braucht ihr vielleicht Mut. Nehmt dann euren Stein mit und denkt dabei an euren Spruch."*
Th A verteilt Trainingsaufgabe 10: Kinder. Die Pyramide-Anlage wird mitgegeben.
Th A: *„Heftet jetzt eure Trainingsaufgaben ab und holt eure Punktepläne heraus."* Th verteilt die Stempel für die Punkte und bittet die Kinder, die fertig sind, auf ihren Hockern zu warten.

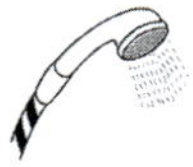

7. Verabschiedung

Alle stellen sich auf ihren Hocker in den Kreis. Jeder bekommt ein kurzes positives Feedback (Lobdusche). Dann wird das Klatschritual durchgeführt. Danach räumt jeder seinen Hocker weg, nimmt seine Tasche und geht leise ins Wartezimmer.

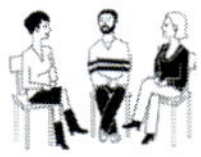

8. Elterngespräch

Es wird ein kurzes allgemeines Feedback über die Stunde gegeben (Inhalt: „Freundschaft und Vertrauen" theoretisch erarbeitet, evtl. wird das erstellte Plakat gezeigt, im Blinde-führen mit Reflexion erprobt, Gelerntes in der Pyramide angewandt), wobei vor allem auf die positiven Dinge eingegangen wird. Die Trainingsaufgabe für Eltern (Workbook, S. 39–42) und Kinder wird kurz erklärt. Es besteht Zeit für Nachfragen. Den Eltern wird erläutert, wie sie ihre Kinder beim Verabreden unterstützen können. Th B verweist hierbei auch auf die „Mut-mach-Tricks".

Den Eltern wird Zeit zum Besprechen der Trainingsaufgabe 9 für Eltern und Kinder gegeben.

Nachdem der Th an den Termin für den Elternabend erinnert und Organisatorisches geklärt hat, bedankt er sich für die Zusammenarbeit.

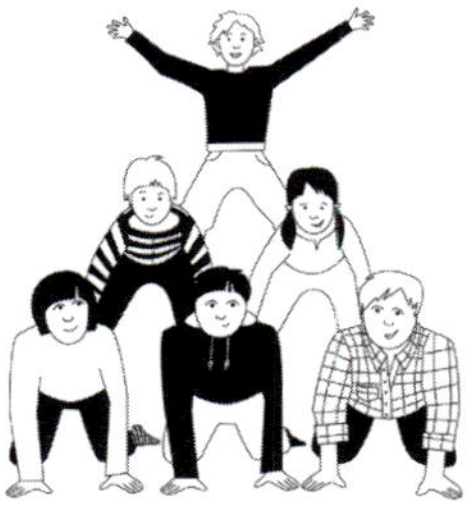

Pyramide

Ihr habt heute gelernt, euch gegenseitig zu vertrauen. Ihr habt gezeigt, dass ihr einem anderen Kind vertrauen könnt, als ihr blind geführt wurdet. Ihr habt auch bewiesen, dass man euch blind vertrauen kann, als ihr eure Partner geführt habt.

Jetzt könnt ihr zeigen, was ihr gelernt habt und eine echte Zirkusnummer machen!
Die Pyramide!

Einigt euch zuerst, wer unten, wer in der Mitte und wer oben drauf steht. Denkt beim Einigen an die Gesprächsregeln und seid freundlich und fair.

Legt eine Matte auf den Fußboden, das ist eure Zirkusmanege.

Jetzt setzen sich drei Kinder im Vierfüßlerstand Schulter an Schulter nebeneinander. Denkt daran, ganz stabil und fest zu sein, sodass sich die anderen auf euch verlassen können, dass ihr sie haltet.

Jetzt hocken sich die beiden Kinder, die die Mitte bilden, auf eure Rücken. Stützt euch mit euren Händen an den Schultern der anderen ab. Streckt euren Po etwas heraus. Fragt das Kind unter euch, ob eure Position gut ist, oder ob ihm etwas wehtut.

Nun kann das Kind, das als oberstes auf der Pyramide steht, hochklettern. Wenn du dich als oberstes Kind sicher fühlst, strecke nun die Arme in die Luft.

Ihr seid eine tolle Zirkusnummer!
Lächelt eure Zuschauer an!
Applaus!

 10

Pyramide

Zur Durchführung während der Einheit und zur Erinnerung (als Unterlage für die Mappen der Kinder)

Trainingsaufgabe 10: Kinder

- Sage einem Kind etwas Nettes!
- Verabrede dich mit einem Kind aus deiner Klasse!

Trainingsaufgabe 10
Kinder

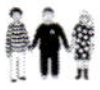

Freundschaft und Vertrauen

1. Sage einmal einem anderen Kind etwas Nettes!

Schreibe auf:

Was habe ich gesagt: ____________________

Wann: ____________________

____

Zu wem: ____________________

(1 Punkt)

2. Verabrede dich mit einem Kind aus deiner Klasse!

Schreibe auf:

Mit wem habe ich mich verabredet? ____________________

____

Was habt ihr gemacht? ____________________

____

Wie war es? ____________________

____

(1 Punkt)

 10

Das Wichtigste für die Elternarbeit in Kürze:

S. 39–42

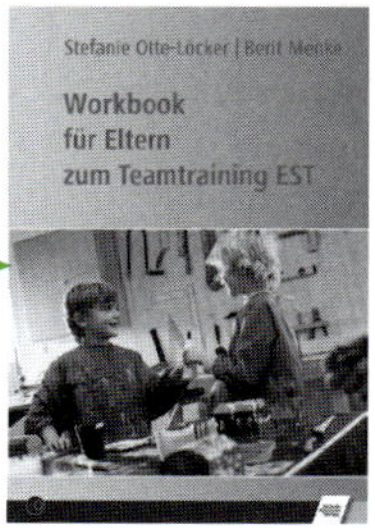

Trainingsaufgabe 10
Eltern

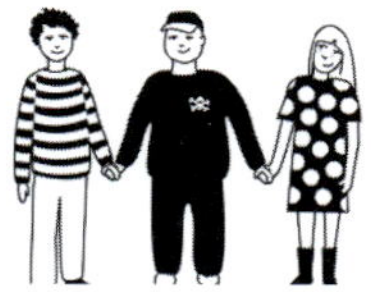

Freundschaft und Vertrauen

!

Ihre Aufgabe: Helfen Sie Ihrem Kind, es selbst zu schaffen!

- Überlegen Sie gemeinsam mit Ihrem Kind, **wem** es **was** Nettes sagen könnte.
- Unterstützen Sie Ihr Kind beim **Verabreden!** Klären Sie gemeinsam die W-Punkte! Die Mut-mach-Tricks können auch helfen! Bleiben Sie am Ball.

Fragen Sie, mit wem es sich verabreden möchte.	**Wann habe ich Zeit?**	**Was machen wir zusammen?**	**Wie und wann frage ich den anderen?**	**Was bedeutet es, wenn das Kind nicht möchte? Vielleicht hat es einfach nur keine Zeit ...**	**Wow! Es hat geklappt! Wir sind stolz! Schreiben Sie dies ins Wochenprotokoll!**

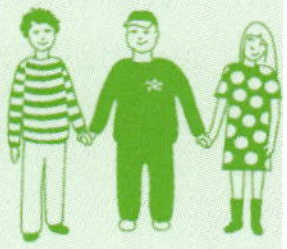

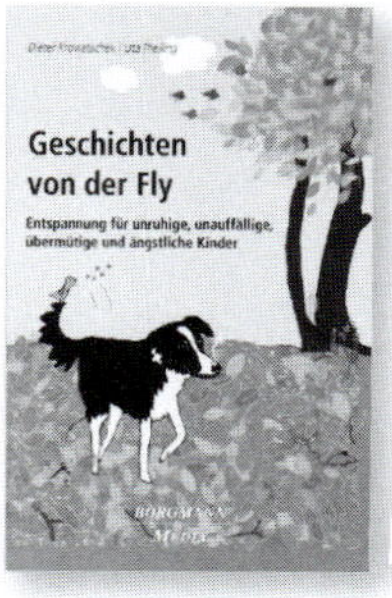

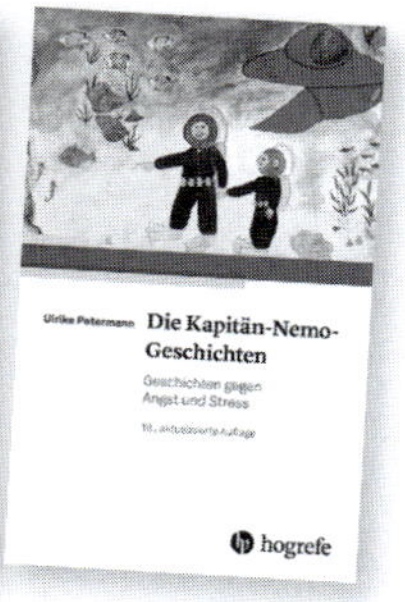

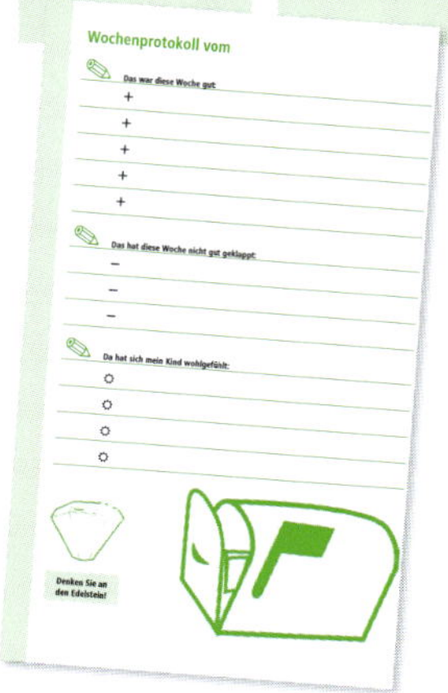

10

10. Einheit Eltern

Wiederholung: Tricks, bisherige Themen, Verlauf

Neue Inhalte: Die Familie als Team – Der Familienrat und das Konfliktgespräch

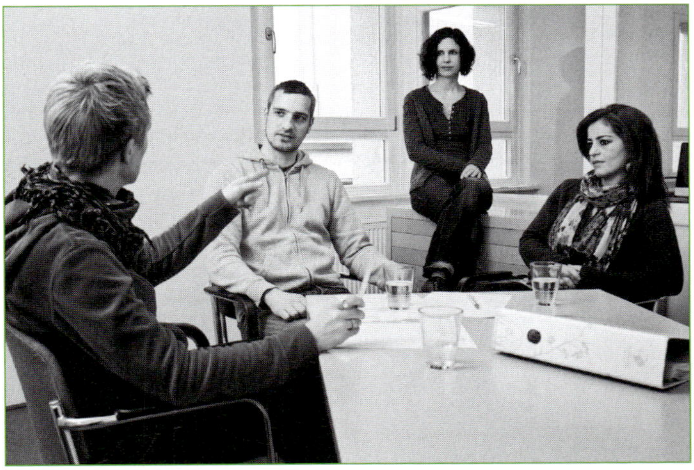

10

Leitfaden 10. Einheit Eltern

Wiederholung: Tricks, bisherige Themen, Verlauf

Neue Inhalte: Die Familie als Team – Der Familienrat und das Konfliktgespräch

Zeit, Min.	Aufgabe, Medium	Inhalt, Vorgehensweise	Materialien, Ort
5	**1. Begrüßung**	▪ Th nimmt Klangschale und führt gemeinsam mit den Eltern den Yoga-Baum durch, evtl. auf Hockern im Kreis ▪ Eltern werden gebeten Platz zu nehmen, Getränke werden angeboten	▪ Raum mit ausreichend Stühlen, Tisch ▪ Getränke ▪ Klangschale ▪ Evtl. Hocker
2	**2. Ablauf der Stunde vorstellen**	▪ Information über die Stunde geben ▪ Wiederholung der letzten Themen und Rückfragen stellen ▪ Zwei neue Themen ansprechen: – Das Konfliktgespräch – Der Familienrat	▪ Sitzend am Tisch
18	**3. Wiederholung der bisherigen Themen und Austausch**	▪ Th stellt kurz die bisherigen Themen vor und bittet um Rückfragen und kurzen Erfahrungsaustausch, wer was anwendet, was für wen wie hilfreich und lehrreich war, Erfahrungsaustausch z. B. über Kapitän-Nemo-Geschichte bzw. Die Fly ▪ Th hält die entsprechenden Seiten aus dem Workbook hoch 1. Ziele & Familienhaus 2. „Gut zuhören!" 3. Edelstein, „Meine Familie" 4. Gesprächsregeln, sie malen das Bild, „4 K's" anwenden 5. „Stopp!" 6. Detektiv und Drehzahlmesser 7. „Ruhig-mach-Tricks", Entspannungsgeschichten und dynamische Übungen 8. Anspannung loswerden, Zauberstein und Zauberspruch, um Mut zu finden, Teamgeist 9. Teamarbeit, Familienplan 10. Verabreden	▪ Am Tisch ▪ Workbook ▪ Bücher: – „Die Kapitän-Nemo-Geschichten" von Petermann – „Geschichten von der Fly" von Krowatschek, Theiling ▪ Zieleplakat ▪ Andere Plakate ▪ Jokerkarten der Einheiten 1–10
10	**4. Das Konfliktgespräch**	▪ Th und Eltern lesen den Elternratgeber zum Konfliktgespräch vor ▪ Th erklärt die Inhalte	▪ Workbook, S. 56
30	**5. Rollenspiel**	▪ Th führen Rollenspiel vor ▪ Eltern erproben Konfliktgespräch im Rollenspiel in 2er-/3er-Teams ▪ Eltern überlegen praktische Anwendung, diskutieren über bisherige Erfahrungen	▪ s. o.
15	**6. Der Familienrat**	▪ Th ergänzt das Thema Konfliktgespräch mit den Infos über den Familienrat ▪ Es werden praktische Tipps zur Vorgehensweise gegeben ▪ Eine Diskussion sollte angeregt werden	▪ Workbook, S. 55 ▪ Redestein

Zeit, Min.	Aufgabe, Medium	Inhalt, Vorgehensweise	Materialien, Ort
5	**7. Der Familienplan**	▪ Wer hat gemeinsam mit der Familie den Familienplan eingeführt? Erfahrungen werden ausgetauscht	▪ Workbook, S. 37
5	**8. Verabschiedung**	▪ Th weist auf Endspurt in der Gruppe hin: die bisherigen Inhalte sollen Einzug in den Alltag in den letzten 4 Wochen des Trainings finden ▪ Die Th bedanken sich für das Gespräch	

10. Einheit Eltern
Wiederholung: Tricks, bisherige Themen, Verlauf
Neue Inhalte: Die Familie als Team – Der Familienrat und das Konfliktgespräch

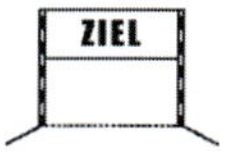

Ziele

- Wir vertiefen die bisherigen Themen des Gruppentrainings, damit wir sie auf unser Kind abgestimmt zu Hause anwenden.
- Wir tauschen uns gegenseitig aus und profitieren von den Erfahrungen der anderen Eltern.
- Wir erlernen positive Kommunikationsstrukturen innerhalb der Familie und wenden sie zu Hause an.

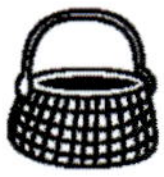

Benötigtes Material

- Raum mit ausreichend Platz; Hocker, Tisch und Getränke, evtl. Kerze
- Regelkarten und Jokerkarten der Einheiten 1–10
- Zieleplakat
- evtl. die anderen bisher erstellten Plakate
- Redestein
- Workbook

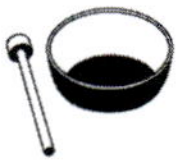

1. Begrüßung

Eltern führen mit den Therapeuten gemeinsam die Begrüßung im Stehen auf Hockern mit der Klangschale durch. Dann werden sie gebeten Platz zu nehmen: Die Th bieten Getränke an, um eine gemütliche Atmosphäre zu schaffen.

2. Ablauf der Stunde vorstellen

- Information/Überblick über die Stunde geben
- Wiederholung der Themen
- Zeit für Rückfragen
- Zwei neue Themen:
  - Das Konfliktgespräch
  - Der Familienrat

Auch hier besteht das Ziel darin, dass die Eltern miteinander ins Gespräch kommen und diese Stunde als Möglichkeit zum Austausch untereinander nutzen.

3. Wiederholung der bisherigen Themen und Austausch

Th stellt kurz die bisherigen Themen vor und bittet um Rückfragen und kurzen Erfahrungsaustausch, z. B. wer was anwendet, was für wen wie hilfreich und lehrreich war, aber auch über die „Kapitän-Nemo-Geschichten" oder „Die Geschichten von der Fly". Es wird dabei wiederum auf das Zieleplakat der Kinder verwiesen.

Es hat sich bewährt, beim Nennen der einzelnen Themen die entsprechenden Unterlagen hochzuhalten. Die Visualisierung kann auch thematisiert werden: *„Sie haben schon sehr intensiv mitgearbeitet und eine Fülle an Informationen bekommen. Jetzt möchte ich die einzelnen Themen kurz mit*

Ihnen ansprechen. Damit dies übersichtlicher für uns alle wird, halte ich die entsprechenden Blätter jeweils hoch und bitte Sie, in Ihren Unterlagen mitzublättern. Hierbei bin ich gespannt, wer welche Tipps hilfreich empfindet und was sich bei wem bewährt hat. Sie dürfen gerne ins Gespräch kommen und sich austauschen, um die anderen an Ihren Erfahrungen teilhaben zu lassen."

1. Ziele & Familienhaus
2. „Gut zuhören!"
3. Edelstein, „Meine Familie"
4. Gesprächsregeln, sie malen das Bild, „4 K's" anwenden
5. „Stopp!"
6. „Detektiv" und Drehzahlmesser
7. „Ruhig-mach-Tricks", Entspannungsgeschichten, dynamische Übungen
8. Anspannung loswerden, Zauberstein und Zauberspruch, um Mut zu finden, Teamgeist
9. Teamarbeit, Familienplan
10. Verabreden

4. Das Konfliktgespräch

Th lesen die Information zum Thema Konfliktgespräch (Workbook, S. 56) vor und erklären anhand dessen die Inhalte. Sie weisen darauf hin, das Konfliktgespräch nie innerhalb des Konfliktes anzuwenden, sondern später in einem ruhigen Moment.
Die Th gehen besonders auf die Unterpunkte ein und nennen Beispiele, wie auf S. 56 im Workbook beschrieben. Ziel ist hierbei, dass die Eltern diese Form der Kommunikation verstehen, um sich dann vorstellen zu können, ein Konfliktgespräch im Alltag tatsächlich anzuwenden.

5. Rollenspiel

Im Anschluss stellen die Th das Konfliktgespräch im Rollenspiel dar. Hierfür eignen sich klar umrissene Situationen, wie z. B. Mutter und Kind streiten sich regelmäßig um das Aufräumen des Kinderzimmers. Ein Therapeut legt sich hierbei das aufgeschlagene Workbook auf den Schoß und führt mithilfe von diesem Leitfaden das Konfliktgespräch.
Das Rollenspiel dauert nur einige Minuten.
Danach bilden die Eltern 2er- bzw. 3er-Teams und spielen das Rollenspiel nach. Damit jeder einmal die Rolle des Elternteils spielt, werden die Rollen gewechselt. Eltern und Kinder zeigen sich jeweils kooperativ, da es hierbei vor allem um das Erlernen des Gesprächsleitfadens geht.

Tipp: Es ist leichter, wenn die Eltern die Situation nachspielen, die die Th vorgespielt haben. Bei Bedarf können aber auch aktuelle Themen aus den Familien aufgegriffen werden.

Die Eltern können Fragen stellen, sich praktische Anwendungen überlegen und über bisherige Erfahrungen diskutieren.

6. Der Familienrat

Die Th ergänzen das Thema Konfliktgespräch mit Informationen über den Familienrat. Dabei werden praktische Tipps zur Vorgehensweise gegeben. Eine Diskussion sollte angeregt werden.

Th: *„Es geht darum, Ihnen verschiedene Möglichkeiten vorzustellen, innerhalb der Familie verbindliche Absprachen zu treffen, ohne zu streiten oder ständig meckern zu müssen.*
Beim Familienrat (Workbook, S. 55) geht es darum, sich zu einem festgelegten Zeitpunkt, z. B. 1 x pro Woche, mit allen Familienmitgliedern zu treffen. Der Rat ist eine Teamsitzung, auf der z. B. besprochen werden kann, was man am Wochenende gemeinsam unternehmen möchte und was die restliche Woche ansteht. Die Zeit und die Themen können in einem Buch festgehalten werden, das

10

an einem zentralen Ort in der Wohnung ausliegt. Kinder, die noch nicht schreiben können, können ihre Wünsche malen. Hier ist es das Ziel, dass alle in der Familie über die Woche Themen sammeln können, die sie gerne besprechen wollen und damit Verantwortung übernehmen. Stellen Sie Gesprächsregeln für diese Treffen auf. Verwenden Sie z. B. einen Redestein." (Th zeigt solchen und erklärt).

Es muss nicht immer eine Lösung gefunden werden. Abstimmungen sollten aber verpflichtend sein, überlegen Sie sich daher im Vorfeld, über welche Themen Sie abstimmen lassen wollen. In einer Familie mit 3 Kindern und 2 Erwachsenen sollte besser nicht über Medienzeiten abgestimmt werden.

Wer hat noch Fragen? ... Wer kann sich vorstellen den Familienrat einzuführen?"

7. Familienplan

„Wer hat gemeinsam den Familienplan eingeführt und möchte uns davon berichten."
Erfahrungen werden ausgetauscht.

8. Verabschiedung

Zum Ende loben die Th die Zusammenarbeit und das Engagement der Eltern. Sie erinnern, falls nötig, noch einmal an das Schreiben der Edelsteine und des Wochenprotokolls und geben einen Ausblick auf den nun folgenden Endspurt (4 Wochen) der Gruppe.

Auf die Möglichkeit zu Einzelgesprächen wird hingewiesen.

Die Th bedanken sich für die Stunde und verabschieden sich.

10

S. 55–56

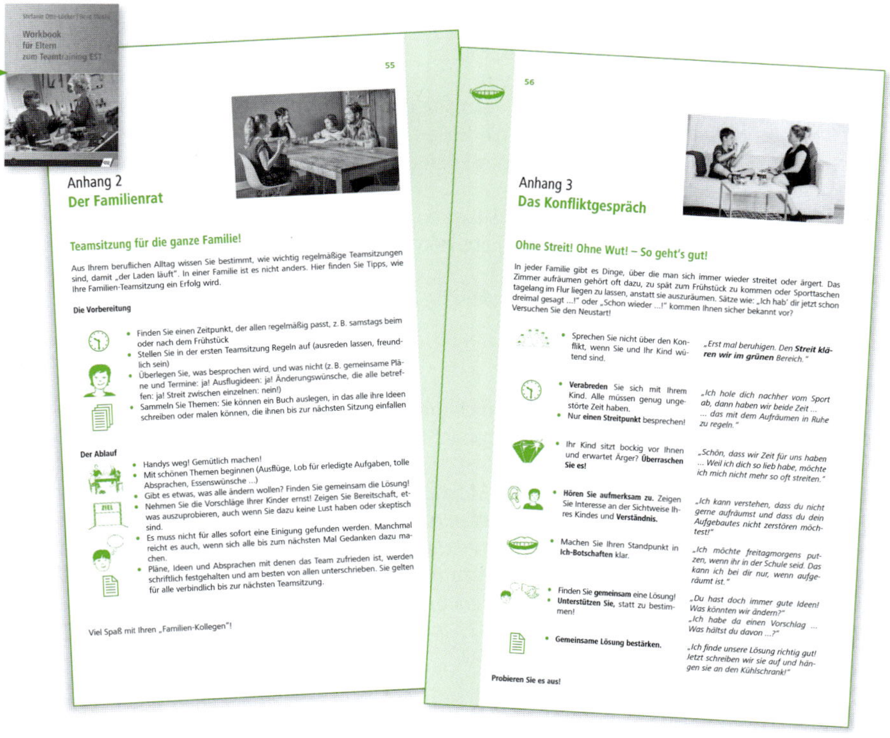

55

Anhang 2
Der Familienrat

Teamsitzung für die ganze Familie!

Aus Ihrem beruflichen Alltag wissen Sie bestimmt, wie wichtig regelmäßige Teamsitzungen sind, damit „der Laden läuft". In einer Familie ist es nicht anders. Hier finden Sie Tipps, wie Ihre Familien-Teamsitzung ein Erfolg wird.

Die Vorbereitung

- Finden Sie einen Zeitpunkt, der allen regelmäßig passt, z. B. samstags beim oder nach dem Frühstück
- Stellen Sie in der ersten Teamsitzung Regeln auf (ausreden lassen, freundlich sein)
- Überlegen Sie, was besprochen wird, und was nicht (z. B. gemeinsame Pläne und Termine: ja! Ausflugideen: ja! Änderungswünsche, die alle betreffen: ja! Streit zwischen einzelnen: nein!)
- Sammeln Sie Themen: Sie können ein Buch auslegen, in das alle ihre Ideen schreiben oder malen können, die ihnen bis zur nächsten Sitzung einfallen

Der Ablauf

- Handys weg! Gemütlich machen!
- Mit schönen Themen beginnen (Ausflüge, Lob für erledigte Aufgaben, tolle Absprachen, Essenswünsche ...)
- Gibt es etwas, was alle ändern wollen? Finden Sie gemeinsam die Lösung!
- Nehmen Sie die Vorschläge Ihrer Kinder ernst! Zeigen Sie Bereitschaft, etwas auszuprobieren, auch wenn Sie dazu keine Lust haben oder skeptisch sind.
- Es muss nicht für alles sofort eine Einigung gefunden werden. Manchmal reicht es auch, wenn sich alle bis zum nächsten Mal Gedanken dazu machen.
- Pläne, Ideen und Absprachen mit denen das Team zufrieden ist, werden schriftlich festgehalten und am besten von allen unterschrieben. Sie gelten für alle verbindlich bis zur nächsten Teamsitzung.

Viel Spaß mit Ihren „Familien-Kollegen"!

56

Anhang 3
Das Konfliktgespräch

Ohne Streit! Ohne Wut! – So geht's gut!

In jeder Familie gibt es Dinge, über die man sich immer wieder streitet oder ärgert. Das Zimmer aufräumen gehört oft dazu, zu spät zum Frühstück zu kommen oder Sporttaschen tagelang im Flur liegen zu lassen, anstatt sie auszuräumen. Sätze wie: „Ich hab' dir jetzt schon dreimal gesagt ...!" oder „Schon wieder ...!" kommen Ihnen sicher bekannt vor? Versuchen Sie den Neustart!

- Sprechen Sie nicht über den Konflikt, wenn Sie und Ihr Kind wütend sind. — *„Erst mal beruhigen. Den **Streit klären wir im grünen** Bereich."*
- **Verabreden** Sie sich mit Ihrem Kind. Alle müssen genug ungestörte Zeit haben.
- Nur **einen Streitpunkt** besprechen! — *„Ich hole dich nachher vom Sport ab, dann haben wir beide Zeit ... ... das mit dem Aufräumen in Ruhe zu regeln."*
- Ihr Kind sitzt bockig vor Ihnen und erwartet Ärger? **Überraschen Sie es!** — *„Schön, dass wir Zeit für uns haben ... Weil ich dich so lieb habe, möchte ich mich nicht mehr so oft streiten."*
- **Hören Sie aufmerksam zu.** Zeigen Sie Interesse an der Sichtweise Ihres Kindes und **Verständnis.** — *„Ich kann verstehen, dass du nicht gerne aufräumst und dass du dein Aufgebautes nicht zerstören möchtest!"*
- Machen Sie Ihren Standpunkt in **Ich-Botschaften** klar. — *„Ich möchte freitagmorgens putzen, wenn ihr in der Schule seid. Das kann ich bei dir nur, wenn aufgeräumt ist."*
- Finden Sie **gemeinsam** eine Lösung!
- **Unterstützen Sie,** statt zu bestimmen! — *„Du hast doch immer gute Ideen! Was könnten wir ändern?" „Ich habe da einen Vorschlag ... Was hältst du davon ...?"*
- **Gemeinsame Lösung bestärken.** — *„Ich finde unsere Lösung richtig gut! Jetzt schreiben wir sie auf und hängen sie an den Kühlschrank!"*

Probieren Sie es aus!

11. Einheit
Gefühle

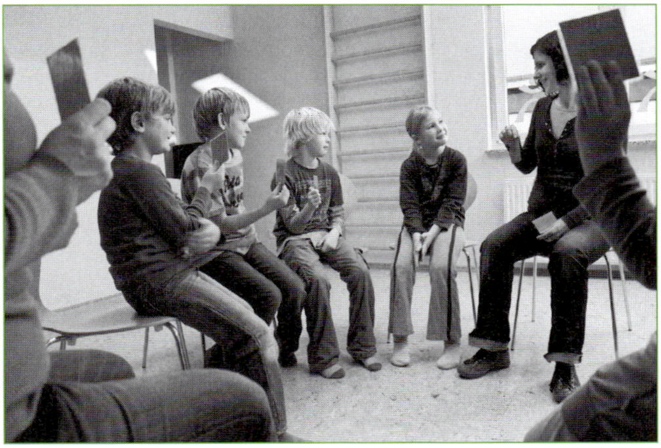

11

Leitfaden 11. Einheit

Gefühle

Zeit, Min. 	Aufgabe, Medium	Inhalt, Vorgehensweise	Materialien, Ort 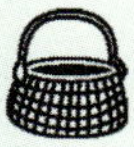
5	**1. Begrüßung** 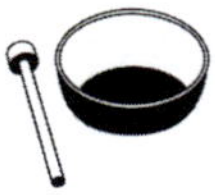	▪ Kinder aus dem Wartezimmer abholen ▪ Im Therapieraum stehen die Kinder auf Hockern im Kreis ▪ Zentrierung mit Klangschale ▪ Begrüßung mit Klatschen: „Guten Tag" und Namen	▪ Hocker ▪ Klangschale mit Schlegel ▪ Regelkarten
13	**2. Wochenprotokolle und Edelsteine vorlesen** 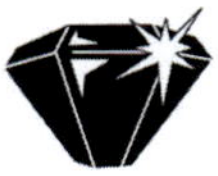	▪ Protokolle und Edelsteine werden nacheinander vorgelesen und positiv verstärkt	▪ Auf den Hockern ▪ Regelkarten ▪ Workbooks mit Wochenprotokollen ▪ Schatzkisten mit Edelsteinen
12	**3. Trainingsaufgabe besprechen** 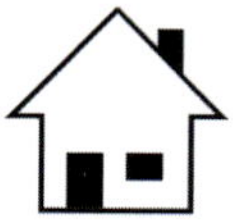	▪ Th gibt eine kurze Zusammenfassung der letzten Stunde (Freundschaft und Vertrauen: Blinde führen, Pyramide – sich vertrauen, sich aufeinander verlassen, zusammenhalten, stützen, stärken) ▪ 1. Absprache: Wer hat wem etwas Nettes gesagt und was? Brauchtet ihr Mut dazu und habt ihr euren Stein benutzt? Wie hat derjenige reagiert? ▪ 2. Mit wem habt ihr euch verabredet und was habt ihr gemacht? Habt ihr euch vorher überlegt, was ihr sagt, es vielleicht mit euren Eltern besprochen, oder seid ihr einfach losgegangen?	▪ Am Tisch ▪ Mappen der Kinder mit Trainingsaufgaben ▪ Regelkarten ▪ Jokerkarte „Freundschaft/Vertrauen"
5	**4. Theoriephase** 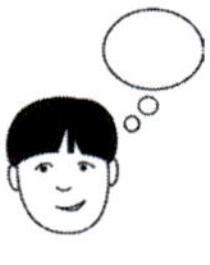 Gefühle	▪ Überleitung zum Thema Gefühle mithilfe des Zieleplakates: Gefühlswörter im Brainstorming sammeln und auf kleine Kärtchen schreiben. Eventuell hilft Th durch Fragen ▪ 1–2 Begriffe pro Kind	▪ Blankokärtchen, Stift ▪ Regelkarten ▪ Zieleplakat ▪ Jokerkarte „Gefühle"
22	**5. Trainingsphase** 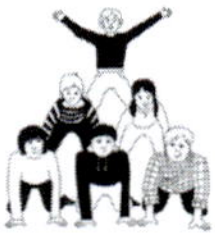 Darstellen von Gefühlen	▪ Kärtchen liegen verdeckt in der Mitte des Stuhlkreises ▪ Ein Kind zieht ein Kärtchen und stellt das Gefühl durch Mimik und Gestik dar ▪ Es darf auch gesprochen werden, aber das gesuchte Wort darf nicht verwendet werden ▪ Das Kind, das richtig rät, soll eine Situation beschreiben, in der es das Gefühl schon erlebt hat ▪ Das Kind, das das Gefühl dargestellt hat, darf unterstützen ▪ Das Kind, das geraten hat, ist als Nächstes dran, war es schon dran gewesen, so darf es das nächste Kind auswählen	▪ Stuhlkreis, Gefühlskärtchen (s. o.) ▪ Regelkarten

Zeit, Min. 	Aufgabe, Medium	Inhalt, Vorgehensweise	Materialien, Ort 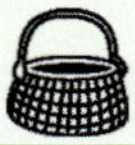
8	Gegenteile benennen	▪ Kinder stehen vor ihren Stühlen und werfen sich zügig das Säckchen zu ▪ Der Fänger sagt ein Gefühlswort und wirft das Säckchen möglichst schnell dem nächsten Kind zu, das versuchen soll das ungefähre Gegenteil zu benennen. Es darf sich ein neues Gefühlswort überlegen und wirft weiter	▪ Säckchen ▪ Regelkarten
15	Lügendetektor	▪ Übergang: Gefühle an Kleinigkeiten ablesen, manchmal muss man gut beobachten können, wenn man wissen will, wie es dem anderen geht ▪ Jeder erhält 3 Karten (Wahrheit, Lüge und ?-Karte) ▪ Das Kind, das dran ist, gibt seine Karten dem Th ab, sie werden ohne die ?-Karte gemischt und das Kind darf ziehen ▪ Dem Kind wird ein Geschichtenanfang vorgegeben, es erzählt die Geschichte passend als Wahrheit oder Lüge zu Ende ▪ Alle Kinder geben eine Beurteilung ab, indem sie eine ihrer 3 Karten hochhalten ▪ Das erzählende Kind löst auf, ob die Geschichte wahr oder gelogen war ▪ Ein Kind, das richtig geraten hat, darf sagen, wie es darauf gekommen ist ▪ Das Gesamtergebnis (wie viele richtige oder falsche Einschätzungen) wird nicht besprochen	▪ Stuhlkreis ▪ Geschichtenanfänge ▪ Je 3 Karten pro Kind und Th (Wahrheit, Lüge, eine ?-Karte) (Anlage) ▪ Regelkarten
5	**6. Neue Trainingsaufgabe vergeben und Punkte übertragen** 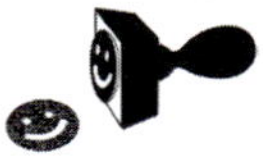	▪ Trainingsaufgabe 11 an Kinder verteilen, evtl. kurz erklären ▪ Punkte vergeben	▪ Trainingsaufgabe 11: Kinder in Kopie ▪ Stempel, Stempelkissen ▪ Regelkarten
5	**7. Verabschiedung** 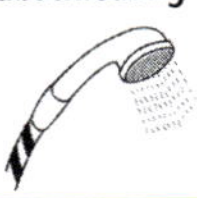	▪ Auf Hockern: Verabschiedung mit Lobdusche ▪ Klatschen im Kreis ▪ Hocker wegräumen	▪ Hocker ▪ Regelkarten
15	**8. Elterngespräch** 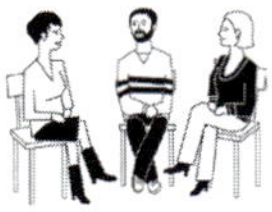	▪ Ein Th verabschiedet sich und geht mit den Workbooks zu den Eltern ▪ Kurzes gruppenbezogenes Feedback (Inhalt der Stunde: nach der theoretischen Einführung Gefühle mit Pantomimen, Benennung der Gegenteile und dem Lügendetektor geübt) ▪ Th fragt, wie die Umsetzung der bisherigen Trainingsinhalte klappt (Konfliktgespräch, Familienrat, Entspannungsgeschichte vorlesen, Familienplan ...) ▪ Eltern tauschen sich aus, geben sich Tipps, Th unterstützt ▪ Die neue Trainingsaufgabe (Workbook, S. 43 und 44): Das haben wir schon erreicht und das nervt, aber wir bleiben am Ball: Eltern werden zur Reflexion angeregt und ein Ausblick auf den Endspurt der Gruppe wird gegeben ▪ Organisatorisches klären ▪ Für Zusammenarbeit bedanken	▪ Workbook

11. Einheit
Gefühle

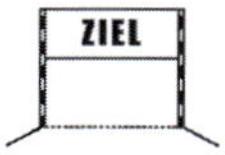

Ziele

- Ich kenne meine Gefühle und kann sie benennen.
- Ich erkenne die Gefühle der anderen.

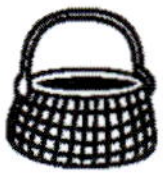

Benötigtes Material

- Raum mit ausreichend Platz; Hocker, Tische, Stühle usw.
- Regelkarten
- Jokerkarten „Freundschaft/Vertrauen" und „Gefühle"
- Zieleplakat
- 1 Säckchen
- Blankokärtchen nicht durchscheinend
- Vorbereitete Lügendetektor-Karten (Anlage): Karten auf farbiges Papier kopieren, ausschneiden, Rückseite aufkleben und laminieren. Für jedes Kind und die Th muss je eine Wahrheit-Karte, Lüge-Karte, ?-Karte vorhanden sein
- Vorbereitete Geschichtenanfänge als Karten (Anlage): Geschichtenanfänge auf farbiges Papier kopieren, ausschneiden, laminieren
- Stempel, Stempelkissen
- Workbook

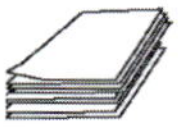

Kopieren/Ausdrucken

- Trainingsaufgabe 11: Kinder (Anlage)
- Lügendetektor-Karten (Anlage)
- Geschichtenanfänge (Anlage)

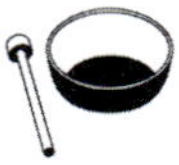

1. Begrüßung

Kinder und Eltern werden von beiden Th im Wartezimmer mit Handschlag begrüßt. Die Kinder gehen mit den Th in den Therapieraum. Sie nehmen sich alle einen Hocker und stellen sich damit in einen Kreis, ihr Workbook mit dem Wochenprotokoll und die Schatzkiste legen sie vor sich. Dann wird zum Klang der Klangschale eine Zentrierungsübung durchgeführt (z. B. Yoga-Baum). Danach folgt das Klatschritual.

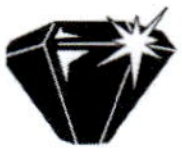

2. Wochenprotokolle und Edelsteine vorlesen

Von jedem Kind wird mindestens eine positive Sache vorgelesen. Negatives wird nur erwähnt, wenn es eindeutig zum Thema passt. Andere negative Vorkommnisse der Woche liest sich einer der Th still durch und macht sich Notizen. Wichtig hierbei ist, dem Positiven Aufmerksamkeit zu widmen, das Kind zu loben und es anzuspornen, es weiter so zu machen. Auf negative Vorkommnisse sollte lösungsorientiert eingegangen werden. Im Anschluss werden die Edelsteine der Kinder vorgelesen und positiv verstärkt. Ein Th macht sich in der Dokumentation Notizen aus den Inhalten der Wochenprotokolle, Edelsteine und der Briefkästen.

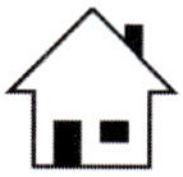

3. Trainingsaufgaben besprechen

Alle setzen sich um den Tisch, kleinere Kinder stellen sich ihren Hocker unter die Füße. Die Kinder holen ihre Trainingsaufgaben heraus.

Th B: *„In der letzten Stunde haben wir über Freundschaft und Vertrauen gesprochen. Ihr habt beim Blinde-führen und bei der Pyramide gezeigt, dass man sich auf euch verlassen kann, ihr habt euch unterstützt und gut aufeinander geachtet. Eure Trainingsaufgabe dazu war es, jemandem etwas Nettes zu sagen und euch mit einem Kind zu verabreden. Beides ist wichtig, wenn ihr eine Freundschaft aufbauen wollt. Freunde zu finden, war bei einigen von euch ein wichtiges Ziel."* Th verweist auf das Zieleplakat.

„Wer möchte zuerst erzählen, wem er etwas Nettes gesagt hat und was? Brauchtet ihr Mut dazu und habt ihr euren Stein benutzt? Wie hat derjenige reagiert?

Mit wem habt ihr euch verabredet und was habt ihr gemacht? Habt ihr euch vorher überlegt, was ihr sagt, es vielleicht mit euren Eltern besprochen, oder seid ihr einfach losgegangen?"

Die Kinder erzählen.

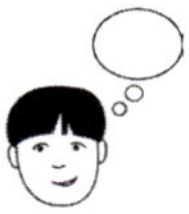

4. Theoriephase: **Gefühle**

Th A: *„Heute ist unser Thema „Gefühle". Wir haben hier schon bei verschiedenen Themen immer wieder über Gefühle gesprochen. Denkt mal an euren Motor und die Tricks, die wir zusammen erarbeitet haben."* Th verweist auf das Zieleplakat und hält dabei die Jokerkarte „Gefühle" hoch. *„Welche Gefühle kennt ihr?"*

Ängstlich, mutig, wütend, entspannt, müde, verzweifelt, verlegen, unsicher, selbstbewusst, überrascht, schadenfroh, mitfühlend, enttäuscht, dankbar, einsam, beleidigt, glücklich, verliebt, grimmig … Die genannten Gefühlswörter werden auf kleine Kärtchen geschrieben. Eventuell hilft Th durch Fragen nach, bis 1–2 Begriffe pro Kind gefunden sind, die unterschiedliche Gefühle beschreiben.

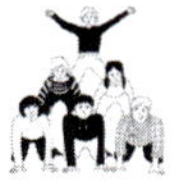

5. Trainingsphase: **Darstellen von Gefühlen**

Die beschriebenen Kärtchen werden verdeckt in die Mitte des Stuhlkreises gelegt. Ein Kind zieht ein Kärtchen und stellt das Gefühl durch Mimik und Gestik dar. Es darf auch gesprochen werden, das gesuchte Wort darf aber nicht verwendet werden. Das Kind, das richtig rät, soll eine Situation beschreiben, in der es das Gefühl schon erlebt hat. Das Kind, das das Gefühl dargestellt hat, darf unterstützen. Das Kind, das geraten hat, ist als Nächstes dran. War es schon einmal dran, so darf es das nächste Kind auswählen.

Gegenteile benennen

Die Kinder stellen sich vor ihre Stühle mit ausreichend Abstand zueinander und werfen sich zügig ein Säckchen zu. Der Fänger sagt ein Gefühlswort und wirft das Säckchen möglichst schnell dem nächsten Kind zu. Dieses versucht, das ungefähre Gegenteil zu benennen. Es darf sich dann ein neues Gefühlswort überlegen und wirft weiter … (müde – wach, wütend – ruhig, aufgeregt – entspannt, fröhlich – traurig, ängstlich – mutig, einsam – geborgen, glücklich – unglücklich, schadenfroh – mitfühlend, unsicher – selbstbewusst, enttäuscht – zufrieden …). Zur Unterstützung können die Gefühlskärtchen aufgedeckt in der Mitte liegen.

Lügendetektor

Th B: *„Ihr habt alle sehr gut die Gefühle dargestellt, ihr kennt jetzt ganz viele Wörter, die ihr benutzen könnt, um eure Gefühle zu beschreiben. Jetzt ist eure Aufgabe, euch ganz genau zu beobachten. Schon ganz kleine Bewegungen, kleine Veränderungen im Gesicht oder der Stimme können euch erzählen, wie es jemandem geht, was er fühlt. Das ist sehr wichtig, denn nur selten kann man Gefühle bei anderen so schnell und deutlich erkennen, wie z. B. bei jemandem, der laut jubelt oder*

dicke Tränen weint. Um das Beobachten von Kleinigkeiten zu trainieren, seid ihr jetzt ein Lügendetektor. Wer weiß, was das ist? Wer benutzt das?"
„Ihr bekommt jetzt 3 Karten: eine Lüge-Karte, eine Wahrheit-Karte und eine Fragezeichen-Karte (?-Karte). Einer beginnt und zieht einen Anfang einer Geschichte. Dazu zieht er noch eine von diesen beiden Karten: Lüge oder Wahrheit.
Die Fragezeichen-Karte braucht ihr als Erzähler nicht, nur als Beobachter. Wenn die Lüge-Karte gezogen wird, muss die Geschichte so weiter erzählt werden, dass sie gelogen ist, bei der Wahrheit-Karte muss sie stimmen. Die anderen beobachten den Erzähler ganz genau und entscheiden am Ende der Geschichte mit den 3 Karten, ob sie denken, dass er lügt oder die Wahrheit sagt. Wenn ihr unsicher seid, haltet ihr die ?-Karte hoch."
Das Kind, das mit dem Erzählen an der Reihe ist, gibt seine 2 Karten dem Th ab. Die ?-Karte wird danebengelegt, da sie nicht benötigt wird. Der Th mischt die Wahrheit- und Lüge-Karte, bevor das Kind eine Karte zieht. Passend zu den Vorgaben erzählt das Kind die Geschichte. Danach geben alle Kinder ihre Tipps ab, indem sie eine ihrer drei Karten hochhalten. Dann löst das erzählende Kind die Fragen auf. Ein Kind, das richtig geraten hat, darf sagen, wie es darauf gekommen ist. Das Gesamtergebnis (wie viele Richtige/Falsche) wird nicht besprochen, um unerkanntes Lügen oder unglaubwürdige Erzählweise etc. nicht zu verstärken. Es geht allein um die Beobachtungsmöglichkeiten!
Nach dem Spiel verabschiedet sich Th B, nimmt die Workbooks mit und geht zum Elterngespräch.

6. Neue Trainingsaufgaben vergeben und Punkte übertragen

Th A: *„Mit der Trainingsaufgabe arbeitet ihr noch mal weiter daran, andere gut zu beobachten. Ihr habt das eben schon toll gemacht und jetzt könnt ihr zu Hause trainieren: Beobachtet eure Gefühle, die eurer Eltern, Geschwister, eurer Lehrerin und schreibt auf, was ihr beobachtet habt."*
„Heftet jetzt eure Trainingsaufgaben ab und holt eure Punktepläne heraus." Th verteilt die Stempel und bittet die Kinder, die fertig sind, auf ihren Hockern zu warten.

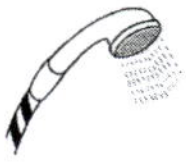

7. Verabschiedung

Alle stellen sich auf ihren Hocker in den Kreis. Jeder bekommt ein kurzes positives Feedback (Lobdusche). Dann wird das Klatschritual durchgeführt. Danach räumt jeder seinen Hocker weg, nimmt seine Tasche und geht ins Wartezimmer.

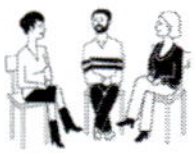

8. Elterngespräch

Es wird ein kurzes allgemeines Feedback über die Stunde gegeben (Inhalt der Stunde: Gefühle nach der theoretischen Einführung erkennen; mit Pantomimen, Benennung und dem Lügendetektor geübt), wobei vor allem auf die positiven Dinge eingegangen wird.

Die Trainingsaufgabe für die Kinder wird kurz erklärt, es besteht Zeit für Nachfragen. Th B fragt, wie die Umsetzung der bisherigen Trainingsinhalte klappt, und geht hierbei vor allem auf das Konfliktgespräch und den Familienrat ein. Im Anschluss fragt der Th noch, wie das Vorlesen der Entspannungsgeschichten klappt und wer einen Familienplan eingeführt hat.

Die Eltern tauschen sich über Erfahrungen aus, reflektieren das bisher Erreichte. Th verweist auf neue Trainingsaufgaben aus dem Workbook (S. 43 und 44).

Th bedankt sich für die Zusammenarbeit.

Geschichtenanfänge

Auf farbigem Papier ausdrucken, ausschneiden und laminieren

Geschichtenanfänge

Auf farbigem Papier ausdrucken, ausschneiden und laminieren.

Als ich klein war, habe ich im Kindergarten …	Mein Lieblingssport ist …, weil …
Später möchte ich … von Beruf werden, weil …	Richtig eklig finde ich …, weil …
Ich habe mich neulich fast schlapp gelacht, als …	Früher hatte ich immer Angst, wenn …
Bei meinen Großeltern darf ich …	In der Schule mag ich am liebsten …, weil …
Zu Hause spiele ich am liebsten mit …, weil …	Ich wünsche mir …, weil …
Im Schwimmbad finde ich am besten …, weil …	Bei meiner Verabredung haben wir neulich … gemacht und dann …

Lügendetektor

8 x auf farbigem Papier ausdrucken, ausschneiden, knicken und laminieren, darauf achten, dass das Papier nicht durchscheinend ist

Lügendetektor

8 x auf farbigem Papier ausdrucken, ausschneiden, knicken und laminieren, darauf achten, dass das Papier nicht durchscheinend ist.

Vorderseite | knicken | Rückseite

Wahrheit

Lüge

?

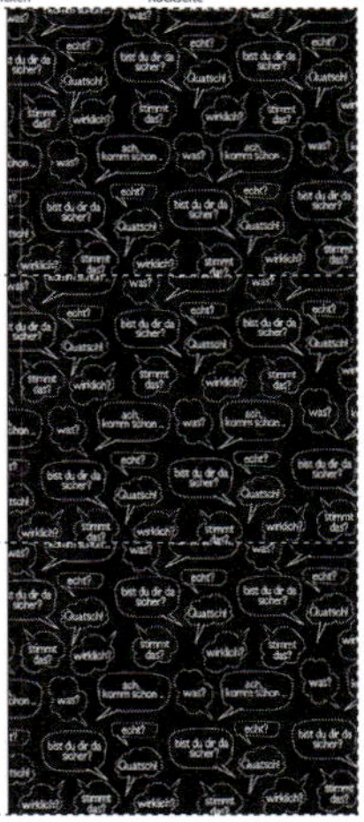

 11

Trainingsaufgabe 11
Kinder

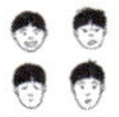

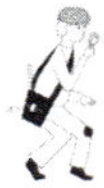

Gefühlsdetektiv!

Beobachte diese Woche deine Gefühle und die der Menschen um dich herum.

Alle zeigen ständig Gefühle: Deine Mutter ärgert sich über einen Stau, dein Vater freut sich über deinen gedeckten Abendbrottisch, du bist entspannt bei der Kapitän-Nemo-Geschichte oder der Geschichte von der Fly …

Schreibe hier 3 Beispiele auf, die du beobachtet hast. Es kann dir oder anderen so ergangen sein.

1. ______________ war fröhlich, als ______________

2. ______________ war wütend, weil ______________

3. ______________ war traurig, als ______________

(1 Punkt)

Als ich mich ______________ gefühlt habe, weil ______________ ______________, lief mein Motor im ______________ Bereich.

(1 Punkt)

 11

Trainingsaufgabe 11: Kinder

Gefühlsdetektiv!

Beobachte Gefühle um dich herum!

Das Wichtigste für die Elternarbeit in Kürze:

S. 43–44

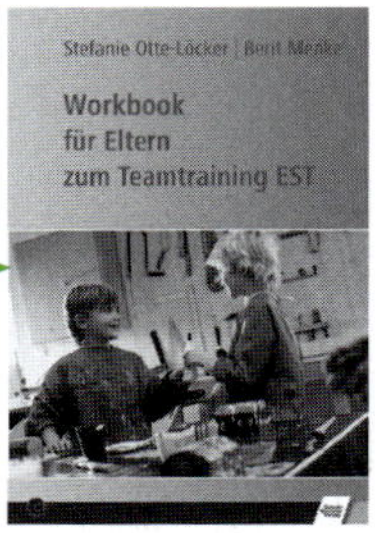

Trainingsaufgabe 11
Eltern

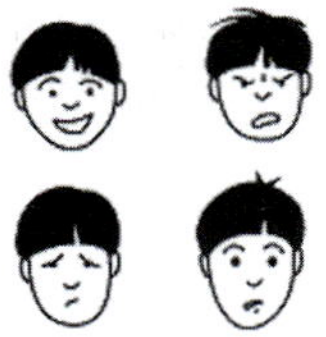

Großes Theater, kleine Gesten!

> Nehmen Sie sich diese Woche etwas Zeit, zurückzublättern. Sie haben schon viel geschafft! Freuen Sie sich über Erfolge und überlegen Sie sich, woran Sie weiter arbeiten möchten. Setzen Sie Ihre persönlichen Schwerpunkte!

11

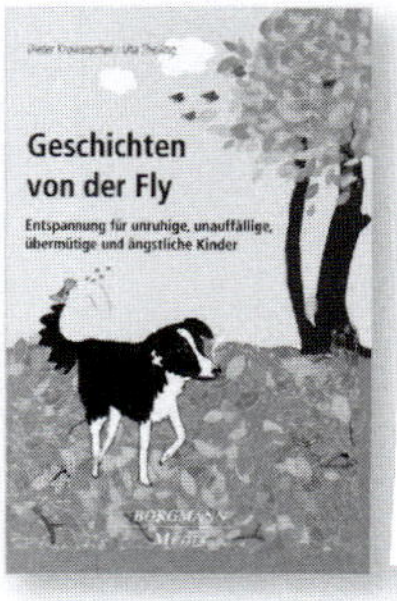

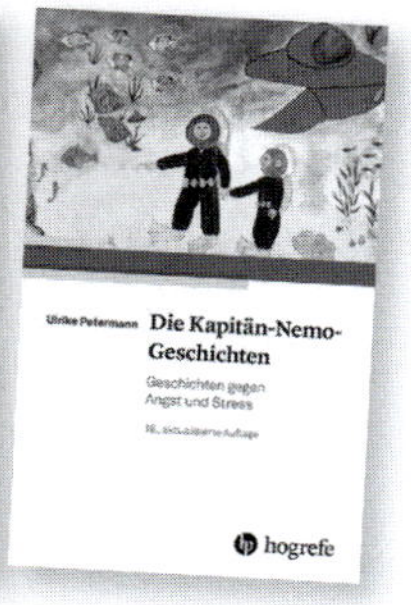

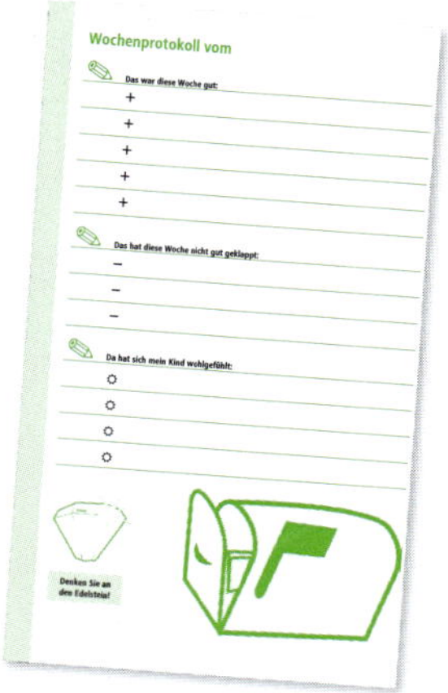

12. Einheit
Strategien zur Konfliktbewältigung

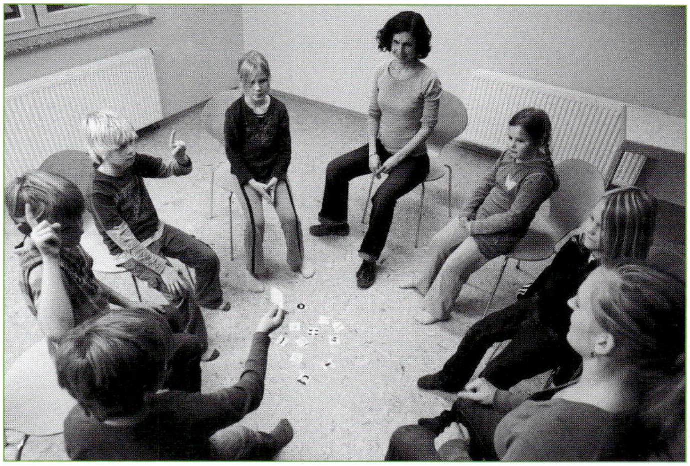

12

Leitfaden 12. Einheit

Strategien zur Konfliktbewältigung

Zeit, Min.	Aufgabe, Medium	Inhalt, Vorgehensweise	Materialien, Ort
5	**1. Begrüßung** 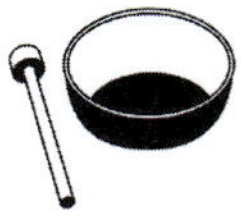	▪ Kinder aus dem Wartezimmer abholen ▪ Im Therapieraum stehen die Kinder auf Hockern im Kreis ▪ Zentrierung mit Klangschale ▪ Begrüßung mit Klatschen: „Guten Tag" und Namen	▪ Hocker ▪ Klangschale mit Schlegel ▪ Regelkarten
10	**2. Wochenprotokolle und Edelsteine vorlesen** 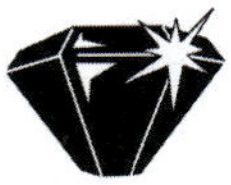	▪ Protokolle und Edelsteine werden nacheinander vorgelesen und positiv verstärkt	▪ Auf den Hockern ▪ Regelkarten ▪ Workbooks mit Wochenprotokollen ▪ Schatzkisten mit Edelsteinen
7	**3. Trainingsaufgabe besprechen** 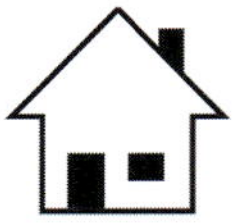	▪ Letzte Stunde: Wörter für die verschiedenen Gefühle finden, sie darstellen und genau beobachten ▪ Was wurde bei der Trainingsaufgabe bei wem beobachtet? ▪ Kinder stellen ihre Trainingsaufgaben vor ▪ Th verstärkt positiv und geht dabei noch einmal auf den Motor/Drehzahlmesser ein	▪ Am Tisch ▪ Mappen der Kinder mit Trainingsaufgaben ▪ Kindertrainingsaufgabe ▪ Regelkarten ▪ Jokerkarte „Gefühle" und „Drehzahlmesser" ▪ Drehzahlmesser
10	**4. Trainingsphase 1** 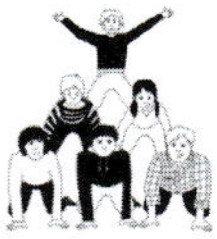 Spiegelbild	▪ Überleitung: aufeinander achten, Gefühle darstellen und beobachten, sich anpassen können, langsam und ruhig bewegen ▪ Kinder bilden selbstständig 2er-Teams ▪ Darstellen von Gefühlen mit Bewegungen und Mimik. Ein Kind macht vor, das andere ist das Spiegelbild und ahmt nach	▪ Regelkarten
20	**5. Theoriephase** 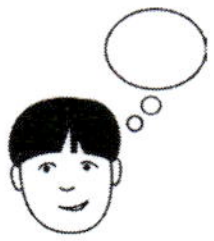 Ziele und Jokerkarten	▪ Die Kinder nehmen sich das Zieleplakat aus der ersten Stunde ▪ Th liest nacheinander alle Ziele vor ▪ Zu jedem Ziel werden die passenden Jokerkarten wiederholt und die dazugehörigen Strategien und Aufgaben des EST ▪ Kinder werden dabei auf die Jokersymbole bei den Trainingsaufgaben und Informationen hingewiesen	▪ Am Tisch ▪ Zieleplakat ▪ Regelkarten ▪ Alle Jokerkarten

Zeit, Min. 	Aufgabe, Medium	Inhalt, Vorgehensweise	Materialien, Ort 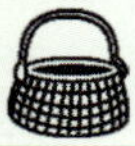
8	**6. Trainingsphase 2** 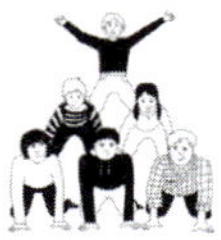 Gordischer Knoten	▪ Wdh. Gordischer Knoten als thematischer Einstieg (alle haben viel zusammen angepackt, viele Probleme gemeinsam gelöst) (s. Einheit 1)	▪ Regelkarten ▪ Jokerkarte „Stopp!" ▪ Jokerkarte „Schnecke"
20	Situationen, Gefühle und Jokerkarten	▪ Th und Kinder sitzen um den Tisch, auf dem die Jokerkarten ausgelegt sind ▪ Kurzer Einstieg in das bisher Erlernte, Th wiederholen Themen und Jokerkarten ▪ Th liest Situationen vor mit beschriebenen Gefühlen (Situationen für Rollenspiele) ▪ Kinder sollen entscheiden, welche Jokerkarten sie in welcher Situation verwenden möchten, und mit einem Finger auf ihre Jokerkarte tippen ▪ Im Anschluss werden Rollenspiele zur Erprobung durchgeführt ▪ Filmen, evtl. reflektieren mithilfe des Filmmaterials	▪ Sitzend oder stehend am Tisch ▪ Situationen für Rollenspiele (Anlage) ▪ Regelkarten ▪ Alle Jokerkarten ▪ Filmkamera, Tablet o. Ä.
5	**7. Neue Trainingsaufgabe vergeben und Punkte übertragen** 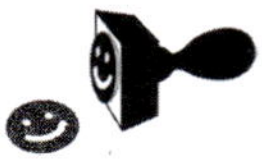	▪ Trainingsaufgabe verteilen, kurz erklären ▪ Kinder bekommen Kopiersatz der Jokerkarten als TA mit (ausschneiden) ▪ Punkte vergeben	▪ Trainingsaufgabe 12: Kinder in Kopie ▪ Stempel, Stempelkissen ▪ Regelkarten ▪ Jokerkarten in Kopie (Anlage)
5	**8. Verabschiedung** 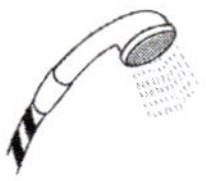	▪ Auf Hockern: Verabschiedung mit Lobdusche ▪ Klatschen im Kreis ▪ Hocker wegräumen	▪ Hocker ▪ Regelkarten
15	**9. Elterngespräch** 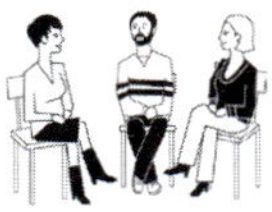	▪ Ein Th verabschiedet sich, nimmt die Workbooks und geht zu den Eltern ▪ Kurzes gruppenbezogenes Feedback (Inhalt: Trainingsziele abgeglichen, Wdh. Gordischer Knoten, System Jokerkarten eingeführt, theoretisch und praktisch erprobt) ▪ Zeit für Rückfragen lassen ▪ Wer hat den Familienrat bzw. das Konfliktgespräch angewendet? Wie läuft der Plan? ▪ Neue Trainingsaufgabe der Eltern (Workbook, S. 45–49) zeigen und erklären ▪ Für Zusammenarbeit bedanken ▪ Ggf. an Geschenke erinnern	▪ Workbook ▪ Zieleplakat ▪ Jokerkarten

12. Einheit
Strategien zur Konfliktbewältigung

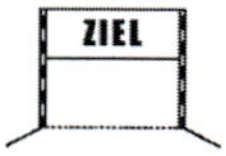

Ziele

- Ich kenne die Gruppenziele und überlege, welche Ziele ich in dem Training bereits erreicht habe.
- Ich kenne die Bedeutung der Jokerkarten-Symbole.
- Ich kenne die Strategien, die wir in den ersten 11 Einheiten erprobt haben, und ordne die entsprechenden Jokerkarten zu.
- Ich wende die erlernten Inhalte in meinem Alltag an.

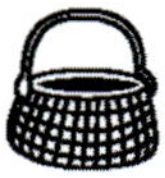

Benötigtes Material

- Raum mit ausreichend Platz; Hocker, Tische, Stühle usw.
- Klangschale mit Schlegel, Säckchen
- Regelkarten
- Alle Jokerkarten
- Zieleplakat
- „Situationen für Rollenspiele" (Anlage)
- Stempel, Stempelkissen
- Handy, Filmkamera, Tablet o. Ä. zum Aufzeichnen der Rollenspiele und evtl. zum Reflektieren
- Workbook

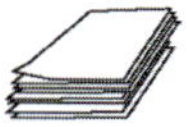

Kopieren/Ausdrucken

- Jokerkarten (Anlage) auf grünes Papier für die Kinder kopieren
- Trainingsaufgabe 12: Kinder (Anlage)
- Optional: Jokerkarten und ihre Bedeutung (Anlage) 6 x kopieren

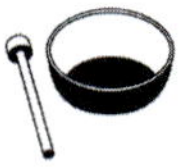

1. Begrüßung

Kinder und Eltern werden von beiden Th im Wartezimmer mit Handschlag begrüßt. Die Kinder gehen mit den Th in den Therapieraum. Sie nehmen sich alle einen Hocker und stellen sich damit in einen Kreis, ihr Workbook mit dem Wochenprotokoll und die Schatzkiste legen sie vor sich. Dann wird zum Klang der Klangschale eine Zentrierungsübung durchgeführt (z. B. Yoga-Baum). Danach erfolgt das Klatschritual.

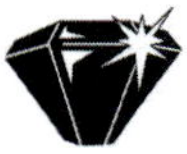

2. Wochenprotokolle und Edelsteine vorlesen

Von jedem Kind wird mindestens eine positive Sache vorgelesen. Negatives wird nur erwähnt, wenn es eindeutig zum Thema passt. Wichtig hierbei ist, dem Positiven Aufmerksamkeit zu widmen, das Kind zu loben und es anzuspornen, es weiter so zu machen. Auf negative Vorkommnisse sollte lösungsorientiert eingegangen werden. Im Anschluss werden die Edelsteine der Kinder vorgelesen und positiv verstärkt. Andere negative Vorkommnisse der Woche und die Inhalte des Briefkastens notiert sich einer der Th.

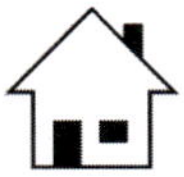

3. Trainingsaufgabe besprechen

Alle setzen sich um den Tisch, kleinere Kinder stellen sich ihren Hocker unter die Füße. Die Kinder holen ihre Trainingsaufgaben heraus.

Th B: *„Ihr habt letzte Woche ganz viele Wörter für viele verschiedene Gefühle gefunden, ihr konntet die Gefühle vormachen und beobachten. Zu Hause habt ihr das jetzt noch weiter trainiert und wir sind schon ganz gespannt auf eure Beobachtungen. Wer möchte zuerst vorstellen, was er bei wem für ein Gefühl beobachtet hat? ... Wie ist dir das aufgefallen? ... Woran hast du das gemerkt? ... Wie lief dein Drehzahlmesser als ...?"* Th verstärkt Gesagte positiv und geht auf die Inhalte der Kinder in Bezug auf den Drehzahlmesser ein.

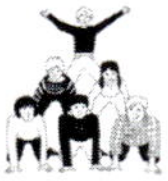

4. Trainingsphase 1: Spiegelbild

Th A: *„Ihr habt jetzt schon supergut Gefühle beobachtet! Jetzt machen wir ein Spiel, bei dem ihr noch mehr Gelerntes anwenden könnt: nämlich sich langsam zu bewegen, auf den anderen zu achten, auch hier wieder gut zu beobachten.*

Bildet Zweiergruppen. Einer ist der Vormacher, der andere sein Spiegelbild. Der Vormacher steht also vor seinem Spiegel, der ihm alles nachmacht. Bewegt euch so langsam, dass euer Spiegelbild gut hinterherkommt. Stellt dabei auch Gefühle dar: guckt wütend, traurig, ängstlich, fröhlich, müde ..." Th machen es mit gut sichtbarer Mimik kurz vor.

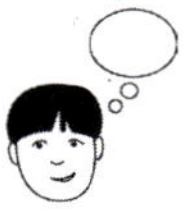

5. Theoriephase: Ziele und Jokerkarten

Alle setzen sich wieder um den Tisch. Das Zieleplakat wird so hingehängt oder -gelegt, dass alle darauf sehen können.

Th B: *„Ihr habt das klasse gemacht! Ihr habt schon so viel gelernt! Wir haben am Anfang unseres Trainings ein Zieleplakat gemacht, mit allem, was wir erreichen wollen. Wir haben immer wieder darauf geschaut und besprochen, was wir gerade trainieren. Jetzt möchten wir noch einmal alles wiederholen, denn ab jetzt kommt nichts Neues mehr hinzu, sondern wir trainieren, was wir uns bisher erarbeitet haben, damit es auch zu Hause und in der Schule richtig gut klappt."*

Th liest Ziele vor: *„Was haben wir dazu gemacht?/ Was wisst ihr darüber? ..."*

Die zu dem jeweiligen Ziel passende Jokerkarte wird gezeigt und darauf hingewiesen, dass das Symbol oben auf den Trainingsaufgaben und den Informationen zu finden ist. Hierbei ist es wichtig, dass alle Kinder die Symbole verstehen und sich merken können (Übersicht Jokerkarten [Anlage] und Workbook, S. 46).

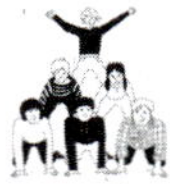

6. Trainingsphase 2: Gordischer Knoten

Die Kinder stellen sich im Kreis auf, greifen mit jeder Hand die Hand eines anderen Kindes (siehe Einheit 1). Dadurch entsteht ein Knoten, der ohne Loslassen der Hände zu lösen ist.

Th A: *„Wir machen jetzt noch einmal den Gordischen Knoten, den wir ganz zu Anfang schon mal gemacht haben. Ihr habt seither so viel gemeinsam angepackt, trainiert und Probleme gelöst. Ihr seid ein tolles Team! Stellt euch alle im Kreis auf. Greift jetzt 2 Kinder an ihren Händen. Denkt an das, was ihr schon gelernt habt: Ihr bewegt euch vorsichtig, denkt an die Gesprächsregeln und nutzt das ‚Stopp!'"*. Die jeweiligen Jokerkarten werden kurz hochgehalten.

Situationen, Gefühle und Jokerkarten

Alle setzen sich in einen Stuhlkreis, die Jokerkarten werden in der Mitte ausgebreitet.

Th B: *„Wir lesen euch jetzt Situationen vor, wie ihr sie bestimmt kennt. Entweder habt ihr sie selbst schon erlebt oder bei anderen mitbekommen. Dann überlegt ihr, wie sich die Kinder fühlen und was passieren könnte. – Und natürlich: Welche Jokerkarte könnte man in dieser Situation einsetzen? Ihr tippt dann so schnell ihr könnt auf eure Jokerkarte. Da wir alle gleichzeitig spielen, dürft ihr nur mit* *einem Finger tippen, damit jeder eine Karte antippen kann. Es können mehrere Joker passend sein. Entscheidet selbst, welche ihr nehmen möchtet."* Die Kinder besprechen anschließend ihre Wahl. Danach werden Situationen ausgewählt, die Thema in den Wochenprotokollen oder in den Elterngesprächen waren. Überlegt, welcher Joker passen könnte und führt es uns in Rollenspielen vor. Nach Möglichkeit teilen die Kinder die Gruppen selbstständig ein. Dann folgen eine kurze Absprache und Probe, dann spielt jede Gruppe vor. Es wird geklatscht und die konstruktive Rückmeldung von den Zuschauern nach dem Rückmeldeschema an die Spielenden gegeben. Wichtig ist wieder das positive Feedback. Th A verabschiedet sich von den Kindern, indem er betont, wie gut die Kinder die Aufgabe gerade machen, und darauf hinweist, dass Th B den Rest der Stunde wieder alleine macht, da die Eltern jetzt auch was tun müssen. Er nimmt die Workbooks, das Zieleplakat und die Jokerkarten des Th mit.

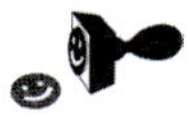

7. Neue Trainingsaufgabe vergeben und Punkte übertragen

Th B: *„Ihr kennt die Jokerkarten und ihre Bedeutung jetzt schon gut und habt sie sehr sicher eingesetzt. Wir haben sie für euch kopiert. Schneidet sie bitte bis nächste Woche aus und legt sie in eure Schatzkiste, dann geht nichts verloren. Außerdem sind eure Joker ja auch euer Schatz, also das, was ihr schon so gut könnt! Schaut euch zu Hause noch mal eure Mappe an. Überlegt euch, was ihr alles gelernt habt und welche Jokerkarte ihr noch besonders trainieren wollt. Das Ergebnis schreibt ihr in euer Trainingstagebuch."* Trainingsaufgabe 12 wird verteilt. *„Heftet jetzt die Aufgabe ab und schlagt eure Punktepläne auf! Es gibt wieder jede Menge Stempel für euch! Ihr seid spitze! Wer seine Punkte hat, packt seine Tasche und stellt sich wie immer mit seinem Hocker in den Schlusskreis."*

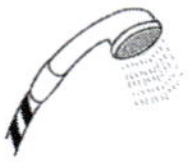

8. Verabschiedung

Alle stellen sich auf ihren Hocker in den Kreis. Jeder bekommt ein kurzes positives Feedback (Lobdusche). Dann wird das Klatschritual durchgeführt. Danach räumt jeder seinen Hocker weg, nimmt seine Tasche und geht ins Wartezimmer.

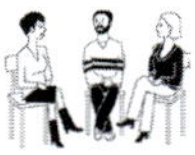

9. Elterngespräch

Th A stellt den Inhalt der Stunde vor (Inhalt: Trainingsziele abgeglichen, Wiederholung Gordischer Knoten, System Jokerkarten eingeführt, theoretisch und praktisch erprobt). Die Jokerkarten werden vorgestellt und exemplarisch auf dem Zieleplakat verteilt. Das System mit den Symbolen auf den Informationen und den Trainingsaufgaben wird erklärt. Th zeigt die neuen Trainingsaufgaben im Workbook (S. 45–49). Dabei greift er ein Beispiel von den Zielen heraus und erklärt den Eltern, dass es oft unterschiedliche Joker/Möglichkeiten gibt, um Probleme zu lösen (ähnlich wie im Beispiel Workbook, S. 47).

Der Th fragt, wer den Familienrat oder das Konfliktgespräch eingeführt hat und wie der Familienplan läuft. Die Eltern tauschen sich aus. Th gibt ihnen Zeit, Rückfragen zu stellen und bedankt sich für die Zusammenarbeit. Die Eltern, die noch kein Geschenk abgegeben haben, werden daran erinnert, es zur nächsten Einheit mitzubringen, damit es für die Abschlusseinheit rechtzeitig bereitliegt.

Einheit 12: zur Besprechung in der Stunde und evtl. zum Üben
(als Unterlage für die Mappen der Kinder)

Übersicht über die Jokerkarten und ihre Bedeutung

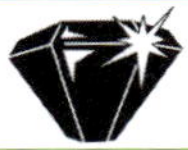	**Ich weiß, was ich kann und mag!**
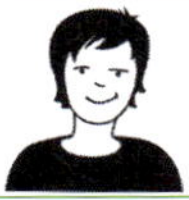	**Ich bin freundlich und fair!**
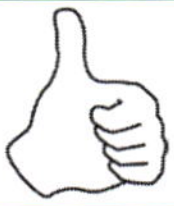	**Ich mache gut mit!**
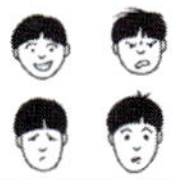	**Ich erkenne Gefühle bei mir und bei anderen!**
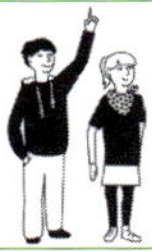	**Ich warte, bis ich dran bin!**
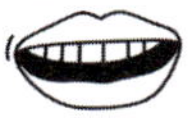	**Ich beachte die Gesprächsregeln!**
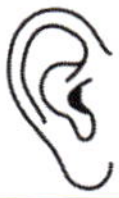	**Ich höre gut zu!**
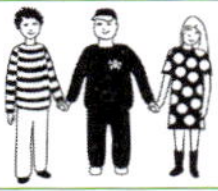	**Ich vertraue meinen Freunden! Sie können mir vertrauen!**
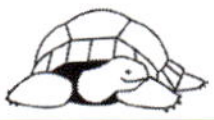	**Ich bleibe ruhig!**
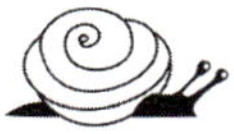	**Ich bewege mich vorsichtig!**
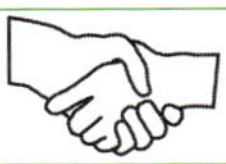	**Ich kann mir Hilfe holen und helfe anderen!**
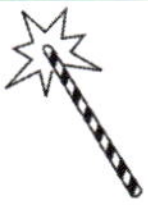	**Ich bin mutig!**
	**Ich kann Stopp! sagen und höre auf das Stopp! der anderen!**
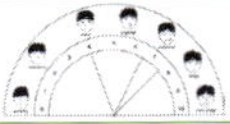	**Ich weiß, wie mein Motor läuft und kann die Drehzahl regeln!**

12

Situationen für Rollenspiele

- Welche Jokerkarten kann man einsetzen?
- Was würdest du tun?

Diese Situationen können zusätzlich zu den Situationen aus dem Wochenprotokoll der Kinder verwendet werden.

1. Patrick kommt ganz aufgeregt von der Schule nach Hause. Seine Mutter telefoniert gerade. Er möchte ihr unbedingt von einem Ausflug erzählen! ...

2. Max spielt mit seinem Freund Philipp. Sie haben auf dem Zimmerfußboden ihre ganzen Fußball-Sammelbilder ausgebreitet. Max kleiner Bruder kommt herein ...

3. Chris ist mit seiner Freundin Leonie verabredet. Gerade als er los will, erinnert ihn seine Mutter: „Du wolltest dein Zimmer vorher aufräumen!" Den Streit hatten die beiden schon oft und Chris ...

4. Paul baut gerade an seinem großen Legobauwerk. Andauernd geht die Tür auf und seine Schwester kommt rein. Als sie auch noch direkt auf sein Gebautes zugeht ...

5. In der großen Pause rennt Kevin hinter Luise her und macht sie nach. Dabei lacht er laut. Kevin hat Luise schon oft geärgert. Sie hat schon gar keine Lust mehr auf Pause! ...

6. Tom ist der Tischnachbar von Julius. Er kippelt die ganze Zeit mit dem Stuhl und flüstert ihm andauernd etwas zu. Julius fällt es so sehr schwer, aufzupassen ...

7. Vanessa rennt auf das Tor zu. Noch ein Treffer und ihre Mannschaft hat sicher gewonnen! Da grätscht ihr ein Gegenspieler voll in die Beine. Sie verliert den Ball und stürzt ...

8. Du hast heute zwei Arbeiten zurückbekommen: eine 2 im Rechnen und eine 5 im Diktat. Rechnen macht dir Spaß, aber für das Diktat hattest du nicht geübt. Deine Eltern werden bestimmt meckern ...

9. In der Pause will Jan sich alleine mit Tarkan treffen. Sie haben etwas Wichtiges zu besprechen, aber Luca kommt immer wieder dazu und stört die beiden durch Späße ...

10. Ella steht hinter dem Vorhang der Schulbühne. Sie spielt die Hauptrolle im Theaterstück und hat ganz viel Text. Gleich ist sie dran ...

11. Felix, Anton und Pia sind verabredet. Felix und Pia wollen Fußball spielen, Anton lieber Lego bauen ...

12. Claras beste Freundin Anne kommt zu spät zum Sport und hat ganz rote, verquollene Augen. Anne setzt sich still an den Rand ...

13. Lennart zeigt Hanna sein neues Computerspiel und erklärt es ihr ausführlich. Hanna möchte endlich loslegen ...

Trainingsaufgabe 12: Kinder

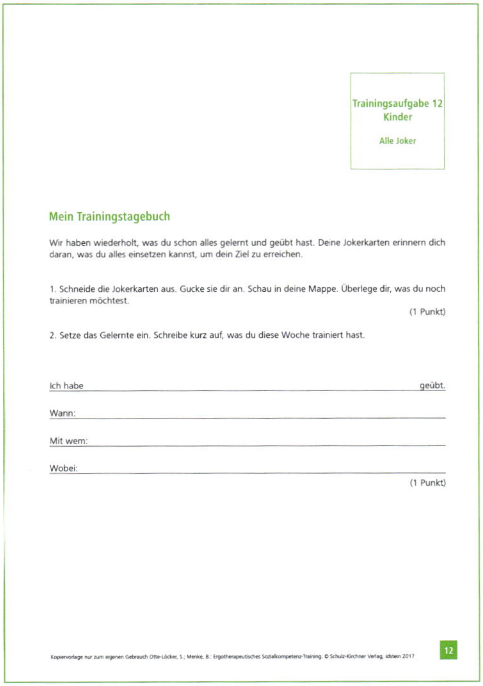

Trainingsaufgabe 12
Kinder

Alle Joker

Mein Trainingstagebuch

Wir haben wiederholt, was du schon alles gelernt und geübt hast. Deine Jokerkarten erinnern dich daran, was du alles einsetzen kannst, um dein Ziel zu erreichen.

1. Schneide die Jokerkarten aus. Gucke sie dir an. Schau in deine Mappe. Überlege dir, was du noch trainieren möchtest.

(1 Punkt)

2. Setze das Gelernte ein. Schreibe kurz auf, was du diese Woche trainiert hast.

Ich habe ____________________ geübt.

Wann: ____________________

Mit wem: ____________________

Wobei: ____________________

(1 Punkt)

12

Mein Trainingstagebuch

- Jokerkarten ausschneiden
- Das Gelernte einsetzen

Jokerkarten

Für jedes Kind einmal auf grünes Papier kopieren

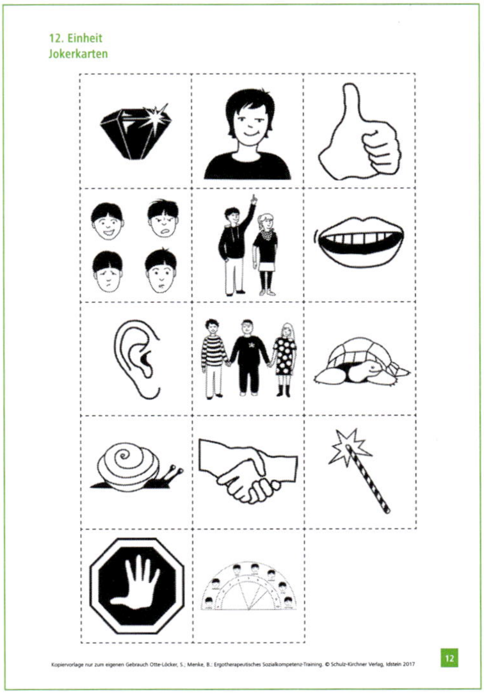

12. Einheit
Jokerkarten

12

12

Das Wichtigste für die Elternarbeit in Kürze:

S. 45–49

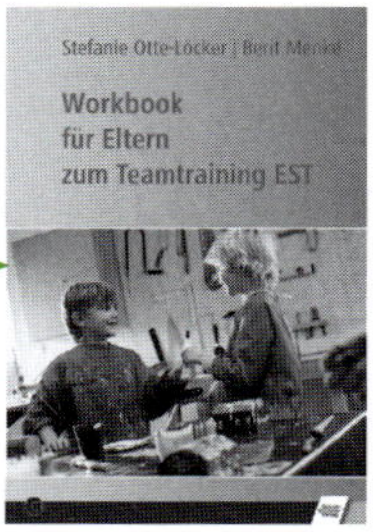

Trainingsaufgabe 12
Eltern

Alle Joker

Endspurt

Bitte schauen Sie sich mit Ihrem Kind seine und Ihre Ziele an, die Sie zu Beginn des Teamtrainings aufgestellt haben, und überlegen Sie gemeinsam, **welcher Joker zu welchem Ziel passt** und was Sie weiter üben wollen!
Die Jokerkarten finden Sie in der Mappe der Kinder.

Wir empfehlen Ihnen, weiter im Alltag zu üben, denn nur so können sich die Strategien festigen und führen im „Ernstfall" zu Erfolg!

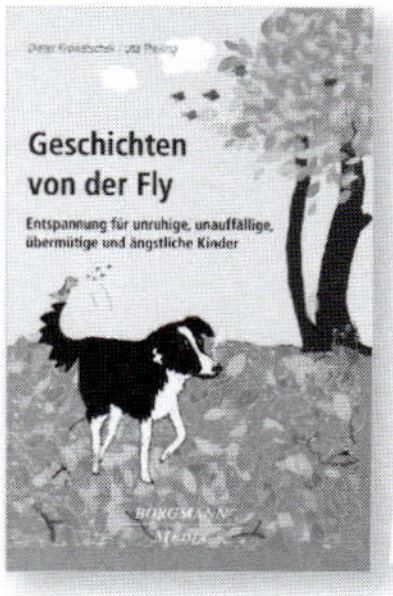

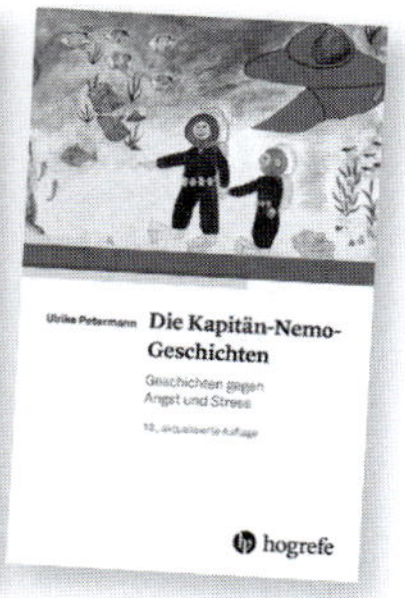

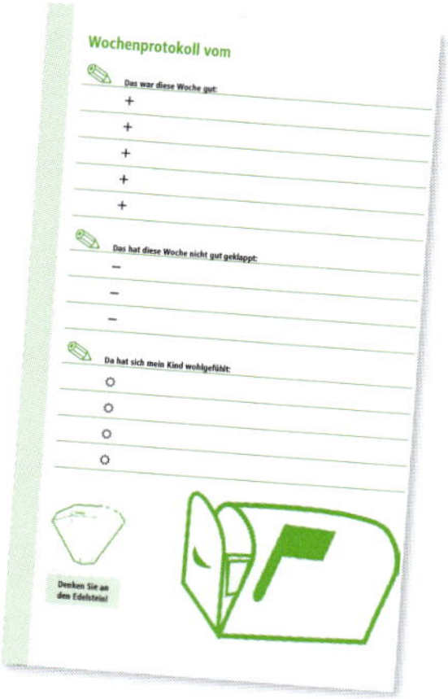

13. Einheit
Rollenspiele mit Videoaufzeichnung

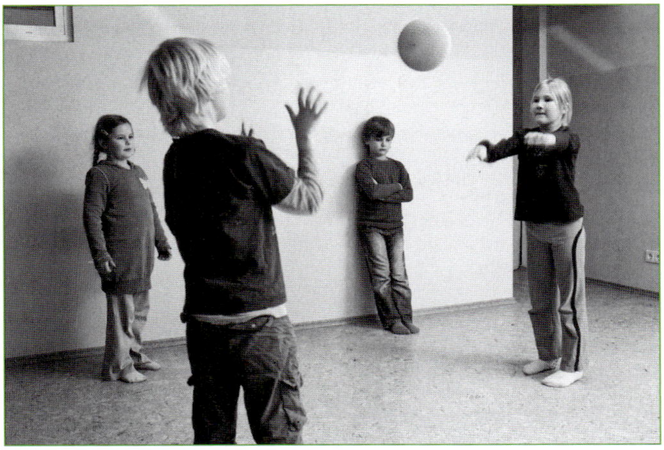

13

Leitfaden 13. Einheit

Rollenspiele mit Videoaufzeichnung

Zeit, Min. 	Aufgabe, Medium	Inhalt, Vorgehensweise	Materialien, Ort 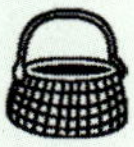
5	**1. Begrüßung** 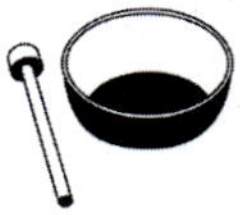	▪ Kinder aus dem Wartezimmer abholen ▪ Im Therapieraum stehen die Kinder auf Hockern im Kreis ▪ Zentrierung mit Klangschale ▪ Begrüßung mit Klatschen „Guten Tag" und Namen	▪ Hocker ▪ Klangschale mit Schlegel ▪ Regelkarten
10	**2. Wochenprotokolle und Edelsteine vorlesen** 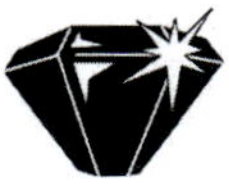	▪ Protokolle und Edelsteine werden nacheinander vorgelesen und positiv verstärkt	▪ Auf den Hockern ▪ Regelkarten ▪ Workbooks mit Wochenprotokollen ▪ Schatzkisten mit Edelsteinen
20	**3. Trainingsaufgabe besprechen** 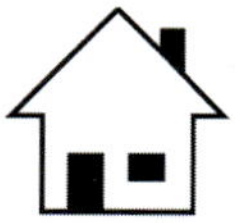	▪ Wiederholung der Jokerkarten (Welche Karte bedeutet was?) ▪ Jedes Kind stellt Trainingstagebuch/Situation vor ▪ Kinder sortieren Jokerkarten nach Wichtigkeit (wichtigste obenauf usw.) ▪ Th hilft beim Lochen des Stapels und auf den Schlüsselring ziehen ▪ Th verstärkt positiv, merkt/notiert sich Situation, greift sie evtl. später im Rollenspiel auf	▪ Am Tisch ▪ Mappen der Kinder mit Trainingsaufgaben ▪ Regelkarten ▪ Alle Jokerkarten ▪ Locher ▪ 6 Schlüsselringe
15	**4. Trainingsphase** 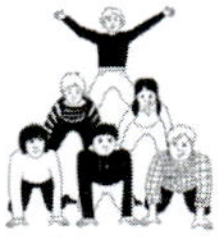 Rollenspiel mit Videoaufzeichnung	▪ Kinder teilen sich in 2er-/3er-Gruppen auf ▪ Rollenspiele werden mit Situationen aus den Wochenprotokollen durchgeführt ▪ Ziel ist es, dabei eine entsprechende Jokerkarte anzuwenden ▪ Vorbereitung in der Gruppe ca. 5 Min; dann spielen die Gruppen nacheinander vor, danach Applaus! ▪ Kinder werden gefilmt	▪ Handy/Tablet zum Filmen ▪ Regelkarten ▪ Alle Jokerkarten
10	Reflexion	▪ Kinder geben sich direkt nach jeder Gruppenvorführung Rückmeldung: „Luca, ich fand gut, dass du ..., ich gebe dir den Tipp, dass ..." ▪ Th verstärkt positiv, zeigt evtl. Sequenz auf Laptop/Tablet o. Ä.	▪ Handy, Tablet o.Ä. ▪ Stühle in einer Reihe für die Zuschauer ▪ Regelkarten
15	Zweites Rollenspiel	▪ Kinder spielen erneut eigene Situation aus dem Alltag nach (evtl. aus Trainingstagebuch aufgreifen) ▪ Suchen sich Partner für Rollenspiel selbst aus	▪ s. o.
5	Reflexion	▪ s. o., nach jeder Gruppenvorführung, dann evtl. Sequenz mit neuen Ideen wiederholen	▪ s. o.

Zeit, Min. 	Aufgabe, Medium	Inhalt, Vorgehensweise	Materialien, Ort 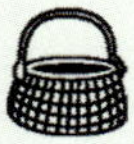
5	**5. Neue Trainingsaufgabe vergeben und Punkte übertragen** 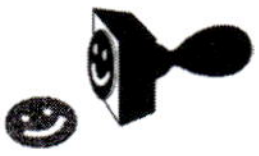	▪ Trainingsaufgabe verteilen, evtl. kurz erklären ▪ Ausblick auf Abschluss nächste Woche ▪ Kinder können Getränke, Süßigkeiten o. Ä. für die Feier mitbringen ▪ Punkte vergeben ▪ Punktepläne an Th geben	▪ Trainingsaufgabe 13: Kinder in Kopie ▪ Lehrerfragebogen in Kopie (Anlage) ▪ Stempel, Stempelkissen ▪ Regelkarten
5	**6. Verabschiedung** 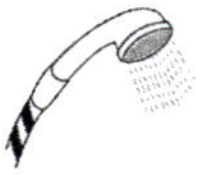	▪ Auf Hockern Verabschiedung mit Lobdusche ▪ Klatschen im Kreis ▪ Hocker wegräumen	▪ Hocker ▪ Regelkarten
15	**7. Elterngespräch** 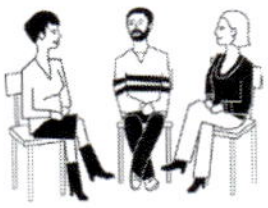	▪ Ein Th verabschiedet sich und geht mit den Workbooks zu den Eltern ▪ Kurzes gruppenbezogenes Feedback (Inhalt: Jokerkarten angewendet in Rollenspielen mit Reflexion) ▪ Th erklärt Reflexionsschema (Name, ich fand gut, dass du ..., ich gebe dir den Tipp, dass ...) ▪ Elterntrainingsaufgabe (Workbook, S. 50 und 51) wird erklärt ▪ Th gibt Fragebogen Teamtraining EST-2 an die Eltern aus und bittet um Rückgabe in der nächsten Stunde ▪ Th bittet Eltern, Kinder evtl. an das Abgeben und Mitbringen des Lehrerfragebogens zu erinnern und verweist auf die Punkte ▪ Ausblick auf die nächste Stunde (Abschlussfeier), Kinder können Getränke und Süßigkeiten o. Ä. mitbringen ▪ Den Eltern wird die Möglichkeit eingeräumt, sich ohne Th während der Abschlussstunde der Kinder in einem anderen Raum zusammenzusetzen und ebenfalls den Abschluss der Gruppe zu zelebrieren ▪ Tipp: Telefonnummern austauschen, Verabredungen anbahnen ▪ Für Zusammenarbeit bedanken	▪ Workbook ▪ Fragebogen Teamtraining EST-2 in Kopie (Anlage)

13. Einheit
Rollenspiele mit Videoaufzeichnung

Ziele

- Ich kenne die erarbeiteten Strategien/Joker und setze sie im Rollenspiel ein.
- Ich wende die erlernten Inhalte in meinem Alltag an.

Benötigtes Material

- Raum mit ausreichend Platz; Hocker, Tische, Stühle usw.
- Klangschale mit Schlegel
- Säckchen
- Regelkarten
- Jokerkarten
- 6 Schlüsselringe und Locher
- Handy, Filmkamera, Tablet o. Ä. zum Aufzeichnen der Rollenspiele und evtl. zum Reflektieren
- Situationen für Rollenspiele aus Einheit 12
- Stempel, Stempelkissen
- Workbook

Kopieren/Ausdrucken

- Trainingsaufgaben 13: Kinder (Anlage)
- Fragebogen Eltern nachher: Fragebogen Teamtraining EST-2 (Anlage)
- Lehrerfragebogen nachher (Anlage)

1. Begrüßung

Kinder und Eltern werden von beiden Th im Wartezimmer mit Handschlag begrüßt. Die Kinder gehen mit den Th in den Therapieraum. Die Kinder nehmen sich alle einen Hocker und stellen sich damit in einen Kreis, ihr Workbook mit Wochenprotokoll und die Schatzkiste legen sie vor sich. Dann wird zum Klang der Klangschale eine Zentrierungsübung durchgeführt (z. B. Yoga-Baum). Danach erfolgt das Klatschritual.

2. Wochenprotokolle und Edelsteine vorlesen

Die Kinder werden zu Beginn der Stunde daran erinnert, dass sie heute zum Schluss der Stunde ihre Punktepläne abgeben müssen, damit die Punkte zusammengezählt werden können. Nächstes Mal findet die Abschlussfeier mit Siegerehrung statt und das Gruppentraining ist dann beendet.
Von jedem Kind wird mindestens eine positive Sache vorgelesen. Negatives wird nur erwähnt, wenn es eindeutig zum Thema passt. Wichtig hierbei ist, dem Positiven Aufmerksamkeit zu widmen, das Kind zu loben und es anzuspornen, es weiter so zu machen. Auf negative Vorkommnisse sollte lösungsorientiert eingegangen werden. Im Anschluss werden die Edelsteine der Kinder vorgelesen und positiv verstärkt. Der andere Th notiert sich die Inhalte aus den Wochenprotokollen, den Edelsteinen und Briefkästen.

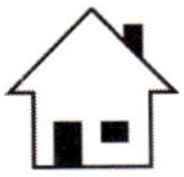

3. Trainingsaufgabe besprechen

Alle setzen sich um den Tisch, kleinere Kinder stellen sich ihren Hocker unter die Füße. Die Kinder holen ihre Trainingsaufgaben heraus.

Th A: *„Eure Trainingsaufgabe war, euch eure Mappe noch einmal so anzugucken, dass ihr die Bedeutung der Jokerkarten kennt und wisst, was wir dazu geübt haben."* Kurze Wiederholung mit Abfragen: Welche Karte bedeutet was? Th hält dabei die Karten hoch und nimmt die Kinder dran. Er achtet darauf, dass alle Kinder sich zu Wort melden. *„Welche Jokerkarten sind denn für dich am wichtigsten? Sortiere bitte deine so, dass obenauf die wichtigsten liegen und unten die, die mit dir weniger zu tun haben."*

Th unterstützen ggf. beim Sortieren und helfen dann den Stapel zu lochen und auf einen Schlüsselring zu ziehen.

„Das habt ihr sehr gut gemacht! So gehen keine Karten verloren und ihr könnt euren Jokerkarten-Schatz in eurer Schatzkiste zusammen mit dem Zauberspruch und Mut-mach-Stein und euren ganzen geschriebenen Edelsteinen sammeln. Denn das ist euer Schatz! Das, was ihr richtig gut könnt und habt!

Die zweite Aufgabe war euer Trainingstagebuch. Ihr solltet eine Jokerkarte trainieren und kurz aufschreiben, wie es war." Die Kinder stellen der Reihe nach ihre Trainingstagebücher vor und können dazu noch Fragen stellen. Dabei werden die Kinder angeregt, sich gegenseitig Tipps und Antworten zu geben. Passende Situationen können im Rollenspiel (s. u.) aufgegriffen und noch einmal geübt werden. *„Merlin, ich finde den Tipp, den du Sophie gerade gegeben hast, sehr gut. Merkt euch das bitte, dann können wir das nachher noch einmal nachspielen."*

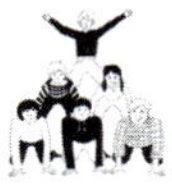

4. Trainingsphase: Rollenspiel mit Videoaufzeichnung

Th B: *„Nachdem ihr jetzt gut die Bedeutung der Karten kennt und wisst, was wir dazu schon alles geübt und erarbeitet haben, werden wir heute gemeinsam die Anwendung trainieren. Zu Anfang teilt ihr euch in (2er-/3er-) Gruppen ein.*

Jedes Kind spielt mindestens 2 Rollenspiele. Diese sollten alltagsnah gestaltet sein. Dies wird vor allem erreicht, wenn die Th die Kinder unterstützen, eigene Situationen z. B. aus den Wochenprotokollen zu verwenden.

Die Kinder proben nach der Gruppenaufteilung (möglichst selbstständig) ca. 5 Minuten die Situation. Danach spielen die Gruppen nacheinander vor. Die Reflexion folgt stets direkt im Anschluss an die Vorführung. Die Zuschauer sitzen z. B. in einer Reihe auf Stühlen und die anderen spielen auf der Fläche im Raum oder nehmen sich das entsprechende Mobiliar oder Equipment (Tisch, Ball …) dazu. Am Ende sollte immer applaudiert werden. Ein Th filmt die Rollenspiele z.B. mit einem Tablet, um sie direkt im Anschluss für die Reflexion verwenden zu können.

Reflexion

Th A: *„Ihr habt super vorgespielt! Erklärt bitte der Gruppe noch einmal, welche Jokerkarte ihr angewendet habt! … Jetzt dürfen die anderen euch Rückmeldung geben. Sagt dazu bitte – wie ihr es schon kennt – immer den Namen des Kindes, dann was gut war und den Tipp, den ihr evtl. noch habt. Wer will anfangen?"*

Der Th entscheidet, ob nach der Rückmeldung die nächste Gruppe vorspielt oder ob dieselbe Gruppe ihr Ergebnis noch verbessern darf.

Zweites Rollenspiel

Die Kinder bekommen wieder die Gelegenheit, eigene Situationen darzustellen, die sie spielen wollen. Das Kind soll die Situation beschreiben und darf sich aussuchen, ob es sich selbst spielen möchte oder ein anderes Kind spielen soll. Es bestimmt, welche Kinder welche Rollen bekommen.

Es können auch Situationen aus dem Trainingstagebuch oder dem Wochenprotokoll aufgegriffen werden.

Reflexion

Die Reflexion wird wie oben beschrieben durchgeführt.
Th A verabschiedet sich von den Kindern und holt mit den Workbooks die Eltern zum Elterngespräch ab.

5. Neue Trainingsaufgabe vergeben und Punkte übertragen

Th B: *„Eure letzte Trainingsaufgabe besteht darin, euren Lehrern noch einmal einen Fragebogen von uns zu geben und diesen dann nächstes Mal wieder mitzubringen! Dann bitten wir euch noch, uns eine Rückmeldung über diese Gruppe zu schreiben. Wir geben euch dafür einen Bogen mit, den ihr bis nächste Woche ausfüllen sollt. Nächste Woche ist dann unsere letzte gemeinsame Stunde! Überlegt euch also auch, mit wem ihr, falls ihr es noch nicht getan habt, Telefonnummern austauschen wollt, um euch mal zu verabreden."*
Die Kinder bekommen ihre Punkte.
„Gebt uns jetzt bitte eure Punktepläne, damit wir bis nächste Woche zählen können, wer sich die meisten Punkte erarbeitet hat. Die Punkte, die ihr nächste Woche noch erhaltet, rechnen wir dann noch dazu. Also bringt wie immer eure Unterlagen mit! Wir werden nächste Stunde feiern! Wenn ihr mögt, könnt ihr etwas zu unserer Feier beitragen und Getränke oder Süßigkeiten mitbringen!"

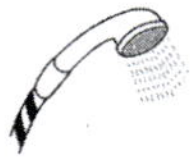

6. Verabschiedung

Alle stellen sich auf ihren Hocker in den Kreis. Jeder bekommt ein kurzes positives Feedback (Lobdusche). Dann wird das Klatschritual durchgeführt. Danach räumt jeder seinen Hocker weg, nimmt seine Tasche und geht leise ins Wartezimmer.

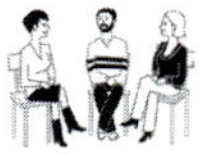

7. Elterngespräch

Die Eltern bekommen Rückmeldung über die heutige Stunde (Inhalt: Jokerkarten angewendet in Rollenspielen mit Reflexion). Th erklärt Reflexionsschema *(„Peter, ich fand gut, dass du ..., ich gebe dir den Tipp, dass ...")* und macht es exemplarisch vor.

Es wird ein Ausblick auf die nächste Stunde (Abschlussfeier) gegeben, zu der die Kinder Getränke und Süßigkeiten oder Ähnliches mitbringen können.

Während die Kinder feiern, erhalten die Eltern die Gelegenheit, sich in einem anderen Raum zusammenzusetzen, um sich noch einmal auszutauschen. Sie werden gebeten, auch für die letzte Stunde ein Wochenprotokoll und einen Edelstein zu schreiben. Der Th erinnert an die Einzelgespräche mit dem Kind und seinen Eltern. Er bietet an, Gesprächstermine evtl. heute schon abzusprechen, um zu vermeiden, dass ein zu langer Zeitraum zwischen Gruppentraining und dem Einzelgespräch liegt. Die Eltern bekommen den Tipp, ihre Kinder zu fragen, ob sie mit einem Kind in der letzten Stunde Telefonnummern austauschen möchten, um sich zu verabreden.

Th bedankt sich für die Zusammenarbeit.

Die Th zählen die Punkte der Kinder zusammen und notieren sich die Summen.

Trainingsaufgabe 13: Kinder

- Lehrerfragebogen: abgeben und wieder mitbringen
- Kinderfragebogen: Am Ziel: Deine Meinung! ausfüllen

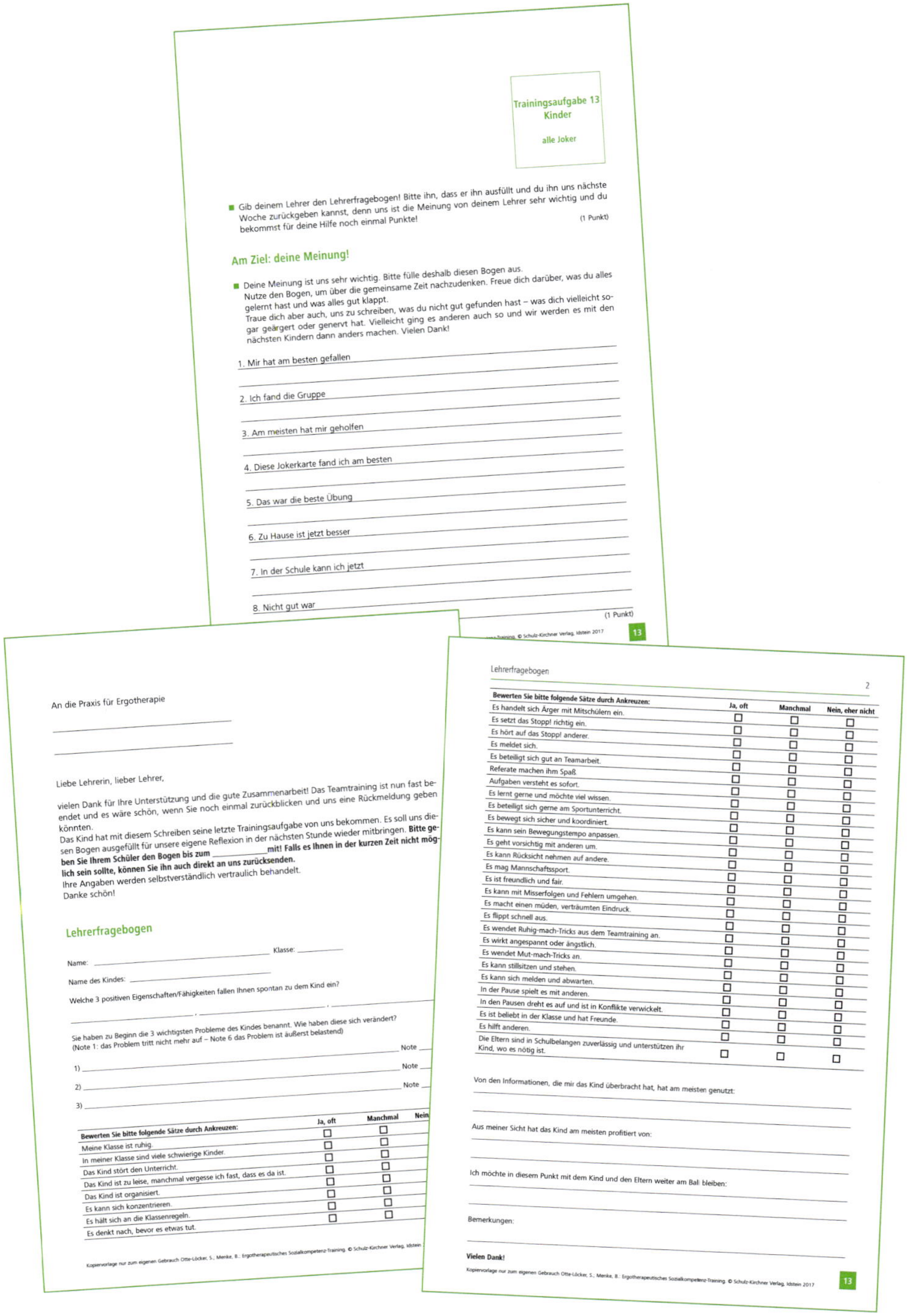

Trainingsaufgabe 13
Kinder

alle Joker

- Gib deinem Lehrer den Lehrerfragebogen! Bitte ihn, dass er ihn ausfüllt und du ihn uns nächste Woche zurückgeben kannst, denn uns ist die Meinung von deinem Lehrer sehr wichtig und du bekommst für deine Hilfe noch einmal Punkte! (1 Punkt)

Am Ziel: deine Meinung!

- Deine Meinung ist uns sehr wichtig. Bitte fülle deshalb diesen Bogen aus. Nutze den Bogen, um über die gemeinsame Zeit nachzudenken. Freue dich darüber, was du alles gelernt hast und was alles gut klappt. Traue dich aber auch, uns zu schreiben, was du nicht gut gefunden hast – was dich vielleicht sogar geärgert oder genervt hat. Vielleicht ging es anderen auch so und wir werden es mit den nächsten Kindern dann anders machen. Vielen Dank!

1. Mir hat am besten gefallen
2. Ich fand die Gruppe
3. Am meisten hat mir geholfen
4. Diese Jokerkarte fand ich am besten
5. Das war die beste Übung
6. Zu Hause ist jetzt besser
7. In der Schule kann ich jetzt
8. Nicht gut war

(1 Punkt)

...-Training. © Schulz-Kirchner Verlag, Idstein 2017 13

An die Praxis für Ergotherapie

Liebe Lehrerin, lieber Lehrer,

vielen Dank für Ihre Unterstützung und die gute Zusammenarbeit! Das Teamtraining ist nun fast beendet und es wäre schön, wenn Sie noch einmal zurückblicken und uns eine Rückmeldung geben könnten.
Das Kind hat mit diesem Schreiben seine letzte Trainingsaufgabe von uns bekommen. Es soll uns diesen Bogen ausgefüllt für unsere eigene Reflexion in der nächsten Stunde wieder mitbringen. **Bitte geben Sie Ihrem Schüler den Bogen bis zum ______ mit! Falls es Ihnen in der kurzen Zeit nicht möglich sein sollte, können Sie ihn auch direkt an uns zurücksenden.**
Ihre Angaben werden selbstverständlich vertraulich behandelt.
Danke schön!

Lehrerfragebogen

Name: ______ Klasse: ______

Name des Kindes: ______

Welche 3 positiven Eigenschaften/Fähigkeiten fallen Ihnen spontan zu dem Kind ein?

______ , ______ , ______

Sie haben zu Beginn die 3 wichtigsten Probleme des Kindes benannt. Wie haben diese sich verändert?
(Note 1: das Problem tritt nicht mehr auf – Note 6 das Problem ist äußerst belastend)

1) ______ Note ___
2) ______ Note ___
3) ______ Note ___

Bewerten Sie bitte folgende Sätze durch Ankreuzen:	Ja, oft	Manchmal	Nein
Meine Klasse ist ruhig.	☐	☐	
In meiner Klasse sind viele schwierige Kinder.	☐	☐	
Das Kind stört den Unterricht.	☐	☐	
Das Kind ist zu leise, manchmal vergesse ich fast, dass es da ist.	☐	☐	
Das Kind ist organisiert.	☐	☐	
Es kann sich konzentrieren.	☐	☐	
Es hält sich an die Klassenregeln.	☐	☐	
Es denkt nach, bevor es etwas tut.	☐	☐	

Kopiervorlage nur zum eigenen Gebrauch Otte-Löcker, S.; Menke, B.: Ergotherapeutisches Sozialkompetenz-Training. © Schulz-Kirchner Verlag, Idstein ...

Lehrerfragebogen

2

Bewerten Sie bitte folgende Sätze durch Ankreuzen:	Ja, oft	Manchmal	Nein, eher nicht
Es handelt sich Ärger mit Mitschülern ein.	☐	☐	☐
Es setzt das Stopp! richtig ein.	☐	☐	☐
Es hört auf das Stopp! anderer.	☐	☐	☐
Es meldet sich.	☐	☐	☐
Es beteiligt sich gut an Teamarbeit.	☐	☐	☐
Referate machen ihm Spaß.	☐	☐	☐
Aufgaben versteht es sofort.	☐	☐	☐
Es lernt gerne und möchte viel wissen.	☐	☐	☐
Es beteiligt sich gerne am Sportunterricht.	☐	☐	☐
Es bewegt sich sicher und koordiniert.	☐	☐	☐
Es kann sein Bewegungstempo anpassen.	☐	☐	☐
Es geht vorsichtig mit anderen um.	☐	☐	☐
Es kann Rücksicht nehmen auf andere.	☐	☐	☐
Es mag Mannschaftssport.	☐	☐	☐
Es ist freundlich und fair.	☐	☐	☐
Es kann mit Misserfolgen und Fehlern umgehen.	☐	☐	☐
Es macht einen müden, verträumten Eindruck.	☐	☐	☐
Es flippt schnell aus.	☐	☐	☐
Es wendet Ruhig-mach-Tricks aus dem Teamtraining an.	☐	☐	☐
Es wirkt angespannt oder ängstlich.	☐	☐	☐
Es wendet Mut-mach-Tricks an.	☐	☐	☐
Es kann stillsitzen und stehen.	☐	☐	☐
Es kann sich melden und abwarten.	☐	☐	☐
In der Pause spielt es mit anderen.	☐	☐	☐
In den Pausen dreht es auf und ist in Konflikte verwickelt.	☐	☐	☐
Es ist beliebt in der Klasse und hat Freunde.	☐	☐	☐
Es hilft anderen.	☐	☐	☐
Die Eltern sind in Schulbelangen zuverlässig und unterstützen ihr Kind, wo es nötig ist.	☐	☐	☐

Von den Informationen, die mir das Kind überbracht hat, hat am meisten genutzt:

Aus meiner Sicht hat das Kind am meisten profitiert von:

Ich möchte in diesem Punkt mit dem Kind und den Eltern weiter am Ball bleiben:

Bemerkungen:

Vielen Dank!

Kopiervorlage nur zum eigenen Gebrauch Otte-Löcker, S.; Menke, B.: Ergotherapeutisches Sozialkompetenz-Training. © Schulz-Kirchner Verlag, Idstein 2017 13

13

Das Wichtigste für die Elternarbeit in Kürze:

S. 50–51

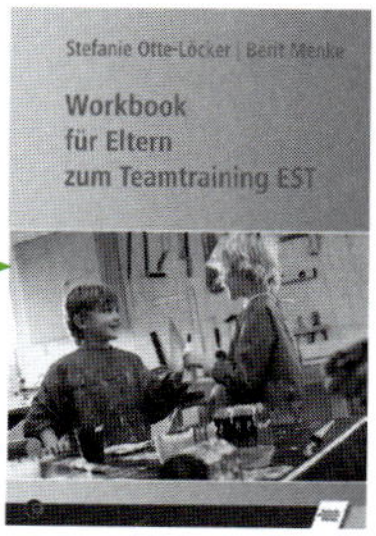

Trainingsaufgabe 13
Eltern

Alle Joker

Ab in den Alltag!

Fragen Sie Ihr Kind auch nach dem Training nach den Jokern, die sie weiter üben wollen!
Führen Sie das, was sich bewährt hat (Edelsteine, Ruhe im Alltag, Teamsitzung in der Familie oder der Plan ...) auch nach dem Training fort!
Blicken Sie zurück an den Anfang des Trainings: Was waren Ihre Ziele für sich und Ihr Kind? Schätzen Sie in Schulnoten ein, wie zufrieden Sie jetzt damit sind:

1. ______________________
   ______________ Note ☐
2. ______________________
   ______________ Note ☐
3. ______________________
   ______________ Note ☐

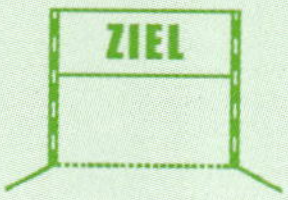

Zusätzlich bekommen die Eltern den **Fragebogen Teamtraining EST-2** ausgehändigt.

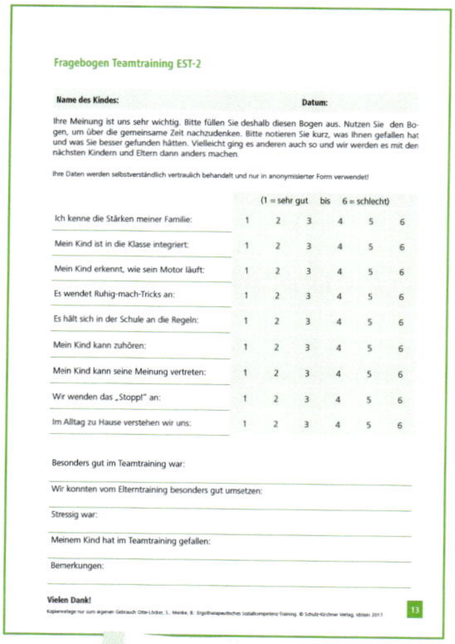

Fragebogen Teamtraining EST-2

Name des Kindes: **Datum:**

Ihre Meinung ist uns sehr wichtig. Bitte füllen Sie deshalb diesen Bogen aus. Nutzen Sie den Bogen, um über die gemeinsame Zeit nachzudenken. Bitte notieren Sie kurz, was Ihnen gefallen hat und was Sie besser gefunden hätten. Vielleicht ging es anderen auch so und wir werden es mit den nächsten Kindern und Eltern dann anders machen.

Ihre Daten werden selbstverständlich vertraulich behandelt und nur in anonymisierter Form verwendet!

	(1 = sehr gut		bis	6 = schlecht)		
Ich kenne die Stärken meiner Familie:	1	2	3	4	5	6
Mein Kind ist in die Klasse integriert:	1	2	3	4	5	6
Mein Kind erkennt, wie sein Motor läuft:	1	2	3	4	5	6
Es wendet Ruhig-mach-Tricks an:	1	2	3	4	5	6
Es hält sich in der Schule an die Regeln:	1	2	3	4	5	6
Mein Kind kann zuhören:	1	2	3	4	5	6
Mein Kind kann seine Meinung vertreten:	1	2	3	4	5	6
Wir wenden das „Stopp!" an:	1	2	3	4	5	6
Im Alltag zu Hause verstehen wir uns:	1	2	3	4	5	6

Besonders gut im Teamtraining war:

Wir konnten vom Elterntraining besonders gut umsetzen:

Stressig war:

Meinem Kind hat im Teamtraining gefallen:

Bemerkungen:

Vielen Dank!

13

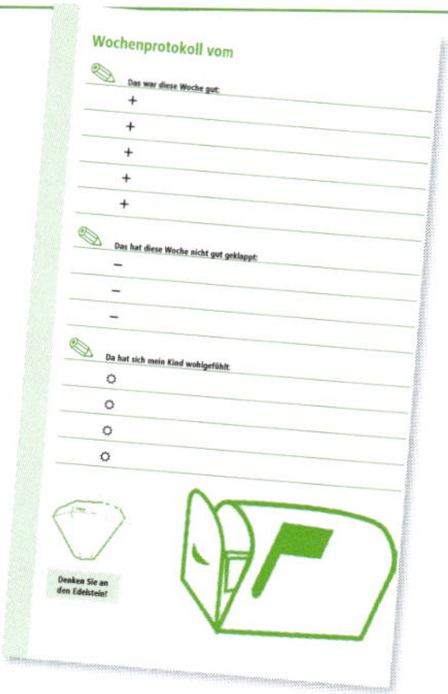

Wochenprotokoll vom

Das war diese Woche gut:
+
+
+
+
+

Das hat diese Woche nicht gut geklappt:
–
–
–

Da hat sich mein Kind wohlgefühlt:
○
○
○
○

Denken Sie an den Edelstein!

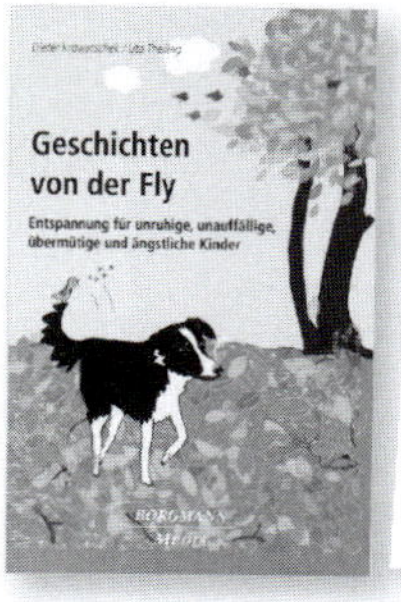

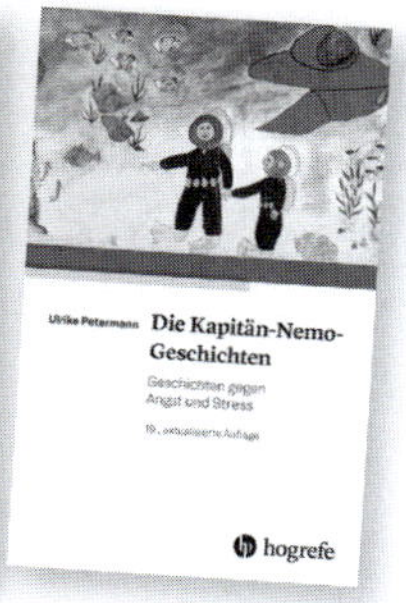

13

14. Einheit
Abschluss

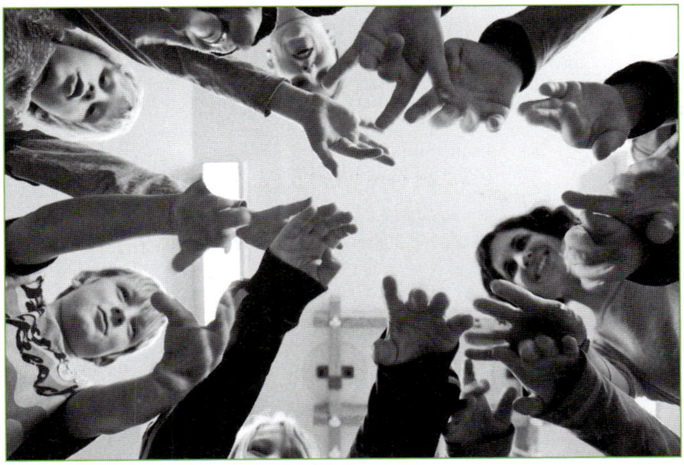

Leitfaden 14. Einheit

Abschluss

Zeit, Min. 	Aufgabe, Medium	Inhalt, Vorgehensweise	Materialien, Ort 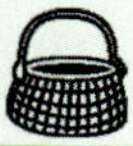
5	**1. Begrüßung** 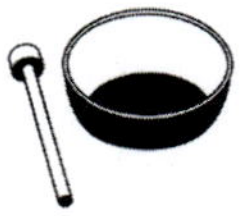	▪ Kinder aus dem Wartezimmer abholen ▪ Im Therapieraum stehen die Kinder auf Hockern im Kreis ▪ Zentrierung mit Klangschale ▪ Begrüßung mit Klatschen: „Guten Tag" und Namen	▪ Hocker ▪ Klangschale mit Schlegel ▪ Regelkarten
10	**2. Wochenprotokolle und Edelsteine vorlesen** 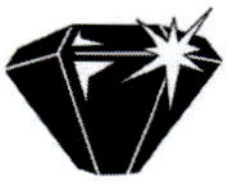	▪ Protokolle und Edelsteine werden nacheinander vorgelesen und positiv verstärkt	▪ Auf den Hockern ▪ Regelkarten ▪ Workbooks mit Wochenprotokollen ▪ Schatzkisten mit Edelsteinen
5	**3. Trainingsaufgabe besprechen** 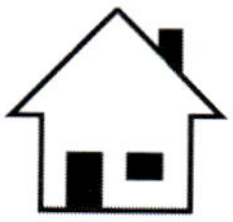	▪ Bögen der Kinder und Lehrer und evtl. auch schon die der Eltern einsammeln, sich für die Mitarbeit bedanken	▪ Am Tisch ▪ Mappen der Kinder mit Trainingsaufgaben ▪ Regelkarten
10 20	**4. Theoriephase** 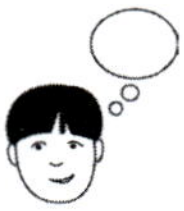 Abschluss einleiten Jokerkarten Wiederholung Film	▪ Heute letzte Stunde hier in der Gruppe ▪ Th lobt Kinder für Zusammenarbeit, Engagement ▪ Wir wollen heute mit euch feiern und die Siegerehrung machen ▪ Vorher schauen wir noch euren Film vom letzten Mal an ▪ Holt bitte dazu eure Jokerkarten heraus ▪ Rückblick letzte Stunde ▪ Wer hat welchen Trick im Rollenspiel angewendet? ▪ Wiederholung bisher erlernter Strategien ▪ Wer hat im Alltag bisher welchen Trick angewendet? ▪ Film/Zusammenschnitt wird gezeigt und positiv verstärkt	▪ Stuhlkreis oder am Tisch ▪ Alle Jokerkarten ▪ Abspielgerät (Laptop, Tablet o. Ä. mit den Aufzeichnungen der Kinder) ▪ Regelkarten

14

Zeit, Min. 	Aufgabe, Medium	Inhalt, Vorgehensweise	Materialien, Ort 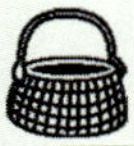
15	**5. Trainingsphase** 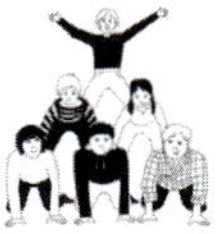 Siegerehrung	▪ Th zählt die heute erreichten Punkte und lobt die Kinder. ▪ Punkte werden still zu den bisher erreichten Punkten vom Punkteplan addiert ▪ Urkunden werden verteilt ▪ Die Kinder dürfen nacheinander Geschenke aussuchen und ggf. ausprobieren; das Kind mit den meisten Punkten beginnt usw., die genaue Punktzahl wird aber nicht bekanntgegeben	▪ Am Tisch ▪ Notizzettel mit Punktesummen ▪ Siegerurkunden ▪ Geschenke, Tuch ▪ Regelkarten
15	Feier	▪ Alle feiern gemeinsam am Tisch mit Keksen und Getränken ▪ Positive Leistungen hervorheben ▪ Lockerer Ausklang mit Gesprächen usw.	▪ Mitgebrachte Kekse, Getränke usw. ▪ Regelkarten
5	**6. Verabschiedung mit Lobdusche mit den Eltern** 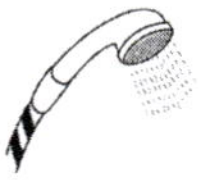	▪ Jedes Kind loben, mit etwas, was besonders gut innerhalb der Gruppe war (Lobdusche) ▪ Gruppe für Verlauf loben ▪ Eltern nehmen an Verabschiedung teil, indem sie sich jeweils hinter ihr Kind stellen und mitklatschen ▪ Th bedankt sich für die Zusammenarbeit ▪ Klatschen, Hocker wegräumen	▪ Hocker im Kreis ▪ Regelkarten
15	**7. Elterngespräch findet nur parallel im Raum mit den Kindern statt** 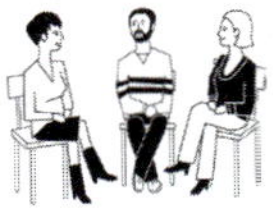	▪ Kurz über die Stunde berichten ▪ Evtl. jetzt Elternfragebögen einsammeln ▪ Termine für Einzelgespräche absprechen ▪ Verabschiedung (s. o.)	

14

14. Einheit
Abschluss

Ziele

- Ich weiß, was ich kann und mag.
- Ich weiß, was ich gelernt habe und bin stolz darauf.
- Ich spreche mich mit anderen ab und habe Spaß am Gruppenabschluss.

Benötigtes Material

- Raum mit ausreichend Platz; Hocker, Tische, Stühle usw.
- Regelkarten
- Jokerkarten
- Abspielmedium, wie z. B. Tablet oder Laptop, um die Filmausschnitte zu zeigen
- Geschenke, die die Eltern in der 2. Einheit abgegeben haben, und die drei Geschenke der Praxis, liegen in Klarsichtfolie verpackt auf einem Tisch und sind mit einem Tuch abgedeckt
- Mitgebrachte Kekse, Getränke usw.
- Notizzettel mit Punktesummen der Kinder
- Workbook

Kopieren/Ausdrucken

- Siegerurkunden mit Namen der Kinder (Anlage) auf farbigem Papier

1. Begrüßung

Kinder und Eltern werden von beiden Th im Wartezimmer mit Handschlag begrüßt. Die Kinder gehen mit den Th in den Therapieraum. Die Kinder nehmen sich wie gewohnt einen Hocker und stellen sich damit in einen Kreis. Das Workbook mit den Wochenprotokollen und die Schatzkiste legen sie vor sich. Dann wird zum Klang der Klangschale eine Zentrierungsübung durchgeführt (z. B. Yoga-Baum). Danach erfolgt das Klatschritual.

2. Wochenprotokolle und Edelsteine vorlesen

Das Wochenprotokoll und der Edelstein werden wie gewohnt vorgelesen und positiv verstärkt.

3. Trainingsaufgaben besprechen

Alle setzen sich um den Tisch, kleinere Kinder stellen sich ihren Hocker unter die Füße. Th A: *„Holt jetzt alle eure Mappen heraus und gebt uns bitte euren Meinungsbogen und die Bögen der Lehrer zurück. Wenn eure Eltern euch ihre Bögen auch eingepackt haben, dann gebt sie uns bitte auch! Es ist klasse, wie gut man sich auf euch verlassen kann. Vielen Dank!"*

Th sammelt Bögen ein. Falls ein Bogen fehlt, notieren es sich die Th und bitten am Ende die Eltern, im Abschlussgespräch daran zu denken, alles abzugeben!

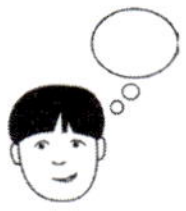

4. Theoriephase: **Abschluss einleiten**

Th B: *„Ihr habt heute eure letzte Stunde hier in der Gruppe! Wir finden, ihr habt sehr gut gearbeitet, ihr wart zuverlässig und habt euch so viel Mühe gegeben. Das ist wirklich toll! Ihr könnt echt stolz auf euch sein! Wir wollen heute mit euch feiern und die Siegerehrung machen. Vorher schauen wir noch euren Film vom letzten Mal an. Holt bitte dazu eure Jokerkarten heraus."*

Jokerkarten Wiederholung

Th A: *„Was habt ihr letzte Stunde gespielt und im ganzen Training geübt? Wer hat welchen Trick im Rollenspiel angewendet?"*
Wiederholung bisher gesagter Strategien. Th achtet darauf, dass alle Kinder etwas sagen. *„Wer hat im Alltag bisher welchen Trick angewendet?"*

Film

Th B: *„Ihr seid ja bei uns oft Schauspieler gewesen. Wir haben jetzt einen Zusammenschnitt unseres Filmes vorbereitet, den ihr euch anschauen könnt! Achtung es geht los!"*
Der Film oder Zusammenschnitt wird gezeigt und positiv verstärkt. Th achten in der Vorbereitung darauf, vor allem positive gefilmte Elemente zu zeigen. Die Vorführung sollte nicht länger als 10 Min. dauern.

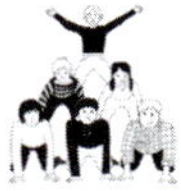

5. Trainingsphase

Siegerehrung

Th sorgen für eine feierliche Atmosphäre. Die Geschenke (6 der Eltern und 3 der Th, in Klarsichtfolie verpackt) liegen auf einem gesonderten Tisch unter einem Tuch.

Th B vervollständigt die Punktesumme der Kinder mithilfe seines Notizzettels und überprüft, ob sich mit der bisher erreichten Punktzahl die Reihenfolge noch einmal geändert hat. Die genauen Summen werden nicht bekannt gegeben. Die Punktepläne werden nicht an die Kinder zurückgegeben. Somit wird eine Konkurrenz unter den Kindern und eine Fokussierung auf die Token verhindert.
Th A: *„Nun ist es soweit, bevor wir jetzt richtig feiern, kommen wir zur Siegerehrung! Wir haben eure Punkte ausgezählt, die ihr die ganze Zeit gesammelt habt. Ihr habt alle viele Punkte erhalten. Es gibt also keine Verlierer, nur Gewinner! Ihr habt das wirklich alle sehr gut gemacht! Derjenige von euch, der die meisten Punkte gesammelt hat, darf sich als Erster ein Geschenk aussuchen, dann der mit den zweitmeisten Punkten usw."*
Th B: *„Die meisten Punkte hat ... erreicht!"* (Applaus!) Beide Th beglückwünschen das Kind per Handschlag und überreichen ihm die Urkunde. Dann darf es sich ein Geschenk aussuchen und zum Tisch gehen. Alle Kinder kommen dran. Die Th achten darauf, dass bei allen Kindern geklatscht wird und auch die Kinder, die schon ein Geschenk und ihre Urkunde erhalten haben, noch aufmerksam zuhören und mitmachen. Erst wenn alle ihr Geschenk haben, dürfen die Geschenke ausgepackt werden. Die 3 Geschenke, die übrig bleiben – egal ob von den Eltern oder den Th –, werden als Auswahl für die nächste Gruppe behalten.

Feier

Es wird in gemütlicher Atmosphäre bei mitgebrachten Keksen und Getränken gefeiert. Die Th bahnen einen lockeren Abschluss mit Gesprächen und Austausch an.

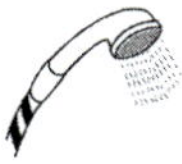

6. Verabschiedung mit Lobdusche

Alle stellen sich auf ihren Hocker in den Kreis. Die Eltern kommen schon während der Feier herein und stellen sich nun jeweils hinter ihr Kind. Jedes Kind bekommt ein kurzes positives Feedback über seine Arbeit in dem Training.

Die Gruppe und die Zusammenarbeit werden noch einmal hervorgehoben. Ein letztes Mal wird das Klatschritual durchgeführt. Hierbei klatschen die Eltern mit, die weiterhin hinter ihrem Kind stehen und ihm so symbolisch den Rücken stärken.

Die Th bedanken sich für die Zusammenarbeit.

Danach räumt jeder seinen Hocker weg.

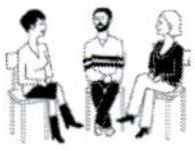

7. Elterngespräch

Die Eltern stoßen in den letzten 15 Minuten dazu. Es wird ein kurzes allgemeines Feedback über die Stunde gegeben, wobei vor allem auf die positiven Dinge eingegangen wird. Es werden Termine für die Einzelabschlussstunden vereinbart.

Die Eltern nehmen an der Verabschiedung mit Lobdusche teil (s. o.).

Einheit 14

Urkunde: Auf farbigem Papier ausdrucken und mit den Namen der Kinder beschriften

Urkunde

Du hast ganz viel geschafft!

- Du weißt genau, was du kannst und was du magst!
- Du kannst gut zuhören!
- Du kennst die Gesprächsregeln!
- Du kannst klar sagen, was du möchtest!
- Du kannst Grenzen setzen und energisch „Stopp!" sagen!
- Du kannst dich selbst richtig einschätzen!
- Du kennst viele „Ruhig-mach-Tricks"!
- Du kannst dir Mut machen und zaubern!
- Du kannst dir Hilfe holen!
- Du kannst anderen helfen!
- Du kannst Menschen, die du magst, etwas Nettes sagen!
- Du kannst dich selbstständig verabreden!
- Du kannst Gefühle erkennen und darüber reden!
- Du hast dir Jokerkarten erarbeitet, die dir helfen können!

Herzlichen Glückwunsch!

14

Abschlussgespräch im Rahmen einer Einzeltherapie

Eine Therapieeinheit gemeinsam mit Eltern und Kind

Inhalte:

- Struktur der Stunde wie gewohnt (Begrüßung, Wochenprotokoll, Edelstein ...)
- Rückblick auf die Gruppe, dabei kann die Trainingsaufgabe 13: Kinder als Hilfestellung dienen, evtl. das Workbook
- Anwendung der Inhalte im Alltag, z. B. Jokerkarten, Strategien etc. (vgl. Workbook, S. 52–53)
- Kind und Th füllen gemeinsam den Reflexionsbogen Kinder („Am Ziel: Deine Meinung!", Anlage) aus.
- Gruppenziele Kind abgleichen ($COPM^{a\text{-}kids}$), in der Regel nur mit dem Kind
- Gruppenziele Eltern abgleichen (COPM), in der Regel nur mit den Eltern
- Workbook: Die Ziele von den Seiten 5 und 50 aus dem Workbook werden für die Reflexion des Trainings verwendet
- Gemeinsamer Abgleich der Gruppenziele von Eltern und Kind
- Wie geht es weiter?
  - Therapiepause?
  - Ende der Therapie?
  - Weiterführung der Einzeltherapie?
  - Indikation für anderes Gruppentraining?

  In der Regel sollte nun eine Therapiepause erfolgen, damit die Familien die Inhalte des Gruppentrainings in ihren Alltag integrieren können
- Verabschiedung und für Zusammenarbeit bedanken

Das Abschlussgespräch

„Am Ziel: Deine Meinung!" wird gemeinsam mit dem Kind ausgefüllt

Name: **Datum:**

Am Ziel: Deine Meinung!

Deine Meinung ist uns sehr wichtig. Bitte fülle deshalb diesen Bogen aus. Nutze den Bogen, um über die gemeinsame Zeit nachzudenken. Freue dich darüber, was du alles gelernt hast und was alles gut klappt. Traue dich aber auch, uns zu schreiben, was du nicht gut gefunden hast – was dich vielleicht sogar geärgert oder genervt hat. Vielleicht ging es anderen auch so und wir werden es mit den nächsten Kindern dann anders machen. Vielen Dank!

Das waren meine Ziele:
(Schaue hier in deiner Mappe unter „Meine Ziele" nach oder erinnere dich!)

	Ich habe das Ziel erreicht: (1 = sehr gut bis 6 = schlecht)					
______	1	2	3	4	5	6
______	1	2	3	4	5	6
______	1	2	3	4	5	6

Mir hat am besten gefallen:

	(1 = sehr gut bis 6 = schlecht)					
Ich fand das Teamtraining:	1	2	3	4	5	6

Am meisten hat mir geholfen:

	(1 = sehr gut bis 6 = schlecht)					
Ich halte mich in der Schule an die Regeln:	1	2	3	4	5	6
Ich fühle mich wohl in meiner Klasse:	1	2	3	4	5	6
Ich bin froh über die Rückmeldung aus dem Wochenprotokoll:	1	2	3	4	5	6
Ich bin froh über die Rückmeldung von den Edelsteinen:	1	2	3	4	5	6

Teamtraining: Deine Meinung

2

Diese Jokerkarte fand ich am besten:

Das Einsetzen dieser Jokerkarte klappt so gut:

	(1= sehr gut		bis			6 = schlecht)
Ich weiß, was ich kann und mag!	1	2	3	4	5	6
Ich bin freundlich und fair!	1	2	3	4	5	6
Ich mache gut mit!	1	2	3	4	5	6
Ich erkenne Gefühle bei mir und bei anderen!	1	2	3	4	5	6
Ich warte, bis ich dran bin!	1	2	3	4	5	6
Ich beachte die Gesprächsregeln!	1	2	3	4	5	6
Ich höre gut zu!	1	2	3	4	5	6
Ich vertraue meinen Freunden!	1	2	3	4	5	6
Sie können mir vertrauen!	1	2	3	4	5	6
Ich bleibe ruhig!	1	2	3	4	5	6
Ich bewege mich vorsichtig!	1	2	3	4	5	6
Ich kann mir Hilfe holen und	1	2	3	4	5	6
Ich helfe anderen!	1	2	3	4	5	6
Ich bin mutig!	1	2	3	4	5	6
Ich kann Stopp! sagen	1	2	3	4	5	6
und höre auf das Stopp! der anderen!	1	2	3	4	5	6
Ich weiß, wie mein Motor läuft	1	2	3	4	5	6
und kann die Drehzahl regeln!	1	2	3	4	5	6

Das war die beste Übung:

Zu Hause ist jetzt besser:

In der Schule kann ich jetzt besser:

Nicht gut war:

Vielen Dank!

AG